U0370194

临床心血管内科疾病
诊断与治疗

戎靖枫 王 岩 杨 茂 主编

LINCHUANG XINXUEGUAN NEIKE JIBING

ZHENDUAN YU ZHILIAO

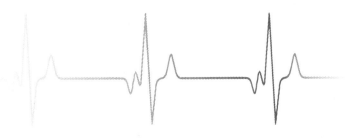

化学工业出版社

·北 京·

内 容 简 介

本书共分为十五章，包括心血管内科的常见疾病和多发疾病，较为系统、全面地介绍了心血管疾病的起因、诊断方法和治疗技术，以及心血管系统的特点结构及辅助检查等。详细介绍了四十余种心血管内科疾病的临床表现、辅助检查、诊断、鉴别诊断和治疗等内容，突出诊断和治疗处理，有助于帮助专业医师更好地学习和实践，并有助于和患者沟通。

本书立足临床实践，内容全面翔实，重点突出，力求深入浅出，实用性强。不仅适合心脏专科医师阅读参考，同时也是医学生、外科、麻醉科及有实践经验的内科医师学习的实用参考书。

图书在版编目（CIP）数据

临床心血管内科疾病诊断与治疗/戎靖枫，王岩，杨茂主编 . —北京：化学工业出版社，2020.10
ISBN 978-7-122-37939-9

Ⅰ.①临…　Ⅱ.①戎…②王…③杨…　Ⅲ.①心脏血管疾病-诊疗　Ⅳ.①R54

中国版本图书馆 CIP 数据核字（2020）第 206769 号

责任编辑：满孝涵　邱飞婵　　　　　　装帧设计：史利平
责任校对：赵懿桐

出版发行：化学工业出版社（北京市东城区青年湖南街 13 号　邮政编码 100011）
印　　装：中煤（北京）印务有限公司
710mm×1000mm　1/16　印张 29¼　字数 592 千字　2021 年 3 月北京第 1 版第 1 次印刷

购书咨询：010-64518888　　　　　　售后服务：010-64518899
网　　址：http://www.cip.com.cn
凡购买本书，如有缺损质量问题，本社销售中心负责调换。

定　　价：148.00 元

编写人员名单

主　编　戎靖枫　王　岩　杨　茂

副主编　池　浩　路英杰

编　者　（按拼音顺序排序）
　　　　　　池　浩　何　谦　路英杰　孟祥薇
　　　　　　戎靖枫　王　岩　阳　琴　杨　茂

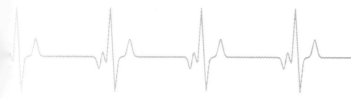

前　言

　　随着社会的飞速发展、人口老龄化及不健康生活方式的盛行，心血管疾病已成为威胁人类健康的主要疾病。与此同时，对心血管内科疾病诊断与治疗的研究也日渐活跃起来，各种新理论和新方法层出不穷。为进一步提高心内科临床医师诊断心血管疾病的准确性，提高心血管疾病患者的治愈率，编者根据自己丰富的临床经验，并参考国内外最新的心内科学研究成果，吐故纳新，倾力著以此书。

　　心脏病作为一类常见病和多发病，患者的病情变化快、危险程度高，给患者本人和其家庭带来了巨大的经济负担和心理压力。因此，心脏的诊断技术和治疗方法尤为重要。经过实践证明，开展心脏集中监护，明显提高了心脏病患者的抢救成功率。心脏病患者不同个体间存在差异，广大医务工作者要不断提高心血管疾病的治疗水平，在遵循心血管疾病普遍规律的同时要注意个体的特殊性，熟练应用临床监护设备，将心血管的疾病诊断与治疗的理论知识灵活应用于临床，为广大患者提供更优质服务。

　　本书分为十五章，重点介绍了心血管系统的结构、心血管系统的生理、心血管检验、心电图、心血管辅助检查、高血压、冠心病、心力衰竭、心脏瓣膜病、心律失常、心肌病、感染性心脏病、大血管疾病、先天性心脏病、心血管相关疾病等内容。

　　本书由戎靖枫（上海中医药大学附属曙光医院）担任第一主编，承担第二～四章内容编写；王岩（哈尔滨医科大学附属第四医院心内科）担任第二主编，承担第九～十章内容编写；杨茂（哈尔滨医科大学附属第四医院心内科）担任第三主编，承担第十一～十三章内容编写；池浩（上海中医药大学附属曙光医院）担任第一副主编，承担第五～六章内容编写；路英杰（哈尔滨医科大学附属第四医院心内科）担任第二副主编，承担第一章、第七～八章内容编写；何谦（四川大学华西医院）、阳琴（四川大学华西医院）、孟祥薇（哈尔滨医科大学附属第四医院影像科）参编，完成文稿统筹、文稿组织及第十四～十五章内容编写。

　　由于编者精力有限，虽经多次校稿，但书中疏漏在所难免，恳请广大读者提出宝贵意见和建议，以便修订。

编　者

2020 年 9 月

目　录

第一章 ▶▶

心血管系统的结构

脉管系统（vascular system）是一套连续的封闭管道系统，分布于人体各部，包括心血管系统（cardiovascular system）和淋巴系统（lymphatic system）。心血管系统由心、动脉、毛细血管和静脉组成，其内的血液循环流动。淋巴系统包括淋巴管道、淋巴器官和淋巴组织。淋巴管道收集和运输淋巴液，并将其注入静脉，故可将淋巴管道视为静脉的辅助管道；淋巴器官和淋巴组织具有产生淋巴细胞和抗体、参与免疫等功能。

心血管系统的主要功能是物质运输，将由消化系统吸收的营养物质和肺摄入的氧运送到全身各系统器官的组织和细胞，同时将组织和细胞产生的溶于水的代谢产物及二氧化碳运送到肾、皮肤、肺，排出体外，以保证机体新陈代谢的不断正常进行；并将内分泌系统（包括内分泌器官、分散在体内各部的内分泌组织等）所分泌的激素与生物活性物质输送至相应的靶器官，以实现机体的体液调节。此外，心血管系统还具有内分泌功能，如心肌细胞可产生和分泌心房钠尿肽、肾素和血管紧张素、B型钠尿肽和抗心律失常肽等；血管平滑肌能合成与分泌肾素、血管紧张素；血管内皮细胞可合成与分泌内皮素、内皮细胞生长因子等。这些激素和生物活性物质参与机体多种功能的调节。

第一节 心血管系统组成

一、心血管系统的组成

心血管系统由心、动脉、静脉和连于动、静脉之间的毛细血管组成。

1. 心 心（heart）主要由心肌组成，是连接动、静脉的枢纽及心血管系统的"动力泵"。心腔被房间隔和室间隔分为互不相通的左、右两半，每半又经房室口分为心房和心室，故心有4个腔室：左心房、左心室、右心房和右心室。同侧的心房和心室之间借房室口相通。心房接受静脉，以引流血液回心；心室发出动脉，以输送血液出心。左、右房室口和动脉口处均有瓣膜，它们颇似泵的阀门，可顺血流而开放，逆血流而关闭，以保证血液定向流动。

2. 动脉　动脉（artery）是运送血液离心的血管。动脉由心室发出，在行程中不断分支，越分越细，最后移行为毛细血管。动脉内血液压力高，流速较快，因而动脉管壁较厚，富有弹性和收缩性等特点。在人体的某些部位还可扪到动脉随心跳而搏动。

3. 静脉　静脉（vein）是引导血液回心的血管。小静脉由毛细血管静脉端汇合而成，在向心回流过程中不断接受属支，越合越粗，最后注入心房。与相应动脉比，静脉管壁薄，管腔大，弹性小，容血量较大。

4. 毛细血管　毛细血管（capillary）是连接动、静脉的管道，彼此吻合成网。除软骨、角膜、晶状体、毛发、牙釉质和被覆上皮外，遍布全身各处。血液由其动脉端经毛细血管网流至静脉端。毛细血管数量多，管壁薄，通透性大，管内血流缓慢，是血液与组织液进行物质交换的场所。

二、血管壁的一般构造

血管的各级管道，其基本组织成分为内皮、肌组织、结缔组织，并具有共同的排列模式，即组织呈层状同心圆排列。

（一）动、静脉管壁的组织学结构

由于各段血管的功能不同，其管壁的微细结构也有所差异。除毛细血管外，动脉、静脉管壁有着共同的结构特点，从管腔面向外依次分为内膜、中膜和外膜（图 1-1）。

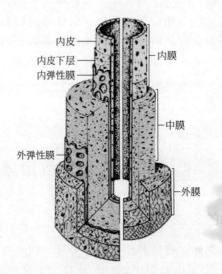

图 1-1　动脉、静脉管壁结构模式

1. 内膜　内膜（tunica intima）为血管壁的最内层，是 3 层中最薄的一层，由内皮、内皮下层和内弹性膜组成。

（1）内皮：内皮（endothelium）是衬贴于血管腔面的一层单层扁平上皮。内皮细胞很薄，含核的部分略厚，细胞基底面附着在基膜上。内皮细胞长轴与血流方向一致，表面光滑，利于血液的流动。电镜观察内皮细胞具有下列结构特征。

胞质突起：为内皮细胞游离面胞质向管腔伸出的突起，大小不等，形态多样，呈微绒毛状、片状、瓣状、细指状或圆柱状等，它们扩大了细胞的表面积，有助于内皮细胞的吸收作用及物质转运作用。此外，突起还能对血液的流体力学产生影响。

质膜小泡：质膜小泡（plasmalemmal vesicle）又称吞饮小泡（pinocytotic vesicle），是由细胞游离面或基底面的细胞膜内凹，然后与细胞膜脱离形成。质膜小泡可以互相连通，形成穿过内皮的暂时性孔道，称为穿内皮性小管（transendothelial channel）。质膜小泡以胞吐的方式，完成血管内、外物质运输的作用；质膜小泡还可能作为膜储备，备用于血管的扩张或延长、穿内皮性小管、内皮细胞微绒毛的形成等。

Weibel-Palade 小体（W-P 小体）：又称细管小体（tubular body），是内皮细胞特有的细胞器，呈杆状，外包单位膜，长约 $3\mu m$，直径 $0.1\sim0.3\mu m$，内有许多直径约为 15nm 的平行细管。其功能可能是参与凝血因子 VIII 相关抗原的合成和储存。

其他：相邻内皮细胞间有紧密连接和缝隙连接（gap junction），胞质内有发达的高尔基复合体、粗面内质网、滑面内质网等细胞器。还可见微丝，其收缩可改变间隙的宽度和细胞连接紧密程度，影响和调节血管的通透性。

内皮细胞有复杂的酶系，能合成与分泌多种生物活性物质，如血管紧张素 I 转换酶、血管内皮生长因子（vascular endothelial growth factor，VEGF）、前列环素 2（prostacyclin2，PGI2）、内皮素（endothelin，ET）等。在维持正常的心血管功能方面起重要作用。

（2）内皮下层：内皮下层（subendothelial layer）是位于内皮和内弹性膜之间的薄层结缔组织，含有少量的胶原纤维和弹性纤维，有时有少许纵行平滑肌。

（3）内弹性膜：内弹性膜（internal elastic membrane）由弹性蛋白组成，膜上有许多小孔。在血管横切面上，由于血管壁收缩，内弹性膜常呈波浪状。通常以内弹性膜作为动脉内膜与中膜的分界。

2. 中膜　中膜（tunica media）位于内膜和外膜之间，其厚度及组成成分因血管种类不同而有很大差别。大动脉中膜以弹性膜为主，其间有少许平滑肌；中、小动脉以及静脉的中膜主要由平滑肌组成，肌间有弹性纤维和胶原纤维。

血管平滑肌细而有分支，肌纤维间有中间连接和缝隙连接。平滑肌细胞可与内皮细胞形成肌内皮连接（myoendothelial junction），平滑肌通过该连接，与血液或内皮细胞进行化学信息交流。血管平滑肌可产生胶原纤维、弹性纤维和无定形基质。胶原纤维起维持张力的作用，具有支持功能；弹性纤维具有使扩张的血管回缩的作用；基质中含蛋白多糖，其成分和含水量因血管种类不同而略有不同。

3. 外膜　外膜（tunica adventitia）由疏松结缔组织组成，结缔组织细胞以成纤维细胞为主，当血管损伤时，成纤维细胞具有修复外膜的能力。纤维主要为螺旋状或纵向走行的胶原纤维和弹性纤维，并有小血管和神经分布。有的动脉在中膜和外膜交界处还有外弹性膜（external elastic membrane），也由弹性蛋白组成，但较内弹性膜薄。

（二）血管壁的营养血管和神经

管径 1mm 以上的动脉和静脉管壁中，都有小血管分布，称为营养血管（vasa vasorum）。其进入外膜后分支形成毛细血管，分布到外膜和中膜。内膜一般无血管，营养由管腔内的血液直接渗透供给。

血管壁上有神经分布，主要分布于中膜与外膜的交界部位。一般而言，动脉神经分布密度较静脉高，以中、小动脉最为丰富。它们能够调节血管的收缩和舒张。毛细血管是否存在神经分布尚有争议。

三、血液循环

在神经体液调节下，血液在心血管系统中循环不息。

体循环（systemic circulation），又称大循环（greater circulation），血液由左心室搏出，经主动脉及其分支到达全身毛细血管，血液通过毛细血管壁与周围的组织、细胞进行物质和气体交换，再通过各级静脉回流，最后经上、下腔静脉及心冠状窦回至右心房。体循环的路径：左心室→主动脉→各级动脉→毛细血管→各级静脉→上、下腔静脉→右心房（图 1-2）。

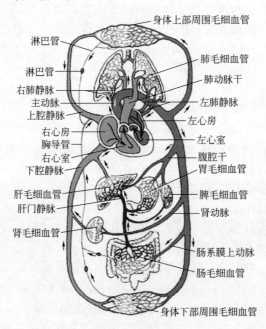

图 1-2　血液循环

肺循环（pulmonary circulation），又称小循环（lesser circulation），血液由右心室搏出，经肺动脉干及其各级分支到达肺泡毛细血管进行气体交换，再经肺静脉回至左心房。肺循环路径：右心室→肺动脉干→各级肺动脉→肺内毛细血管→各级肺静脉→肺静脉→左心房（图 1-2）。

体循环和肺循环同时进行，体循环的路程长，流经范围广，以动脉血滋养全身各部器官，并将全身各部的代谢产物和二氧化碳运回心。肺循环路程较短，只通过肺，主要使静脉血转变成含氧饱和的动脉血。

两个循环途径通过左、右房室口互相衔接。因此两个循环虽路径不同，功能各异，但都是人体整个血液循环的一个组成部分。血液循环路径中任何一部分发生病变，如心瓣膜病、房室间隔缺损、肺疾病等都会影响血液循环的正常进行。

第二节 血管吻合及侧支循环

一、血管吻合

人体的血管除经动脉-毛细血管-静脉相通连外，在动脉与动脉、静脉与静脉、甚至动脉与静脉之间，也可凭借血管支（吻合管或交通支）彼此连接，形成血管吻合 [图 1-3(a)]。

（一）动脉-动脉吻合

在许多部位或器官的两动脉干之间借交通支相连所形成的吻合（如脑底动脉之间）。此类吻合多在经常活动或易受压部位，其邻近的多条动脉分支互相吻合成动脉网（如关节网），在经常改变形态的器官，两动脉末端或其分支可直接吻合形成动脉弓（如掌浅弓、掌深弓等）。这些吻合都有缩短循环时间和调节血流量的作用。

（二）静脉-静脉吻合

静脉与静脉之间的吻合数量更大，形式更多。除具有和动脉相似的吻合形式外，在某些部位，特别是容积变动大的器官的周围或器官壁内常形成静脉丛，以保证在器官扩大或腔壁受到挤压时局部血流依然畅通。

（三）动脉-静脉吻合

在体内的许多部位，如指尖、趾端、唇、鼻、外耳皮肤、生殖器勃起组织等处，小动脉和小静脉之间可借吻合支直接相连，形成小动静脉吻合。这种吻合具有缩短循环途径，调节局部血流量和体温的作用。

二、侧支循环

较大的动脉主干在行程中常发出侧支（collateral vessel），也称侧副管，它与主干血管平行，可与同一主干远侧所发的返支或另一主干的侧支相连而形成侧支吻合。正常状态下，侧支管径比较细小，但当主干阻塞时，侧支血管逐渐增粗，血流可经扩大的侧支吻合到达阻塞以下的血管主干，使血管受阻区的血液循环得到不同程度的代偿性恢复。这种通过侧支吻合重建的循环称为侧支循环（collateral circulation）或侧副循环。侧支循环的建立体现了血管的适应能力和可塑性，对于保证器官在病理状态下的血液供应具有重要意义 [图 1-3(b)]。

体内少数器官内的相邻动脉之间无吻合，这种动脉称终动脉。终动脉的阻塞易导致其供血区的组织缺血甚至坏死。视网膜中央动脉被认为是典型的终动脉。如果某一动脉与邻近动脉虽有吻合，但当此动脉阻塞后，邻近动脉不足以代偿其血液供应，这种动脉称功能性终动脉，如脑、肾和脾内的一些动脉分支。

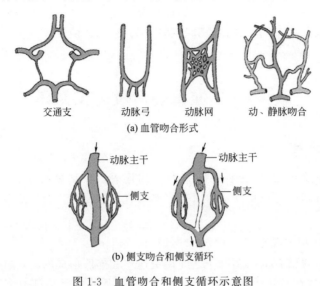

(a) 血管吻合形式

(b) 侧支吻合和侧支循环

图 1-3　血管吻合和侧支循环示意图

第三节 血管的配布规律及其变异和异常

人体每一大的区域都有一条动脉主干，如头颈部的颈总动脉等。动脉、静脉和神经多相互伴行，并被结缔组织鞘包绕，组成血管神经束。一般动脉的位置与静脉相比通常要更深一些，但也有几支表浅动脉，如颞浅动脉等。静脉按其功能又称为容量性血管。静脉具有分布范围广、属支多、容血量大、血压低等特点。静脉依据位置的深浅可分为浅静脉和深静脉。浅静脉位于皮下的浅筋膜内，不与动脉伴行，最后注入深静脉。临床上常经浅静脉注射、输液、输血、取血和插入导管等。深静脉位于深筋膜的深面或体腔内。大部分深静脉与同名动脉伴行，常为 2 条，如四肢远侧端的深静脉等。

胚胎时期，血管是在毛细血管网的基础上发展起来的。在发育过程中，由于功能需要以及血流动力因素的影响，有些血管扩大形成主干或分支，有些退化或消失，有的则以吻合管的形式存留下来。由于某种因素的影响，血管的起始或汇入、管径、数目和行程等常有不同变化。因此，血管的形态、数值，并非所有人一致，有时可出现血管的变异或畸形。

变异血管与正常血管的形态学改变不明显，一般不影响生理功能，这包括血管的来源、分支、数量、行程、管径及形状等。有的血管变异比较简单，如颈内动脉的迂曲；有的相对较复杂，如整条血管的缺如等。血管的异常或畸形则可能造成一定的功能障碍或存在一定的临床风险。从微细的变化到巨大的改变，血管走行变异几乎具有无限的可能性，但对于某个血管而言，如髂内动脉的分支闭孔动脉（图1-4），其大多数的走行变异情况多局限于 2～3 种之间。

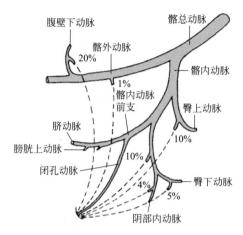

图 1-4 闭孔动脉的变异

第二章 ▶▶

心血管系统的生理

第一节 **心脏的泵血功能**

心脏在血液循环过程中起着泵的作用。心脏的泵血依靠心脏收缩和舒张的不断交替活动而得以完成。心脏舒张时容纳从静脉返回的血液，收缩时将血液射入动脉，为血液流动提供能量。心房和心室的有序节律性收缩和舒张引起各自心腔内压力、容积发生周期性变化，各心瓣膜随压力差开启、关闭，使血液按单一方向循环流动。心脏对血液的驱动作用称为泵血功能（pump function）或泵功能，是心脏的主要功能。

一、心肌细胞收缩的特点

心肌细胞中，产生收缩力的最小单元为肌节，Z 线是肌节的分界线。心肌细胞具有收缩能力的结构基础是细胞内的肌原纤维。收缩结构由大约 400 根肌原纤维纵向排列组成，每根肌原纤维包含大约 1500 根粗肌丝与 3000 根细肌丝。在纵向上，肌原纤维以大约 $2\mu m$ 的间距划分为肌节，因此平均长为 $120\mu m$ 的心肌细胞大约有 60 个肌节。在电镜下，肌原纤维呈明暗交替的条索状，分为 I 和 A 带、M 线和 Z 线，两 Z 线之间即为最小的收缩单位肌节。这些有序的肌原纤维构成了心肌兴奋-收缩耦联的最终效应器。心肌细胞兴奋时，通过兴奋-收缩耦联机制触发其收缩。心肌细胞与骨骼肌细胞同属于横纹肌，它们的收缩机制相似，在细胞质内 Ca^{2+} 浓度升高时，Ca^{2+} 和肌钙蛋白结合，触发粗肌丝上的横桥和细肌丝结合并发生摆动，使肌细胞收缩。但心肌细胞的结构和电生理特性并不完全和骨骼肌相同，所以心肌细胞的收缩有其特点。

1. "全或无"式的收缩或同步收缩 心房或心室是功能性合胞体，兴奋一经引起，一个细胞的兴奋可以迅速传导到整个心房或整个心室，引起心房或心室肌细胞近于同步收缩，称为"全或无"（all or none）收缩，即心房和心室的收缩分别是全心房或全心室的收缩。同步收缩力量大，泵血效果好。

2. 不发生强直收缩 心肌细胞的有效不应期特别长，在收缩期和舒张早期，任何刺激都不能使心肌细胞兴奋，只有等有效不应期过后，即舒张早期结束后，接受刺激才能产生兴奋和收缩，因此，心肌不会产生强直收缩。这一特点保证了心肌细胞在收缩后发生舒张，使收缩与舒张交替进行，有利于血液充盈和射血。

3. 心肌细胞收缩依赖外源性 Ca^{2+}　　心肌细胞的收缩有赖于细胞外 Ca^{2+} 的内流。流入胞质的 Ca^{2+} 能触发肌浆网终池释放大量 Ca^{2+}，使胞质内 Ca^{2+} 浓度升高约 100 倍，进而引起收缩。这种由少量 Ca^{2+} 的内流引起细胞内肌浆网释放大量 Ca^{2+} 的过程或机制称为钙诱导钙释放（calcium induced calcium release，CICR）。

二、心脏的泵血机制

（一）心动周期

心脏的一次收缩和舒张，构成一个机械活动周期，称为心动周期（cardiac cycle）。在一次心动周期中，心房和心室的机械活动包括收缩期（systole）和舒张期（diastole）。由于心室在心脏泵血活动中起主导作用，所以所谓心动周期通常是指心室的活动周期。

心动周期的持续时间与心率成反比关系，如成人心率为 75 次/分，则每个心动周期历时 0.8s。如图 2-1 所示，心动周期从心室收缩开始计算，心室收缩历时约 0.3s，之后舒张持续 0.5s；在心室舒张的最后 0.1s 心房处于收缩状态，即心房收缩 0.1s，心房舒张 0.7s。因此，心室舒张期的前 0.4s 期间，心房也处于舒张状态，这一时期称为全心舒张期。由于血液的离心与回心主要靠心室的舒缩活动实现，故以心室的舒缩活动作为心脏活动的标志，将心室的收缩期和舒张期分别称为心缩期和心舒期。

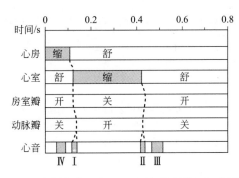

图 2-1　心动周期中心房和心室活动的顺序和时间关系

心脏舒缩过程是个耗能的过程，其中心收缩期耗能较多，舒张期耗能较少。虽然舒张早期也是一个主动过程，胞质中 Ca^{2+} 回收入肌浆网及排出到细胞外也需要三磷酸腺苷（adenosine triphosphate，ATP）提供能量，但毕竟比收缩期耗能少，所以心舒张期可以被视为心脏的相对"休息"期。当心率加快时，心动周期缩短，收缩期和舒张期都相应缩短，由于心舒张期比心收缩期长，舒张期缩短的程度更明显，使心肌的休息时间缩短，工作时间相对延长，这对心脏的持久活动是不利的。因此，当心率加快时，耗能会增多，而在安静时心率相对较慢，有利于节约能量。

（二）心脏的泵血过程

心脏之所以能使静脉血回心，又使回心血液射入动脉，主要由两个因素所决定，一是由于心肌的节律性收缩和舒张，建立了心室与心房、动脉之间的压力梯度，这个压力梯度使得血液总是从压力高处向压力低处流动；二是心脏内具有单向开放的瓣膜，从而控制了血流方向。左右心室的泵血过程相似，而且几乎同时进行。以左心室为例，说明一个心动周期中心室射血和充盈的过程，以了解心脏的泵血机制，如图 2-2 所示。

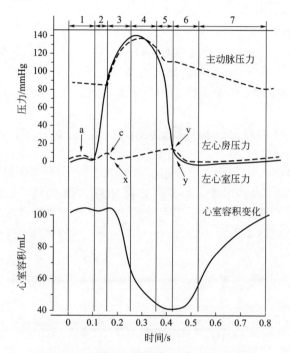

图 2-2　犬心动周期中左心压力、容积的变化

1—心房收缩期；2—等容收缩期；3—快速射血期；4—减慢射血期；5—等容舒张期；
6—快速充盈期；7—减慢充盈期。在每一个心动周期中，左心房压力曲线中依次呈现
3 个小的正向波，a 波、c 波和 v 波，以及两个下降波，x 波和 y 波

1. 心室收缩期　心室收缩期可分为等容收缩期和射血期，而射血期又可分为快速射血期和减慢射血期。

（1）等容收缩期：心室开始收缩后，心室内压迅速上升，心室内压很快超过心房内压，当心室内压超过心房内压时，心室内血液向心房方向反流，推动房室瓣关闭，阻止血液反流入心房，此时心室内压仍低于主动脉压，主动脉瓣尚未开启，心室暂时成为一个封闭的腔，从房室瓣关闭直到动脉瓣开启前的这段时间，持续约0.05s，心室的收缩不能改变心室的容积，因而称此期为等容收缩期（isovolumic contraction phase）。此期心肌细胞的缩短不明显，故又称为等长收缩期（isometric contraction phase）。由于此时心室继续收缩，因而室内压急剧升高，是室内压上升

速度最高的时期。当主动脉压升高或心肌收缩力减弱时，等容收缩期将延长。

（2）快速射血期：当心室收缩使室内压升高至超过主动脉压时，主动脉瓣开放，这标志着等容收缩期的结束，进入射血期（ejection phase）。在射血早期，由于心室内的血液快速、大量射入动脉，射血量约占总射血量的 2/3，持续约 0.1s，故称这段时期为快速射血期（rapid ejection phase）。室内压最高点就处于快速射血期末。

（3）减慢射血期：在射血期的后期，由于心室肌收缩强度减弱，心室容积的缩小也相应变得缓慢，射血速度逐渐减慢，这段时期称为减慢射血期（reduced ejection phase），持续约 0.15s。在减慢射血期后期，室内压已低于主动脉压，但是心室内血液由于受到心室肌收缩的挤压作用而具有较高的动能，依靠其惯性作用，仍然逆着压力梯度继续流入主动脉。

2. 心室舒张期　心室舒张期可分为等容舒张期和充盈期，而充盈期又可分为快速充盈期和减慢充盈期。

（1）等容舒张期：心室收缩完毕后开始舒张，室内压急速下降，当室内压低于主动脉压时，主动脉内血液反流，冲击主动脉瓣并使其关闭。这时室内压仍明显高于心房压，房室瓣依然处于关闭状态，心室又成为封闭的腔。此时，虽然心室肌舒张，室内压快速下降，但容积并不改变。当室内压下降到低于心房压时，房室瓣便开启。从主动脉瓣关闭到房室瓣开启这段时间称为等容舒张期（isovolumic relaxation phase），持续 0.06～0.08s。等容舒张期的特点是室内压下降速度快、幅度大，而容积不变。

（2）快速充盈期：随着心室肌的舒张，室内压进一步下降，当心室内压低于心房内压时，房室瓣开放，血液由心房流入心室。由于心房、心室同时处于舒张状态，房内压、室内压接近于零，此时静脉压高于心房压和心室压，故血液顺房室压力梯度由静脉流经心房流入心室，使心室逐渐充盈。开始时因心室主动舒张，室内压很快降低，产生"抽吸"作用，血液快速流入心室，使心室容积迅速增大，故称这一时期为快速充盈期（rapid filling phase），持续约 0.11s。此期充盈血量约占总充盈血量的 2/3。

（3）减慢充盈期：快速充盈期后，房室压力梯度减小，充盈速度渐慢，故称为减慢充盈期（reduced filling phase），持续约 0.22s。

3. 心房收缩期　在心室舒张期的最后 0.1s，心房开始收缩。由于心房的收缩，房内压升高，心房内血液挤入到尚处于舒张状态的心室，心室进一步充盈，可使心室的充盈量再增加 10%～30%。心房在心动周期的大部分时间里都处于舒张状态，其主要作用是发挥临时接纳和储存从静脉回流的血液的作用。在心室收缩射血期间，这一作用尤为重要。在心室舒张期的大部分时间里，心房也处于舒张状态（全心舒张期），这时心房只是血液从静脉返回心室的一个通道。只有在心室舒张期的后期，心房才收缩，可以使心室再增加一部分充盈血液，对心室充盈起辅助作用，有利于心室射血。因此心房收缩可起到初级泵（priming pump）或启动泵的作用。

综上所述，推动血液在心房和心室之间以及心室和动脉之间流动的主要动力是压力梯度。心室肌的收缩和舒张是造成室内压力变化并导致心房和心室之间以及心室和动脉之间产生压力梯度的根本原因。心瓣膜的结构特点和开启、关闭活动保证了血液的单方向流动和室内压的急剧变化，有利于心室射血和充盈。

（三）心动周期中心房压力的变化

在每一个心动周期中，左心房压力曲线中依次呈现 3 个小的正向波，a 波、c 波和 v 波，以及 2 个下降波，x 波和 y 波（图 2-2）。心房收缩引起心房压力的升高形成 a 波，随后心房舒张，压力回降。心房收缩后，心室的收缩引起室内压急剧升高，血液向心房方向冲击，使房室瓣关闭并凸向心房，造成心房内压的第 2 次升高，形成 c 波。随着心室射血，心室容积缩小，房室瓣向下牵拉，心房容积扩大，房内压下降，形成 x 降波。此后，肺静脉内的血液不断流入心房，使心房内压随回心血量的增多而缓慢升高，形成第三次向上的正波，即 v 波。最后，房室瓣开放，血液由心房迅速进入心室，房内压下降，形成 y 降波。心房内压变化的幅度比心室内压变动的幅度小得多，其压力变化范围在 2～12mmHg 之间。

（四）心音和心音图

在心动周期中，心肌收缩、瓣膜启闭和血液流速改变等对心血管壁的作用及血液流动中形成的涡流等因素引起的机械振动，可通过周围组织传到胸壁，用听诊器可在胸壁的一定部位听到由上述的机械振动所产生的声音，称为心音（heart sound）。如果用传感器把这些机械振动转变成电信号，经放大后记录下来，便可得到心音图（phonocardiogram）（图 2-3）。

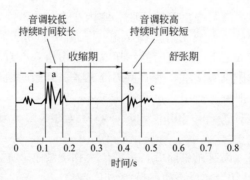

图 2-3　心音图

a—第一心音；b—第二心音；c—第三心音；d—第四心音

心音发生在心动周期的一些特定时期，其音调和持续时间也有一定的特征。每个心动周期中可产生 4 个心音，分别称为第一、第二、第三和第四心音。多数情况下只能听到第一和第二心音，在某些健康儿童和青年，也可听到第三心音，40 岁以上的健康人可能出现第四心音。

1. 第一心音（S_1）　第一心音发生在心缩期，标志着心室收缩的开始，在心尖搏动处（左第 5 肋间锁骨中线上）听诊音最清楚。其特点是音调较低，持续时间较长。第一心音的产生包括以下因素：①心室开始收缩时血液快速推动瓣膜，使房室瓣及心室肌发生振动而产生声音；②心室肌收缩力逐渐加强，房室瓣关闭，乳头肌收缩将腱索拉紧，紧牵房室瓣的尖部而引起振荡音；③血液由心室射入动脉，撞击动脉根部而产生声音。总之，第一心音是房室瓣关闭及心室收缩相伴随的事件而形成。心室肌收缩力越强，第一心音也越响。

2. 第二心音（S_2） 第二心音发生在心室舒张早期，标志着心室舒张期的开始，在胸骨旁第 2 肋间（即主动脉瓣和肺动脉瓣听诊区）听诊音最清楚。第二心音特点是频率较高，持续时间较短。总之，第二心音是半月瓣关闭及心室舒张相伴随的事件而形成。其强弱可反映主动脉压和肺动脉压的高低。

3. 第三心音（S_3） 第三心音出现在心室舒张期的快速充盈期，紧随第二心音之后，其特点是低频、低振幅。第三心音是由于血液由心房流入心室时引起心室壁和乳头肌的振动所致。在一些健康青年人和儿童，偶尔可听到第三心音。

4. 第四心音（S_4） 第四心音出现在心室舒张晚期，为一低频短音，在部分正常老年人和心室舒张末期压力升高的患者可以出现。第四心音是由于心房收缩引起心室主动充盈时，血液在心房和心室间来回振动所引起，故亦称为心房音。

心音和心音图在诊察心瓣膜功能方面有重要意义，例如听取第一心音和第二心音可检查房室瓣和半月瓣的功能状态，瓣膜关闭不全或狭窄时均可引起湍流而发生杂音。

三、心脏泵血功能的评定

心脏的主要功能是泵血，在临床医学实践和科学研究中，经常需要对心脏的泵血功能进行评定。心脏不断地泵出血液，并通过泵血量的不断调整，适应机体新陈代谢变化的需要。对心脏泵血功能的评定，通常用单位时间内心脏的射血量和心脏的做功量作为评价指标。

（一）心脏的输出血量

1. 每搏输出量与射血分数 一侧心室每次搏动所射出的血液量称为每搏输出量（stroke volume，SV），也称为搏出量或每搏量。SV 为舒张末期容积与收缩末期容积之差。正常人的左心室舒张末期容积为 $120 \sim 140 \mathrm{mL}$，而搏出量为 $60 \sim 80 \mathrm{mL}$。可见，每一次心跳并未泵出心室内的全部血液。搏出量占心室舒张末期血液容积的百分比称为射血分数（ejection fraction，EF），即射血分数＝搏出量(mL)/心室舒张末期容积(mL)×100%，健康成年人安静状态下为 $55\% \sim 65\%$。

正常情况下，搏出量始终与心室舒张末期容积相适应，即当心室舒张末期容积增加时，搏出量也相应增加，射血分数基本不变。射血分数反映心室的泵血效率，当心室异常扩大、心室功能减退时，尽管搏出量可能与正常人没有明显区别，但与增大的心室舒张末期容积不相适应，射血分数明显下降。因此，与搏出量相比，射血分数更能客观地反映心泵血功能，对早期发现心脏泵血功能异常具有重要意义。

2. 心输出量与心指数 一侧心室每分钟射出的血量称为心输出量（cardiac output，CO）。

心输出量(CO)＝搏出量(SV)×心率(HR)。

左右两侧心室的心输出量基本相等。如以搏出量为 70mL、心率为 75 次/分计算，则心输出量为 5.25L/min。一般健康成年男性在安静状态下，心输出量为 5～6L/min，女性的心输出量比同体重男性约低 10%；心输出量随着机体代谢和活动情况而变化，在情绪激动、肌肉运动、妊娠等代谢活动增加时，心输出量均会增加，甚至可以增大 2～3 倍。另外，心输出量与年龄有关，青年人的心输出量高于老年人。

心输出量与机体的体表面积有关。单位体表面积（m^2）的心输出量称为心指数（cardiac index，CI），即心指数（CI）=心输出量（CO）/体表面积。在安静和空腹情况下测定的心指数称为静息心指数，可作为比较不同个体心功能的评价指标。如以成年人体表面积为 1.6～1.7m^2 为例，安静时心输出量为 5～6L/min，则心指数为 3～3.5L/(min·m^2)。对应的每搏量与体表面积的比值称为心每搏指数，约为 45.5mL/m^2。应该指出，在心指数的测定过程中，并没有考虑心室舒张容积的变化，因此，在评估病理状态下心脏的泵血功能时，其价值不如射血分数。

在同一个体的不同年龄段或不同生理情况下，心指数也可发生变化。静息心指数随年龄增长而逐渐下降，如 10 岁左右的少年静息心指数最高，达 4L/(min·m^2)，到 80 岁时降到约 2L/(min·m^2)。另外，情绪激动、运动和妊娠时，心指数均有不用程度的增高。

（二）心做功量

虽然心输出量可以作为反映心脏泵血功能的指标，但心输出量相同并不一定意味着心做功量相同或耗能量相同。例如，左、右心室尽管输出量相等，但它们的做功量和耗能量截然不同。因此，心做功量比心输出量更能全面反映心的泵血功能。

1. 每搏功 心室每收缩一次所做的功称为每搏功（stroke work），简称搏功。每搏功主要用于维持在一定的压强下（射血期室内压的净增值）射出一定量的血液（每搏量）；少量用于增加血液流动的动能，但动能所占比例很小，且血流速度变化不大，故可忽略不计。以左心室为例计算如下。

每搏功=搏出量×（射血期左心室内压－左心室舒张末期压）。

上式中，左心室射血期的内压是不断变化的，测量计算较困难。由于它与动脉压很接近，所以在实际应用时，用平均动脉压代替射血期左室内压。左心室舒张末期压用平均心房压（约 6mmHg）代替。于是，每搏功可以用下式表示。

每搏功(J)=搏出量(L)×13.6kg/L×9.807×（平均动脉压－平均心房压）×1/1000。

上式中，搏出量单位为 L；力的单位换算为牛顿（N）故乘以 9.807；压力的单位为 mmHg，但需将毫米（mm）转换成米（m），故乘以 1/1000；13.6kg/L 为水银的密度。如左心室搏出量为 70mL，平均动脉压为 92mmHg，平均心房压为 6mmHg，则每搏功为 0.803J。

2. 每分功 心室每分钟收缩射血所做的功称为每分功（minute work），即心室完成心输出量所做的机械外功。每分功=每搏功×心率，如心率为 75 次/分，则每分功=0.803J×75=60.225J。

当动脉血压升高时，为了克服增大的射血阻力，心肌必须增加其收缩强度才能使搏出量保持不变，因此心的做功量将会增加。与心输出量相比，用每分功来评定心脏泵血功能将更为全面，尤其在动脉血压水平不同的个体之间，或在同一个体动脉血压发生改变前后，用每分功来比较心脏泵血功能更为合理。

另外，在正常情况下，左、右心室的输出量基本相等，但平均肺动脉压仅约为平均主动脉压的 1/6，所以右心室的做功量也只有左心室的 1/6 左右。

3. 心脏的效率　在心泵血活动中，心肌消耗的能量不仅用于对外射出血液，完成机械功（外功），主要是指心室收缩而产生和维持一定室内压并推动血液流动也称压力-容积功；还用于离子跨膜主动转运、产生兴奋和启动收缩、产生和维持室壁张力、克服心肌组织内部的黏滞阻力等所消耗的能量（内功）。内功所消耗的能量远大于外功，最后转化为热量释放。心脏所做外功消耗的能量占心脏活动消耗的总能量的百分比称为心脏的效率（cardiac efficiency）。心肌能量的来源主要是物质的有氧氧化，故心肌耗氧量可作为心脏能量消耗的指标。心脏的效率可用下列公式计算。

心脏的效率＝心脏完成的外功/心脏耗氧量。

正常心的最大效率为 20%～25%。不同生理情况下，心脏的效率并不相同。研究表明，假如动脉压降低至原先的一半，而搏出量增加 1 倍；或动脉压升高 1 倍，而搏出量降低至原先的一半，虽然这两种情况下的每搏功都和原来的基本相同，但前者的心肌耗氧量明显小于后者，说明动脉血压升高可使心脏的效率降低。

四、影响心输出量的因素

心输出量等于搏出量与心率的乘积。因此，凡影响搏出量和心率的因素都能影响心输出量。

（一）搏出量

在心率恒定的情况下，当搏出量增加时，心输出量增加；反之则心输出量减少。搏出量的多少主要取决于前负荷、后负荷和心肌收缩能力等。

1. 前负荷的影响　心脏舒张末期充盈的血量或压力为心室开始收缩之前所承受的负荷，称为前负荷（preload）。前负荷可使骨骼肌在收缩前处于一定的初长度。对心脏来说，心肌的初长度决定于心室舒张末期容积，即心室舒张末期容积相当于心室的前负荷。在一定范围内，心室舒张末期充盈血量越多，心肌纤维初长度则越长，因而搏出量就越多。为观察前负荷对搏出量的影响，在实验中，维持动脉压不变，逐步改变心室舒张末期的压力或容积，观察心室在不同舒张末期压力（或容积）情况下的搏出量或搏功，便可得到心室功能曲线（ventricular function curve）。图 2-4 为犬左心室功能曲线。心功能曲线可分为 3 段：①充盈压 12～15mmHg 是人体心室最适前负荷，位于其左侧的一段为心功能曲线的升支，每搏功随初长度的增加而增加。通常左心室充盈压为 5～6mmHg，因此正常情况下，心室是在心功能曲线的升支段工作，前负荷和初长度尚远低于其最适水平。这表明心室具有较大程度的初长度储备。而骨骼肌的自然长度已接近最适初长度，说明其初长度储备很小。②充盈压 15～20mmHg 范围内，曲线逐渐平坦，说明前负荷在上限范围内变动时，调节收缩力的作用较小，对每搏功的影响不大。③充盈压再升高，随后的曲线更加趋于平坦，或轻度下倾，但并不出现明显的降支。只有在发生严重病理改变的心室，心功能曲线才出现降支。

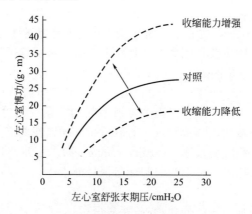

图 2-4　犬左心室功能曲线

(1cmH₂O＝0.737mmHg＝0.098kPa)

前负荷通过改变初长度来调节每搏输出量的作用称为异长自身调节（heterometric autoregulation）。异长自身调节的机制在于肌小节长度的改变。肌小节长度为 2.0～2.2μm 时，正是心室肌的最适初长度，此时粗肌丝、细肌丝处于最佳重叠状态，收缩力最大。在达到最适初长度之前，随着心室肌的初长度增加即前负荷增大时，粗肌丝、细肌丝有效重叠程度增加，参与收缩的横桥数量也相应地增加，因而心肌收缩力增强，搏出量或每搏功增加。因此异长自身调节的主要作用是对搏出量进行精细的调节。

正常情况下，引起心肌初长度改变的主要因素是静脉回心血量和心室收缩末期容积（即收缩末期剩余血量）。在一定范围内，静脉血回流量增多，则心室充盈较多，搏出量也就增加。静脉回心血量受心室舒张持续时间和静脉回流速度的影响。其中，心室舒张时间受心率的影响，当心率增加时，心室舒张时间缩短，心室充盈时间缩短，也就是静脉回心血量减少，反之，心室充盈时间延长，则静脉回流增多；而静脉回流速度取决于外周静脉压与中心静脉压之差。当吸气和四肢的骨骼肌收缩时，压力差增大，促进静脉血回流。在生理范围内，通过异长自身调节作用，心脏能将增加的回心血量泵出，不让过多的血液滞留在心腔中，从而维持回心血量和搏出量之间的动态平衡。这种心肌内在调节能力适应于回心血量的变化，防止心室舒张末期压力和容积发生过久和过度的改变。

1914 年，Starling 利用犬的离体心肺标本观察到左心室舒张末期容积或压力（前负荷）增加时，搏出量增加，表明心室肌收缩力的大小取决于左心室舒张末期容积，即心室肌纤维被拉长的程度。此研究是异长自身调节最早的实验依据。因此，异长自身调节也称为 Starling 机制，心功能曲线也被称为 Starling 曲线。

2. 心肌收缩能力的影响　搏出量除受心肌初长度即前负荷的影响外，还受心肌收缩能力（myocardial contractility）的调节。心肌收缩能力是决定心肌细胞功能状态的内在因素。心肌收缩能力与搏出量或每搏功成正比。当心肌收缩能力增强时，搏出量和每搏功增加。搏出量的这种调节与心肌的初长度无关，因这种通过改变心肌收缩能力的心脏泵血功能调节可以在初长度不变的情况下发生，故称为等长自身调节（homeometric autoregulation）。比如人在运动或体力活动时，每搏功或每搏量成倍增加，而此时心室舒张末期容积可能仅有少量增加；相反，心力衰竭患者心室容积扩大但其做功能力反而降低，说明前负荷或初长度不是调节心脏泵血的唯一方式，心脏泵血功能还受等长自身调节方式的调节。

凡能影响心肌收缩能力的因素，都能通过等长自身调节来改变搏出量。其作用机制涉及兴奋-收缩耦联过程中的各个环节。心肌收缩能力受自主神经和多种体液因素的影响，支配心肌的交感神经及血液中的儿茶酚胺是控制心肌收缩能力的最重要生理因素，它们能促进 Ca^{2+} 内流，后者可进一步诱发肌浆网内 Ca^{2+} 的释放，使肌钙蛋白对胞质钙的利用率增加，使活化的横桥数目增加，横桥 ATP 酶的活性也增高，因此，当交感神经兴奋或在儿茶酚胺作用下，心肌收缩能力增强，一方面使心肌细胞缩短程度增加，心室收缩末期容积更小，搏出量增加；另一方面心肌细胞缩短速度增加，室内压力上升速度和射血速度加快，收缩峰压增高，搏出量和每搏功增加，心室功能曲线向左上方移位。而当副交感神经兴奋或在乙酰胆碱和低氧等因素作用下，心肌收缩能力降低，搏出量和每搏功减少，心室功能曲线向右下方移位。

3. 后负荷的影响　心肌开始收缩时所遇到的负荷或阻力称为后负荷（afterload）。在心室射血过程中，必须克服大动脉的阻力，才能使心室血液冲开动脉瓣而进入主动脉，因此，主动脉血压起着后负荷的作用，其变化将影响心肌的收缩过程，从而影响搏出量。在心肌初长度、收缩能力和心率都不变的情况下，当动脉压升高即后负荷增加时，射血阻力增加，致使心室等容收缩期延长，射血期缩短，心室肌缩短的速度及幅度降低，射血速度减慢，搏出量减少。继而，心室舒张末期容积将增加，如果静脉回流量不变，则心室舒张末期容积增加，心肌初长度增加，使心肌收缩能力增强，直到足以克服增大的后负荷，使搏出量恢复到原有水平，从而使得机体在动脉压升高的情况下，能够维持适当的心输出量。反之，动脉血压降低，则有利于心室射血。

（二）心率

心率的变化是影响搏出量或心输出量的重要因素。在一定范围内，心率加快，心输出量增加。但心率过快（如超过 180 次/分）时，心脏舒张期明显缩短，心室充盈量不足，搏出量将减少，心输出量降低。如果心率过慢（如低于 40 次/分）时，心输出量也会减少，这是因为心脏舒张期过长，心室的充盈量已达最大限度，再增加充盈时间，也不能相应地提高充盈量和搏出量。可见，心率过快或过慢，均会使心输出量减少。

经常锻炼的人因心肌发育较好，心脏泵血功能较强，射血分数较大，射血期可略微缩短，心脏舒张期相对延长；再加上他们的心肌细胞发达，舒张时心室的抽吸力也较强，因此心室充盈增加。此外，运动员的交感神经-肾上腺系统的活动也随着训练时间延长而增强。因此，运动员的心率在超过 180 次/分时，搏出量和心输出量还能增加，当心率超过 200 次/分时才出现下降。

五、心脏泵血功能的储备

健康人安静时心率约 75 次/分，搏出量为 60～70mL；强体力劳动时心率可达 180～200 次/分，搏出量可提高到 150～170mL，故心输出量可增大到 30L/min 左右，达到最大心输出量。这说明心脏的泵血功能有一定的储备。心输出量随机体代谢需要而增加的能力称为心泵功能储备或心力储备（cardiac reserve）。

心力储备是通过心率储备和搏出量储备来实现的，即搏出量和心率能够提高的程度决定了心力储备的大小。一般情况下，动用心率储备是提高心输出量的重要途径。通过增加心率可使心输出量增加 2～2.5 倍。搏出量是心室舒张末期容积和心室收缩末期容积之差，故搏出量储备包括收缩期储备和舒张期储备。收缩期储备指心室进一步增强射血的能力，即静息状态下心室收缩末期容积与作最大程度射血时心室收缩末期容积的差值。如静息时心室收缩末期容积约 75mL，当最大程度射血时，心室收缩末期容积可减少到 20mL 以下，故收缩期储备约为 55mL。舒张期储备指心室舒张时能够进一步扩大的程度，即最大程度舒张所能增加的充盈血量。静息状态下，心室舒张末期容积约为 125mL，由于心室扩大程度有限，最大限度舒张时心舒末期容积约为 140mL，即舒张期储备只有 15mL，远比收缩期储备小。因此运动或强体力劳动时，主要通过动用心率储备和收缩期储备来增加心输出量。

第二节 心脏的电生理活动

心肌细胞（cardiac muscle cell）属于可兴奋的肌细胞，具有受到刺激产生动作电位（兴奋）和收缩的特性。正常情况下，心脏中心肌细胞的节律性兴奋源自窦房结，通过可靠的传导到达全部心肌细胞。兴奋通过兴奋-收缩耦联（excitation-contraction coupling）引发心肌细胞收缩。心脏泵血则有赖于心肌细胞有力而同步的收缩。

一、心肌细胞的电活动与兴奋

所有横纹肌细胞的收缩是由发生在细胞膜上的动作电位（兴奋）所引发。心肌细胞的动作电位与骨骼肌细胞的明显不同，主要表现在：①能自发产生；②能从一个细胞直接传导到另一个细胞；③有较长的时程，可防止相邻收缩波的融合。为了理解心肌的这些特殊的电学特性以及心脏功能是如何依赖这些特性的，需要先了解心肌细胞的电活动表现与机制。

心肌细胞动作电位的形状及其形成机制比骨骼肌细胞的要复杂，不同类型心肌细胞的动作电位不仅在幅度和持续时间上各不相同，而且形成的离子基础也有差别。

（一）心室肌细胞的电活动

根据组织学和生理学特点，可将心肌细胞分为两类：一类是普通的心肌细胞，即工作细胞，包括心房肌和心室肌。另一类是一些特殊分化了的心肌细胞，组成心脏的特殊传导系统，包括窦房结、房室结、房室束和浦肯野纤维。心房肌和心室肌细胞直接参与心脏收缩泵血。心房肌细胞与心室肌细胞的电活动形式与机制类似，以下以心室肌细胞为例说明工作细胞的电活动规律。

1. 静息电位 人类心室肌细胞的静息电位约为$-90mV$，其形成机制与骨骼肌细胞的类似，即静息电位的数值是K^+平衡电位、少量Na^+内流和生电性Na^+-K^+泵活动产生电位的综合反映。心室肌细胞在静息时，膜对K^+的通透性较高，K^+顺浓度梯度由膜内向膜外扩散所达到的平衡电位，是心室肌细胞静息电位的主要组成部分。由于在安静时心室肌细胞膜对Na^+也有一定的通透性，少量带正电荷的Na^+内流。另外，生电性Na^+-K^+泵活动产生一定量的超极化电流。心室肌细胞静息电位的实际测量值是上述三种电活动的代数和。

2. 动作电位 心室肌细胞的动作电位（action potential，AP）与骨骼肌细胞的明显不同。心室肌细胞动作电位的主要特征在于复极过程复杂，持续时间较长，动作电位降支与升支不对称。通常将心室肌细胞兴奋的动作电位分为0、1、2、3、4五个时期（图2-5），其主要离子机制见表2-1。

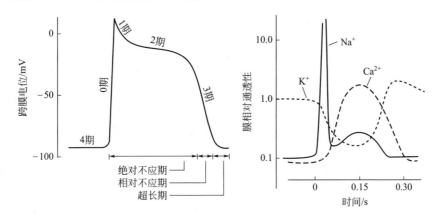

图2-5 心室肌细胞的动作电位及其相应的膜通透性改变

表2-1 参与心室肌细胞动作电位形成的主要离子机制

过程	时相	同义词	主要离子活动
去极化	0期	快速去极化起	电压门控Na^+通道开放
复极化	1期	快速复极初期	电压门控Na^+通道关闭 一种电压门控K^+通道开放
	2期	平台期	电压门控L型Ca^{2+}通道开放 几种K^+通道开放
	3期	快速复极末期	电压门控L型Ca^{2+}通道关闭 几种K^+通道开放

续表

过程	时相	同义词	主要离子活动
静息期	4 期	电舒张期	K^+ 通道开放 Na^+-Ca^{2+} 交换体活动 Ca^{2+} 泵活动 Na^+-K^+ 泵活动

0 期：即快速去极化期。心室肌细胞在邻近细胞电流的刺激下，首先引起部分电压门控式 Na^+ 通道开放及少量 Na^+ 内流，造成细胞膜部分去极化；当去极化达到阈电位水平（约 $-70mV$）时，膜上 Na^+ 通道开放概率明显增加，出现再生性 Na^+ 内流，于是 Na^+ 顺其浓度梯度和电位梯度由膜外快速进入膜内，使膜进一步去极化，膜内电位向正电性转化，直至接近 Na^+ 平衡电位。决定 0 期去极化的 Na^+ 通道是一种快通道，它激活开放的速度和失活关闭的速度都很快。由于 Na^+ 通道激活速度快，又有再生性 Na^+ 内流循环出现，这是心室肌细胞 0 期去极速度快、动作电位升支陡峭的原因。在心脏电生理学中，通常将由快 Na^+ 通道开放引起快速去极化的心肌细胞称为快反应细胞（fast response cell），如心房肌、心室肌及浦肯野纤维等，所形成的动作电位称为快反应动作电位（fast response action potential），以区别于以后将要介绍的慢反应细胞和慢反应动作电位。

1 期：即快速复极初期。在复极初期，仅出现部分复极，膜内电位下降到 $0mV$ 附近，与 2 期平滑过渡。在复极 1 期，快 Na^+ 通道已经失活，在去极化过程（$-20mV$）中 K^+ 通道被激活，两种因素使膜电位迅速下降到 $0mV$ 水平。

2 期：即平台期（plateau）。当复极膜电位达到 $0mV$ 左右后，复极过程就变得非常缓慢，是心室肌细胞动作电位持续时间较长的主要原因，也是其区别于骨骼肌细胞动作电位的主要特征。平台期的形成与外向电流（K^+ 外流）和内向电流（主要是 Ca^{2+} 内流）的同时存在有关（图 2-1）。在平台期初期，两种电流处于相对平衡状态，随后，内向电流逐渐减弱，外向电流逐渐增强，总和的结果是出现一种随时间推移而逐渐增强的、微弱的外向电流，导致膜电位的缓慢复极化。平台期的外向离子流是由 K^+ 负载的，动作电位过程中心室肌细胞膜对 K^+ 的通透性随时间变化。平台期的内向离子流主要是由 Ca^{2+}（和少量 Na^+）负载的，当细胞膜去极到 $-40mV$ 时，心室肌细胞膜上的电压门控型 L（long-lasting）型 Ca^{2+} 通道被激活，Ca^{2+} 顺其浓度梯度向膜内缓慢扩散。L 型 Ca^{2+} 通道主要是对 Ca^{2+} 通透（也允许少量 Na^+ 通过），通道的激活、失活以及复活所需的时间均比 Na^+ 通道长，故又称为慢通道。Na^+-Ca^{2+} 交换体的生电活动对平台期也有贡献，3 个 Na^+ 进入细胞的同时交换出 1 个 Ca^{2+}。

3 期：即快速复极末期。2 期复极末，膜内电位逐渐下降，延续为 3 期复极。在 3 期，复极速度加快，膜内电位由 $0mV$ 附近较快地下降到 $-90mV$，完成复极化过程。3 期复极是由于 L 型 Ca^{2+} 通道失活关闭，内向离子流终止，而外向 K^+ 流进一步增加所致。

从 0 期去极化开始，到 3 期复极化完毕的时间称为动作电位时程（action potential duration，APD）。

　　4期：即静息期，又称电舒张期。4期是膜复极完毕，心室肌细胞膜电位恢复到动作电位发生前的时期，基本上稳定于静息电位水平（－90mV）。由于在动作电位期间有 Na^+ 和 Ca^{2+} 进入细胞内和 K^+ 流出细胞，引起了细胞内外离子分布的改变，所以4期内离子的跨膜转运仍然在活跃进行，以恢复细胞内外离子的正常浓度梯度，保持心肌细胞的正常兴奋性。4期内，细胞通过膜上生电性 Na^+-K^+ 泵的活动，排出 Na^+ 的同时摄入 K^+，并产生外向电流（泵电流）。在动作电位期间流入细胞的 Ca^{2+} 则主要通过细胞膜上的 Na^+-Ca^{2+} 交换体和 Ca^{2+} 泵排出细胞外，而由细胞内肌浆网释放的 Ca^{2+} 则主要由肌浆网上的 Ca^{2+} 泵摄回。

（二）窦房结起搏细胞的电活动

　　特殊传导系统细胞具有自发产生动作电位或兴奋的能力，又称自律细胞。正常情况下，在所有特殊传导系统细胞中，以窦房结起搏细胞（简称P细胞）发生动作电位的频率最高。窦房结产生的节律性兴奋通过特殊传导系统扩布到心房肌和心室肌，引起心房和心室的节律性收缩。

　　窦房结起搏细胞的动作电位由0期、3期和4期组成，没有1期和2期（图2-6）。窦房结起搏细胞与心室肌细胞的动作电位有明显不同。心室肌细胞的4期膜电位在前一动作电位复极末基本达到静息电位水平，是基本稳定的，只有在外来刺激作用下，才产生动作电位。而窦房结起搏细胞的4期膜电位在前一动作电位复极末达到最大值（－70mV），即最大复极电位（maximal repolarization potential），然后，4期膜电位立即开始自动的、逐步的去极化，达阈电位（－40mV）后引起一次新的动作电位。这种4期自动去极化（phase 4 spontaneous depolarization）过程，具有随时间而递增的特点，其去极化速度较缓慢，是自律细胞产生自动节律兴奋的基础。

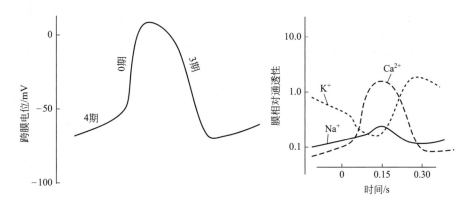

图 2-6　窦房结起搏细胞的动作电位及其相应的膜通透性改

　　0期：即去极化过程。当膜电位由最大复极电位（－70mV）自动去极达阈电位水平（约－40mV）时，激活膜上的 L 型 Ca^{2+} 通道，引起 Ca^{2+} 内流，形成0期去极化。由于 L 型 Ca^{2+} 通道的激活和失活缓慢，故0期去极化缓慢，持续时间较长。通常将由此类慢 Ca^{2+} 通道开放引起的缓慢去极化兴奋的心肌细胞称为慢反应细胞（slow response cell），如窦房结起搏细胞、房室结细胞等，所形成的动作电位称为慢反应动作电位（slow response action potential）。

3 期：即复极化过程。与心室肌细胞的动作电位分期相比，窦房结起搏细胞的动作电位无 1 期和 2 期，0 期后直接进入 3 期。0 期去极化达到 0mV 左右时，L 型 Ca^{2+} 通道逐渐失活，Ca^{2+} 内流相应减少；同时，在复极初期 K^+ 通道被激活，出现 K^+ 外流。Ca^{2+} 内流的逐渐减少和 K^+ 外流的逐渐增加，使细胞膜逐渐复极并达最大复极电位。

4 期：又称 4 期自动去极化。窦房结起搏细胞 4 期自动去极化是外向电流和内向电流共同作用，最后产生净内向电流所形成。至少有 3 种机制参与 4 期自动去极化的形成。首先，4 期内细胞膜对 K^+ 的通透性进行性降低，导致 K^+ 外流逐渐减少，即外向电流的衰减；其次，细胞膜对 Na^+ 通透性轻度增加，内向电流增加。细胞膜对 Na^+/K^+ 通透性比值的逐渐增加引起膜电位从 K^+ 平衡电位向 Na^+ 平衡电位方向缓慢变化。第三种机制是细胞膜对 Ca^{2+} 通透性的轻度增大，导致正离子内流而去极化。

窦房结起搏细胞动作电位机制见表 2-2。

表 2-2　参与窦房结起搏细胞动作电位形成的主要离子机制

时相	同义词	主要离子活动
0 期	去极化	电压门控 L 型 Ca^{2+} 通道开放
3 期	复极化	电压门控 L 型 Ca^{2+} 通道关闭
		K^+ 通道开放
4 期	4 期自动去极化	K^+ 通道开放但通透性降低
		Na^+ 通透性增加（I_f 通道开放）
		Ca^{2+} 通透性增加（T 型 Ca^{2+} 通道开放）

二、心脏的电生理特性

心肌组织具有可兴奋组织的基本特性，即：①具有在受到刺激后产生动作电位的能力，称为兴奋性（excitability）；②将动作电位从产生部位扩布到同一细胞的其他部分和相邻其他心肌细胞的能力，称为传导性（conductivity）；③在动作电位的触发下产生收缩反应，称为收缩性；④也具有自己的独特特性，即自发产生动作电位的能力，称为自动节律性（autorhythmicity）。兴奋性、自动节律性、传导性和收缩性是心肌组织的 4 种生理特性。收缩性是心肌的一种机械特性，而兴奋性、自动节律性和传导性以细胞膜的生物电活动为基础，称为电生理特性。心脏各部分在兴奋过程中出现的生物电活动，通过心脏周围的导电组织和体液传导到身体表面，用专门仪器（心电图仪）可以记录到心脏兴奋过程发生的电变化，称为心电图（electrocardiogram，ECG）。心肌组织的电生理特性及其电活动是形成心电图的基础，疾病情况下的电生理特性及电活动的改变是异常心电图表现的原因。

（一）兴奋性

兴奋性是指细胞在受到刺激时产生兴奋（动作电位）的能力。衡量心肌兴奋性的高低，可以采用刺激阈值作为指标，阈值高表示兴奋性低，阈值低表示兴奋性高。

心肌细胞兴奋（动作电位）的产生机制与骨骼肌细胞的相同，即外部刺激引起细胞膜局部去极化，当去极化达到细胞膜上电压门控 Na^+ 通道（如心室肌）或 L 型 Ca^{2+} 通道（如窦房结起搏细胞）开放的阈电位，即引发动作电位。因此，静息电位或最大复极电位水平、阈电位水平以及细胞膜上 Na^+ 通道或 L 型 Ca^{2+} 通道的性状改变均可影响心肌细胞的兴奋性。

如图 2-7 所示，心室肌细胞受到刺激发生兴奋时，在动作电位大部分时程内细胞处于对任何强度的刺激都不发生反应的状态（不能产生动作电位），即为绝对不应期（absolute refractory period，ARP）。在近动作电位 3 期末的一段时程内，细胞对阈刺激不产生动作电位，但对阈上刺激则可产生动作电位，这一时程称为相对不应期（relative refractory period，RRP）。在比绝对不应期稍长的一个时期内，细胞对阈上刺激也不能产生可传导的动作电位，这一时期称为有效不应期（effective refractory period，ERP）。在动作电位结束即刻的一段时程，细胞对阈下刺激也能反应产生动作电位，表明心肌的兴奋性高于正常，故称为超常期（supranormal period，SNP）。

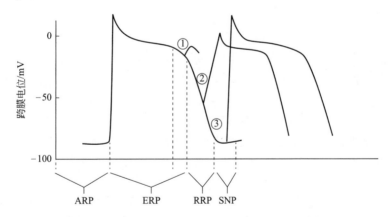

图 2-7　心室肌细胞动作电位期间及随后的兴奋性变化

ARP—绝对不应期；ERP—有效不应期；RRP—相对不应期；SNP—超常期。①、②、③分别
是在有效不应期、相对不应期、超常期给予不同强度额外刺激引发的细胞膜电位变化

心肌细胞每产生一次兴奋，其膜电位将发生一系列有规律的变化，膜通道由备用状态经历激活、失活和复活等过程，兴奋性随之发生相应的周期性改变。兴奋性的这种周期性变化，影响心肌细胞对重复刺激的反应能力，对心肌的收缩反应和兴奋的产生及传导过程都具有重要的影响。

慢反应细胞发生动作电位过程中及随后的兴奋性的周期性改变与心室肌细胞类似，但是细节尚未完全阐明。

（二）自动节律性

组织与细胞能够在没有外来刺激的条件下，自动地发生节律性兴奋的特性，称为自动节律性，简称自律性。衡量自动节律性的指标包括频率和规则性，前者指组织或细胞在单位时间（每分钟）内能够自动发生兴奋的次数，即自动兴奋的频率；后者则是指在单位时间内这种自动兴奋的分布是否整齐或均匀。在正常情况下，心肌组织自动发生的兴奋都较规则，因此常以自动兴奋的频率作为衡量自律性的指标。临床上，则需要同时获取兴奋频率（心率）与兴奋是否规则（节律整齐）两方面的指标。

心脏的特殊传导系统具有自律性，但是特殊传导系统的不同部位的自律性存在等级差别（表2-3）。心脏始终依照当时情况下由自律性最高的部位所发出的兴奋来进行活动。正常情况下，窦房结的自律性最高，它自动产生的节律性兴奋向外扩布，依次激动心房肌、房室结、房室束、心室内传导组织和心室肌，引起整个心脏兴奋和收缩。窦房结是主导整个心脏兴奋和搏动的正常部位，故称之为正常起搏点（normal pacemaker）或原发起搏点（primary pacemaker），所形成的心脏节律称为窦性节律。而其他部位的自律组织并不表现出它们自身的自律性，只是起着传导兴奋的作用，故称之为潜在起搏点（latent pacemaker）。当疾病情况下，上级起搏点不能发放兴奋，则次一级起搏点就接替主导整个心脏的兴奋和搏动。但是，一般认为，浦肯野纤维由于内在起搏频率过低无法承担主导整个心脏起搏点的作用。

表 2-3　心脏内自律细胞的三级起搏点

部位	起搏点	内在起搏频率/（次/分）
窦房结	原发起搏点	100
房室结	次级起搏点	40
浦肯野纤维	三级起搏点	＜20

自律细胞的自动兴奋是4期自动去极化使膜电位从最大复极电位达到阈电位水平而引起的。因此，4期自动去极化速度、最大复极电位水平与阈电位水平影响自律细胞的自律性高低（图2-8）。

值得指出的是，正常心房肌与心室肌细胞的4期基本稳定，无法自动去极化达到阈电位水平引发动作电位。但是，当在病理情况如心肌缺血时，这些心肌细胞可以转变为异位起搏点（ectopic pacemaker）发放动作电位，主导部分或整个心脏的兴奋与收缩。

（三）传导性

细胞与组织具有传导兴奋（动作电位）的能力，称为传导性。传导性的高低可用兴奋的扩布速度来衡量。

心脏内，心肌细胞与细胞之间通过闰盘端对端互相连接。闰盘内的缝隙连接保证了兴奋的跨细胞扩布。心肌细胞的兴奋以局部电流的形式通过缝隙连接直接进入邻近细胞（图2-9），引发动作电位并迅速扩布，实现同步性活动，使整个心房或

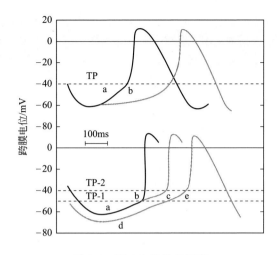

图 2-8 影响自律性的因素

起搏电位斜率（上）由 a 减小到 b 时，自律性降低；最大复极电位水平（下）
由 a 达到 d，或阈电位由 TP-1 升到 TP-2 时，自律性均降低；TP—阈电位

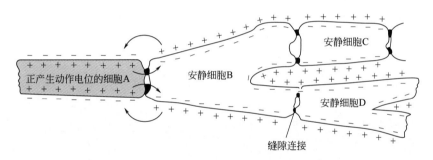

图 2-9 局部电流与心肌细胞动作电位的细胞-细胞传导

心室成为一个功能性合胞体（functional syncytium）。因此，在心脏任何部位发生的动作电位也会通过这种细胞-细胞的传导方式扩布到整个心室肌或者心房肌。

　　兴奋在心脏内不同组织的传导速度并不相等（表 2-4）。以浦肯野纤维的传导速度最快，而在窦房结与房室结内的传导速度最慢。房室结是正常时兴奋由心房进入心室的唯一通道。由于房室结细胞的直径较小，兴奋在房室结内的传导速度缓慢，通过房室结到达房室束时耗费了一定时间，这一现象称为房-室延搁（atrio-ventricular delay）。房-室延搁使心室在心房收缩完毕之后才开始收缩，不至于产生心房和心室收缩发生重叠的现象，有利于心室的充盈和射血。

表 2-4 不同心肌组织的传导速度

组织	传导速度/(m/s)	组织	传导速度/(m/s)
窦房结	0.05	希氏束	1
心房传导通路	1	浦肯野纤维	4
房室结	0.02	心室肌	1

心肌细胞的兴奋传导速度至少受到三类因素的影响：①传导速度与心肌纤维的直径大小呈正变关系。直径小的细胞因其细胞内电阻大，产生的局部电流小于直径大的细胞，兴奋传导速度也较后者缓慢。②传导速度与局部去极化电流大小呈正变关系。动作电位。期去极化速度与幅度大，引起的局部电流密度大、影响范围广，兴奋传导速度就快。③传导速度与心肌细胞膜的被动电学特性、缝隙连接和胞质性质有关。细胞膜的被动电学特性和胞质性质的改变可以影响细胞内电阻。缝隙连接的电学性质可受到一些细胞外因素的影响，后者可引起连接蛋白的磷酸化/去磷酸化进而影响缝隙连接的通透性。

兴奋在心脏内的传播是以特殊传导系统为主干进行的有序扩布（图 2-10）。正常情况下，窦房结发出的兴奋通过心房肌传播到整个右心房和左心房，沿着心房肌组成的优势传导通路（preferential pathway）迅速传到房室结，经房室束和左、右束支传到浦肯野纤维网，引起心室肌兴奋，再直接通过心室肌将兴奋由内膜侧向外膜侧心室肌扩布，引起整个心室兴奋。如图 2-10 所示，心脏不同部位动作电位去极化的发生时间显示了心脏兴奋从窦房结发源，然后按照一定顺序到达心脏的不同部位。动作电位在通过房室结时传导非常缓慢，房室结细胞的 4 期自动去极化比窦房结以外的心肌细胞要快。兴奋在心室内的传导要比心房内传导要快得多。那些晚去极化的、具有较短动作电位时程的心室肌细胞反而先复极化，该现象的原因尚未完全阐明，但是会影响心电图表现。

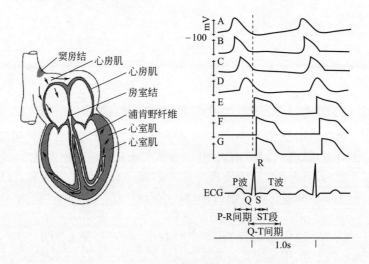

图 2-10　心脏不同部位的动作电位与心电图
A—窦房结；B、C—心房肌；D—房室结；E—浦肯野纤维；F、G—心室肌

三、心电图

心脏各部分在兴奋过程中出现的电活动通过细胞外液等导电物质传导，可以在身体表面用电极和仪器测到，即心电图。心电图是反映心脏兴奋的产生、传导和恢复过程中的生物电变化，是记录电极之间的电位差，而与心脏的机械收缩活动无直

接关系。

在心电活动周期的某一瞬间，心电图记录的是众多心肌细胞此刻产生的电活动所形成的许多微弱电场的总和。当较多心肌细胞同时去极化或复极化，心电图上观察到的电压变化也较大。正常时，由于通过心脏的电兴奋波（动作电位）以同样的途径扩布，在体表两点之间记录到的电压变化的时间模式也是一致的，可以在每个心电周期重复观察到。

临床常规使用的心电图记录是通过一套国际通用的标准导联系统测量得到的。常规心电图导联共包括12个导联，在体表的规定部位放置探测电极，通过导联线与心电图机相连。由于电极放置位置不同，不同的导联记录到的心电图波形也有所不同。但心脏每次兴奋在心电图记录中基本上都包括一个P波、一个QRS波群和一个T波，以及各波形之间形成的间期或时间段（图2-11，表2-5）。

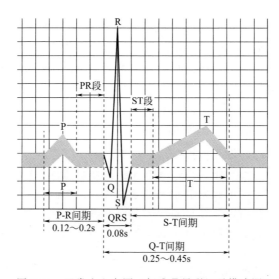

图2-11　正常人心电图（标准Ⅱ导联记录模式图）

表2-5　心电图波形与时程及其意义

波形与时间	心电活动
波形	
P波	左右心房去极化过程
QRS波群	左右心室去极化过程
T波	心室复极过程
时程	
P-R间期（或P-Q间期）：从P波起点到QRS波起点之间的时程	兴奋由心房、房室结和房室束到达心室并引起心室肌开始兴奋所需要的时间，即房室传导时间
QRS时程：从Q波开始到S波结束之间的时程	心室去极化
Q-T间期：从QRS波起点到T波终点的时程	从心室开始去极化到完全复极化所经历的时间
ST段：从QRS波终点到T波起点之间的线段	心室各部分心肌细胞均处于动作电位的平台期

血管的生理

无论体循环还是肺循环，血液都由心室射出，依次流经动脉、毛细血管和静脉，然后流入心房，再返回到心室，如此循环往复。体循环中的血量约占全身总血量的84%，其中约64%在静脉系统内，约13%在大、中动脉内，约7%在小动脉和毛细血管内；心脏的血量约占全身总血量的7%；肺循环中的血量约占总血量的9%。作为心血管系统的重要组成部分，血管不仅仅是运输血液的管道，而且还参与物质交换、合成和释放各种活性物质，以维持机体内环境稳态及生命活动的正常进行。本节主要介绍血管的生理功能。

一、各类血管的功能特点

血管系统中动脉、毛细血管和静脉三者相串联，以实现血液的运输和物质交换。除毛细血管外，动脉和静脉管壁从内向外依次分为内膜、中膜和外膜。3层膜的厚度和组成成分在不同类型的血管中存在差异，以适应各类血管的不同功能。

（一）血管的功能性分类

从生理功能上，可将体内的血管分为以下几类。

1. 弹性储器血管 主动脉、肺动脉主干及其发出的最大分支，其管壁厚，富含弹性纤维，具有明显的弹性和可扩张性，称为弹性储器血管（windkessel vessel）。当心室收缩射血时，大动脉压升高，一方面推动血液快速向前流动，另一方面使大动脉扩张，暂时储存了一部分血液。当心室舒张时，动脉瓣关闭，扩张的大动脉管壁依其弹性回缩，将在射血期储存的那部分血液继续运向外周，从而维持了血流的连续性，同时避免了心动周期中血压的剧烈波动。大动脉的这种功能称为弹性储器作用。

2. 分配血管 从弹性储器血管以后到分支为小动脉前的动脉管道，即中动脉，可将血液输送分配到机体的各器官组织，称为分配血管（distribution vessel）。

3. 毛细血管前阻力血管 小动脉和微动脉的管径小，对血流的阻力较大，称为毛细血管前阻力血管（precapillary resistance vessel）。微动脉的管壁富含平滑肌，其舒缩活动可使微动脉口径发生明显变化，从而影响对血流的阻力和所在器官组织的血流量。

4. 交换血管 真毛细血管（true capillary）的管壁仅由单层血管内皮细胞组成，其外包绕一薄层基膜，具有较高的通透性，因此成为血管内血液和血管外组织液进行物质交换的场所，故将真毛细血管称为交换血管（exchange vessel）。

5. 毛细血管后阻力血管 微静脉的管径小，对血流也产生一定的阻力，称为毛细血管后阻力血管（postcapillary resistance vessel）。微静脉的舒缩可影响毛细血管前阻力与毛细血管后阻力的比值，继而改变毛细血管血压以及体液在血管和组织间隙中的分配。

6. 容量血管 与同级动脉相比，体内的静脉数量多、口径大、管壁薄、易扩张，故其容量大。安静状态下，循环血量的 60%～70% 都储存在静脉中，故将静脉称为容量血管（capacitance vessel）。当静脉的口径发生较小变化时，静脉内容纳的血量就可发生很大的变化，明显影响回心血量。因此，静脉在血管系统中起着血液储存库的作用。

7. 短路血管 小动脉和小静脉之间的直接吻合支，称为短路血管（shunt vessel）。它们可使小动脉内的血液不经毛细血管而直接流入小静脉。在手指、足趾、耳郭等处的皮肤中有许多短路血管存在，在功能上与体温调节有关。

（二）血管的内分泌功能

1. 血管内皮细胞的内分泌功能 生理情况下，血管内皮细胞能合成和释放多种生物活性物质，以调节血管的收缩与舒张。其中，缩血管活性物质主要有内皮素、血栓素等；舒血管活性物质主要有一氧化氮、前列腺素等。这两类血管活性物质相互制约，保持动态平衡。如果血管内皮细胞受损，其释放的血管活性物质明显减少，将会引发高血压、动脉粥样硬化等疾病。

2. 血管平滑肌细胞的内分泌功能 血管平滑肌细胞可合成和分泌肾素、血管紧张素，以调节血管的紧张性和血流量。

3. 血管其他细胞的内分泌功能 血管壁中的脂肪细胞、肥大细胞和淋巴细胞等也能分泌多种血管活性物质，以旁分泌、自分泌的形式调节血管的舒缩活动。

二、血流动力学

血液在心血管系统内流动的力学，称为血流动力学（hemodynamics），属流体力学的一个分支，主要研究血流量、血流阻力、血压以及它们之间的相互关系等。

（一）血流量和血流速度

单位时间内流经血管某一横截面的血量，称为血流量（blood flow），又称为容积速度（volume velocity），其单位通常为 mL/min 或 L/min。血流速度（blood velocity）是指血液中某一质点在血管内移动的线速度。血液在血管中流动时，其血流速度与血流量成正比，与血管的横截面积成反比。机体内主动脉的总横截面积最小，而毛细血管的总横截面积最大，故主动脉内的血流速度最快，而毛细血管内的血流速度最慢。

1. 泊肃叶定律 Poiseuille 研究了液体在管道系统内流动的规律，提出单位时间内液体的流量（Q）与管道两端的压力差（P_1-P_2）和管道半径（r）的4次方成正比，而与管道的长度（L）和该液体的黏度（η）成反比，即：
$$Q=\pi(P_1-P_2)r^4/8\eta L$$
该公式即为泊肃叶定律（Poiseuille law），其中 π 为圆周率，是个常数。

2. 层流和湍流 血液在血管内流动时可呈现两种截然不同的方式，即层流（laminar flow）和湍流（turbulent flow）。在层流的情况下，血液中每个质点的流动方向是一致的，即都与血管的长轴平行，然而各质点的流速并不相同，血管轴心处流速最快，越靠近管壁，流速越慢。如图 2-12（a）所示，箭头方向表示血流的方向，箭头的长度表示流速。因此，在血管的纵剖面上，各箭头的顶端相连而形成一抛物线。泊肃叶定律适用于层流的情况。当血流速度加快到一定程度时，层流情况即被破坏，此时血液中每个质点的流动方向不再一致，彼此交叉而出现漩涡，即形成湍流 ［图 2-12(b)］。在湍流的情况下，泊肃叶定律不再适用。

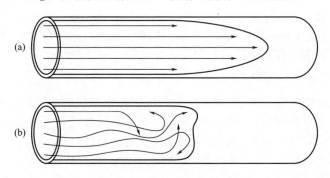

图 2-12　层流和湍流示意图

(a) 血管中的层流；(b) 血管中的湍流

关于湍流的形成条件，Reynolds 提出了一个经验公式，即：

$$Re = VD\rho/\eta$$

式中，Re 为 Reynolds 常数，无单位，V 为血液的平均流速，单位为 cm/s，D 为管腔的直径，单位为 cm，ρ 为血液的密度，单位为 g/cm^3，η 为血液的黏度，单位为 (dyn·s)/cm^2，又称为泊。一般来说，当 $Re > 2000$ 时即可发生湍流。由上式可知，当血流速度快、血管口径大及血液的黏度低时，容易产生湍流。在生理情况下，心室腔和主动脉内的血流是湍流。但在病理情况下发生血管狭窄时，可因局部血流加速而出现湍流，并可在相应的体表处听到血管杂音。

（二）血流阻力

血液在血管内流动时所遇到的阻力，称为血流阻力 (vascular resistance)，是由于血液流动时与血管壁以及血液内部分子之间相互摩擦而产生的。摩擦会消耗一部分能量，因此随着血液不断向前流动，压力将逐渐降低。发生湍流时，血液中各质点不断变换流动的方向，故血流阻力更大，消耗的能量较层流时更多。

血流阻力一般不能直接测量，需通过计算得出。在层流的情况下，血流量 (Q) 与血管两端的压力差 $(P_1 - P_2)$ 成正比，而与血流阻力 (R) 成反比。即：

$$Q = (P_1 - P_2)R$$

结合泊肃叶定律，可以得到血流阻力的计算公式，即：

$$R = 8\eta L/\pi r^4$$

这一公式表示，血流阻力与血管的长度 (L) 和血液的黏度 (η) 成正比，而与血管半径 (r) 的 4 次方成反比。由于血管的长度和血液的黏度在一段时间内变化很小，因此血流阻力主要取决于血管的半径。当血管半径增大时，血流阻力将减小，血流量就增多；反之，当血管半径减小时，血流阻力将增大，血流量就减少。机体正是通过控制各器官阻力血管口径的大小，从而调节各器官的血流量。生理情况下，主动脉及大动脉产生的血流阻力约占总阻力的9%，小动脉约占16%，微动脉约占41%，毛细血管约占27%，静脉系统约占7%。由此可见，富含平滑肌的小动脉和微动脉是产生血流阻力的主要部位。

在某些生理和病理情况下，血液黏度（blood viscosity）可以改变。影响血液黏度的因素主要有以下几个方面。

1. 血细胞比容（hematocrit）　血细胞比容是决定血液黏度的最重要因素。血细胞比容越大，血液的黏度就越高。

2. 血流的切率　在层流的情况下，相邻两层血液流速之差与液层厚度的比值称为血流的切率（shear rate）。匀质液体（如血浆）的黏度不随切率的变化而变化，这种液体称为牛顿液，而非匀质液体（如全血）的黏度则随切率的减小而增大，这种液体称为非牛顿液。切率越大，层流现象越明显，即红细胞集中在血流的中轴，其长轴与血管的纵轴平行，红细胞移动时发生的旋转以及红细胞之间的相互撞击都很小，故血液的黏度就很低。反之，切率越小，红细胞聚集越多，血液的黏度就增高。

3. 血管口径　大血管对血液的黏度影响较小，但当血液在口径小于0.2～0.3mm的微动脉内流动时，只要切率足够高，血液的黏度将随血管口径的变小而下降，从而显著降低血液在小血管内流动时的阻力。

4. 温度　血液的黏度可随温度的降低而升高。如果将手指浸在冰水中，局部血液的黏度可增加2倍。

（三）血压

血压（blood pressure，BP）是指血管内流动的血液对单位面积血管壁的侧压力，也即压强。血压的国际标准单位是帕（Pa），因帕的单位较小，故常用千帕（kPa）表示，但传统习惯上血压通常以毫米汞柱（mmHg）为单位，1mmHg＝0.133kPa。当血液从心室射出，依次流经动脉、毛细血管和静脉时，由于存在血流阻力，导致血压逐渐下降，即动脉血压＞毛细血管血压＞静脉血压。通常所说的血压指的是动脉血压。

三、动脉血压和动脉脉搏

动脉内流动的血液对单位面积血管壁的侧压力，称为动脉血压（arterial blood pressure），通常是指主动脉血压。每个心动周期中，动脉血压发生周期性的波动。这种周期性的压力变化可引起动脉血管发生搏动，称为动脉脉搏（arterial pulse）。在一些浅表动脉（如桡动脉等）部位，用手指能直接触到动脉搏动。

（一）动脉血压

1. 动脉血压的形成　动脉血压的形成条件主要包括以下几个方面。

（1）循环系统内有足够的血液充盈：这是动脉血压形成的前提条件。循环系统内的血液充盈程度可用循环系统平均充盈压（mean circulatory filling pressure）来表示。电刺激用苯巴比妥麻醉的犬，使其发生心室颤动，以暂时停止心脏射血，血液流动也就暂停，此时在循环系统中各处所测得的压力都是相同的，这一压力数值就是循环系统平均充盈压，约为 7mmHg。人的循环系统平均充盈压估计接近 7mmHg。循环系统平均充盈压的高低取决于循环血量与血管系统容量之间的相对关系。如果循环血量增多或血管系统容量减小，循环系统平均充盈压就升高；反之，如果循环血量减少或血管系统容量增大，则循环系统平均充盈压就降低。

（2）心脏射血：这是动脉血压形成的必要条件。心室收缩时释放的能量分为两部分：一部分成为血液的动能，推动血液向前流动；另一部分则转化为势能（压强能），形成对血管壁的侧压并使大动脉扩张。当心室舒张时，大动脉弹性回缩，将储存的势能转变为推动血液向前流动的动能。因此，虽然心室射血是间断性的，但是血液在血管内的流动却是连续的。

（3）外周阻力：外周阻力（peripheral resistance）主要指小动脉和微动脉对血流的阻力，这是动脉血压形成的另一基本条件。由于外周阻力的存在，心室每次收缩射出的血液大约只有1/3能在心室收缩期流至外周，其余约2/3的血液暂时储存在主动脉和大动脉中，并使动脉血压升高。可以设想，如果没有外周阻力，则心室收缩时射入大动脉的血液将全部迅速地流到外周，这样就不能维持正常的动脉血压。

（4）主动脉和大动脉的弹性储器作用：主动脉和大动脉富含弹性纤维，具有弹性储器作用。当心室收缩射血时，主动脉和大动脉弹性扩张，使动脉压不会升得过高，同时又储存了一部分血液；当心室舒张时，扩张的大动脉弹性回缩，将储存的血液继续运向外周，既维持了血流的连续性，同时又使动脉压不会降得过低。因此，主动脉和大动脉的弹性储器作用可减小每一心动周期中动脉血压的波动幅度。

2. 动脉血压的正常值和生理变异

（1）动脉血压的正常值：在每个心动周期中，动脉血压随着心室的收缩与舒张而发生较大幅度的变化。心室收缩时动脉血压上升达最高值，称为收缩压（systolic pressure），心室舒张时动脉血压下降达最低值，称为舒张压（diastolic pressure）。收缩压和舒张压的差值称为脉搏压（pulse pressure），简称脉压。一个心动周期中每一瞬间动脉血压的平均值，称为平均动脉压（mean arterial pressure）。平均动脉压的精确数值可以通过血压曲线面积的积分来计算，粗略计算，平均动脉压约等于舒张压加1/3脉压（图 2-13）。由于在大动脉中血压的降幅很小，因此通常用上臂测得的肱动脉压来代表动脉血压。在安静状态下，我国健康青年人的收缩压为 100～120mmHg，舒张压为 60～80mmHg，脉压为 30～40mmHg，平均动脉压接近 100mmHg。

（2）动脉血压的生理变异：动脉血压除存在个体差异外，还有性别和年龄的差异。一般来说，女性的血压在更年期前略低于同龄男性，而更年期后则与同龄男性基本相同或略有升高。男性和女性的血压都随年龄的增长而逐渐升高，并且收缩压比舒张压升高更显著。此外，正常人的血压还呈现明显的昼夜波动节律。大多数人的血压在凌晨2～3时最低，上午 6～10 时和下午 4～8 时各有一个高峰，晚上 8 时以后血压呈缓慢下降趋势。这种现象在老年人中尤为多见。

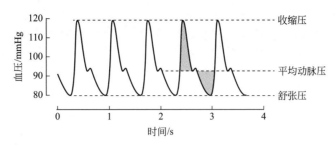

图 2-13　正常青年人肱动脉压曲线

3. 动脉血压的测量方法　动脉血压主要有两种测量方法，即直接测量法和间接测量法。

（1）直接测量法：目前的生理学实验中多采用直接测量法，即将导管的一端插入动脉，另一端连接压力换能器，通过将压强能的变化转变为电能的变化，可以精确测算出心动周期中每一瞬间的血压数值。此法具有一定的创伤性，并且操作技术要求也较高，故在临床上较少应用。

（2）间接测量法：目前临床上多采用无创、简便的 Korotkoff 音听诊法间接测量动脉血压。首先，将血压计的袖带缠于上臂中部，袖带下缘距肘窝 2～3cm，然后将听诊器胸件置于肘窝肱动脉搏动最明显处。向袖带内充气至肱动脉搏动消失（听不到任何声音）后再继续上升 20～30mmHg，随后缓慢放气。当听到第一个搏动声（Korotkoff 音）时，血压计水银柱所指刻度即为收缩压；当搏动声突然变弱或消失时，血压计水银柱所指刻度即为舒张压（图 2-14）。

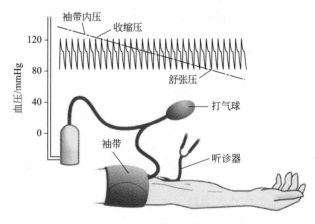

图 2-14　Korotkoff 音听诊法间接测量肱动脉血压

4. 影响动脉血压的因素　凡是参与动脉血压形成的各种因素，都能影响动脉血压，而且只要其中一个因素发生变化，其他因素也可能会随之发生变化。因此，生理情况下动脉血压的变化往往是多种因素综合作用的结果。为便于理解和讨论，下面单独分析某一影响因素时，都是假定其他因素不发生变化。

（1）每搏输出量：当每搏输出量增大时，心缩期射入主动脉的血量增多，动脉壁所承受的侧压力增大，故收缩压明显升高。同时由于动脉血压升高，使血流速度加快，则流向外周的血量增多，到心舒末期大动脉内存留的血量并无明显增多，所以舒张压升高不明显，导致脉压增大。反之，当每搏输出量减少时，则主要使收缩压降低，导致脉压减小。因此，收缩压的高低主要反映每搏输出量的多少。

（2）心率：当心率加快时，心舒期明显缩短，使心舒期流至外周的血量明显减少，故心舒末期主动脉内存留的血量增多，舒张压明显升高。由于心舒末期主动脉内存留的血量增多，使心缩期主动脉内的血量增多，收缩压也相应升高，但由于动脉血压升高，可使血流速度加快，则心缩期内可有较多的血液流至外周，故收缩压升高不如舒张压升高显著，导致脉压减小。反之，当心率减慢时，舒张压明显降低，则脉压增大。

（3）外周阻力：当外周阻力加大时，心舒期中血液流向外周的速度减慢，使心舒末期存留在主动脉内的血量增多，故舒张压升高；在心缩期，由于动脉血压升高使血流速度加快，因此收缩压升高不如舒张压升高明显，故脉压减小。外周阻力减小时，舒张压降低也较收缩压明显，脉压增大。由此可见，在一般情况下，舒张压的高低主要反映外周阻力的大小。

（4）主动脉和大动脉的弹性储器作用：如前所述，由于主动脉和大动脉的弹性储器作用，使动脉血压的波动幅度明显小于心室内压的波动幅度。老年人由于动脉壁硬化，大动脉的弹性储器作用减弱，故脉压增大。

（5）循环血量和血管系统容量的比例：循环血量和血管系统容量的比例适当，才能使血管系统足够充盈，从而产生一定的体循环平均充盈压。在正常情况下，循环血量和血管系统的容量是相适应的，血管系统充盈程度的变化不大。失血后，循环血量减少，此时如果血管系统的容量改变不大，则体循环平均充盈压必然降低，使动脉血压下降，甚至危及生命，故对大失血患者的急救措施主要是及时补充血量。在另一些情况下，如果循环血量不变而血管系统容量增大，例如药物过敏或细菌毒素的侵袭，使全身小血管扩张，血管内血液充盈不足，血压则急剧下降。对这种患者的急救措施主要是应用血管收缩药使小血管收缩，血管容积减小，使血压迅速回升。

（二）动脉脉搏

1. 动脉脉搏的波形　用脉搏描记仪记录到的浅表动脉脉搏的波形图，称为脉搏图（图 2-15），一般包括上升支和下降支。

（1）上升支：在心室快速射血期，动脉血压迅速上升，其管壁扩张，形成脉搏波形中的上升支。当射血速度慢、心输出量少及射血阻力大时，可使上升支的斜率和幅度都减小；反之则都增大。

（2）下降支：在心室减慢射血期，射血速度减慢，使进入主动脉的血量少于由主动脉流向外周的血量，故被扩张的大动脉开始回缩，动脉血压逐渐下降，形成脉搏波形中下降支的前段。随后，心室开始舒张，动脉血压继续下降，形成下降支的后段。在主动脉记录脉搏图时，其下降支上有一个切迹，称为降中峡（dicrotic notch），其后出现一个短而向上的小波，称为降中波（图 2-15）。降中波是由于心

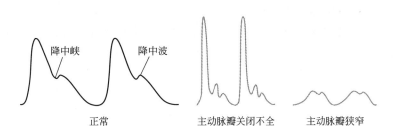

降中峡　　　　降中波

正常　　　　　　主动脉瓣关闭不全　　　　主动脉瓣狭窄

图 2-15　正常及病理情况下的动脉脉搏图

室舒张时主动脉内反流的血液受到主动脉瓣阻挡后而形成的一个折返波。下降支的形状可大致反映外周阻力的大小。外周阻力大时，下降支的下降速率慢，降中峡的位置较高；反之，则下降支的下降速率快，降中峡的位置较低。

　　在某些病理情况下，动脉脉搏的波形可出现异常。例如，主动脉瓣关闭不全时，由于心舒期部分血液反流入心室，导致主动脉压迅速下降，故下降支陡峭；主动脉瓣狭窄时，射血阻力增大，则上升支的斜率和幅度都减小（图 2-15）。

　　2. 动脉脉搏波的传播速度　动脉脉搏波可沿动脉管壁向外周血管传播，其传播速度远比血流速度快。一般来说，动脉管壁的可扩张性越大，脉搏波的传播速度就越慢。主动脉脉搏的传播速度为 3～5m/s，到大动脉为 7～10m/s，而到小动脉段则加快到 15～35m/s。由于小动脉和微动脉对血流的阻力大，故在微动脉段以后脉搏波动明显减弱，到毛细血管时脉搏已基本消失。

四、静脉血压和静脉回心血量

　　静脉不仅是血液回流入心脏的通道，而且还起着血液储存库的作用。静脉的收缩与舒张可有效调节回心血量和心输出量，从而使机体适应各种生理状态下的需要。

（一）静脉血压

　　当体循环血液流经动脉和毛细血管到达微静脉时，血压已下降到 15～20mmHg；到体循环的终点右心房时，血压最低，接近于零。通常将右心房和胸腔内大静脉的血压称为中心静脉压（central venous pressure，CVP），而将各器官静脉的血压称为外周静脉压（peripheral venous pressure）。中心静脉压的高低取决于心脏射血能力和静脉回心血量之间的相互关系。如果心脏射血能力强，可及时将回流入心脏的血液射入动脉，中心静脉压就较低。反之，当心脏射血能力减弱时，则中心静脉压较高。另一方面，如果静脉回心血量过多，或静脉回流速度过快，中心静脉压也会升高。因此，中心静脉压是反映心血管功能的重要指标。临床上在用输液治疗休克时，除须观察动脉血压的变化外，也要观察中心静脉压的变化。中心静脉压的正常变动范围为 4～12cmH_2O（1cmH_2O＝0.098kPa）。如果中心静脉压偏低或有下降趋势，常提示输液量不足，而如果中心静脉压高于正常并有进行性升高的趋势，则提示输液过快或心脏射血功能减弱。

（二）重力对静脉压的影响

血管内的血液因受地球重力场的影响，可对血管壁产生一定的静水压。因此，各部分血管内的血压除由于心脏做功形成以外，还要加上该部分血管处的静水压。血管静水压的高低取决于人体当时的体位。当人体平卧时，由于身体各部分血管大致都与心脏处于同一水平，故静水压也大致相同。但当人体从平卧位转为直立位时，则足部血管内的血压要比平卧位时高约 80mmHg，其增高的部分相当于从足到心脏这一段血柱所产生的静水压（图 2-16）；而心脏水平以上的血管内血压则比平卧位时低，如颅顶矢状窦内压可降低到－10mmHg。

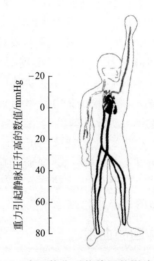

图 2-16　直立体位对静脉压的影响

重力形成的静水压，对处在同一水平的静脉的影响远大于动脉，这是因为静脉较动脉壁薄，故静脉的充盈程度受跨壁压的影响较大。跨壁压（transmural pressure）是指血管内血液对管壁的压力和血管外组织对管壁的压力之差。一定的跨壁压是维持静脉充盈扩张的必要条件，跨壁压越大，静脉就越充盈，容积也越大，当跨壁压减小到一定程度时，静脉就会发生塌陷。

（三）静脉回心血量

单位时间内由静脉回流入心脏的血量，称为静脉回心血量。静脉回心血量取决于外周静脉压和中心静脉压之差，以及静脉对血流的阻力。

1. 静脉对血流的阻力　在静脉系统中，由微静脉至右心房的血压降落仅约 15mmHg，可见静脉对血流的阻力很小，这与其保证回心血量的功能是相适应的。

作为毛细血管后阻力血管的微静脉，其舒缩活动可影响毛细血管前、后阻力的比值，继而改变毛细血管血压。微静脉收缩时，使毛细血管后阻力升高，如果毛细血管前阻力不变，则毛细血管前、后阻力的比值变小，进而升高毛细血管血压，造成组织液生成增多。因此，机体可通过对微静脉舒缩活动的调节来控制血液和组织液之间的液体交换，并能间接调节静脉回心血量。

前面已经提及，跨壁压可影响静脉的充盈扩张，继而改变静脉对血流的阻力。大静脉在处于扩张状态时，血流阻力很小；但当管壁塌陷时，静脉的总横截面积减小，导致血流阻力增大。另外，血管周围组织对静脉的压迫，如锁骨下静脉在跨越第 1 肋骨处受肋骨的压迫、腹腔内大静脉受腹腔器官的压迫等，都可增加静脉对血流的阻力。

2. 影响静脉回心血量的因素　凡能影响外周静脉压、中心静脉压以及静脉阻力的因素，都能影响静脉回心血量。

（1）体循环平均充盈压：体循环平均充盈压的高低取决于循环血量和血管系统容量之间的相对关系。当循环血量增多或容量血管收缩时，体循环平均充盈压升高，静脉回心血量即增多；反之，当循环血量减少或容量血管舒张时，体循环平均充盈压降低，静脉回心血量则减少。

（2）心脏收缩力量：心脏收缩力量增强时，射血量增多，而心室内剩余血量较少，则心室舒张末期压力就较低，从而对心房和大静脉内血液的抽吸力量增强，故静脉回心血量增多；相反，则静脉回心血量减少。例如，右心衰竭时，右心室收缩力量显著减弱，致心室舒张末期压力明显升高，使血液淤积在右心房和大静脉内，静脉回心血量显著减少，此时患者出现颈外静脉怒张、下肢水肿等体征。左心衰竭时，血液淤积在左心房和肺静脉内，造成肺淤血和肺水肿。

（3）体位改变：当人体从平卧位转为直立位时，身体低垂部分静脉扩张，容量增大，故静脉回心血量减少。这种变化在健康人由于神经系统的迅速调节而不易被察觉，而长期卧床的患者，由于其静脉管壁的紧张性较低，更易扩张，同时下肢肌肉收缩力量减弱，故由平卧位突然直立时，可因大量血液淤滞在下肢，导致静脉回心血量过少而发生晕厥。

（4）骨骼肌的挤压作用：骨骼肌收缩时挤压肌肉内和肌肉间的静脉，使静脉血流加快，加之有静脉瓣的存在，使血液只能向心脏方向回流而不能倒流。这样，骨骼肌和静脉瓣一起，对静脉回流起着"泵"的作用，称为"静脉泵"或"肌肉泵"。当下肢肌肉进行节律性舒缩活动时，如步行或跑步，可使肌肉泵作用得到很好发挥，在一定程度上加速了全身的血液循环，对心脏的泵血起辅助作用。肌肉泵的这种作用，对于在直立情况下降低下肢静脉压、减少下肢静脉内血液潴留具有重要的生理意义。但是，如果肌肉不作节律性的舒缩，而呈持续性收缩状态，则静脉因持续受压导致回心血量明显减少。

（5）呼吸运动：胸膜腔内压通常低于大气压，为负压。吸气时，胸腔容积增大，胸膜腔负压增大，使胸腔内大静脉和右心房更加扩张，中心静脉压降低，因而静脉回心血量增加；呼气时则相反，使静脉回心血量减少。可见，呼吸运动对静脉回流也起着"泵"的作用，称为"呼吸泵"。如果在站立时呼吸加深，可以促进身体低垂部分的静脉血液回流。但是，呼吸对肺循环静脉回流的影响与对体循环的影响不同。吸气时，随着肺的扩张，肺部的血管容积显著增大，能储存较多的血液，故由肺静脉回流至左心房的血量减少，左心室的输出量也相应减少。呼气时的情况则相反。

五、微循环

微动脉和微静脉之间的血液循环，称为微循环（microcirculation）。作为血液与组织细胞之间进行物质和气体交换的场所，微循环对维持组织细胞的新陈代谢和内环境稳态具有重要作用。

（一）微循环的组成

各器官、组织的结构和功能不同，微循环的结构也有所不同。典型的微循环由微动脉、后微动脉、毛细血管前括约肌、真毛细血管、通血毛细血管、动-静脉吻合支和微静脉组成（图 2-17）。

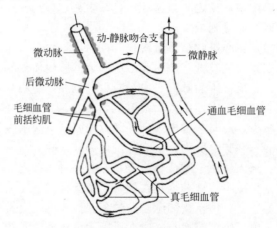

图 2-17　微循环的组成模式

微循环的起点是微动脉，其管壁有环行的平滑肌，通过平滑肌的收缩和舒张可控制微循环的血流量，故微动脉起"总闸门"的作用。微动脉分支成管径更细的后微动脉，每根后微动脉向一至数根真毛细血管供血。真毛细血管起始端通常有 1～2 个平滑肌细胞，形成环状的毛细血管前括约肌，其舒缩活动可控制进入真毛细血管的血流量，故毛细血管前括约肌起"分闸门"的作用。真毛细血管仅由单层内皮细胞组成，细胞间有裂隙，故具有较高的通透性。人体内约有 400 亿根毛细血管，总的有效交换面积将近 1000m²。毛细血管的血液经微静脉进入静脉。最细的微静脉口径不超过 20～30μm，其管壁没有平滑肌，属于交换血管。较大的微静脉管壁有平滑肌，其舒缩活动可影响毛细血管血压，故微静脉为毛细血管后阻力血管，起"后闸门"的作用。

（二）微循环的血流通路

微循环有 3 条血流通路，分别具有不同的生理意义。

1. 迂回通路　血液从微动脉经后微动脉、毛细血管前括约肌、真毛细血管汇集到微静脉的通路，称为迂回通路（circuitous channel）。该通路因真毛细血管数量多且迂回曲折而得名，加之管壁薄、通透性大、血流缓慢，因此是血液和组织液之间进行物质交换的场所，故又称营养通路。该通路中的真毛细血管是交替开放的，安静状态下，同一时间内约有 20％ 的真毛细血管开放，从而使微循环的血流量与组织的代谢活动相适应。

2. 直捷通路 血液从微动脉经后微动脉和通血毛细血管进入微静脉的通路，称为直捷通路（thoroughfare channel）。通血毛细血管是后微动脉的直接延伸，其管壁平滑肌逐渐稀少以至消失。直捷通路经常处于开放状态，血流速度较快，在物质交换上意义不大。它的主要功能是使一部分血液快速进入静脉，以保证回心血量。直捷通路在骨骼肌中较为多见。

3. 动-静脉短路 血液从微动脉经动-静脉吻合支流入微静脉的通路，称为动-静脉短路（arterio-venous shunt）。该通路多见于人体的皮肤和皮下组织，特别是手指、足趾、耳郭等处，其主要功能是参与体温调节。当人体需要大量散热时，动-静脉吻合支开放增多，皮肤血流量增加，皮肤温度升高，有利于发散身体热量。

（三）微循环的血流动力学

1. 微循环的血流阻力 微循环中的血流一般为层流，其血流量与微动脉和微静脉之间的血压差成正比，与微循环中总的血流阻力成反比。微动脉占总血流阻力的比例较高，血压降落也最显著。因而，血液流到毛细血管靠动脉端时，血压降至 $30 \sim 40 \mathrm{mmHg}$，中段血压为 $25 \mathrm{mmHg}$，至静脉端血压为 $10 \sim 15 \mathrm{mmHg}$ 左右。毛细血管血压的高低取决于毛细血管前阻力和毛细血管后阻力之比。一般说来，当两者之比为 5：1 时，毛细血管的平均血压约为 $20 \mathrm{mmHg}$。比值增大时，毛细血管血压就降低；反之，则升高。

2. 微循环血流量的调节 通常情况下，通过微循环毛细血管网的血液是不连续的。这是由于后微动脉和毛细血管前括约肌不断发生每分钟 $5 \sim 10$ 次的交替性收缩和舒张活动，称为血管舒缩活动（vasomotion），以此控制真毛细血管开放或关闭。当它们收缩时，真毛细血管关闭，导致毛细血管周围组织中乳酸、CO_2、组胺等代谢产物积聚以及 O_2 分压降低。代谢产物和低氧又能反过来引起局部后微动脉和毛细血管前括约肌舒张，于是真毛细血管开放，局部组织内积聚的代谢产物被血流清除。随后，后微动脉和毛细血管前括约肌又收缩，使真毛细血管关闭，如此周而复始。当组织代谢活动加强时，处于开放状态的真毛细血管增多，可使血液和组织细胞之间的交换面积增大，交换距离缩短，以满足组织代谢的需要。

（四）血液和组织液之间的物质交换

微循环的基本功能是实现血液和组织液之间的物质交换，主要通过以下几种方式进行。

1. 扩散 扩散是血液和组织液之间进行物质交换的最主要方式。某种溶质分子在单位时间内扩散的速率与其在血浆和组织液中的浓度差、毛细血管壁对该分子的通透性以及毛细血管壁的有效交换面积等成正比，而与毛细血管壁的厚度成反比。脂溶性物质如 O_2、CO_2 等可直接透过毛细血管壁进行扩散，故扩散速率极快。非脂溶性物质如 Na^+、葡萄糖等，其直径小于毛细血管壁孔隙，也能通过管壁进出毛细血管，且分子越小，就越容易通过毛细血管壁孔隙，故扩散速率越大。

2. 吞饮　毛细血管内皮细胞外侧的物质可被细胞膜包裹并吞饮（pinocytosis）入细胞内，形成吞饮泡，继而被运送至细胞的另一侧，并被排出细胞外。一般认为，多数大分子物质如血浆蛋白等可以通过这种方式进行毛细血管内外的交换。

3. 滤过和重吸收　当毛细血管壁两侧的静水压和渗透压不等时，水分子就会通过毛细血管壁从高压力一侧向低压力一侧移动。生理学中，将液体由毛细血管内向外的移动称为滤过（filtration），而将液体向相反方向的移动称为重吸收（reabsorption）。血液和组织液之间通过滤过和重吸收方式进行的物质交换，仅占很小一部分，对于物质交换来说并不起主要作用，但对于组织液的生成来说具有重要意义。

六、组织液的生成与回流

组织液是血浆经毛细血管滤过到组织间隙而形成的，其主要成分是胶原纤维和透明质酸细丝，故组织液绝大部分呈胶冻状，不能自由流动，因而不致因重力作用而流至身体的低垂部位，也难从组织间隙中抽吸出来。组织液中有极小一部分呈液态，可自由流动。组织液中各种离子成分与血浆基本相同，但组织液中蛋白质含量明显低于血浆。

（一）组织液的生成

组织液生成的动力是有效滤过压，它取决于以下 4 个因素，即毛细血管血压、血浆胶体渗透压、组织液静水压和组织液胶体渗透压。其中，毛细血管血压和组织液胶体渗透压是促使液体向毛细血管外滤过的力量，而血浆胶体渗透压和组织液静水压则是促使液体重吸收入毛细血管的力量（图 2-18）。滤过的力量与重吸收的力量之差，称为有效滤过压（effective filtration pressure，EFP）。可用下式表示。

有效滤过压=（毛细血管血压＋组织液胶体渗透压）－（血浆胶体渗透压＋组织液静水压）

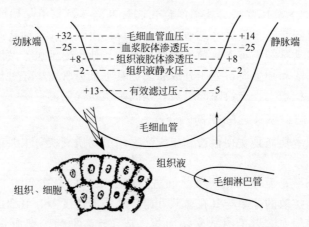

图 2-18　组织液生成与回流示意图（图中数值单位为 mmHg）

如图 2-18 所示，在毛细血管动脉端，有效滤过压为 13mmHg，表示液体滤出毛细血管而生成组织液；而在毛细血管静脉端，有效滤过压为－5mmHg，表示大部分组织液又重吸收回毛细血管。总的说来，流经毛细血管的血浆，0.5%～2%在毛细血管动脉端被滤出到组织间隙，其中约90%的滤出液在静脉端被重吸收回血液，其余约10%进入毛细淋巴管，成为淋巴液。

（二）影响组织液生成与回流的因素

正常情况下，组织液的生成与回流维持动态平衡，以保证体液的正常分布。一旦这种平衡遭到破坏，造成组织液生成过多或回流减少，则组织间隙中有过多的液体潴留，产生水肿。

1. 毛细血管血压　当毛细血管前、后阻力的比值增大时，毛细血管血压降低，则有效滤过压减小，组织液生成减少；反之，比值变小时，毛细血管血压升高，组织液生成增多。右心衰竭的患者，因静脉回流受阻，毛细血管血压逆行升高，有效滤过压加大，组织液生成增多而回流减少，常出现全身水肿。

2. 血浆胶体渗透压　血浆胶体渗透压主要取决于血浆蛋白的浓度。当人体患某些肾脏疾病时，常排出蛋白尿，或者肝功能不佳时，蛋白质合成减少，从而导致血浆蛋白含量降低，使血浆胶体渗透压下降，有效滤过压增大，组织液生成增多，从而出现水肿。

3. 毛细血管壁的通透性　正常情况下，毛细血管壁对蛋白质几乎不通透。但在感染、过敏、烧伤等情况下，毛细血管壁的通透性增加，部分血浆蛋白滤出毛细血管，使病变部位组织液胶体渗透压升高，有效滤过压增大，导致组织液生成增多，出现水肿。

4. 淋巴回流　正常情况下，从毛细血管滤出的液体约10%经淋巴系统回流入血管。当局部淋巴管病变或肿物阻塞淋巴管时，可使淋巴回流受阻，导致受阻部位远端的组织液回流障碍，出现局部水肿。

第三章

心血管检验

第一节 心脏标志物的分类及介绍

1954 年，天冬氨酸氨基转移酶（AST）作为首个心脏标志物被应用于临床。此后，医学工作者陆续发现许多心脏标志物，其中部分心脏标志物已在临床实践中逐步得到应用，心脏标志物为临床提供了方便、非创伤性的诊断检验依据。近十余年来，心脏标志物领域有了飞速的发展，出现一系列新的标志物，推动了心血管疾病诊断水平的提高，尤其是心脏特异肌钙蛋白的检测对急性冠状动脉综合征（ACS）的检测具有重要意义，推动建立诊断急性心肌梗死（MI）的新标准。同时引入了危险分层的概念，协助临床制订治疗方案。

目前临床应用的心脏标志物大致可分为 3 类：第 1 类是反映心肌组织损伤的标志物；第 2 类是了解心脏功能的标志物；第 3 类是预测心血管事件危险性的标志物。

一、反映心肌组织损伤的标志物

临床实践中已陆续发现多种反映心肌组织损伤的标志物，包括反映心肌缺血损伤的标志物，如缺血修饰白蛋白（IMA）、髓过氧化物酶（MPO）、CD_{40} 配体等；心肌缺血坏死早期即发病 6h 内的标志物，如肌红蛋白、脂肪酸结合蛋白、糖原磷酸化酶 BB 同工酶等；心肌组织损伤坏死的确定标志物，如心肌肌钙蛋白等。而天冬氨酸氨基转移酶（AST）、乳酸脱氢酶（LDH）及其同工酶和 β-羟丁酸脱氢酶等因灵敏度和特异性都相对较差，在心肌损伤的诊断检测中已不再应用或逐步停用。

对于急诊胸部不适疑为心肌梗死的患者，目前临床多根据症状、心电图结合血液心肌损伤标志物如肌酸激酶（CK）、肌酸激酶同工酶（CK-MB）、肌红蛋白（Mb/Myo）及心肌肌钙蛋白（cardiac troponin，cTn）I 或 T 等进行诊断与鉴别诊断。这些标志物在正常情况下存在于心肌细胞中，心肌梗死发作后释放入血，若在血中发现这些物质水平升高，则表明有心肌损伤存在。相对而言，CK、CK-MB 和 Mb 等心脏特异性稍差一些，若体内其他部位肌肉受损，血中这些标志物水平也可升高。近些年来，cTn（包括 cTnI 和 cTnT）的临床检测越来越受到重视。

心肌坏死标志物的特征见表 3-1。

表 3-1 各种心肌坏死标志物的特征

标志物	相对分子质量	心脏特异性	优点	缺点	最早升高时间	持续时间
肌红蛋白(myoglobin)	18000	—	高敏感性,阴性预测价值,早期检测 M1 和再灌注	低特异性,骨骼肌损伤和肾功能不全也升高,心肌坏死后持续时间短	1～3h	12～24h
心型脂肪酸结合蛋白(H-FABP)	15000	+	早期检测 M1	低特异性,骨骼肌损伤和肾功能不全也升高	1～1.5h	18～30h
CK-MB 质量检测(CK-MB mass assays)	85000	+++	可以诊断再梗死,原诊断心肌坏死的全标准	低特异性,骨骼肌和平滑肌损伤也升高	3～4h	24～36h
CK-MB 同工酶(CK-MB isoenzyme)	85000	+++	早期检测 M1	无法直接检测	3～4h	18～30h
心肌肌钙蛋白 T (cTnT)	37000	++++	可用于危险分层,心肌高特异性,持续时间长达 2 周	不是心肌梗死的早期指标,对于再梗死需要连续监测	3～4h	10～14d
心肌肌钙蛋白 I (cTnI)	23500	++++	可用于危险分层,心肌高特异性,持续时间高达 7 天	不是心肌梗死的早期指标,对于再梗死需要连续监测,尚无参考标准	4～6h	4～7d

(一)心肌肌钙蛋白

临床实践证明,心肌肌钙蛋白(cTn)是目前临床敏感性和特异性最好的心肌损伤标志物,已成为心肌组织损伤(如心肌梗死)最重要的诊断依据。在不能使用 cTn 的情况时,也可以使用 CK-MB 质量(CK-MB mass)检测。

cTn 检测在急性冠状动脉综合征(ACS)中的临床用途主要有:协助或确定诊断、危险性分层、病情监测、预后评估等。在考虑心肌梗死(MI)诊断时,心脏标志物检测结果的评价应结合临床表现(病史、体格检查)和心电图(ECG)检查的结果。cTn 或 CK-MB mass 的检测值高于参考范围上限值的 ACS 患者存在心肌损伤,结合相应的临床表现或 ECG 检测结果,可以考虑诊断为 MI,这些患者应尽快得到有效治疗,以减少危险性。

cTn 的临床应用正在不断增加,据不完全统计,美国约 90% 的实验室已开展 cTn 的检测,3 年中 cTn 的检测数量增加了 2 倍,美国病理学家学会(CAP)的 2002 年心肌标志物室间质评中,开展 cTn 检测的实验室数超过了 3500 个,比 1999 年增加了 1.23 倍,我国的许多医院检验部门也开展了 cTn 检测。

临床现今应用的心肌肌钙蛋白 I(cTnI)或心肌肌钙蛋白 T(cTnT)的检测方法对心肌特异性都已达到 100%,因此外周血中出现任何一种可检测到的 cTn 必然是心肌细胞受损伤的结果。

cTn 可以用高度敏感的免疫化学发光法做定量检测，也可用固相免疫层析法做快速定量检测，但固相免疫层析法的检测灵敏度相对稍差，检测范围相对较窄。

检测 cTnI 或 cTnT 在了解心肌损伤的临床价值相同。检测 cTnT 的试剂生产厂商较少，而检测 cTnI 的试剂很多，并得到了广泛应用。各种 cTnI 分析方法测定结果之间存在明显差异，最大甚至可达 100 倍左右，不同的 cTnI 检测方法有着不同的临界值，这一问题应引起充分关注。最近 cTnI 参考的标准化方面取得了突破性的进展，已有可能使某些检测 cTnI 方法的测定值具有一致性，但在检测标准化中仍存在不少问题尚未很好地解决。标准化实现之前，参考范围、临床决定限只能因检测方法不同而异。

为使 cTn 临床应用更科学合理，国内外的有关学术团体如中华医学会检验分会、国际临床化学和实验室医学联盟（IFCC）、美国临床生化学会（NACB）、欧洲心脏病学会（ESC）、美国心脏病学会年会（ACC）、美国心脏学会（AHA）等先后发表许多有关 cTn 临床应用的建议或导则的重要文件。

国内外的有关学术团体对疑为急性心肌损伤时检测 cTn 的标本采集时间的建议几近一致。有临床数据显示，若急性心肌梗死（AMI）后 60min 内得到治疗，病死率约为 1%；若 AMI 后 6h 才得到治疗，病死率为 10%～12%。假定这呈线性关系，则可推论 AMI 后得到治疗的时间每延长 30min，病死率约增加 1%。因此，上述文件都是提出 cTn 的检测周转时间（turn-around time，TAT）应不超过 60min。心脏标志物的检测 TAT 是指从标本采集到临床医生收到检测结果报告的时间。

在临床应用 cTn 的检测时，确定健康人群 cTn 参考范围上限（第 99 百分位值）十分重要，这是判断心肌损伤的临床界点。生产厂商应该提供根据多个实验室联合研究的结果所确定的各自测定方法的 cTn 参考范围上限，医院检测部门也可根据条件，确定各自测定方法的 cTn 参考范围上限。国家卫生健康委临床检验中心和全国 6 家医院曾联合进行了 560 例表面健康人调查，上海地区也进行了 358 例表面健康人调查，两项调查得到的 cTnT 参考范围上限值都为 $<0.01\mu g/L$。

对 cTn 的分析精密度要求参考范围上限值的 CV≤10%，但目前大部分检测方法达不到这一要求。生产厂商提供的数据与临床应用研究的结果有时不一致，应提倡临床检验部门根据自己的检测条件，确立检测 CV≤10% 的最低检测值作为临界值应用于临床实践。

（二）肌酸激酶同工酶

肌酸激酶具有 3 种同工酶：CK-BB、CK-MB、CK-MM。

CK-MB 是迄今为止诊断心肌梗死最佳的血清酶指标。人体各组织除腓肠肌外，只有心肌含有较高的 CK-MB，可达 40% 以上，故此同工酶对诊断心肌梗死的特异性可高达 100%。心肌梗死发生时，血清 CK-MB 可增高 10～25 倍，超过 CK 总活力增高的 10～12 倍。但由于其他疾病也可导致 CK-MB 升高，如肌肉疾病、中毒性休克、创伤、脑血管意外、甲状腺功能减退、急性酒精或 CO 中毒、急性精神病，甚至分娩初期。不过在这些非心肌梗死疾病中，血清 CK-MB 占总 CK 的百分比平均为 2.5%～7.5%（正常人<2%），均低于心肌梗死的 7.5%～19.5%

（MB 占总 CK 的百分比因测定方法不同而差别很大）。

（三）肌红蛋白（myoglobin，Mb）

Mb 广泛存在于心肌、骨骼肌当中，由于 Mb 相对分子质量小，所以容易较早地释放入血循环。AMI 患者在发病后 2～3h Mb 即可开始升高，9～12h 达到峰值，24～36h 后恢复正常。Mb 阴性有助于排除心肌梗死。因此，对于那些发病时间早、临床症状和心电图不典型的疑为 AMI 的患者，应尽早检测 Mb，以免贻误治疗时机。对于入院时已超过 Mb 高峰期者，根据发病时间应辅以 cTn 或 CK-MB 的同时检测，以做出明确的诊断；同时，Mb 也可作为一种评估 AMI 预后和判断梗死面积的一个良好指标。

（四）缺血修饰白蛋白（IMA）及其他

最近，缺血修饰白蛋白这一检测项目，已用于在急诊室就诊的胸痛患者的诊断及鉴别诊断。目前认为 IMA 是评价心肌缺血的较好的生物标志物，检测出 ACS（特别是早期心肌缺血）的灵敏度较高。如果发生缺血，IMA 的水平就会发生变化（升高）。美国食品与药品监督管理局（FDA）已批准此实验项目用于在 cTn 阴性及心电图正常的患者中排除心肌缺血。然而，有些没有缺血证据的患者，也可能有高水平的 IMA。因此，IMA 水平升高的患者，需要进行进一步检查，以确定是否心脏方面存在问题。此外，与 IMA 类似，髓过氧化物酶（MPO）、CD_{40} 配体、妊娠相关血浆蛋白 A 等在评价心肌缺血和 ACS 危险性分类方面也显示较好的价值，但其临床特异性还需更多研究证实。

二、了解心脏功能的标志物

近年来，血浆脑钠肽（brain natriuretic peptide，BNP）浓度检测在心力衰竭患者的诊断、危险分层和治疗监测方面有非常重要的意义。BNP 属于结构上相同的利尿钠肽家族中的一种，利尿钠肽家族包括心房钠尿肽（atrial natriuretic peptide，ANP）、BNP、C 型利尿钠肽（C-type natriuretic peptide，CNP）、肾利尿钠肽（renal natriuretic peptide，RNP）及树眼镜蛇属利尿钠肽（dendroaspis natriuretic peptide，DNP），结构上都有一个 17-氨基酸二硫化物环。ANP 主要由心房肌细胞分泌；BNP 最初虽是从猪脑组织中分离出来并被称为脑钠肽，但其合成及分泌主要在心室肌细胞；CNP 由血管内皮细胞分泌，有局部扩血管及抗增殖作用；RNP 的合成和分泌均在哺乳动物的肾小管，以旁分泌调节肾脏的钠水代谢；DNP 先是从绿色树眼镜蛇的毒液中分离出来，随后发现人血浆中也存在，心力衰竭时其血浆水平也升高。

大量临床研究表明，ANP 和 BNP 是目前重要的了解心脏功能的标志物，正在得到临床的广泛重视，两者分别主要由心房和心室分泌。刺激 ANP 和 BNP 释放的主要因素是心肌张力的增加。ANP 的分泌释放调节主要在心房储存水平，新合成的很少；BNP 的合成、分泌释放调节主要在基因表达水平。ANP 或 BNP 分别与相应的无生物活性的氨基末端（N-terminal pro-A-type natiuretic peptide，NT-proANP；或 N-terminal pro-B-type natiuretic peptide，NT-proBNP）以等摩尔形式同时分泌入血循环。ANP 或 BNP 在外周血中的生物半衰期分别比相应的 NT-proANP 或 NT-proBNP 短，在外周血中的浓度也分别比相应的 NT-proANP 或 NT-proBNP 低。

ANP 或 BNP 的主要生理作用有：增加肾小球滤过，抑制钠重吸收，促进排钠利尿，使血管平滑肌松弛，降低血压，减轻心脏前负荷；抑制肾素-血管紧张素-醛固酮系统活性；抑制某些其他激素（内皮素、血管升压素等）活性；抑制中枢和外周交感神经系统活性；抗心肌细胞脂肪分解作用、抑制心肌细胞肥大，还可能参与凝血系统和纤溶系统调节，减少内皮功能损伤。

无论是在门诊还是在急诊，在成人的疑似心力衰竭患者当中，除了 X 线胸片、心电图、心脏超声检测以外，血浆 BNP 浓度检测都是一种新的、非常有益的检测指标。作为一种新的检测指标，BNP 检测可以区分是否为心力衰竭引起的呼吸困难或水潴留，同时为心力衰竭或其他心脏疾病提供一些有价值的信息。尽管 BNP 检测是一种很好的检测方法，但是，BNP 水平的升高受到年龄、性别、不同个体机能和药物治疗的影响，最好还是不要把 BNP 检测孤立起来，而应该同其他的临床诊断依据相结合。

利尿钠肽的主要临床用途有：①临床诊断和鉴别诊断。如呼吸困难的鉴别诊断、充血性心力衰竭（CHF）的诊断、高血压心肌肥厚的诊断等。②评价心脏功能。ANP、NT-proANP 或 BNP、NT-proBNP 浓度与心力衰竭程度有关，是判定心力衰竭及其严重程度的客观指标。③心血管疾病预后估计和危险性分层。如心力衰竭的预后评价，预测再患病率和病死率；急性心肌损伤后的预后评价，预测再次患病率和病死率、估计心肌缺血损伤范围、ACS 危险性分层。④治疗效果的监测。ANP、NT-proANP 或 BNP、NT-proBNP 的浓度变化与疗效有关，可根据变化调整药物剂量，估计疗效。⑤其他，如高危人群筛查。值得注意的是，检测 BNP 或 NT-proBNP 并不是诊断 CHF 的必要条件，BNP 或 NT-proBNP 的临床应用并不能替代目前常用的实验室检查（如超声心动图、左心室射血分数等）。

目前还没有证据显示 BNP 或 NT-proBNP 可应用于普通人群筛查，以发现是否存在心功能不全。

研究表明，采用 EDTA 抗凝的标本在实验室检测前无须特殊处理；塑料或玻璃材料和样品试管对标本和检测都没有明显影响。NT-proANP、NT-proBNP 和 BNP 在体外的稳定性都可以满足日常检测的要求。标本采集时，患者应取相同的体位（NT-proANP 或 NT-proBNP 较少受体位、运动等血流动力学改变的影响）；为避免昼夜节律影响，采样时间也应一致，以便比较。采集前应休息 10min，因为活动可以使利尿钠肽增高（ANP 受运动的影响最大）。某些药物（糖皮质激素、甲状腺素、β 受体阻滞药、利尿药、血管紧张素转换酶抑制药、肾上腺素激动药等）会影响利尿钠肽的量；饮食习惯（钠的摄入）不同、妊娠后期、临床前以及肾脏功能不全时，利尿钠肽的量可变化。月经周期中利尿钠肽的量无明显变化。

目前，有 2 种利尿钠肽的检测方法应用于美国和欧洲的临床实验室中。第一种是采用免疫荧光法进行 BNP 检测（Biosite diagnostics，San Diego），它能够在 15min 内完成检测，是一种床旁即时检测（POCT）的方法。这种检测方法得出的检测结果比较可靠，并且适用于急诊等各种紧急情况，当在实验室检测有困难或者需要得到快速的检测结果的情况下，该检测方法就可以满足需要。第二种是电化学发光的检测方法，它可以应用在全自动分析仪器上，并且检测时间一般在 0.5h 内。BNP 和 NT-proBNP 的正常值参考范围因为检测方法学不同而不同，并且不同的人群也会有不同的参考值。一般来说，血浆 BNP 的浓度随着年龄的升高而增高，并且女性比男性稍微偏高。建议的 BNP 正常阈值为 0.5～30ng/L，NT-proBNP 正常阈值为 68～112ng/L。在年龄大于 55 岁的患者，诊断心力衰竭的 BNP 阳性阈值为 100ng/L。对于 NT-proBNP，欧洲建议的阳性阈值为男性 100ng/L、女性 150ng/L，美国不分性别把 125ng/L 作为阳性阈值。

一般认为，NT-proBNP 半衰期相对较长，浓度相对较稳定，是较理想的预测标志物；BNP 半衰期相对较短，在了解患者即刻情况时较有价值。商业竞争使各种检测方法不断问世，但免疫分析方法的不同使检测特异性有所不同，应避免不同实验室之间测定结果不一致的问题。

三、预测心血管事件危险性的标志物

预测心血管事件危险性的标志物很多，并不断有新的标志物出现，如 C 反应蛋白（C-reactive protein，CRP）、IL-6、血清淀粉样蛋白 A（serum amyloid A）、血管细胞间黏附分子（VCAM）、可溶性 $CD_{40}L$（soluble CD_{40} ligand）、白细胞计数、组织纤溶酶原激活剂（tissue plasminogen activator）、小而密 LDL（small dense LDL）、脂蛋白 a（lipoprotein a）、氧化型低密度脂蛋白胆固醇（oxidized LDL-C）、同型半胱氨酸（homocysteine）、微量蛋白尿（microalbuminuria）、半胱氨酸蛋白酶抑制剂 C（cystatin C）等，这些标志物的研究大部分还处于实验研究阶段或临床前研究，其临床应用还需要进一步的研究数据支持。

（一）胆固醇

心脏病发作和心力衰竭经常是由动脉粥样硬化所致的心脏动脉中形成栓塞引起。经过 40 多年的临床实践与研究，人们已经认识到脂质，特别是胆固醇的升高，是导致心脏疾病的关键的危险因素。临床测定血清总胆固醇（TC）以及低密度脂蛋白胆固醇（LDL-C，也称"坏胆固醇"）、高密度脂蛋白胆固醇（HDL-C，也称"好胆固醇"）和三酰甘油（TG）水平对心脏事件的危险评估是非常重要的。当然，有条件的实验室还可以开展血清载脂蛋白 Al、血清载脂蛋白 B 及脂蛋白 a 等项目的临床测定。

研究表明，各种胆固醇成分如氧化型低密度脂蛋白胆固醇、小而密 LDL、脂蛋白 a 等与动脉粥样硬化发病过程密切相关，比天然形式的胆固醇有更强的致病性，并可能作为预测心血管事件危险性的标志物应用于临床。

（二）C 反应蛋白（CRP）

近年来，C 反应蛋白（CRP）等炎症标志物在心血管疾病中的应用受到广泛重

视。研究表明，动脉粥样硬化、血栓形成除了是脂肪堆积的过程外，也是一个慢性炎症过程。CRP 是动脉粥样硬化、血栓形成等疾病的参与者和标志物。CRP 在动脉粥样硬化中的可能作用包括：激活补体系统；增加分子间黏附作用；增强吞噬细胞对低密度脂蛋白的吞噬作用；刺激 NO 生成，增强纤溶酶原激活抑制物的表达和活性等。

CRP 对心绞痛、急性冠状动脉综合征和行经皮血管成形术的患者，具有预测心肌缺血复发危险和死亡危险的作用。研究表明，个体的 CRP 基础水平和未来心血管病的关系密切；但 CRP 水平与用于心血管疾病危险评估的一些传统指标如年龄、吸烟、血胆固醇水平、血压、糖尿病等之间没有直接关系。前瞻性研究资料显示，CRP 是比 LDL-C 更有效的心血管疾病预测指标，CRP 在代谢综合征的所有过程中都起着重要的作用，这是 CRP 与 LDL-C 明显不同的另一个显著特点。血脂评价加 CRP 评价可增加心肌缺血复发和死亡危险的预测价值。

由于健康人体内的 CRP 水平通常 $<3mg/L$，因此筛查一定要使用高敏感的检测方法（如 hs-CRP，能检测到 $\leqslant 0.3mg/L$ 的 CRP）。hs-CRP 的检测费用远小于其他心血管疾病检查项目的费用，从寿命延长和费用/效果比值这两项指标来看，hs-CRP 筛查是高度有效的。美国一些临床医师已将 hs-CRP 检测作为每年健康体检的内容之一。hs-CRP 临床应用时，应注意人群、性别、年龄、生活习惯等的差异，选用的检测方法应注意标准化，使检测结果准确、可靠。目前一般认为，用于心血管疾病危险性评估时，hs-CRP $<1.0mg/L$ 为低危险性，$1.0\sim 3.0mg/L$ 为中度危险性，$>3.0mg/L$ 为高度危险性，如果 hs-CRP $>10mg/L$，表明可能存在其他感染，应在其他感染控制以后重新采集标本检测。

（三）其他

此外，近来国外 Davidson 等（2008）还推出另一项新的实验室检查，测定脂蛋白磷脂酶 A2（Lp-PLA$_2$）水平。Lp-PLA$_2$ 在血管壁内产生氧化分子，它更易于导致动脉粥样硬化和产生不稳定性斑块。Lp-PLA$_2$ 水平的升高预示着有很大的斑块形成和破裂的危险性，并且不依赖其他脂类和 CRP 水平。有 Lp-PLA$_2$ 水平升高的患者发生心血管事件的危险性更大，很多针对 CRP 升高的治疗对于高水平的 Lp-PLA$_2$ 也有帮助。

四、心肌标志物的合理应用

目前对于心肌标志物的应用，临床推荐的常用方案是两种标志物的联合使用，即将一种快速升高的早期标志物（如 Mb）与另一种为持续升高且特异性高的确诊标志物（如 cTn）联合使用。此方案有助于快速鉴别非心肌梗死的胸痛患者，改善急诊科的周转及对患者的管理，特别是明显改善 ACS 诊断的准确性和适时性，减少患者的观察时间和费用。当然，对于因胸痛入院后的几个小时（发病 6h 后）仍不能确定 ACS 的患者，使用早期标志物是不必要的。在这种情况下，建议单独测定 cTn。

当怀疑患者有心力衰竭时，应检测 BNP 或 NT-proBNP。血浆 BNP 浓度已经成为预示心力衰竭的最主要的指标。由于 BNP 诊断心力衰竭具有较高的阴性预测值，如果 BNP 小于 100ng/L，心力衰竭的可能性不大。

五、小结与展望

适用于临床的心脏标志物应该具有较好的诊断、危险性分类和预后估计的价值；对临床诊治患者有较好的指导价值；分析检测方法应敏感、快速、便捷、费用合理。心脏标志物的正确应用有助于明确诊断，避免漏诊、误诊或某些患者的盲目住院；有助于尽早进行有效治疗，减少并发症；有助于避免其他更昂贵的检查，从而可以减少医疗资源的浪费，节省相关费用。心脏标志物检测结果的解释应结合患者病理生理变化。临床疾病的发展是致病因素和机体的防御-修复机制之间的动态变化过程，生物标志物只是部分反映了这一变化，心脏标志物的应用并不能替代临床观察、分析和判断。

展望未来，临床医学科学研究人员将继续找寻更好的心脏标志物；体外诊断（IVD）试剂仪器生产厂商将投入更多力量研发新的可靠的检测项目；临床医生将根据循证医学（EBM）的研究结果，在临床实践中选用最适合的检测项目；检验医学工作者应积极参与这些检测项目的应用选择和评价，特别重视检测标准化，在心脏疾病的早期诊断、病情监测、疗效判断和预后估计等诸多方面共同发挥重要作用。

第二节 急诊中的床旁心脏标志物检验技术

一、心肌缺血标志物

急性冠状动脉综合征（ACS）是一组从不稳定型心绞痛到 ST 段抬高心肌梗死（STEMI），严重程度互不相同的临床综合征。其中高危患者需要早期治疗，因此必须对这一病症进行早期诊断和危险分层。在所有急诊胸痛患者中，最终有大约 25% 的患者诊断为 ACS。由于 ACS 患者的表现各不相同，要实现早期诊断和危险分层对医生来说确实是一种挑战，尤其是那些非 ST 段抬高心肌梗死的患者。急诊科（ED）医生往往站在这种挑战的第一线，来评估和处置这些患者。

在急诊，心脏标志物的检测对诊断急性心肌梗死（AMI）越来越重要，特别是常规 12 导联心电图无特异性的非 ST 段抬高心肌梗死的患者。心脏标志物的检测除了提高诊断的准确性外，还可以对胸痛患者进行危险评估，使急诊和心脏医生能够快速识别和处理可疑 ACS 的高危患者。床旁检验（POCT）技术的发展大大缩短了诊断和治疗的时间。胸痛诊断流程、胸痛单元和快速评估方案都已将心脏标志物的检测纳入其中，在提高 AMI 和不稳定型心绞痛的诊断准确率的同时，也减少了住院率和花费。

本节将讨论心脏标志物检测在急诊的重要性，以及其在胸痛诊断流程、胸痛单元和快速评估方案中的应用。为了判定这些方案和流程对临床决策的影响，我们将引入似然比（likelihood ratios，LR）这一概念。

（一）急诊患者的胸痛评估

1. 初始评估 急诊胸痛患者的初始评估主要是在患者到达医院的 10min 之后，包括初诊 12 导联心电图、病史采集和体格检查。12 导联心电图 ST 段的偏移强烈预示结局不良，这些患者应该接受积极治疗。在急诊患者中，50％的患者初始 12 导联心电图为非特异性，病史和体格检查排除 AMI 也并不可靠。因此，要提高诊断准确性和判定预后，就需要增加其他的诊断试验。

在急诊评估时，应该尽早完成首次心肌坏死标志物的检测。最常检测心肌坏死的心脏标志物是肌红蛋白、心肌肌钙蛋白 T（cTnT）或心肌肌钙蛋白 I（cTnI）以及肌酸激酶心肌同工酶（CK-MB）。但是，在就诊当时检测这些心脏标志物的敏感性可能很低，其敏感性取决于发生症状到就诊的时间、心肌缺血时间和受累心肌的数量。在急诊进行连续的心脏标志物检测可以大大提高心肌坏死的诊断率。

2. 传统心脏标志物在急诊的应用

（1）CK-MB：CK-MB 主要存在于心肌，在 CK 的 3 种同工酶中，对心肌坏死的检测最具特异性。在心肌发生坏死后 4～6h CK-MB 开始升高，持续 24～48h。据 Brogan 等（1994）和 Young 等（1997）报道，初诊 CK-MB 诊断 AMI 的敏感性为 23％～57％。多次检测 CK-MB 可提高 AMI 的诊断敏感性，就诊后 3h 复查 CK-MB 可以使诊断的敏感性提高到 88％，如果及时复查，CK-MB 在就诊后 9h 的诊断敏感性达到最高。

CK-MB 的特异性很高，Brogan 等（1994）和 Young 等（1997）报道可以达到 97％～99％。在骨骼肌的 CK 中，CK-MB 占到总量的 3％左右，因此骨骼肌坏死时也会发生 CK-MB 的非特异性升高。计算 CK-MB 占总 CK 的百分比得到 CK-MB 的百分比，可以减少单纯检测 CK-MB 总量的这一局限。CK-MB 升高低于总量的 2.5％表明为骨骼肌损伤所致。

（2）心肌肌钙蛋白：心肌肌钙蛋白检测的出现使 AMI 的定义也发生了实质性的改变。与 CK-MB 相似，在心肌开始发生坏死的 4～12h，在血液中就可以检测到 cTnI 和 cTnT，24～48h 达到峰值。与 CK-MB 不同的是，心肌肌钙蛋白水平的升高可以持续 7～10 天。

在检测心肌坏死方面，肌钙蛋白比 CK-MB 更具敏感性和特异性，并且被推荐为诊断心肌梗死的心脏标志物。在没有 CK-MB 升高而只有肌钙蛋白升高时，提示"微梗死"，此时坏死心肌的数量相对较少。此外，心肌肌钙蛋白升高是患者死亡和再发梗死等不良心脏事件的强烈预测因子，即使在没有 CK-MB 升高或 ST 段偏移时，通过对高危患者的识别，使得急诊和心脏科医生能够决定哪些患者将可以从积极的 ACS 治疗中得到最大的收益。与肌钙蛋白水平正常的患者相比，心肌肌钙蛋白升高的患者在抗凝治疗、糖蛋白Ⅱb/Ⅲa 受体抑制剂和早期侵入性血管重建等措施中的获益更大。

首次检测肌钙蛋白诊断心肌梗死的敏感性从 4％至 66％不等。连续检测肌钙蛋白能够显著提高心脏标志物对 AMI 的检出能力。Hamm 等（1997）在就诊当时和 4h 之后检测肌钙蛋白，在非 ST 段抬高心肌梗死的患者中，cTnT 的敏感性从 51% 升至 94%，cTnI 从 66% 上升到 100%。在该研究中，在 4h 之内连续肌钙蛋白阴性 的患者，30 天的心肌梗死和死亡的发生率分别是 1.1% 和 0.3%。心肌肌钙蛋白诊 断心肌梗死的特异性为 89%～98%。这些报道中所出现的肌钙蛋白诊断 AMI 特异 性的差异也反映了各研究中所采用诊断 AMI 的 "金标准" 各不相同。

（3）肌红蛋白：肌红蛋白是一种小分子量、非结合的胞浆蛋白，存在于心肌和 骨骼肌的肌肉组织中。由于肌红蛋白的这些生化特性，AMI 患者在症状出现的 1～ 2h 之后就会有肌红蛋白水平的升高。因此，肌红蛋白水平的升高早于 CK-MB 和 肌钙蛋白，使其成为快速建立 AMI 诊断的理想指标。检测肌红蛋白最好在患者症 状出现的 6h 之内。由于肌红蛋白在症状发生的 12～36h 之后会很快消失，因此在 就诊延误的胸痛患者中的诊断价值有限。

对症状出现后马上就诊的急诊患者，肌红蛋白诊断心肌梗死的敏感性要优于 CK-MB，两者分别为 55% 和 23%。与 CK-MB 和心肌肌钙蛋白一样，连续检测也 能提高诊断的敏感性。在 Gibler 等（1987）的研究中，肌红蛋白在 0h、3h 和 6h 的敏感性分别为 14%、90% 和 100%。肌红蛋白水平的升高也具有预后价值。在 DeLemos 等（2002）的一项对非 ST 段抬高心肌梗死的 ACS 患者的研究中，肌红 蛋白升高的水平与 6 个月的病死率升高有关。由于肌红蛋白普遍存在于骨骼肌中， 因此，骨骼肌损伤的患者也会出现肌红蛋白水平升高。由于肌红蛋白的特异性有 限，因此，一般只将 CK-MB 和心肌肌钙蛋白推荐为肯定而又明确的心脏标志物。

（4）心肌坏死标志物对 ACS 急诊分层的作用：在临床上，在遇到一个症状与 ACS 相关但又无法确诊的患者时，医生就往往使用 "怀疑或可能 ACS" 这一概念。 根据就诊时的 12 导联心电图将 ACS 患者分为两大类：对那些心电图上出现新发的 ST 段抬高心肌梗死的患者，就诊断为 ST 段抬高心肌梗死（STEMI）；而对那些 ST 段压低、T 波改变或心电图无特殊表现的患者，则诊断为非 ST 段抬高的 ACS （NSTEACS）。NSTEACS 又包括不稳定型心绞痛（UA）和非 ST 段抬高心肌梗死 （NSTEMI）。临床上引入非 ST 段抬高的 ACS（NSTEACS）主要是根据对 STEMI 和 NSTEACS 治疗上的不同所决定的。不稳定型心绞痛（UA）和 NSTEMI 两者 更为接近，有着共同的发病机制和临床表现，但严重程度不同。需要指出的是， NSTEMI 比 UA 缺血的程度更为严重，持续的时间更长，并且导致不可逆的心肌 损伤（心肌坏死）。临床上通过检测心肌坏死标志物来鉴别两者（图 3-1）。

3. 90min 快速判断方案 通过联合使用多个心脏标志物可以克服单个心脏标 志物检测中的许多缺陷。1999 年国际临床生化学会（National Academy of Clinical Biochemistry）推荐了一个心脏标志物的联合快速检测方案来评估怀疑 ACS 而无 ST 段偏移的胸痛患者。该方案包括了早期高敏的心脏标志物和晚期特异的心脏标 志物。早期高敏是指在症状发生 6h 之内血液浓度一定增加；晚期特异是指在症状 发生的 6～9h 后血液浓度还可能升高。

血浆肌红蛋白和心肌肌钙蛋白的联合检测进行初始评估正好可以满足这一推

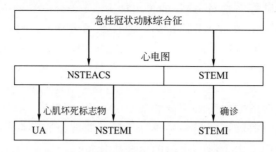

图 3-1　心肌坏死标志物对 ACS 的急诊分层

荐。McCord 等（2001）使用 POCT 设备在 0min 和 90min 检测肌红蛋白和 cTnI，2 种标志物联合检测对 AMI 的敏感性和特异性分别为 97% 和 59.7%（+LR 为 2.41，−LR 为 0.05），表明 cTnI 和肌红蛋白均阴性可以显著减少后续为排除 AMI 而进行的重复检测。血浆肌红蛋白水平升高，但 cTnI 正常，则需要连续进行心脏标志物的检测。

　　Ng 等（2001）建立了一套联合检测 cTnI、肌红蛋白和 CK-MB 的判定方案（图 3-2）。将心电图不能确诊的患者分成不稳定型心绞痛可能性大（probable），可能不稳定型心绞痛（possible）和持续 6h 以上的非心源性胸痛。在就诊当时（0min）、30min、60min 和 90min 检测心脏标志物，并把心脏标志物阳性的患者收住院。90min 后，cTnI 阳性并且肌红蛋白增加大于 25%，诊断 AMI 的敏感性为 94%，特异性为 98%（+LR 47.0，−LR 0.06）。90% 的急诊处置都能够在 90min 内做出决断。对出院的患者进行 30 天的随访，仅有 0.2% 的患者后来诊断为 AMI，2% 的患者最后因为不稳定心绞痛而住院。

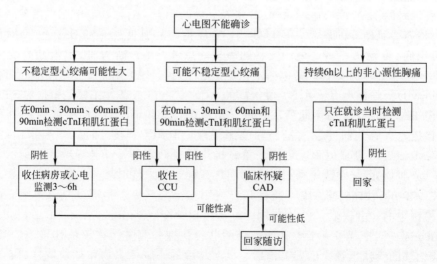

图 3-2　Ng 等在加州大学圣地亚哥分校（UCSD）建立的快速判定方案

　　4. 心脏标志物检测方法的差别　　在这些心脏标志物中，心肌肌钙蛋白和 CK-MB 的敏感性在很短的时间内就得到了证实，同样也很快证实了肌红蛋白的特异性。与非心脏原因引起标志物的改变不同，心肌坏死标志物在心肌坏死时呈指数上升。

（1）肌红蛋白：采用"肌红蛋白的水平随时间而升高"这一评估指标要优于其使用"绝对浓度的升高"这一指标，但与此有关的研究结果各不相同。Brogan 等（1994）对肌红蛋白水平阳性的定义是指在 0h 或 1h 的测量水平高于诊断折点值，其对 AMI 诊断的敏感性为 55%，特异性为 98%（＋LR 27.5，－LR 0.46）。在此定义中增加了"肌红蛋白在 1h 后升高 400ng/L"这一条后，其诊断敏感性上升到 91%，其特异性仍可保持为 96%（＋LR 22.75，－LR 0.09）。与之相对的是，Montague 等（1995）对肌红蛋白阳性的定义是在 0h 或 2h 的测量水平高于诊断折点值。这一方法诊断 AMI 敏感性为 100%，特异性为 77%（＋LR 4.34，－LR 0）；在将肌红蛋白阳性值的标准提升 1 倍之后，其诊断敏感性下降为 64%，特异性上升至 98%（＋LR 32，－LR 0.37）。同样，Ng 等（2001）报道在就诊时（0min）和 90min 之后肌红蛋白水平升高，诊断 AMI 的敏感性是 70%，特异性为 80%（＋LR 3.5，－LR 0.38）。在 90min 时肌红蛋白水平升高＞25%，诊断的特异性上升为 98%，但诊断敏感性下降为 29%（＋LR 14.5，－LR 0.72）。这些结果的差异是因为所使用的免疫测定法的不同、选取的诊断折点值差异以及采取的阳性值标准不同所致。

（2）CK-MB 和肌钙蛋白：CK-MB 的水平在 2h 内升高是另一项快速而又准确的 AMI 诊断方法。Fesmire 等（2000）研究了 CK-MB 和 cTnI 在 2h 内的改变与诊断 AMI 的关系。初始的研究表明，CK-MB 在 2h 的改变＞$1.5\mu g/L$ 对 AMI 诊断的敏感性为 87.7%，特异性为 95.8%（＋LR 20.08，－LR 0.13）。联合连续心电图检查可使诊断敏感性上升为 94.0%，特异性保持为 93.5%（＋LR 14.46，－LR 0.06）。他们还采用了不同的免疫检测方法重复该研究，以肌钙蛋白作为 AMI 的诊断"金标准"。在随后的研究中，2h CK-MB 的增加＞$0.7\mu g/L$ 诊断 AMI 的敏感性为 93.2%，特异性为 98.5%（＋LR 62.13，－LR 0.07）。他们同时也发现 CK-MB 2h 的变化要优于肌红蛋白。Kontos 等（1999）研究了 CK-MB 3h 内的变化。他们定义的阳性标准是 CK-MB 在 0h 或 3h 的测量水平高于 AMI 的诊断折点值，CK-MB 在 3h 内增加 $3\mu g/L$ 或 CK-MB 在 3h 内增加 1 倍。采用这一标准诊断 AMI 的敏感性为 93%，特异性为 98%（＋LR 46.5，－LR 0.07）。

也有一些关于 cTnI 在 2h 内的变化的研究。Fesmire 等（2000）报道，cTnI 在 2h 后升高 $0.2\mu g/L$ 诊断 AMI 的敏感性为 61.4%，特异性为 96.5%（＋LR 17.54，－LR 0.4）。cTnI 在 2h 后的升高也与 30 天内不良心脏事件的危险增加有关。通过直观比较，Fesmire 等（2000）观察到 CK-MB 在 2h 的改变的意义优于 cTnI 在 2h 的改变。

由于以上临床试验的结果杂乱，因此，以心脏标志物为基础的诊断流程也没有得到广泛采用。由于心肌坏死后期心脏标志物释放到血流的速度减慢，因此，这些方法的准确性取决于症状发生的时间。此外，不同的折点值、诊断的敏感性和特异性都取决于所使用的免疫方法。但是，联合其他一些检查可能会显示这些检查在急诊的应用价值。

（二）新的缺血标志物

最近出现了一些新的心肌缺血和（或）动脉硬化斑块不稳定的标志物，如人钴结合人血白蛋白（human serum albumin cobalt binding）、心型脂肪酸结合蛋白、C反应蛋白以及髓过氧化物酶。尽管它们在急诊的作用还并不清楚，但它们对建立ACS的诊断和对预后的判定具有潜在的应用价值。这些心脏标志物代表了另一种病理生理过程，无需心肌坏死的存在。许多这些新的心脏标志物在心肌缺血时会升高，对识别那些早期就诊ACS患者可能非常有用。

（三）心脏标志物在胸痛方案中的作用

通常来说，肌红蛋白、心肌肌钙蛋白和CK-MB只能检测心肌坏死，无法准确地检测无梗死心肌缺血。在过去的十几年里，将心脏标志物的连续检测、连续心电图和心脏激发试验相结合，建立了多种急诊胸痛诊断方案。通过将这3种诊断方法联合，能够既快速而又准确地识别和诊断AMI和不稳定型心绞痛，同时降低了住院率，减少了成本效益比。

由于需要一些必要的时间，因此在传统的急诊室中完成这些检查并不是一件容易的事情。胸痛中心的建立使得急诊观察的时间延长到6～9h。胸痛中心的成员由急诊医生和护士组成，胸痛中心任务的完成有赖于参与科室的备用资源，以及急诊医生和护士、心脏科医生、内科医生和放射科医生的通力合作。

在大多数方案中，胸痛患者在普通急诊就要开始初始评估。急诊医生必须根据病史、体格检查和初始12导联心电图来确定ACS的危险。低到中危的患者是胸痛中心的主要入住人群，要转送到胸痛中心接受进一步的评估；那些明显不是心源性胸痛的患者可以立即离院回家；对初始评估为高危的患者，特别是那些心电图就能诊断的患者，需要即刻收住院。一般完成胸痛方案的时间为6～9h。除了连续的心脏标志物和心电图检测，还要使用静息心肌灌注显像（MPI）、运动试验和负荷超声以及负荷核素显像。具体选择哪种方法取决于该诊断方法的可行性和可靠性。随着计算机显像技术和互联网的发展，甚至可以轻松地进行远程会诊。

二、心力衰竭标志物

心力衰竭（HF）是由心脏结构改变或功能障碍所导致的临床综合征，主要表现为心室充盈障碍和射血分数减低。心力衰竭的诊断主要根据临床症状和体征，但仅仅依靠这些表现在临床上很容易造成误诊，尤其是在急诊的情况下。

在过去的10年中，BNP和NT-proBNP的检测对呼吸困难患者的鉴别诊断、诊断和排除心力衰竭以及重症心力衰竭患者的急诊监测方面显示出了其特别的价值，同时，它们在心力衰竭患者的危险分层、预后的判定以及监测治疗效果和门诊患者的随访方面都有重要意义。在此将主要讨论这些心力衰竭标志物在急诊的应用，并简述心力衰竭患者心肌肌钙蛋白升高的临床意义。还有一些新的心力衰竭的标志物，如C型利尿钠肽、内皮素1（ET-1）、高敏CRP（hs-CRP）、心肌营养素

1（cardiotrophin-1）和髓过氧化物酶（MPO）等，由于还没有大规模地为临床接受，因此暂不述及。

BNP 检测在临床上具有下列几个方面的优点：①可以用于快速的床旁即时检测；②受年龄和肾功能的影响较小；③有统一的折点值。由于 NT-proBNP 的水平除了与肾功能相关之外，并且其折点值受患者年龄影响，其诊断阈值出现由 125ng/L 到 75 岁后的 450ng/L 的跳跃性改变。在 65~85 岁的患者当中，就出现了 NT-proBNP 对充血性心力衰竭（CHF）的诊断"灰区"，对于这一类患者，NT-proBNP 检测的结果就会给医生和患者造成迷茫。此外，NT-proBNP 的半衰期为 120min，在血液中的代谢周期大约为 12h；BNP 的半衰期为 22min，其血液代谢周期为 2h。此外，已有研究证实，BNP 能够精确地反映 2h 内肺毛细血管楔压的变化。

（一）急诊呼吸困难的鉴别诊断

在急诊的患者中，我们往往很难鉴别呼吸困难是由肺部原因还是心脏原因所致。一方面是"呼吸困难"这一症状的特异性不高，如一些有呼吸困难相关疾病的患者，或者是机体代谢功能减低的中老年人和肥胖患者，都会发生呼吸困难。而心力衰竭的临床体征，如颈静脉怒张、第三心音、肺部啰音和水肿等，在很多充血性心力衰竭（CHF）患者当中都不一定会出现。而常规实验室检查、心电图和胸部 X 线，也仅仅在阳性的患者才有意义，很难与实际患者诊断相符。超声在急诊的应用也很有限，呼吸困难的患者不一定有足够的时间等到进行心脏超声的检查，并且超声所得出的检查结果图像有可能还会受到肥胖或肺部疾病等一些因素的影响。因此，对 CHF 患者进行诊断的新的血液学方法呼之欲出。

呼吸困难患者的急诊策略 大多数利尿钠肽的早期研究都集中在 BNP 或 NT-proBNP 在有心力衰竭症状患者的诊断方面。几个前瞻性多中心的临床试验研究了血中 BNP 或 NT-proBNP 的检测对急诊心力衰竭患者的初始评估价值。在多中心的呼吸困难研究（breathing-not-property study）中，采用 100ng/L 作为 BNP 的诊断折点值，诊断心力衰竭引起的呼吸困难的敏感性为 90%，特异性为 76%，诊断准确率为 81%，在入选的样本为 1586 名到急诊就诊的患者中，这一结果要优于单纯的临床判断。根据这项研究的结果，一项随机对照试验比较了包括 BNP 和单纯临床判断 2 个诊断策略，结果表明，在急诊进行 BNP 检测能够改善急性呼吸困难患者的诊断和治疗，缩短了出院时间，并且减少了总的治疗费用。

NT-proBNP 的检测也得到了同样的结果，在监护病房中对普通患者的 NT-proBNP 检测也能提高心力衰竭诊断的准确性。急诊科呼吸困难患者 proBNP 检测研究（proBNP investigation of dyspnea in the emergency department，PRIDE）也同样证实 NT-proBNP 具有相同的作用，他们一共检测了 600 个到急诊的呼吸困难患者的 NT-proBNP，在 NT-proBNP 诊断折点值＞450ng/L（＜50 岁）和＞900ng/L（＞50 岁）对心力衰竭的诊断具有很高的敏感性和特异性；＜300ng/L 是急性心力衰竭的最佳排除指标（阴性预测值为 90%）。

临床诊断界值的应用决策目前急诊 BNP 水平检测普遍采用两个折点值：低值

的阴性预测值高，能够排除心力衰竭；高值的阳性预测值高，可以诊断心力衰竭。如图 3-3 所示，BNP 水平的折点值为 100ng/L 和 400ng/L，折点值与年龄和性别无关，但与肾脏疾病和肥胖有关。肾病患者肾小球滤过率小于 60mL/min 时，采用 200～225ng/L 的折点值（而不是 100ng/L）诊断心力衰竭更为准确。相反，肥胖的患者选择 BNP 水平的折点值要低，对严重肥胖的患者（定义为体重指数＞35kg/m²），推荐采用 BNP 的折点值为 60ng/L 来排除心力衰竭，而以 200ng/L 来诊断心力衰竭。

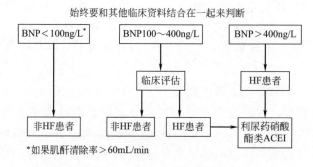

图 3-3　BNP 测定值的临床应用决策

　　75％的急性呼吸困难患者的 BNP 水平或者是低（＜100ng/L），或者是高（＞400ng/L 或 500ng/L）。对于 BNP 水平在两头的患者，BNP 水平非常有助于快速准确诊断。还有 25％患者的 BNP 水平落在诊断的灰区，还需要进行其他检查，以排除肺栓塞、肺炎以及其他疾病。

　　总的说来，在急诊科 BNP 数值分成 3 个范围：低值、高值和灰区。BNP 水平小于 100ng/L 的患者，其心力衰竭可能性很小，必须根据他们的就诊情况考虑其他诊断和治疗；BNP 水平大于 400ng/L 的患者，则心力衰竭的可能性会非常大，BNP 水平非常高的患者，急性死亡的风险也高，需要采取更为积极的治疗；BNP 值位于 100～400ng/L 灰区的患者，必须要接受其他急诊检查。

（二）急诊重症监护室的应用

　　在急诊和危重疾病的治疗护理过程中，都要求用到床旁检验（POCT）技术，以便临床能够根据即时检测的结果及时地对患者进行治疗。Davis 等检测了 52 位急性呼吸困难患者的 ANP 和 BNP，结果表明，BNP 检测的结果优于左室射血分数（LVEF）和 ANP 检测。

　　在一个 ICU 患者的研究中，对急性失代偿的 CHF 患者进行了 48h 的每 4h 血流动力学和 BNP 水平的监测。肺毛细血管楔压前 24h 从（33±2）mmHg 下降到（25±2）mmHg，而 BNP 的水平从（1472±156）ng/L 降到（670±109）ng/L，这些改变出现在最初治疗的 2～4h 内。肺毛细血管楔压下降改变幅度与 BNP 下降的幅度有良好的相关性（$r=0.73$，$P<0.05$），BNP 最初的下降幅度为每小时（33±5）ng/L。显示急性失代偿心力衰竭的患者，血中 BNP 浓度的变化与肺毛细血管楔压的改变有关。虽然 BNP 水平和其他相关检测指标（例如心排血量、静脉血氧饱

和度、静脉压等）之间没有太多的关联意义，但可以作为右心功能评估的补充参数。

（三）心肌肌钙蛋白检测在心力衰竭患者中的临床意义

血液中肌钙蛋白阳性表示心肌坏死，这一点在急性冠状动脉综合征（ACS）的患者中已经得到了广泛的应用。对急诊心力衰竭的患者进行肌钙蛋白检测已经成为急诊医生排除心肌缺血所致的心力衰竭的检查常规。但是对晚期心力衰竭患者或患者处于心力衰竭的失代偿阶段时，一些心力衰竭患者会出现短暂或持续的 cTnI 或 cTnT 水平升高而没有任何明显的心肌缺血。血清肌钙蛋白水平升高与长期预后不良有关。几个临床试验进一步表明连续血清肌钙蛋白水平的升高提示进行性心肌坏死，与不良预后强烈相关。

三、小结

可以急诊应用的心脏标志物的种类很多，目前主要集中在心肌坏死标志物和心力衰竭标志物。心肌坏死标志物在急诊主要用于胸痛患者的诊断或排除 AMI，而心力衰竭标志物则主要用于急诊的呼吸困难患者诊断或排除心力衰竭。随着医学实践的发展，以后会逐渐出现心肌缺血标志物，甚至会出现其他一些新标志物，如呼吸道感染标志物、脓毒症标志物，这些标志物的检测也必将成为急诊的主要内容之一。随着床旁检验（POCT）技术的发展，这些标志物的检测将更简单、方便、快速，达到迅速指导临床医生决策的目的，有助于急诊患者的诊断、危险分层和处置，必将有广阔的急诊应用前景。

第三节　心肌损伤的酶学标志检测方法

一、肌酸激酶及其同工酶

（一）肌酸显色法测定肌酸激酶总活性

1. 原理　磷酸肌酸和二磷酸腺苷（ADP）在肌酸激酶（creatine kinase，CK）催化下，生成肌酸和三磷腺苷。肌酸与二乙酰（2,3-丁二酮）及 α-萘酚结合生成红色化合物。在一定范围内，红色深浅与肌酸量成正比，据此求得血清中 CK 活性。Mg^{2+} 为激活剂，半胱氨酸供给巯基，氢氧化钡和硫酸锌沉淀蛋白并中止反应。

2. 主要试剂

（1）混合底物溶液：预先配制 Tris-HCl 缓冲液（pH 7.4）、12mmol/L 磷酸肌酸溶液（-25℃保存）、4mmol/L ADP 溶液（-25℃保存）。临用前将三溶液等量混合，然后按每 9mL 混合液中加入盐酸半胱氨酸 31.5mg，调 pH 值至 7.4，置 -25℃或冰盒中保存，可用 1 周。若空白管吸光度太高，表明有游离肌酸产生，不能再用。

（2）配制沉淀剂：50g/L 硫酸锌溶液和 60g/L 氢氧化钡溶液。

（3）配制显色剂：先配制碱储存液（含 NaOH 60g/L 和 Na_2CO_3 128g/L），临用前再以碱储存液为溶剂配制 40g/L α-萘酚溶液；配制 10g/L 的 2,3-丁二酮溶液作储存液，临用前蒸馏水作 20 倍稀释。

（4）配制 1.7mmol/L 肌酸标准液，在冰箱保存可用数月。

3. 操作步骤 肌酸显色法测定 CK 操作步骤见表 3-2。

表 3-2 肌酸显色法测定 CK 操作步骤

试剂	测定管	标准管	空白管
血清（mL）	0.1		
肌酸标准液（mL）		0.1	
蒸馏水（mL）			0.1
混合底物液（mL，需 37℃ 预温）	0.75	0.75	0.75
混匀，37℃ 水浴 30min			
氢氧化钡溶液（mL）	0.5	0.5	0.5
硫酸锌溶液（mL）	0.5	0.5	0.5
蒸馏水（mL）	0.5	0.5	0.5
充分振荡混匀后离心（2000r/min×10min），取上清液继续如下步骤			
上清液（mL）	0.5	0.5	0.5
α-萘酚溶液（mL）	1.0	1.0	1.0
2,3-丁二酮溶液（mL）	0.5	0.5	0.5
混匀后，37℃ 水浴 15~20min			
蒸馏水（mL）	2.5		
混匀后在 540nm 波长，空白管调零比色			

单位定义：1mL 血清在 37℃ 与底物作用 1h 产生 1μmol 肌酸为 1 个 CK 活力单位。若将此单位乘以 1000/60（或 16.7），即为国际单位（U/L）。

计算公式如下：CK 单位＝（测定管吸光度/标准管吸光度）×标准管中肌酸含量（μmol）×[1/反应时间（h）]×[1/样品量（mL）]＝（测定管吸光度/标准管吸光度）×3.4

4. 参考范围 成人血清：8~60U/L。

5. 评价

（1）肌酸与 α-萘酚溶液及 2,3-丁二酮产生红色化合物的反应并非肌酸所特有，精氨酸、胍乙酸及肌酐均可起反应。在肾衰竭及某些代谢病时，此类物质含量较高，应注意做血清空白对照。实验所用 α-萘酚应为白色或略带黄色之结晶，如颜色过深，应在乙醇中重结晶后再用。

（2）本法的线性范围在 200U/L，当血清 CK 活力超过 200U/L 时，需用已知较低 CK 活性的血清稀释后再做，经计算得出结果。如用生理盐水稀释，CK 活性将随血清稀释倍数的增加而增加，因为血清中存在内源性的抑制剂。

（二）酶耦联法测定总 CK

1. 原理 在 CK 的催化下，磷酸肌酸与 ADP 反应生成肌酸和 ATP；随即在己糖激酶（HK）催化下，生成的 ATP 使葡萄糖磷酸化为 6 磷酸葡萄糖（G-6-P）；再在 6-磷酸葡萄糖脱氧酶（G$_6$PDH）催化下，G-6-P 与 NADP$^+$ 反应，生成 6-磷酸葡萄糖酸和 NADPH；在 340nm 波长下，监测 NADPH 的生成速率，即代表总 CK 活性。反应过程如下。

$$磷酸肌酸＋ADP \xrightarrow{肌酸激酶(pH\,6.7)} 肌酸＋ATP$$

$$ATP＋葡萄糖 \xrightarrow{己糖激酶} 6\text{-}磷酸葡萄糖(G\text{-}6\text{-}P)＋ADP$$

$$G\text{-}6\text{-}P＋NADP^+ \xrightarrow{G_6PDH} 6\text{-}磷酸葡萄糖酸＋NADPH＋H^+$$

2. 主要试剂 由试剂盒提供，各厂家试剂盒可能会略有不同。试剂 1 主要含咪唑缓冲液（pH 6.7）、D-葡萄糖、醋酸镁、五磷酸二腺苷、N-乙酰半胱氨酸、己糖激酶、G$_6$PDH、ADP、AMP、NADP$^+$ 等（N-乙酰半胱氨酸供给巯基，保持 CK 活性中心必需基团不被氧化；Mg^{2+} 作激活剂；血清中 Ca^{2+} 是 Mg^{2+} 的竞争性抑制剂，EDTA 可消除 Ca^{2+} 的影响，且有利于试剂的稳定；AMP 和五磷酸二腺苷可抑制腺苷酸激酶的活性）。试剂 2 为磷酸肌酸。

3. 操作步骤

（1）以半自动分析仪为例，操作如下。

① 取 2mL 试剂 1 与 100μL 血清置测定管中，混匀，37℃水浴 5min。

② 加入 500μL 已预温的试剂 2，混匀，移入比色杯中，立即放入 37℃恒温比色槽。

③ 待延滞时间 150s 后，在 340nm 波长处，连续监测吸光度变化速率（读数时间 150s），以线性反应期吸光度的增加速率，计算血清中 CK 的活性。

（2）如为自动分析仪上机操作，则严格按说明书要求设置参数。

4. 计算 CK(U/L)＝ΔA/min×10^6/6220×26＝ΔA/min×4180

式中，6220 为 NADPH 在 340nm 的摩尔吸光度，26 为反应液总体积与血清用量的比值。ΔA/min 为平均每分钟吸光度变化值。

5. 参考范围 ①成年男性血清参考范围为 38～174 U/L；②成年女性血清参考范围为 26～140 U/L。

6. 评价

（1）酶耦联法测定血清肌酸激酶活性灵敏、快速，为 IFCC 推荐方法。

（2）最好采用血清标本，勿用柠檬酸盐、EDTA 和氟化物作抗凝剂，否则会影响测定结果。黄疸和高脂血症可干扰测定。

（3）红细胞中虽不含 CK，轻度溶血对测定无影响，但中度和重度溶血时，红细胞释放的腺苷酸激酶（AK）可催化 2ADP→ATP＋AMP，红细胞中还会释放 ATP 及 6-磷酸葡萄糖等干扰测定，影响结果。其余同肌酸显色法评价（2）。

（三）免疫抑制法测定肌酸激酶 MB 同工酶

1. 原理 预先加入抗肌酸激酶 M 亚基抗体，完全抑制 CK-MM 和半抑制肌酸激酶 MB 同工酶（CK-MB）的活性，在后续反应中，仅肌酸激酶 B 亚基催化磷酸肌酸与 ADP 的反应。其后续反应及测定原理同前述的酶耦联法测定总 CK。但测得的是肌酸激酶 B 亚基的活性，结果乘以 2 即为 CK-MB 的活性。

2. 主要试剂 由试剂盒提供，各厂家试剂盒可能会略有不同。试剂 1 主要含咪唑缓冲液（pH 6.5）、葡萄糖、醋酸镁、五磷酸二腺苷、N-乙酰半胱氨酸、己糖激酶、G_6PDH、ADP、AMP、$NADP^+$、抗肌酸激酶 M 亚基抗体等。试剂 2 主要为磷酸肌酸、咪唑缓冲液（pH 8.5）。

3. 操作步骤 按说明书要求设置参数，上全自动生化分析仪进行测定。

4. 计算 计算公式同酶耦联法，所得结果为 CK-B（U/L）。

$$CK-MB(U/L)=CK-B(U/L)\times 2$$

5. 参考范围 成人血清参考范围为 0～10U/L，或 CK-MB 活力占总 CK 活力的 5％以内。

6. 评价

（1）本法是假定标本中无 CK-BB 或 CK-BB 活性极低，若某些疾病致 CK-BB 异常升高，则可使 CK-MB 测定结果假性偏高，有的甚至高于 CK。

（2）CK-BB（免疫球蛋白复合物）会被当作 B 亚基测定，如 CK-MB 的活性超过总 CK 活性的 20％，应怀疑有 CK-BB 存在。

（3）线性范围为 500U/L，其余评价同酶耦联法评价（2）和（3）。

（四）全血快速定性检测 CK-MB 质量（CK-MB mass）

1. 原理 CK-MB 质量（CK-MB mass）可用固相免疫层析法试条快速测定。

2. 操作步骤 吸取肝素化或 EDTA 抗凝的全血 150μL 加入样本孔，由于膜的作用将血细胞同血浆分离（3min 内），定量的血浆随即迁移，标本中的 CK-MB 同染料标记的 CK-MB 抗体结合，形成的复合物被固定在测定线上的抗 CK-MB 抗体捕获而显色。过量的标记抗体继续移动在质控区结合形成沉淀线。阳性检测结果会出现两条沉淀线，阴性结果只有一条质控线。如在规定时间内，没有质控线出现，则视为无效，必须重新测定。

3. 评价 此项试验同其他的 CK 同工酶无交叉反应，胆红素、血红蛋白和三酰甘油不影响结果。

目前已经有 ELISA 方法定量检测 CK-MB 的试剂盒，抗干扰和特异性进一步增强，并可较精确定量。

二、乳酸脱氢酶及其同工酶

（一）比色法测定乳酸脱氢酶总活力

1. 原理 乳酸脱氢酶（lactate dehydrogenase，LDH）催化 L-乳酸脱氢，生成丙酮酸。丙酮酸和 2,4-二硝苯肼反应，生成丙酮酸二硝基苯腙，在碱性溶液中呈棕红色。其颜色深浅与丙酮酸浓度呈正比，由此计算酶活力单位。

$$乳酸+NAD^+ \xrightarrow{LDH(pH>9.5)} NADH+H^+ +丙酮酸 \xrightarrow{2,4二硝基苯肼} 丙酮酸二硝基苯腙$$

2. 主要试剂

（1）底物缓冲液（含 0.3mol/L 乳酸锂，pH 8.8）。

（2）11.3mmol/L 的 NAD 溶液，4℃保存可用 2 周。

（3）1mmol/L 的 2,4-二硝基苯肼溶液。

（4）0.5mmol/L 丙酮酸标准液。

3. 操作步骤

（1）血清 0.01mL（另设立对照管）＋底物缓冲液 0.5mL "37℃水浴 5min" 测定管加 NAD 溶液 0.1mL，对照管不加→37℃水浴 15min→2,4-二硝基苯肼 0.5mL，以及 NAD 溶液 0.1mL（对照管不加）→氢氧化钠溶液 5.0mL 终止反应→室温放置 5min 后，波长 440nm，比色杯光径 1.0cm，用蒸馏水调零，读取各管吸光度。以测定管与对照管吸光度之差值查标准曲线，求得酶活力。

（2）标准曲线：按表 3-3 制作。

表 3-3 标准曲线绘制步骤

加入物	B	1	2	3	4	5
丙酮酸标准液（mL）	0	0.025	0.05	0.10	0.15	0.20
底物缓冲液（mL）	0.5	0.475	0.45	0.40	0.35	0.30
蒸馏水（mL）	0.11	0.11	0.11	0.11	0.11	0.11
2,4-二硝基苯肼	0.5	0.5	0.5	0.5	0.5	0.5
37℃水浴 15min						
0.4mmol/L 氢氧化钠溶液（mL）	5.0	5.0	5.0	5.0	5.0	5.0
相当于 LD 活力（金氏单位）	0	125	250	500	750	1000

室温放置 5min，波长 440nm，比色杯光径 1.0cm，用 B 管调零，读取各管吸光度，并与相应的酶活力单位数绘制标准曲线。

（3）金氏单位定义：以 100mL 血清，37℃作用 15min，产生 1μmol 丙酮酸为一个单位。

4. 参考范围 190～437 金氏单位。

5. 评价

（1）乳酸锂、乳酸钾、乳酸钠都可作为乳酸脱氢酶底物，其中乳酸锂为稳定性较好的固体，容易称量，故常选用。后两种为水溶液，如保存不当易产生酮酸类物质，抑制酶反应，且含量不够准确，所以一般不选用。

（2）除二乙醇胺缓冲液外，也可用 Tris 或焦磷酸缓冲液。金氏法以前用 pH 10 的甘氨酸缓冲液，但甘氨酸对 LDH 有抑制作用，所以现一般改用二乙醇胺缓冲液，这样 LDH 增高时的检出率加大。

（3）血清含有较多的免疫球蛋白时，IgA、IgG、IgM 可与 LDH 形成复合物，对 LDH 活性产生抑制作用，使测得活性降低。

（4）因红细胞内 LDH 浓度为血浆中的 360 倍左右，因此轻微溶血即可引起 LDH 浓度增加，为防止 LDH 从红细胞中逸出，标本必须在采集后 2h 内离心；离心不彻底的抗凝血，因血浆中富含血小板，同样可引起 LDH 假性升高。由于 LDH-4 和 LDH-5 对冷敏感，所以常规分析的血清应该储存在室温下，室温下血清可稳定至 7 天。

（二）连续监测法测定 LDH 总活力

1. 原理 LDH 催化的反应如下。

$$L-乳酸 + NAD^+ \underset{b}{\overset{a}{\rightleftharpoons}} 丙酮酸 + NADH + H^+$$

当 pH 在 8.8～9.8 之间时，正向反应（a）发生，此时在 340nm 处测得的 NADH 的吸光度增加，其增加的速率与标本中 LDH 的总活力成正比关系。IFCC 推荐在 30℃时测定正向反应，测定正向反应是全自动生化分析的主要方法。

当 pH 在 7.4～7.8 之间时，逆向反应（b）发生，在反应过程中，丙酮酸还原成乳酸，同时 NADH 氧化成 NAD^+，引起 340nm 处吸光度下降，其下降速率与标本中 LDH 活性呈正比关系。

2. 主要试剂

（1）正向反应（a）的主要试剂：pH 值范围：8.9±0.1；Tris-HCl 150mmol/L；L-乳酸锂（MW96.01）50mmol/L；NAD（酵母，MW663.4）6mmol/L。另外以 1mL 乳酸锂 Tris 缓冲液（含 Tris 52.5mmol/L，乳酸锂 52.5mmol/L）加 4.2mg NAD^+ 配制底物应用液。

（2）逆向反应（b）的主要试剂：pH 值范围：7.5±0.1；Tris-HCl 150mmol/L；NAD（酵母，MW663.4）0.2mmol/L；EDTA-Na_2 5mmol/L；丙酮酸 1.2mmol/L。

3. 操作步骤

（1）正向反应（a）的主要操作步骤（以半自动分析仪为例）

① 血清稀释度：血清 50μL，加 37℃预温底物应用液 1.0mL，立即吸入自动分析仪，血清稀释倍数为 21。

② 主要参数：系数：3376；孵育时间：30s；连续监测时间：60s；波长：340nm；吸样量：0.5mL；温度：37℃。

③ 计算：LDH(U/L)＝ΔA/min×3376。

（2）逆向反应（b）的主要操作步骤

① 在光径 1.0cm 比色杯中，加入血清 50μL 和 NADH-Tris-EDTA 缓冲液 2.0mL，混匀，37℃预温 5min（消除血清标本中内源性 α-酮酸对 NADH 的消耗）。再加入 0.2mL 已预温的丙酮酸溶液，混匀，记录 340nm 波长处吸光度的下降速率（-ΔA/min）。

② 计算：LDH(U/L)＝ΔA/min×7234。

4. 参考范围 ①LDH-L 法：109～245U/L；②LDH-P 法：200～380U/L。

5. 评价

（1）正向反应以 L-乳酸锂和 NAD 为底物，为乳酸→丙酮酸的反应（简称 LDH-L 法）；逆向反应以丙酮酸和 NADH 为底物，为丙酮酸→乳酸的反应（简称 LDH-P 法）。作为 IFCC 的推荐方法，LDH-L 法的主要优点有：乳酸盐和 NAD 底物液的稳定性比丙酮酸盐和 NADH 底物液的稳定性好，前者冰冻保存可稳定 6 个月以上，后者只能保存数天；LDH-L 法的线性范围也较宽，重复性比 LDH-P 法好。

（2）由于逆向反应速度比正向反应速度快，且测定方法不同，参考范围也有所不同，LDH-P 法的参考值约为 LDH-L 法的 2 倍。

（3）LDH-P 法中，如有微量金属离子存在，NADH 的稳定性较差，此时可于试剂中加入 EDTA 以螯合金属离子，增加 NADH 的稳定性。

（4）关于内源性 α-酮酸对 NADH 的消耗问题（LDH-P 法），有学者认为需要 3～5min 预孵育期，但也有学者认为内源性反应不会显著改变，$\Delta A/min$ 的值，各实验室最好通过预试验确定。

（5）其余同比色法评价（4）。

（三）选择性测定 LDH 同工酶 LDH_1

1. 原理　LDH 是由 H 亚基和 M 亚基组成的四聚体，共有五种 LDH 同工酶（LDH isoenzyme）。LDH_1 的组成为 H_4，通过选择性抑制 M 亚基，即可检测 LDH_1。

（1）化学抑制法：将 1,6-己二醇或高氯酸钠加到含样本的反应液中，选择性地抑制含 M 亚基的 LDH 同工酶，由于 LDH_1 由 4 个 H 亚基组成，因此只有 LDH 不被抑制，可被测定。

（2）免疫抑制法：将抗 M 亚基的抗体加入，与含 M 亚基的同工酶形成免疫复合物，离心移去免疫复合物，上清液中只有唯一不含 M 亚基的 LDH_1 被测定。

2. 主要试剂　除化学抑制剂或免疫抑制剂外，其余试剂同比色法或连续监测法。

3. 操作步骤　除先行抑制外，其余步骤同所选方法（比色法或连续监测法）。

4. 参考范围　①化学抑制法：15～65U/L；②免疫抑制法：18～34U/L。

5. 评价　免疫抑制法的特异性较化学抑制法好，且经离心去除沉淀后再行下一步测定，对后续测定影响较小，所以该法较理想，但抗体较贵。其余评价同比色法或连续监测法。

（四）琼脂糖凝胶电泳分离 LDH 同工酶

1. 原理　LDH 由 M 和 H 亚基组成，H 亚基含较多的酸性氨基酸，在碱性缓冲液中带有较多的负电荷，因此含 H 亚基多的 LDH 同工酶在电泳时迁移快，加之各同工酶分子形状不同，它们在琼脂糖凝胶中电泳后可分离成五条区带，从阳极到阴极分别为 LDH_1、LDH_2、LDH_3、LDH_4、LDH_5。经酶染色后用光密度计扫描，即可计算出各同工酶百分比。

2. 主要试剂

(1) 基质-显色液：①乳酸溶液：85%乳酸 2.0mL 用氢氧化钠调 pH 值至 7.0；②lg/L 的吩嗪甲酯硫酸盐溶液；③1g/L NBT 溶液；④10g/L NAD$^+$ 溶液。临用前分别顺次吸取四种溶液 4.5mL、1.2mL、12mL、4.5mL，混匀即为基质-显色液。

(2) 其余试剂：如电泳缓冲液、固定漂洗液等，均按电泳常规试剂配制。

3. 操作步骤 常规制作 5g/L 琼脂糖凝胶板，根据 LDH 总活性大小加样 20～40μL。电泳条件为：①电压：75～100V；②电流：8～10mA/板；③电泳时间：30～40min。

将基质-显色液与经沸水融化的 8g/L 琼脂糖凝胶液，按 4∶5 的比例混合制成显色凝胶，避光置于 50℃水浴中备用。电泳结束后，取下凝胶板置于铝盒中，立即用滴管吸取显色凝胶液约 1.2mL 滴于电泳板上，使其自然铺开，完全覆盖。待显色凝胶液凝固后，置铝盒于 37℃水浴中保温 1h。显色完毕后，常规固定和漂洗凝胶，置光密度计中于 570nm 波长处扫描，即可求出各区带的百分比。

4. 参考范围 ①LDH$_1$：(28.4±5.3)%；②LDH$_2$：(41.0±5.0)%；③LDH$_3$：(19.0±4.0)%；④LDH$_4$：(6.6±3.5)%；⑤LDH$_5$：(4.6±3.0)%。

5. 评价

(1) 基质-显色液中的递氢体对光敏感，所以显色液需避光保存和使用，否则显色后凝胶板的背景色深；NBT 被大量用来证实同工酶的活力，但非脱氢酶也可导致非特异染色，在相当于 LDH$_1$ 和 LDH$_3$ 的位置出现干扰。

(2) LDH 同工酶电泳时可观察到电泳谱带变宽的现象，如电泳谱带宽度为 LDH$_1$>LDH$_2$>LDH$_3$>LDH$_4$>LDH$_5$，则为 H 亚基的 H′变异；如 LDH$_1$<LDH$_2$<LDH$_3$<LDH$_4$<LDH$_5$，则为 M 亚基的 M′变异。LDH 同工酶变异往往可造成对测定结果的错误解释。

(3) 其余评价与普通琼脂糖电泳相同。

三、糖原磷酸化酶及其同工酶 BB

(一)比色法测定糖原磷酸化酶

1. 原理 根据糖原分解第一步的逆反应，糖原磷酸化酶（glycogen phosphorylase, GP）催化如下反应。

$$糖原＋葡萄糖\text{-}1\text{-}磷酸 \xrightarrow{糖原磷酸化酶} 糖原(n＋1)＋磷酸$$

通过测定反应液中磷酸的含量来确定酶活性。

2. 主要试剂

(1) 混合缓冲液（pH 8.6）：40mmol/L 甘氨酰甘氨酸，30mmol/L 巯基乙醇，8mmol/L EDTA。

(2) 3.3%糖原溶液，83mmol/L 的葡萄糖-1-磷酸，5mmol/L AMP。

(3) 2%十二烷基磺酸钠，35mmol/L 硫酸溶液，氨基萘磺酚酸。

3. 操作步骤

(1) 于试管中依次加入下列溶液：待测血清 250μL，混合缓冲液 250μL，

3.3%糖原溶液 300μL，83mmol/L 葡萄糖-1-磷酸溶液 200μL，5mmol/L AMP 液 200μL。

（2）37℃水浴 4min、64min、124min 后，分别取反应混合液 200μL，加入 2% 十二烷基磺酸钠 1.2mL，35mmol/L 硫酸溶液 1.2mL，以及氨基萘磺酚酸后混匀，室温下显色 30min，在 700～730nm 波长处读取吸光度值。

（3）单位定义：以每毫升血清每分钟生成的磷酸 mmol 数表示其活性（即mU）。

4. 参考范围　各实验室自己建立。

5. 评价　本法以反应生成的磷酸为目标物来指示糖原磷酸化酶的活性，因此在试剂配制和分析中，应注意含磷酸基团物质的干扰。

（二）ELISA 法测定糖原磷酸化酶同工酶 BB

1. 原理　应用双抗体夹心酶标免疫分析法测定标本中人糖原磷酸化酶同工酶 BB（glycogen phosphorylase-BB，GP-BB）水平。用纯化的抗体包被微孔板，制成固相抗体，往包被抗体的微孔中依次加入人 GP-BB、生物素化的抗人 GP-BB 抗体、HRP 标记的亲和素，经过彻底洗涤后用底物四甲基联苯胺（TMB）显色。TMB 在过氧化物酶的催化下转化成蓝色，并在酸的作用下转化成最终的黄色。颜色的深浅和样品中的 GP-BB 呈正相关。

2. 主要试剂　由试剂盒提供，主要包括酶联板、样品稀释液、检测稀释液、底物溶液、浓洗涤液、终止液等。

3. 操作步骤　各试剂在使用前需平衡至室温。分别设空白孔、标准孔、待测样品孔，严格按试剂盒说明书操作。用酶标仪在 450nm 波长处测量各孔的吸光度值。

以标准物的浓度为横坐标（对数坐标），吸光度值为纵坐标（普通坐标），在半对数坐标纸上绘出标准曲线，根据样品的吸光度值由标准曲线查出相应的浓度，再乘以稀释倍数；或用标准物的浓度与吸光度值计算出标准曲线的直线回归方程式，将样品的吸光度值代入方程式，计算出样品浓度，再乘以稀释倍数即可。

4. 参考范围　为 1.6～19μg/L。

5. 评价

（1）如标本中待测物质含量过高，应先稀释后再测定，最后乘以稀释倍数。

（2）洗涤过程应充分，否则易造成假阳性。

第四节　心肌损伤的蛋白标志检测方法

一、肌钙蛋白

（一）胶体金法测定血清肌钙蛋白

1. 原理　采用固相层析-双抗体夹心技术定性检测人血清（浆）心肌肌钙蛋白 I

（cardiac troponin I，cTnI）。检测卡的检测线处包被有固化的 cTnI 单克隆抗体，质控线处包被有抗 IgG 抗体。检测时，将血清（浆）滴入加样孔后，如标本中含有一定浓度的 cTnI，则与膜中的胶体金标记的 cTnI 抗体结合形成复合物，该复合物通过毛细管作用向前移动，当移行至检测线处，被检测区内包被的未标记的抗 cTnI 特异抗体所捕捉，形成一条可见的紫红色带。

试剂盒提供配套的检测板、滴管等。

2. 操作步骤

（1）把试剂盒、样品平衡至室温后，取出检测卡，于样品孔内滴加 $100\sim150\mu L$ 血清（浆），15min 内观察结果。

（2）结果判断：①阳性：在检测线和质控线处均出现紫红色带。如早于 15min 出现，也可判定为阳性。②阴性：质控线处出现紫红色带，检测线处无明显的紫红色带。阴性结果必须等到 15min 方可判断。③无效：标本加入 15min 后，在质控线处无紫红色带，则无论检测线处是否有紫红色带，均为无效，应重新检测。

3. 评价

（1）本法方便、快捷，适合作床旁检测。但必须注意各试剂厂家的灵敏度不一致，差别较大，一般为 0.3ng/mL，但也有 1.0ng/mL 的，在报告结果应予说明。

（2）待测样品最好用血清，不用抗凝血浆。EDTA 是 Ca^{2+} 螯合剂，可促使 cTnI-TnC 复合物的解离，使游离型 cTnI 增加，游离型 cTnI 易降解；肝素带有负电荷，可与 cTnI 结合形成复合物，影响抗原-抗体反应，进而引起结果错误。

（3）如检测线处包被的是心肌肌钙蛋白 T（cardiac troponin T，cTnT）单克隆抗体，则测定的为 cTnT。目前主张只测其中一种，以下均以 cTnI 为例。

（二）免疫比浊法测定血清肌钙蛋白 I

1. 原理 将特异抗体结合于胶乳颗粒表面，标本中的 cTnI 与胶乳颗粒表面的抗体在反应缓冲液中结合，相邻的胶乳颗粒彼此交联，浊度增加，引起 $500\sim600nm$ 波长处的吸光度增加，该增加幅度与标本中的 cTnI 含量成正比，以此定量 cTnI。

2. 主要试剂 由试剂盒配备，可能会略有不同。试剂 1 主要为含增敏剂和表面活性剂的缓冲液；试剂 2 为结合有特异抗体的胶乳颗粒。

3. 操作步骤 以半自动分析仪为例，操作步骤如下（如为全自动分析仪，则按说明书要求进行参数设置和测定）。

（1）取 $150\mu L$ 试剂 1 与 $25\mu L$ 血清置测定管中，混匀，37℃水浴 3min。

（2）加入 $90\mu L$ 试剂 2，混匀，移入比色杯中，立即放入 37℃恒温比色槽中。

（3）在 500nm 波长处，待延滞时间 100s 后，开始读数，连续监测吸光度变化速率，读数时间为 120s。以线性反应期吸光度的增加速率进行多参数曲线拟合，根据参考工作曲线得出结果。

4. 参考范围 95%单侧上限为 $0.8\mu g/L$。

5. 评价

（1）纤维蛋白或其他颗粒物质可造成假阳性，故标本于使用前需 4000r/min 离心 10min，以确保去除该类干扰物。TB＞680μmol/L、Hb＞3.9g/L、TG＞17.1mmol/L 可干扰测定，应予避免。

（2）类风湿因子可与抗体结合导致胶乳聚集，出现假阳性。某些人体内存在的异种动物蛋白的抗体，如抗鼠抗体、抗兔抗体等也可与抗体结合，造成假阳性。

（3）目前 cTnI 测定尚未实现标准化，无法溯源至统一标准，因此各方法间无法进行直接的数值比较。其余评价同胶体金法评价（2）和（3）。

（三）ELISA 法测定血清肌钙蛋白 I

1. 原理　双抗体夹心 ELISA 法。

2. 主要试剂　由试剂盒配备，可能会略有不同，主要包括：抗 cTnI 抗体包被板、抗体-酶结合物、孵育缓冲液、浓缩洗液、终止液和显色剂、cTnI 标准品等。

3. 操作步骤　严格按照试剂盒说明书操作，主要包括如下步骤：混合→孵育结合→加酶孵育→显色与终止。最后在酶标仪上于 450nm 波长下测定吸光度值，根据标准品绘制标准曲线，然后根据标准曲线计算未知样品中 cTnI 浓度。

4. 参考范围　0～0.15μg/L。

5. 评价

（1）本试剂盒用于检测血清样品，肉眼可见的溶血、脂浊会影响测定。

（2）应在标本采集 6h 内进行检测，如不能及时进行，应将血清存于－20℃或更低温度，可保存 3 个月，但应避免反复冻融。

（3）用孵育缓冲液稀释具有较高浓度 cTnI 的血清，不可用蒸馏水稀释。

二、肌红蛋白

（一）ELISA 法测定血浆（清）肌红蛋白

1. 原理　样品中的肌红蛋白（myoglobin，Mb）和酶标记 Mb 竞争结合 Mb 特异抗体，酶标记 Mb-Mb 抗体复合物中的辣根过氧化物酶作用于底物（OPD-H_2O_2）产生有色物质，颜色深浅与样品中 Mb 浓度成反比，查半对数坐标曲线即得样品 Mb 的浓度。

2. 主要试剂　由试剂盒提供，可能会略有不同，主要包括：包被液、酶标记 Mb 溶液、底物溶液、稀释液、Mb 标准品。

3. 操作步骤　严格按照试剂盒说明书操作，主要包括如下步骤：抗体包被→加样与酶标抗体→显色终止与测定。最后在酶标仪上于 492nm 波长下测定吸光度值，以系列 Mb 标准的吸光度为普通坐标，以浓度为对数坐标绘制半对数标准曲线，然后根据样品吸光度值即可得出样品中 Mb 的浓度。

4. 参考范围　2.5～22.8ng/L。

5. 评价

（1）该法灵敏度高、特异性强、操作简单，可同时检测多个样本，检测的线性范围也较宽，可达 1000μg/L。唯一的缺点是耗时稍长。

（2）血清肌红蛋白上午 9 时最高，下午 6～12 时最低。因此，连续监测时应注意定时采集标本，以免受生理节律的影响。

（3）理想的标本应该是新鲜采集的血清，最好无溶血、脂浊。分离后的血清可于 2～8℃保存 1 天。不能及时测定的标本最好分装成小管，于－20℃冰冻保存，避免反复冻融。理想的血清标本最好不用促凝剂或抗凝剂，样品采集管中的分离胶也会干扰分析，标本采集后待其自然凝固或适度孵育后离心即可。

（二）胶乳增强免疫透射比浊法测定血浆（清）肌红蛋白

1. 原理 将抗人 Mb 抗体包被至大小均匀的聚苯乙烯胶乳颗粒上，当待检血清与胶乳试剂在缓冲液中混合时，标本中的 Mb 与胶乳颗粒表面的抗体结合使反应混合液浊度增加，引起 570nm 波长处的吸光度值升高。通过绘制 Mb 浓度吸光度标准曲线，即可求出 Mb 的浓度。

2. 主要试剂 由试剂盒提供，可能会略有不同，试剂 1 为甘氨酸缓冲液，试剂 2 为包被有抗人 Mb 抗体的胶乳颗粒。

3. 操作步骤 全自动分析主要测定参数如下：①分析方法：两点终点法；②测光点：20～34；③样品/R1/R3：11/110/80；④主波长/次波长：570nm/800nm。

4. 参考范围 ①血清：0～70μg/L；②尿液：0～5μg/L。

5. 评价 本法最低检测限为 20ng/mL，检测范围为 20～750ng/mL。TB 680μmol/L、Hb 5g/L，以及 1.5%的脂肪乳对本法无干扰。其余评价同 ELISA 法评价（2）和（3）。

（三）放射免疫分析法测定血浆（清）肌红蛋白

1. 原理 同 RA 法原理，见本章第五节。

2. 主要试剂 由试剂盒提供，可能会略有不同，主要包括：抗血清、^{125}I-Mb、Mb 标准溶液、PR 分离剂等。

3. 操作步骤 严格按照试剂盒说明书操作，以 B/B$_0$% 为纵坐标，相应的标准 Mb 浓度为横坐标绘制标准曲线。根据样品管的 B/B$_0$%，从标准曲线上查得 Mb 浓度。

4. 参考范围 13～45μg/L。

5. 评价 本法灵敏度高，最低检测范围可为 2μg/L，特异性强，操作简便快速；但有放射性污染的危险。其余评价同 ELISA 法评价（2）和（3）。

三、脂肪酸结合蛋白

（一）ELISA 法测定心脏型脂肪酸结合蛋白

1. 原理 采用非竞争夹心酶联免疫吸附的原理，应用 2 株针对心脏型脂肪酸结合蛋白（heart fatty acid binding protein，FABP-H）不同表位的单克隆抗体，测定 FABP-H 含量。

2. 主要试剂 由试剂盒提供，可能会略有不同，主要包括：FABP-H 单克隆抗体、封闭液、洗涤液、底物液。

3. 操作步骤 严格按照试剂盒说明书操作，主要包括如下步骤：包被→封闭→

加样→加抗体→显色与终止。最后在酶标仪上于492nm/620nm波长下测定吸光度值，绘制标准曲线，然后根据标准曲线得出未知样品中FABP-H浓度。

4. 参考范围 成人血浆FABP-H：$1.57 \sim 8.97 \mu g/L$。

5. 评价

（1）该法线性范围较宽，可达$0 \sim 25 ng/mL$。特异性好，与肌红蛋白、肌球蛋白无交叉反应。血浆标本的批内变异系数（CV）为7%，批间CV为7.9%；尿液标本的批内CV为5%，批间CV为9.6%。

（2）血液标本用枸橼酸钠抗凝，静脉血1.8mL加109mmol/L枸橼酸钠溶液0.2mL，3000r/min离心5min取血浆待测或置入$-20℃$冻存。如为尿液，应新鲜采集。

（二）时间分辨荧光免疫法测定脂肪酸结合蛋白

1. 原理 以F31型单克隆抗体作为捕获抗体，用铕（Eu）标记F12型单克隆抗体作为标记抗体，于时间分辨荧光计上测定荧光强度，其强度值与血清中FABP含量呈正比。

2. 主要试剂 F31型单克隆抗体，F12型单克隆抗体，LANFLA增强液和洗涤液。

3. 操作步骤 包被（每孔加入$100 \mu L$ F31型单克隆抗体标记包被反应板，4℃过夜后，洗涤3min×3次）→加样（标本$100 \mu L$加入包被后的微孔板中，室温放置30min，洗涤3min×3次）→加抗体（各孔加F12型单克隆抗体$100 \mu L$，室温放置30min，洗涤3min×3次）→增强与测定（每孔加增强液$100 \mu L$，混匀后于时间分辨荧光计上测定荧光强度，并自动计算、打印出结果）。

4. 参考范围 为$0 \sim 2.0 \mu g/L$。

5. 评价 本法灵敏度高，最低检测浓度为$1 \mu g/L$，测定范围为$1 \sim 300 \mu g/L$。

第五节 肾素-血管紧张素-醛固酮系统的检验

一、RA法测定血浆肾素活性

1. 原理 由于肾素在体内作用于底物——血管紧张素原并产生血管紧张素Ⅰ（Ang Ⅰ），因此测定血浆肾素活性（renin activity，RA）实际上是测Ang Ⅰ的产生速率。即双份血浆，一份直接测定其Ang Ⅰ浓度，为对照管；另一份在37℃温育一定时间后，再测定其Ang Ⅰ浓度，为测定管。根据测定管和对照管的Ang Ⅰ浓度，计算出Ang Ⅰ的产生速率，即为RA。Ang Ⅰ含量测定采用放射免疫技术，其原理与普通放射免疫分析原理一致。

2. 主要试剂 商品化试剂盒一般包括抗Ang Ⅰ抗体、^{125}I标记Ang Ⅰ、Ang Ⅰ标准品、缓冲液、分离剂等。有些试剂盒还包括特殊的抗凝剂。

3. 操作步骤 采用均相竞争法直接测定血浆中的 Ang Ⅰ，严格按照试剂盒说明书操作，注意放射性污染。各管经 γ 计数后，通过绘制标准曲线，求出各管 Ang Ⅰ 的结果。根据对应测定管和对照管的 Ang Ⅰ 浓度差值，计算 RA，一般采用 37℃孵育 1h 所产生的 Ang Ⅰ 来表示 RA。公式如下。

$$RA=（测定管 Ang Ⅰ－对照管 Ang Ⅰ）/孵育时间$$

4. 参考范围 ①普通饮食（卧位）：$0.05\sim0.79$ng/（mL·h）；②低钠饮食（卧位）：$0.00\sim5.86$ng/（mL·h）。

5. 评价

（1）肾素活性是以 Ang Ⅰ 产生速率来表示的。标本采集时采用加酶抑制剂来阻断转换酶的活性，从而达到准确测定的目的。标本采集的抗凝剂和酶抑制剂包括：EDTA、8-羟基喹啉和二巯丙醇，详见试剂盒说明书。低温离心分离血浆后，可于 -20℃保存 2 个月。

（2）β 受体阻滞药、血管扩张药、利尿药、甾体激素、甘草等均影响体内肾素水平，测定 RA 一般要在停药 2 周后；若用利血平等代谢缓慢的药物，则应在停药 $2\sim3$ 周后。不宜停药的患者可改服胍乙啶等降压药。

（3）肾素分泌呈周期性变化，有较多的影响因素：高钠饮食时分泌减少，低钠饮食时分泌增多；卧位时分泌下降，立位时分泌升高；同一体位时早晨 $2\sim8$ 时为分泌高峰，中午至下午 6 时为分泌低谷；肾素的分泌随年龄的增加而减少；肾素的分泌还随女性的月经周期而变化，卵泡期最少，黄体期最多。

二、RA 法测定血管紧张素

1. 原理 RA 法测定血管紧张素Ⅱ（angiotensinⅡ，AngⅡ）同放射免疫分析基本原理。

2. 主要试剂 商品化试剂盒一般包括抗 AngⅡ 抗体、^{125}I 标记 AngⅡ、AngⅡ 标准品、缓冲液、分离剂等。有些试剂盒还包括特殊的抗凝剂。

3. 操作 严格按照试剂盒说明书操作，注意放射性污染。

4. 参考范围 $21.5\sim50.1$pg/mL。

5. 评价 本法直接测定血浆中 AngⅡ 含量，采用加酶抑制剂来阻断血管紧张素酶的活性，以达到准确测定的目的。其余评价同 RIA 法测定血浆肾素活性的评价。

三、RA 法测定醛固酮

1. 原理 RIA 法测定醛固酮（aldosterone，Ald）同放射免疫分析基本原理。

2. 主要试剂 商品化试剂盒一般包括抗 Ald 抗体、^{125}I 标记 Ald、Ald 系列标准品、缓冲液、阻断剂、分离剂等。

3. 操作步骤 严格按照试剂盒说明书操作，注意放射性污染。

4. 参考范围 ①普通饮食（卧位）：$59.5\sim173.9$pg/mL；②低钠饮食（卧位）：$121.7\sim369.6$pg/mL。

5. 评价

（1）采用肝素抗凝血浆测定，每 1mL 标本中加肝素注射液（12500U）10μL。应避免溶血，严重溶血可使结果升高 2 倍。

（2）实验中采用二抗-PEG 分离，最好使用圆底试管，沉淀更容易集中。

（3）血浆钾、钠离子水平的变化对于血浆 Ald 水平影响很大，在钾、钠离子相对稳定的状态下测定 Ald 水平才有意义。

第四章 ▶▶

心电图

第一节　正常心电图及测量

心电图纸由竖线和横线划分成小格，每隔 4 条细线划一条粗线，由细线构成的方格习惯称为小格，粗线间则称为大格。

1. 测量方法

（1）心电图记录纸

① 心电图纸为相隔 1mm 的竖线和横线，竖线间代表时间，横线间代表电压。

② 描记心电图时，如果记录纸移动的速度为 25mm/s，两细竖线之间相距为 1mm，每 1 小格＝0.04s，每 5 小格＝0.20s。做心电图时必须先定标准电压（定标），如果 1mV 电压使描记笔向上移 10 个小格，则每小格为 0.1mV，如上移 5 个小格，每小格为 0.2mV（图 4-1）。

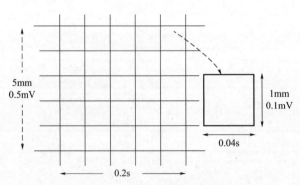

图 4-1　心电图的度量单位

（2）各波及间期的测量：见图 4-2。

① 时间测量：选择波形比较清晰的导联，从波形起始部的内线（凸面起点）量到波形终末部分的内缘（凸面终点）。

② 电压测量：向上波，从等电位线上缘垂直量到波形的顶端；向下波，从等电位线下缘垂直量到波形的最低点。

③ S-T 段测量：QRS 波群的终末部分与 S-T 段起始的交接点，称为 J 点。自 J

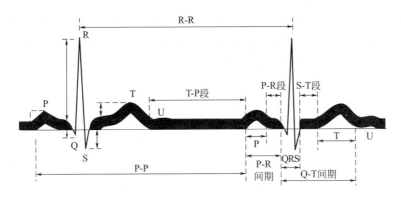

图 4-2 心电图各波及间期测量

点后 0.04s 处开始测量（指 S 波的终点与 S-T 段的起点交接处）。当 S-T 段抬高，从等电位线上缘至 S-T 段上缘测量。S-T 段压低，则相反。

④ 心率测量

计算法：心律整齐时，测 5 个 P-P 或 R-R 的间隔时间，求平均值，代入公式：心率＝60/[P-P 或 R-R 间期(s)]。

简易法：数 6s 内的 P 波或 R 波的数目再乘以 10，即为每分钟的心率数。

⑤ 心电轴测量：心电图分析中，常把心电轴分析作为一项指标，它对诊断心室肥厚、左前、左后分支传导阻滞等有一定帮助。可根据查表法、作图法或简易判断法分析电轴是否正常。

简易判断法：根据Ⅰ和Ⅲ导联 QRS 波主波方向判断。

Ⅰ导联主波向上，Ⅲ导联主波向下，提示心电轴左偏；Ⅰ导联主波向下，Ⅲ导联主波向上，提示心电轴右偏；Ⅰ导联主波向上，Ⅲ导联主波向上，提示心电轴正常。

⑥ 心脏转位：正常心电图，心室除极时 V_1、V_2 导联 QRS 波群呈 rS 型，R/S＜1，V_5、V_6 导联 QRS 波群呈 qRs 型，R/S＞1。V_3、V_4 导联探查电极位置相当于室间隔，R 与 S 波几乎相等，R/S≈1。将 V_1～V_5 排列起来看，R 波逐渐增高，S 波由深变浅。如心电图胸前导联 R 与 S 波比例不符合此规律，表明心脏可能有转位。例如 V_5 的 R/S≤1，说明右心室特征图形向左侧转，称顺钟向转位（从下往上看）。相反，如 V_3 出现 qRs 波表示左心室图形转向中间，称逆钟向转位（图 4-3）。

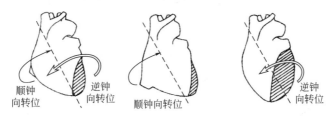

图 4-3 心脏转位示意图

2. 正常心电图各波、段的时间与电压的正常范围 典型心电图包括 P、Q、R、

S、T 5 个波，2 个平段（P-R 段、S-T 段），2 个间期（P-R 间期、Q-T 间期）。

（1）P 波：①在 QRS 波之前；②在 Ⅱ、aVF、$V_4 \sim V_6$ 直立，aVR 倒置；③时间：<0.11s；④电压：肢体导联<0.25mV，胸导联<0.15mV；⑤形态：光滑呈圆钝形。

（2）P-R 间期：由 P 波的起点测到 QRS 波的起点，这段时间包括窦房结激动后，引起心房的激动，通过房室交界区传到心室激动之前的一段时间。一般在 Ⅱ 导联上测量。成人正常范围是 0.12～0.20s。与年龄、心率有关，心率快的 P-R 间期短；心率慢的 P-R 间期稍长。

（3）QRS 波群：①时间：成人正常范围 0.06～0.10s，测量一般选用 QRS 最宽大的导联或 V_3 导联测量；②Q 波：在有小 q 波的导联上其宽度<0.04s；③室壁激动时间（VAT），指心室肌从心内膜到心外膜除极所花时间，以了解心室是否肥厚。右室壁激动时间 V_1 导联 VAT：0.01～0.03s，左室壁激动时间 V_5 导联 VAT：0.02～0.05s；④电压：$R_{V1}<1.0mV$，$R_{V5}<2.5mV$，$S_{V1}<1.2mV$，最深的<2.4mV，$R_{V1}+S_{V5}<1.2mV$，$R_{V5}+S_{V1}<3.5mV$（女）～4.0mV（男），$R_{aVL}<1.2mV$，$R_{aVF}<2.0mV$，$R_{aVR}<0.5mV$。

在有小 q 波的导联上（V_5、Ⅰ、Ⅱ、AVL、AVF 等），q 波电压不应超过1/4 R 波。

若 3 个标准导联每个导联上的 R＋S 电压<0.5mV 或三者的总和<1.5mV，称为低电压。

（4）S-T 段：代表心室肌细胞复极过程的第 1、2 相，由于此时电位变动速度慢、变动幅度小，基本上与心电图基线一致，正常不应偏高或偏低太多。在以 R 波为主的胸导联上 $V_4 \sim V_6$ 的 S-T 段，抬高≤0.1mV，$V_1 \sim V_3$ 抬高<0.3mV。任何一个胸壁导联，S-T 段压低不应>0.05mV。在肢体导联上，S-T 段可能高出基线 0.1mV，降低不应>0.05mV。

（5）T 波：为心室的复极波。方向与主波方向一致。形态是上升支长，下降支短。在 R 波较高的导联上，T 波不应低于 R 波的 1/10。

（6）Q-T 间期：从 QRS 波群的起始点量到 T 波的终点。最好选择一个 T 波较为高大、明显的导联来测量较为准确。Q-T 间期的长短与心率有关，心率较快时 Q-T 间期越短，心率慢则反之。

（7）U 波：与 T 波方向一致，高度<同导联 T 波的一半。

第二节　异常心电图波形

一、心房肥大

心房壁甚薄，当腔内血容量增加或压力增大时，多表现为扩张而很少出现心房壁增厚。心电图表现在 P 波的形态、电压与时间的变化。窦房结位于右心房上腔静脉入口处侧壁的心内膜下，激动自右心房传至左心房，故 P 波的前 1/3 主要来源于右心房，后 1/3 来自左心房，而中 1/3 为左右心房的重叠。

1. 左心房肥大 左心房扩大时 P 波终末部时间延长，从而使整个心房的除极时间，即 P 波时间相应延长，超过正常范围。导联 Ⅰ、Ⅱ、aVL 可显示 P 波增宽，且呈 "M" 形双峰。因 P 波终末部向后，使 V_1、V_2 导联 P 波出现正负双相（图 4-4）。

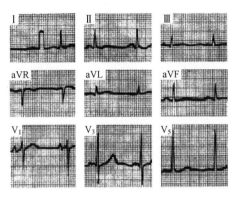

图 4-4　左心房肥大

Ⅰ、Ⅱ、Ⅲ、aVF、V_3、V_5 导联 P 波有明显切迹，宽为 0.12s，P_{V_1} 正负双相

左心房肥大的心电图特征：P 波时间延长 ≥0.12s；P 波形态呈双峰，峰间距离 >0.04s；呈正负双向，负向波 >0.04s，深度 >1mm；Ptf-V_1 绝对值 >0.04mm/s；P 波宽度与 P-R 段比值超过 1.6。

2. 右心房肥大 右心房扩大时，除极时间虽较正常有所延长，但仍不致延长至左心房除极结束之后，整个心房除极时间不超过正常时。但 P 波电压增高表现为 P 波高耸（图 4-5）。

右心房肥大心电图特征为：P 波时间正常；$P_Ⅱ$、$P_Ⅲ$、P_{aVF} 电压高达 0.25mV 以上，$P_Ⅰ$ 高达 0.15mV 以上；P 波形态高尖。

二、心室肥厚

左心室或右心室的心肌肥厚时，常不累及心脏的传导系统。左心室或右心室肥厚达到一定程度往往在心电图上可出现明显的特征，尤以胸导联的改变意义更大。由于一侧心室肌肥厚，必然会影响心脏除极的方向及大小，激动从心内膜传到心外膜所花费的时间要相应地延长。心室肌肥厚可引起复极过程的 "继发性" 改变。心肌肥厚达到一定程度时，心室肌纤维间微血管数并不随之增加，造成相对性心肌缺血、纤维化等组织学改变，复极过程不但有 "继发性" 改变，而且也多伴有原发性改变。心室肌除极及复极过程的变化，使心室除极复极时的心电综合向量产生相应的改变，因而在不同导联的心电图中可以看出 QRS 波群及 ST-T 的异常表现。根据这些表现的特点，往往能比较正确地判断出是否存在左心室或右心室肥厚，是否有心肌劳损。

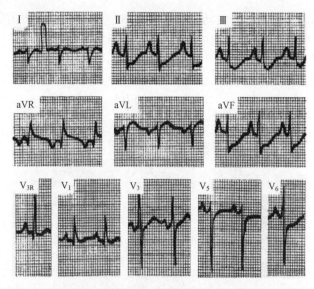

图 4-5 右心房肥大

P_I、P_{III}、P_{aVF}、P_{V6} 均高耸，宽为 0.08s，电压 0.4mV

1. 左心室肥厚 左心室肥厚时心室的除极顺序并不发生明显的变化，而仅由于左心室肥厚和扩张，左心室壁的除极面增大，其自内膜向外膜下层心肌除极时间也将因室壁的肥厚而有所延长。在正常情况下，左心室比右心室厚。当左心室肥厚时，心室除极顺序并未发生变化，故各导联上 QRS 波群的形态多无大变化，只是心室除极心电向量更加偏左。反映为左心室心电图的导联 R 波高大及左心室壁激动时间超过 0.05s（图 4-6）。

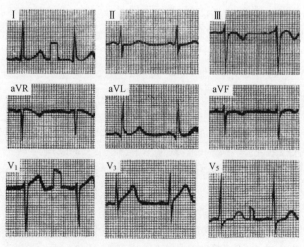

图 4-6 左心室肥厚

轴心偏左（-3°），QRS 间期 0.07s。

V_1 呈 rS 波，V_5 呈 Rs 波，R_{V5} = 4.6mV（V_5 的定标 1mV 为 5mm），R_{V5} + S_{V1} = 6.8mV。

R_{aVL} = 1.4mV，ST_{V5} 稍压低，T 波直立

左心室肥厚的心电图特征：$R_{V5 \sim V6}$ 电压 $>2.5mV$；$R_{V5}+S_{V1}$ 电压 $>3.5mV$（女）或 $4.0mV$（男）；R_{aVL} 电压 $>1.2mV$ 或 R_{aVF} 电压 $>2.0mV$；$R_{I}+S_{II}$ 电压 $>2.5mV$；电轴左偏；$VAT_{V5}>0.05s$，QRS 时间可达 $0.10 \sim 0.11s$；反映左心室图形的导联（如 I、aVL、V_5 等）可有 S-T 段压低，T 波低平、双向及倒置等变化。

在心电图诊断中，QRS 波群电压增高是左心室肥厚的一个重要特征。但左心室电压增高亦可见于正常儿童及胸壁较薄的青年人，故诊断左心室肥厚时须结合病史。

2. 右心室肥厚 右心室壁原来就比左心室壁薄（厚度只有左心室壁的 1/3），当右心室肥厚时，它与左心室原有厚薄度的差距缩小，左心室壁的除极电势依然占优势。只有当右心室壁肥厚相当明显时，才能使心室除极的综合向量的方向以及 QRS 波群的形态发生相应的改变（图 4-7）。

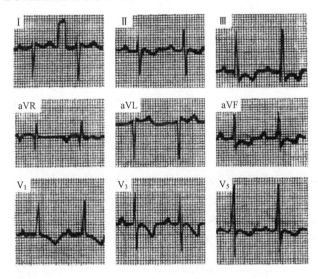

图 4-7 右心室肥厚

V_1 呈 R 波，$R_{V1}=1.4mV$，$R_{V1}+S_{V5}=2.3mV$，$R_{aVR}=0.5mV$；$ST_{III,aVF,V5}$ 压低，并继以倒置的 T 波；提示右室肥厚及心肌劳损，并有一度房室传导阻滞

右心室肥厚心电图特征：右心导联 R 波增高，S 波变浅，R_{V1} 电压 $>1.0mV$，$R/S>1$；$R_{V1}+S_{V5}$ 电压 $>1.2mV$，R_{aVR} 电压 $>0.5mV$；$VAT_{V1}>0.03s$；电轴右偏；反映右心室图形的导联可有 S-T 段下降及 T 波倒置等变化。

心电图对右心室肥厚的诊断并不敏感，需待心室肥厚达相当程度时，心电图才能发生变化。V_1 呈 qR 或 rsR' 波，以及 $V_1 \sim V_5$ 的 R/S 比例的变化，R_{aVR} 的电压升高及心电轴的明显右偏均可认为是诊断右心室肥厚的可靠指标。其他的如 V_1 室壁激动时间延长、ST-T 等改变，在诊断上往往仅有参考价值。

3. 双侧心室肥厚 当心脏的左、右心室同时肥厚时，由于双方心电向量抵消的作用，心电图上可无特殊改变或仅反映占优势的一侧改变。可同时表现左心室与右心室肥厚的特征心电图变化极少见。由于左心室壁比右心室壁厚，因此双侧心室肥厚仅显示单纯左心室肥厚较右心室肥厚为多，这种类型的心电图图形改变较为多见（图 4-8）。

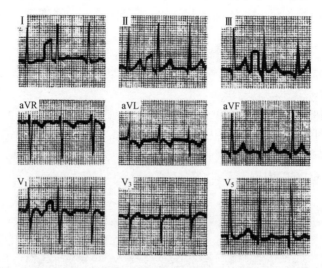

图 4-8　左右心室肥厚

V_1 呈 RS 波，$R_{V1}=3.3mV$，V_5 呈 qR 波，$R_{V5}=7.7mV$，$R_{aVF}=2.2mV$，$R_I+R_{III}=5.8mV$。故为左右心室肥厚同时存在。T_I 低平，T_{aVF}、V_1 倒置，T_{V5} 负正双相，尚伴有心肌劳损

心电图图形改变如下。

（1）心电图上出现右心室肥厚图形特征，同时伴有下列一项或多项改变：①电轴左偏；②R_{V5} 电压异常增高；③$R_{V5}+S_{V1}>4.0mV$。

（2）心电图上有左心室肥厚的明显表现，同时又伴有以下一项或多项改变：①显著电轴右偏；②显著顺钟向转位；③V_1、V_2 导联 $R/S>1$，$R_{aVR}>0.5mV$ 且 R 波>Q 波；④V_1 的室壁激动时间>0.03s。

三、束支传导阻滞

在房室束支或束支以下的传导组织中，激动不能正常传导，使心室除极程序改变，统称为心室内传导阻滞，其中以束支传导阻滞为常见。根据束支传导受损部位的不同，又可分为左束支、右束支、双侧束支、左前分支、左后分支及小束支传导阻滞等。正常情况下，左、右束支应同时开始激动两侧心室。如一侧传导时间较对侧延迟 0.04～0.05s 以上，延迟侧心肌则由对侧激动通过室间隔心肌来兴奋，产生宽大畸形的 QRS 波群。QRS 波群时限在 0.11～0.12s 者，心电图诊断为"不完全性束支传导阻滞"；QRS 波群时限超过 0.12s 者，心电图诊断为"完全性束支传导阻滞"。由于束支传导阻滞时，心脏除极途径发生改变，复极顺序亦随之变化，故有继发性的 ST-T 改变。束支传导阻滞不引起自觉症状，除心音分裂外亦无特殊体征，往往借助心电图表现确诊。

1. 左束支传导阻滞　由于左侧束支传导障碍而右侧束支传导正常，室间隔的激

动顺序发生改变，除极的方向与正常人相反，室间隔的除极开始于右侧下部穿过室间隔自右前向左后方进行。心室的激动只能沿右束支下传，使室间隔右侧及其近邻的右心室壁先除极。随后激动通过室间隔肌在左心室壁内缓慢传导，因而整个心室的除极过程明显延长。

QRS波群形态的特征最具有临床意义。在胸前导联中改变最为明显，V_1、V_2导联呈现一宽大而深的 QS 或 Rs 波（R 波极小）。由于除极的方向是由右向左，因而 V_5 导联不会产生 q 波，而形成宽大粗钝的 R 波，复极由右心室开始，所以 V_5 导联上表现有 ST 段压低与 T 波倒置。

完全性左束支传导阻滞的心电图特征：QRS 波群时间延长 0.12s 以上，V_5、V_6 导联呈宽钝 R 波，无 q 波，ST 段下移，T 波倒置；V_1、V_2 导联呈 QS 或 rS 波形，ST 段抬高，T 波直立；其他导联上有相应改变，如 I、aVL 的 R 波宽大有切迹（图 4-9）。

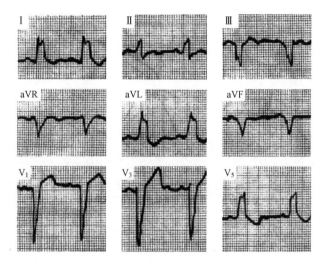

图 4-9　完全性左束支传导阻滞

各导联 QRS 波宽大畸形，时限 0.16s。

V_1 呈 QS 波，I、aVL、V_5 呈 R 波，$R_{I、aVL、V_5}$ 有切迹，呈 M 型。

$ST_{I、aVL、V_5}$ 下降并继以倒置的 T 波，$ST_{V_1、V_2}$ 抬高及 T 波直立

左束支分支传导阻滞左房室束支分为左前分支和左后分支。左前分支展开的传导纤维网分布于左心室间隔上部及前壁、侧壁，除极综合向量偏向左上方，左后分支展开的传导纤维网分布于室间隔后下部及后壁、下壁，除极综合向量偏向右下方。两组传导纤维网互相吻合，两分支同时传导产生的综合向量指向左下方。若其中一个分支发生传导阻滞而另一分支正常，则将出现心电轴的偏移（图 4-10）。

（1）左前分支传导阻滞：当左前分支传导阻滞时，左心室开始除极后，激动首先沿左后分支向右下方使室间隔后下部及膈面除极，然后通过浦肯野纤维向左上以激动心室前侧壁。

左前分支传导阻滞的心电图特征：电轴左偏常在 $-60°$ 以上；QRS 波群：aVL、

Ⅰ呈 qR 型，q 波不超过 0.02s，aVF、Ⅱ、Ⅲ呈 rS 型；QRS 时间正常或稍长，一般不超过 0.11s（图 4-11）。

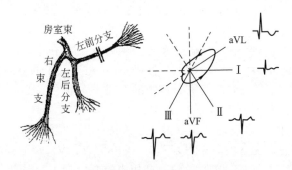

图 4-10 左前分支传导阻滞图形的形成机制

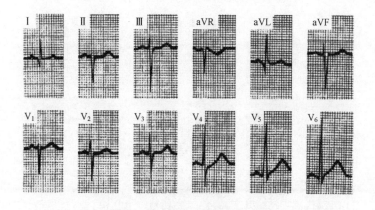

图 4-11 左前分支传导阻滞

轴心偏左偏（−64°），QRS 时限 0.08s。

Ⅱ、Ⅲ、aVF 呈 rS 波，Ⅰ、aVL 呈 qR 波，此 q 波虽深（＞1/4R），但不宽（＜0.04s）。

胸导联 QRS 波及 ST-T 波无明显异常

（2）左后分支传导阻滞：在左后分支传导阻滞时，左室除极开始后，激动先沿左前分支进行，室间隔前上、前壁先除极，随后室间隔后下部、膈面、后壁除极（图 4-12）。左后分支传导阻滞的心电图特征：电轴右偏约 120°；QRS 波群：aVL、Ⅰ呈 rS 型，aVF、Ⅱ、Ⅲ呈 qR 型；QRS 时间正常或不超过 0.11s；胸前导联一般无变化（图 4-13）。

2. 右束支传导阻滞 右束支传导阻滞在常规心电图检查中远较左束支传导阻滞多见。当右束支发生完全性传导阻滞时，心室的激动完全靠左束支下传。因此室间隔的除极并无明显改变，其综合向量与正常人一样。右心室的除极却发生了显著的延缓，这是激动不能沿右束支下传，而依靠激动自左心室通过心肌缓慢地传导。最初的自左向右除极可在 V1 形成小 r 波，左心室的正常除极 V1 形成 s 波，自左向右的缓慢传导故 V1 形成 R′波。由于心室除极顺序的改变，相应产生继发性 ST-T 改变。

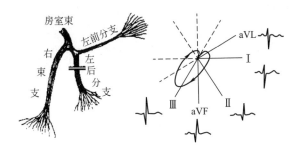

图 4-12 左后分支传导阻滞图形的形成机制

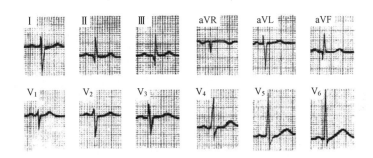

图 4-13 左后分支传导阻滞

QRS 时限 0.08s，轴心偏右（168°），Ⅰ、aVL 呈 rS 波，Ⅱ、Ⅲ、aVF 呈 qR 波，
胸导联 QRS 波及 ST-T 无明显变化

完全性右束支传导阻滞的心电图特征：V_1 呈 rSR′ 型，ST 段下降，T 波倒置；V_5 呈 qRS 型，S 波增宽，ST-T 改变与 V_1 相反；QRS 波时限在 0.12s 以上（图 4-14）。

不完全右束支传导阻滞图形改变与完全性相似，仅 QRS 波时限<0.12s。

3. 双束支传导阻滞 双束支传导阻滞是指双侧束支传导阻滞、右束支加左前分支传导阻滞或右束支加左后分支传导阻滞。左束支、右束支同时发生传导阻滞。如完全性者，则来自心房的激动不能下传，呈三度房室传导阻滞图形。右束支传导阻滞伴左前分支传导阻滞，心电图表现为右束支传导阻滞的特征及电轴左偏。右束支传导阻滞伴左后分支传导阻滞，心电图表现为右束支传导阻滞的特征及电轴右偏。

四、慢性冠状动脉供血不足

慢性冠状动脉供血不足的患者在安静休息状态下，约 2/3 患者的心电图呈现某些异常改变。部分原因是冠状动脉供血不足引起缺血，部分因心肌长期缺血使心肌或心脏传导系统发生退行性改变。

慢性冠状动脉供血不足主要是冠状动脉狭窄引起的心内膜下心肌的损伤型改变，及其支配区域心肌的缺血型改变，因而在某些导联记录出 ST 段轻度压低及 T 波倒置。

慢性冠状动脉供血不足的心电图特征：ST 段呈水平形或下斜形压低；T 波低

平或倒置；各种传导障碍及异位心律；可有 QRS 低电压（图 4-15）。

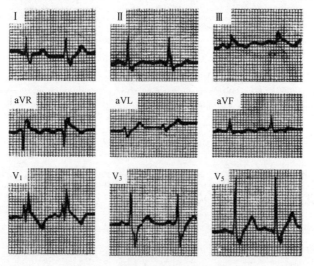

图 4-14　完全性右束支传导阻滞

电轴正常，QRS 时限 0.12s。V₁呈 rSR′波，呈 M 型，S I 、Ⅱ、V3、V5均较宽而且粗钝，RaVF钝挫。

V₁导联 ST 段下垂，T 波倒置，为继发性 ST-T 改变

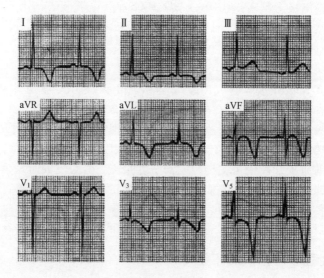

图 4-15　冠状动脉供血不足

V₁呈 rS 波，V₅呈 Rs 波，STV5呈弓形降低，T I 、Ⅱ、aVF、V5均呈对称性倒置，

TV5深达 1.6mV，为冠状 T 波

五、急性心肌梗死

急性心肌梗死是冠状动脉供血突然中断所引起的供血区心肌细胞损伤和坏死。心电图对本病的诊断有极大价值。临床上多数患者出现明显的梗死症状，但不容忽

视的是一部分患者症状并不典型，甚至呈"无痛性"心肌梗死。即使有典型的症状，也难以鉴别不稳定型心绞痛、急性心包炎等。及时地进行心电图检查，可确诊急性心肌梗死并推测心肌梗死的病程及其发展情况。

1. 急性心肌梗死基本心电图改变　冠状动脉突然阻塞后，其供血区域发生缺血。血管阻塞区的心肌供血完全断绝，引起缺血性坏死。一块心肌梗死后，其中央部分渐趋坏死，全部近中心的周围心肌严重损伤，外围区域则处于缺血状态，因而在心电图上产生坏死型、损伤型和缺血型三类变化。

（1）坏死型变化：坏死心肌已无活动，既不能极化，也不能除极、复极，不能再产生心电向量。而其他部分心肌照常除极，因而置于坏死心肌表面的电极是记录其余健康心肌的除极向量。健康心肌的除极向量与坏死区域背道而驰。所以对着坏死区的探查电极上出现向下的波，即宽而深的 Q 或 QS 波。

（2）损伤型变化：当心肌因严重缺血而造成损伤时，在心电图上显示 ST 段移位，在不同导联上可表现为 ST 段上抬或下移，且呈单向曲线特征性变化。如探查电极面对损伤区，则 ST 段呈穹窿形抬高，电极背向损伤区，ST 段明显降低。

（3）缺血型变化：心肌缺血对心肌所造成的损害较心肌坏死或心肌损伤为轻，不影响心肌的除极作用，故不引起 QRS 波群的改变。缺血的心肌首先表现为复极时间的延长，在全部心肌的复极过程中，缺血部位的心肌复极时间延后，对着外周缺血区域的探查电极上出现缺血型心电图，表现为 T 波倒置。这是因为处于缺血状态的心肌虽然保持正常除极功能，但复极程度已受影响。

2. 急性心肌梗死的定性诊断　由于急性心肌梗死有一个发生发展的演变过程。按照临床病理演变，心肌梗死分为急性性心肌梗死、亚急性心肌梗死和陈旧性心肌梗死，相应地在心电图上亦有不同的表现。

（1）急性心肌梗死：ST 段显著移位为主要特点，面对损伤区的导联 ST 段呈穹窿形抬高，与 T 波融合，形成单向曲线；背向损伤区的导联，则呈相反的变化。此时亦可能出现大 Q 波及 T 波倒置（图 4-16）。异常 Q 波何时出现视中心区组织坏死的发展速度而定。

（2）亚急性心肌梗死：梗死数天后，如病情好转，已坏死的心肌无法修复，故 Q 波仍然存在。在损伤区由于细胞膜的修复，细胞膜漏电现象减轻，ST 段移位程度亦趋向好转。因冠状动脉供血不足的病变仍然存在，T 波更趋于倒置，此为恢复期心电图改变，心电学称为心肌梗死反应期。

（3）陈旧性心肌梗死：病情进一步好转，损伤区心肌细胞完全修复，细胞膜不再漏电，故 ST 段恢复至等电位线，坏死区形成瘢痕后亦不能如正常心肌发生除极，故形成的 Q 波永久不变。亦有少数病例，在长期衍变过程中 Q 波消失，这可能是坏死范围小，瘢痕组织收缩，被周围正常心肌所包围而使其淹没，相对远置的记录电极已记录不到 Q 波。ST-T 的改变视心肌缺血情况而出现不同程度的 ST 段压低及 T 波倒置。

3. 心肌梗死的定位诊断　可根据哪些导联上出现异常 Q 波或有 ST 段的移位来确定心肌梗死的部位。心肌梗死的定位诊断，是根据探查电极朝向梗死区时所反映

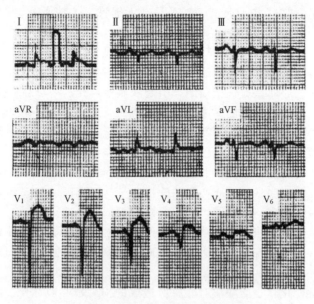

图 4-16　急性前壁心肌梗死

V₁呈 rS 波，V₁～V₅呈 QS 波，V₆呈 qr 波。

ST I 、aVL、V1～V5呈穹窿形单向曲线。是急性心肌梗死早期心电图改变。

Ⅰ、aVF 呈 qR 波，Ⅲ、aVF 呈 rS 波，电轴左偏，符合左前分支传导阻滞

的"心肌梗死基本图形"来确定的。到目前为止，心电图在判断心肌梗死部位的各种方法中，仍不失为简便易行且较准确的临床诊断方法。

（1）前壁心肌梗死：主要变化反映在 V_2～V_5 导联上出现异常 Q 波和 ST 段抬高，以后 T 波可倒置。梗死对侧面的Ⅱ、Ⅲ、aVF 导联呈相反的变化（图 4-16）。

（2）前间壁心肌梗死：在 V_1～V_3 导联上表现为 ST 段抬高和 Q 波形。肢体导联常无变化（图 4-17）。

（3）前侧壁心肌梗死：主要表现为 V_4～V_5 出现 ST 段抬高和坏死型 Q 波，Q $>1/4$R，宽度>0.04s，与此相对应的是 V_1～V_2 导联中，R 波较前明显增高，增宽。在Ⅰ及 aVL 导联中常可出现坏死型 Q 波（图 4-18）。

（4）下壁（膈面）心肌梗死：主要反映在肢体导联Ⅱ、Ⅲ、aVF，梗死对侧面的Ⅰ及 aVL 导联呈相反的变化（图 4-19）。

（5）正后壁（真后壁）心肌梗死：在常规 12 个导联无异常 Q 波出现，由于左心室后部心肌梗死失去除极电势而只表现梗死的对侧右胸前导联 V_1～V_2 的 R 波增大，并伴 ST 段压低及 T 波高尖，只有加做 V_7～V_9 时方可见大 Q 波（图 4-20）。

心肌梗死的完整诊断，应包括定性和定位。先根据 ST 段移位程度确定其时期，然后以各个导联上的变化来判断其梗死的部位。

六、心肌炎

在临床上心肌炎往往是一个比较难以确定的诊断。心电图检查也只是在心肌病

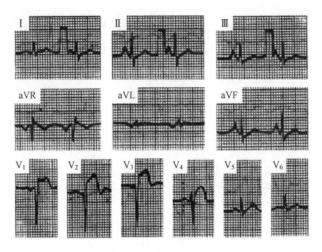

图 4-17 急性前间壁心肌梗死

$V_1 \sim V_3$呈 QS 波，ST 段呈明显穹窿形抬高。

V_4呈 rS 波，ST 段亦略抬高。V_5、V_6呈 Rs 波

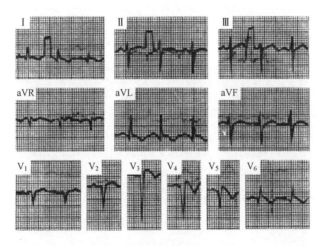

图 4-18 亚急性前侧壁心肌梗死

aVL 呈 qR 波，Ⅱ、Ⅲ、aVF 呈 rS 波。

V_1呈 rS 波，$V_2 \sim V_5$呈 QS 波，V_6呈 qR 波。

$ST_{Ⅰ、aVL、V3\sim V6}$呈穹窿形抬高。$T_{Ⅰ、aVL、V4\sim V6}$波倒置

变已达到一定程度，影响了心脏的传导系统和心肌除极、复极过程时，才能够在心电图上有所反应。说明心电图诊断心肌炎的价值是有限的，故心电图检查必须与临床其他资料结合起来才有意义。

心肌炎较为常见的心电图改变如下。

（1）传导阻滞：以 P-R 间期延长最为多见。少部分有不完全性或完全性房室传导阻滞，亦有出现左束支或右束支传导阻滞。

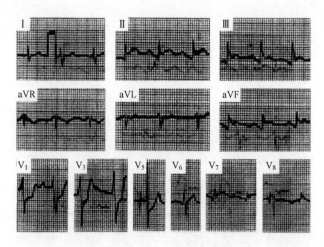

图 4-19　急性下壁心肌梗死

Ⅱ、Ⅲ、aVF、V_7、V_8导联有明显 Q 波，

ST 段呈穹窿形抬高 0.2mV，且与 T 波相融合，$ST_{V1\sim V5}$显著压低

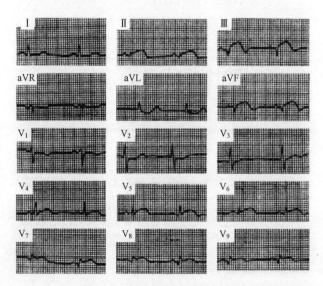

图 4-20　急性下壁伴正后壁心肌梗死

（2）ST 段与 T 波的改变：ST 段多属轻度压低，T 波平坦、双相或倒置亦是常见的心电图特征。ST-T 的改变多与病变的发展与缓解相平行，有助于疾病的动态观察和治疗效果评定。

（3）Q-T 间期的延长：Q-T 间期代表心室全部除极、复极的时间，理论上推断心肌发生炎症变化时势必影响心肌的复极过程，使 Q-T 间期延长。但实际情况并非所有心肌炎均有 Q-T 间期延长。

（4）各种异位节律：以期前收缩、心动过速、心房颤动或心房扑动较为常见。

这些心电图表现均为非特异性改变，须密切结合临床其他检查才能作出正确判断。

七、心包炎

各种病因所致的心包炎，其心电图特征都是相似的。心包炎症时，心外膜下浅层心肌纤维势必受累，从而产生损伤电流而发生 ST-T 的改变。另外由于心包内有液体渗出，使心肌产生的电流发生"短路"，而常有低电压的改变（图 4-21、图 4-22）。

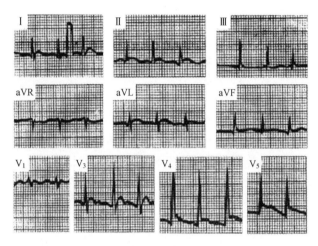

图 4-21　急性心包炎

V_1 呈 rS 波，V_5 呈 qR 波。

除 ST_{aVR}、ST_{V1} 外，各导联 ST 段均抬高，且与 T 波融合，尤以 $V_3 \sim V_5$ 最为明显

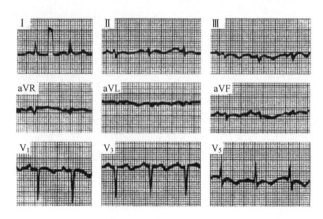

图 4-22　慢性心包炎

肢体导联低电压。ST 段 aVR 导联稍抬高，T_{aVR} 波直立，T_I、T_{aVL}、T_{V1}、T_{V5} 波均倒置

心包炎的心电图特征：除 aVR 导联外，ST 段呈广泛的弓背向下抬高；T 波早期直立，以后可平坦或倒置；QRS 波普遍呈电压过低，有时出现电交替；可有窦性心动过速。

在临床心电图中，ST 段的抬高对诊断急性心包炎有很大帮助。而慢性心包炎的心电图中往往只能看到后三项特征。

第三节 心 律 失 常

一、心律失常总论

1. 心律失常的发生机制 正常心脏激动起源于窦房结，经传导系统依次下传至心房、房室结、房室束、左右束支及心室，激动整个心脏。若激动的产生或传导异常，则可引起心脏节律改变，称为心律失常。

心肌细胞具有兴奋性、传导性和收缩性等几种基本性能，但心脏的自律性（即不受到外来刺激而能自动地发生激动）则仅为一部分特殊心肌细胞所具有。这种自律性细胞多数集中在窦房结内，一部分分布在房室连接组织，也有些分散在心室传导系统（房室束、束支、传导纤维网）和心房内。

各处自律性细胞发生自动节律的频率并不相同，窦房结细胞的固有频率为每分钟 80 次左右，房室连接组织固有频率较低，每分钟 50 次左右，心室内自律性细胞的固有频率更低，每分钟 30 次左右，因此正常心脏的节律总是以窦房结的频率优势控制。

（1）自律性异常：各部位自律性细胞固有频率之所以高低不同，主要是与第 4 相电位改变的速度有关，取决于第 4 相斜升线的坡度、阈电位的高低及最大舒张期电位的高低。房室连接组织自律性细胞第 4 相的坡度较平，心室传导系统内自律性细胞的第 4 相坡度更平，它们达到阈电位所需时间必然长一些，所以其固有频率均较窦房结低。正常情况下房室连接组织与心室内自律性细胞或任何其他部位的自律性细胞实际上处于潜伏状态，不可能发挥其自律性作用。只有当窦房结细胞因某种原因出现频率明显减慢时，或者房室连接组织或心室内自律性细胞因某种原因而频率加快时，才有可能发生窦房结以外的心脏节律，后者统称为异位节律。

（2）触发活动：是一种异常的细胞电活动，它发生在两个先前存在的动作电位的除极波后，故称后除极。后除极可出现在心肌细胞复极早期，即早期后除极。早期后除极发生在动作电位 2 相及 3 相。后除极也可出现在完全复极之后，即延迟后除极。延迟后除极发生在复极终末或复极完后，即动作电位的 4 相。这些后除极电位如达到阈电位便引起触发活动。触发活动可只引起一次激动，也可连续出现多次。

（3）传导异常：激动的传导异常，最常见的是传导障碍，也就是传导延缓，甚至传导阻滞。相邻细胞顺序除极的过程就是传导。兴奋传导的快慢受以下因素影响：①动作电位 0 相除极速度越快，传导速度越快，反之则慢；②兴奋前的膜电位水平是影响 0 相除极速度和振幅的重要因素。膜电位在 -90mV 时传导最快，膜电位越低（负值减小），钠通道失活越严重，兴奋时 0 相除极速度越慢，振幅也越低，传导速度也就越慢，直到最后发生传导阻滞；③心肌细胞正常的传导都是双向的。但在病理情况下，传导可以只限于一个方向，而另一方向的传导则变为阻滞，这种现象称为单向阻滞。引起的机制可能为病变严重程度不同，激动从病变重的一端走向病变轻的一端较容易，反之，从病变轻的一端来的激动受到递减传导关系，到达病变重的一端不易通过，便发生阻滞。

（4）折返现象：当一次激动从心脏的某一处发生后，经过向下传导又回到原处再次引起激动，这种现象称为折返现象。正常情况下，窦房结发出的冲动顺序地经过心房、房室交界区、浦肯野纤维到达心室，使之全部激动。当心肌存在异常的复极不均状况，激动只能沿复极早的心肌传导。如激动在心肌的某一部位传导一段时间，原先处于抑制状态的心肌度过了不应期，激动便能通过该抑制区折回到原先已经激动过的心肌处，如果这些心肌已经脱离了前次的不应期则能再次激动，便形成折返激动。激动折返，必须有 3 个条件：①环形通道使激动可以循环运行；②单向传导阻滞；③传导速度减慢。

2. 心律失常的分类

（1）激动起源异常

① 窦性心律失常：窦性心动过速、窦性心动过缓、窦性心律不齐、窦性停搏。

② 异位心律：①被动性异位心律：房性心律；交界性逸搏及交界性自搏心律；室性逸搏及室性自搏心律。②主动性异位心律：期前收缩（房性、交界性、室性）；异位性心动过速（房性、交界性、室性）；扑动（房性、室性）、颤动（房性、室性）。

（2）激动传导异常

① 传导阻滞：窦房传导阻滞、房内传导阻滞、房室传导阻滞（一度、二度、三度）、室内传导阻滞（左束支、右束支、半束支、双束支及三束支等）。

② 传导途径异常：预激综合征。

③ 干扰：单纯干扰、房室分离。

（3）激动起源与传导均有异常：①并行心律；②反复心律。

3. 心律失常的诊断 心电图为诊断心律失常的最精确的方法。其优越性特别在于能明确地显示心房的活动规律及其与心室活动的关系。而这一点仅靠一般物理检查方法很难达到。为了查明心律情况，一般宜选择 P 波与 QRS 波群较为清楚的导联循序进行分析。

（1）测量 P-P 间距，计算心房率：注意有无特殊提前出现的 P 波或有无 P 波缺失，观察 P 波的形态是正向传导的窦性 P 波，还是逆向传导的结性 P 波、异位 P 波、锯齿状的扑动波、不规则的颤动波。

（2）测量 R-R 间距，计算心室率：注意有无提前出现的 QRS 波或有无 QRS 波群的脱漏。观察 QRS 波群形态有无畸形或间期增宽。检查 P 波与 QRS 波之间的顺序关系，测定 P-R 间期是否正常：观察 P-R 间期是固定的还是逐渐延长的，或是无固定的 P-R 间期（P 与 QRS 无关）。

查明同一导联上 P 波或 QRS 波群的形态是否相同，有无形态差异的 P 波或宽大畸形的 QRS 波群，观察每个 P 波后面是否均有 QRS 波群，还是几个 P 波后才出现一个 QRS 波群，或是两者之间无关，各自有规律性。

二、窦性心律失常

凡心脏激动由窦房结起搏者，称为窦性心律。窦房结的频率一般在 60～100 次/分。影响窦房结功能的各种因素，可引起窦性心动过缓或过速、窦性心律不齐、窦性停搏。

1. 正常窦性心律　正常成人心率在 60～100 次/分。6 岁前儿童可超过 100 次/分，初生婴儿则可达 110～150 次/分。

心电图特征：P_I、R_{II}、R_{aVF}、P_{V5} 导联直立，P_{aVR} 倒置；P-R 间期>0.12s；P-P 间距相差<0.12s；P 波频率在 60～100 次/分。

2. 窦性心动过速　心电图特征：窦性心律；P 波频率>100 次/分；P-R 间期>0.12s；可能有 ST 段上斜形压低。

3. 窦性心动过缓　心电图特征：窦性心律；P 波频率<60 次/分，一般在 40～60 次/分；P-R 间期>0.12s。

4. 窦性心律不齐　心电图特征：窦性心律；在同一导联上，P-P 间距或 R-R 间距差异>0.12s。

5. 窦性停搏　心电图特征：较平常 P-P 间距显著为长，期间无 P-QRS-T 波出现，呈一平线；窦性停搏时间较长时，可出现结性逸搏；P 波暂停时间的长短与正常 P-P 间距不成倍数关系（图 4-23）。

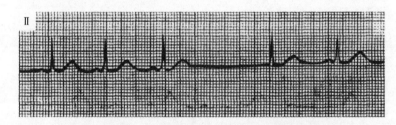

图 4-23　窦性停搏，交界性逸搏

前 3 个及第 5 个 P-QRS-T 波规整，P-R 间期 0.14s，R-R 间期 0.76～0.80s，为正常窦性心律。第 3 个 P-QRS-T 后有一较长间隙，在此等电位线中无 P 波，第 3～4 个 R-R 间距达 1.44s，与 0.76s 不成倍数关系，提示为窦性停搏。第 4 个 QRS 波前无 P 波，形状与窦性下传的 QRS 波一致，为交界性逸搏

三、主动性异位心律

主动性异位搏动是指在窦房结发出激动之前，已经由其他节奏点主动产生激动、兴奋心脏所引起的搏动。

1. 期前收缩　是最常见的一种自动性异位心律，又称为早搏或期外收缩。根据异位节律点部位的不同，可将期前收缩分为房性、房室交界性及室性 3 种，其中以室性期前收缩最为常见，房性期前收缩次之，交界性期前收缩少见。

在较长时间才出现一个期前收缩，叫作偶发期前收缩。如每分钟出现 5～6 个

以上者叫作频发性期前收缩。在同一导联上出现形态不一致的期前收缩，称为多源性期前收缩，因为形态不同，表示起搏部位不一。若在正常搏动之后，有规律地、间隔地发生期前收缩，则形成二联律、三联律。

（1）房性期前收缩心电图特征：提前出现的 QRS 波群形态正常；QRS 波群前有 P 波，但 P 波的形态与正常窦性 P 波对比来看或多或少有些差异；P-R 间期＞0.12s；期前收缩后可伴有不完全性代偿间歇。房性期前收缩后无 QRS 波群，称为未下传的房性期前收缩（图 4-24）。

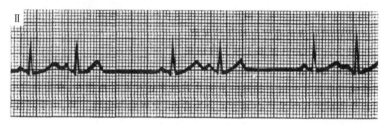

图 4-24　房性期前收缩

第 1、3、5 个 P-QRS-T 波为正常窦性节律。第 2、4、6 个 P-QRS-T 波提前出现，
P′形态略尖，与窦性 P 波不同，继之出现不完全代偿间歇，故为房性期前收缩，呈二联律

（2）交界性期前收缩心电图特征：提前出现的 QRS 波群，形态与窦性 QRS 形态相同；提前的 QRS 波群的前、后一般无 P 波。如有 P 波必定是逆行的，且 P-R 间期＜0.12s 或 R-P 间期＜0.20s；期前收缩后多伴有完全性代偿间歇（图 4-25）。

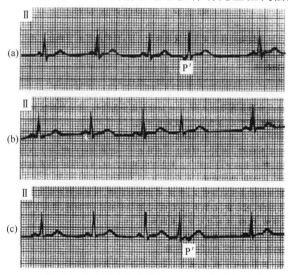

图 4-25　交界性期前收缩（3 种不同形态）

（a）第 1、2、3、5 个 P-QRS-T 波为正常窦性节律，第 4 个 P-QRS-T 波提前出现，P′波倒置，在 QRS 波之前，P-R 间期 0.08s，其后有完全性代偿间歇；（b）第 1、2、3、5 个 P-QRS-T 波为正常窦性节律。第 4 个 QRS 波提前出现，形态正常，其前后无 P 波可见（P 波埋没在 QRS 波内），QRS 波后有完全性代偿间歇；（c）第 1、2、3、5 个 P-QRS-T 波为正常窦性节律，第 4 个 QRS 波提前出现，形态正常，前面无 P′波，在 ST 段上可见一逆行 P′波，R-P 间期为 0.15s

（3）室性期前收缩心电图特征：QRS 波群提前出现，其前没有 P 波；提前的 QRS 波群宽大畸形，QRS 时限多在 0.12s 以上；期前收缩后多伴有完全性代偿间歇；T 波方向与 QRS 波群主波方向相反（图 4-26、图 4-27）。

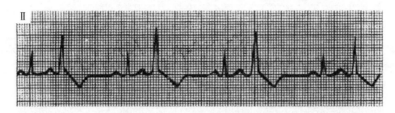

图 4-26　室性期前收缩形成二联律

单数波群为正常窦性节律，双数波群为室性期前收缩。在窦性心律 R 波之后 0.46s 按时出现室性期前收缩（期前收缩间期恒定），形成室性期前收缩二联律

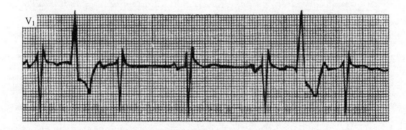

图 4-27　插入性室性期前收缩

第 2、6 个 QRS 波为插入性室性期前收缩，紧跟它后边的 P-QRS-T 的 P-R 间期延长及 T 波平坦，为室性期前收缩隐匿性传导

2. 异位心动过速　连续 3 个或 3 个以上的异位激动且其频率超过正常范围者，称为异位心动过速。按激动起源部位的不同将阵发性心动过速分为房性、交界性和室性 3 种。由于房性与交界性常难以区别，因而统称为室上性心动过速。

（1）阵发性室上性心动过速：心电图特征为心率一般在 180～240 次/分；节律绝对规整；QRS 波形态正常；突然发作，突然中止（图 4-28）。

（2）阵发性室性心动过速：心电图特征为心率快，一般为 140～220 次/分；节律可稍不规整；QRS 波宽大畸形，时限＞0.11s；有继发性 ST-T 改变（图 4-29）。

3. 扑动与颤动

（1）心房扑动：心电图特征为 P 波消失，代之以锯齿状的心房扑动波（F 波）；典型心房扑动的频率一般在 250～350 次/分；QRS 波群形态正常（图 4-30、图 4-31）。

每两个锯齿形波动后随着一个 QRS 波群，表明心房激动传入心室的比例为 2：1，依次类推有 3：1、4：1 传导等。

（2）心房颤动：心电图特征为 P 波消失，代之以细小的，形状不同的颤动波（f 波）；心房颤动频率为 350～600 次/分；QRS 波群形态正常；R-R 间期绝对不规整（图 4-32）。

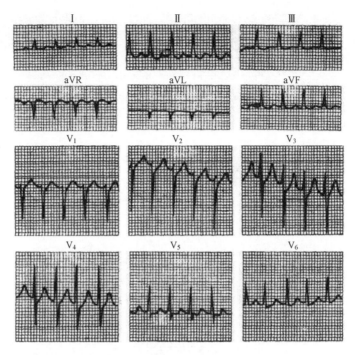

图 4-28　阵发性室上性心动过速（频率为 214 次/分）

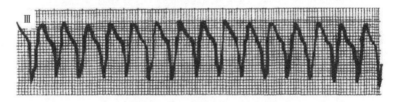

图 4-29　阵发性室性心动过速

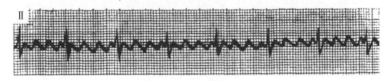

图 4-30　心房扑动（一）

　　P 波消失，代之以大小相仿、间隔均匀、形状相同的锯齿状波（F 波），频率为 316 次/分。R-R 间距相等，心室率 79 次/分。每 4 个 F 波有一个 QRS 波，为心房扑动呈 4∶1 房室传导

　　（3）心室扑动：心电图特征为规律的连续的粗大波动；频率在 150～250 次/分；QRS 波群与 T 波融合无法分辨，等电位线消失（图 4-33）。

　　（4）心室颤动：心电图特征为正常的 QRS 波群与 T 波消失，而代之以形状不一、大小不等、频率不规则的颤动波；频率为 150～500 次/分，波幅较小（＜0.5mV），谓之细颤，波幅高大谓之粗颤（图 4-34）。

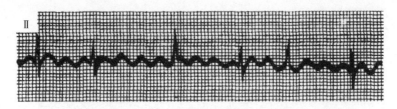

图 4-31　心房扑动（二）

P 波消失，代之以 F 波，R-R 间距不等。为心房扑动呈（2～4）：1 传导。第 3、5 个 QRS 波形态异于其他心室除极波，可能为室性异位搏动

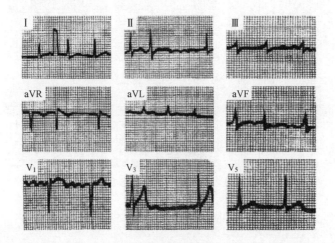

图 4-32　心房颤动

各导联 P 波消失，代之以不规则的心房颤动波（f 波），尤以 Ⅱ、Ⅲ、aVF、V₁ 等导联明显。f 波频率 430 次/分，R-R 间距绝对不等。QRS 波群形态正常

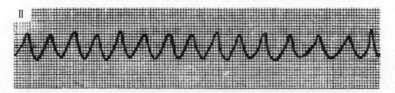

图 4-33　心室扑动

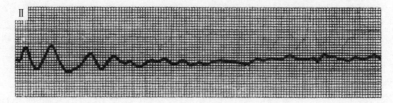

图 4-34　心室颤动

（5）并行心律：指心脏内除了主导心律（通常是窦性心律）外，还存在具有保护性传入阻滞异位起搏点，可以阻止其他激动传入，而异位起搏点可以发出激动，间断或连续地使心房或心室除极。这样，主导心律与异位心律同时存在并竞争控制心房或心室，构成并行心律。并行心律起搏点可位于心脏的任何部位，以心室最多见，房室交界区及心房较少。

室性并行心律是心室内有一个自发性节律点，因受到传入阻滞的保护，而不被显性节律所激动。所以它能按照自己的频率发生激动。在其周围心肌已脱离不应期时，激动就可以传出，产生异位激动。所谓传入性阻滞即只准里面的激动传出，而不准外来的激动传进去，本质上是一种单向传导阻滞。如果并行心律原始频率较快，而又无传出阻滞，则可表现为并行心律型心动过速。并行心律在绝大多数情况下表示有器质性心脏病（图 4-35）。

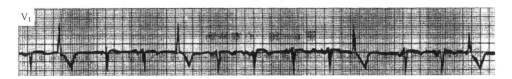

图 4-35 室性并行心律

第 1、3、4、6、7、8、9、11、12 个 P-QRS-T 波为正常窦性心律。R-R 间距 0.82～0.86s，心率为 70～71 次/分。第 2、5、10、13 个为宽大畸形的室性异位激动波，波形相同，其出现时间均为 1.33s 的倍数。联律间期不等，异位激动波与窦性波之间无固定关系

并行心律的心电图特征为：异位激动与窦性节律之间无固定关系，即各个室性期前收缩与前边 W 波的联律间期不等。一般联律间期相差 0.06s 以上便要注意并行心律的可能；相邻的异位搏动之间彼此保持简单的数学关系，即是异位节律间距的长者为短者的整倍数；有时可见到正常室性激动与并行心律形成的融合波。

并行心律性室性期前收缩连续出现 3 个及以上为并行心律性室性心动过速（图 4-36）。

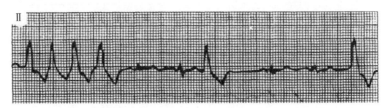

图 4-36 并行心律性室性期前收缩及室性心动过速

R1～R4 为短暂室速，R7、R10 为室性期前收缩，R7 及 R10 的联律间期不一致，波形相同，为并行心律性室性期前收缩及室性心动过速

四、被动性异位心律

当窦房结不能发出激动（窦性停搏）、激动频率过低（窦性心动过缓）或间歇太长时，原来处于潜伏状态的低频率自律性细胞起到"后备"作用，发出一个或一

系列激动，借以维持心脏的激动。这是心脏保护机制的一种。因为这种保护性激动并非由于异位节律点兴奋性增强，而是由于在窦房结失去原有的控制作用下发挥其潜在的自律性本能，所以称为被动性异位心律。

1. 逸搏　当窦房结兴奋性降低或停搏时，异位起搏点的舒张期除极有机会到达阈电位，从而发生激动，暂时控制整个心脏的活动，称为逸搏。起搏点位于房室交界处称为结性逸搏，起搏点位于心室者，称为室性逸搏。逸搏起着生理性保护作用，本身无病理意义。

（1）结性逸搏：结性逸搏的心电图特征为：在较长间歇后延缓出现的心室激动；QRS 波群及 T 波形态与窦性 QRS 波群 T 波形态完全相同（图 4-37、图 4-38）。

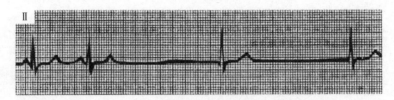

图 4-37　结性逸搏（窦性停搏引起）

第 1、2 个 P-QRS-T 波为正常窦性心律，R-R 间距 0.86s。以后每经 1.96s 连续出现 2 个 QRS 波，形态正常，前后均无 P 波，故为窦性停搏后引起的结性逸搏

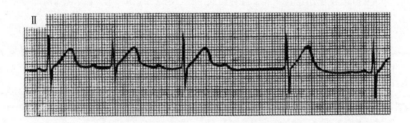

图 4-38　结性逸搏（二度房室传导阻滞引起）

第 1、2、3、5 个 P-QRS-T 波为窦性心律，前 3 个搏动的 P-R 间期逐渐延长，第 4 个 P 波不能下传，其后无 QRS 波群，第 5 个 P-QRS-T 波的 P-R 间期又缩短至 0.16s，故为二度房室传导阻滞（莫氏 I 型）。第 4 个 QRS 波出现于较长的间歇之后，其形态正常，前后无 P 波，为结性逸搏

（2）室性逸搏：心电图特征为：较长间歇后出现的心室激动，频率在 20～40 次/分；延迟出现的 QRS 波群形态，取决于室性异位激动的部位（图 4-39）。

2. 干扰与脱节　心肌激动后的不应期是另一种保护性机能，可使心肌免于激动过频而得不到应有的休息。但是由于不应期的存在，如当时另有一个激动传来，则将不能激动而产生干扰现象。当心脏因某些原因暂时存在着 2 个节律点并行地发出激动，因而在一系列的波形上引起了干扰现象，称为脱节。

干扰与脱节常使心律失常的心电图复杂化而引起分析时的困难，但不可与病理性传导阻滞混淆。三度房室传导阻滞时心房与心室各自发出节律，也是 2 个节律点

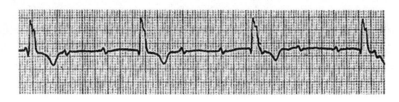

图 4-39 室性逸搏

P 波、QRS 波节律规则，P 波与 QRS 波无关，P 波频率大于 QRS 波，为三度房室传导
阻滞。QRS 波宽大畸形，频率为 37 次/分，为室性逸搏

同时并存，但这是病理基础上发生的，而干扰与脱节则是生理性不应期，两者本质
不同。

干扰与脱节心电图特征为：P 波为窦性 P 波；P-P 间期及 R-R 间期各有自己的
规律，但 R-R 间期＜P-P 间期（即心室率比心房率高）；P 波与 R 波之间无一定的
关系；心室夺获波为正常窦性 P 波下传心室产生的 QRS 波（图 4-40）。

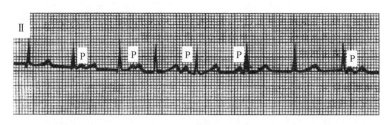

图 4-40 干扰性房室脱节

P 波形态正常，P-P 间期为 0.72s，心房率为 83 次/分。QRS 波时限为 0.07s，R-R 间期
为 0.64s，心室率为 93 次/分，高于心房率。P 波与 QRS 波之间无明显关系，故为干扰性房
室脱节。第 5 个 QRS 波在 P 波后 0.16s 出现（即 P-R 间期 0.16s），故应为心室夺获。第 1、
7 个 QRS 波与窦性 P 波重叠，体表心电图上看不见 P 波。故此图为交界性心律、干扰性房
室脱节、部分心室夺获

五、传导阻滞

激动自窦房结开始，经结间传导系统、房室结、房室束、浦肯野纤维到达心
肌。激动在传导系统上任何一段的传导如发生障碍，即产生传导阻滞。传导阻滞时
间可呈一过性，间歇性或持久性。心脏传导阻滞按其阻滞部位，可分为窦房传导阻
滞、房内传导阻滞、房室传导阻滞及室内传导阻滞四种，此处介绍前三种。

传导阻滞的程度通常分为 3 度。一度是传导时间延长，但激动能够通过阻滞部
位。二度为个别激动被阻滞，使激动不能全部通过阻滞部位。若所有激动均不能通
过阻滞部位，则为三度传导阻滞。

1. 窦房传导阻滞 是窦房结与周围心房组织交界区的传导障碍。

（1）一度窦房传导阻滞：指窦性激动在窦房传导过程中，传导时间延长，每次
激动均能传入心房。普通心电图不能显示窦房交界区的传导，因而单纯靠心电图无
法诊断。

（2）二度窦房传导阻滞：心电图特征为如下。

① 二度Ⅰ型窦房传导阻滞：窦性 P 波；P-P 间期逐渐缩短而后出现长 P-P 间期，此后又逐渐缩短，周而复始；长 P-P 间期小于最短 P-P 间期的两倍。

② 二度Ⅱ型窦房传导阻滞：窦性 P 波；P-P 间期固定，周期性数个 P 波之后，有一次 P 波脱落，形成长 P-P 间期；长 P-P 等于短 P-P 的两倍（图 4-41）。

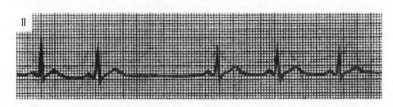

图 4-41　二度Ⅱ型窦房传导阻滞

在第 2、3 个 P-QRS-T 波之间有一较长的间隙，恰为正常 P-P 间距的 2 倍（0.86×2＝1.72s），表示其中有一次窦性激动未能下传至心房，故为窦房传导阻滞莫氏Ⅱ型

（3）三度窦房传导阻滞：窦性激动完全不能传入心房。窦性 P 波完全消失，难以与窦性静止鉴别。继以缓慢的逸搏心律。

2. 房内传导阻滞　当结间束及房间束的传导功能发生障碍时，正常的窦房结激动就不能沿着窦房结与房室结之间的传导系统（结间束）传至房室结，沿房间束从右心房传到左心房。常见病因是风湿性心脏病、先天性心脏病和冠心病。心电图特征为 p 波增宽超过 0.12s。

3. 房室传导阻滞　是由房室传导系统不应期的病理性延长而引起。激动自心房向心室传导的过程中，出现传导速度缓慢或者部分甚至全部激动不能下传的现象。房室传导阻滞可以是一过性、间歇性或持久性的。

（1）房室传导阻滞根据阻滞程度的不同可分如下情况。

① 一度房室传导阻滞：激动自心房传至心室的传导时间延长，所有的窦性激动均能传下。

② 二度房室传导阻滞：有的激动不能传至心室而发生心室波脱落。按其阻滞部位和程度分为两型：a. 莫氏Ⅰ型（文氏现象），主要是由于希氏束主干以上房室结区域的传导组织发生阻滞。b. 莫氏Ⅱ型阻滞部位大多数在希氏束远端以下。

③ 三度房室传导阻滞：指所有的心房激动均不能传入心室，形成完全性房室分离。阻滞部位可位于房室结、希氏束或束支。

（2）房室传导阻滞心电图特征如下。

① 一度房室传导阻滞：P-R 间期＞0.20s（图 4-42）。

② 二度房室传导阻滞

a. 二度Ⅰ型房室传导阻滞：P-R 间期逐渐延长，直至 P 波不能下传，脱漏 QRS 波群；其后的 P-R 间期又再次发生从短到长的变化；依次循环形成如 5：4、4：3、3：2 等不同下传比例的房室传导阻滞；R-R 间期逐渐缩短直至一个 P 波不能下传，包含受阻 P 波在内的 R-R 间期小于正常窦性 P-P 间期的 2 倍（图 4-43）。

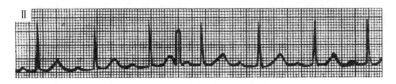

图 4-42　一度房室传导阻滞

P-QRS-T 波为正常窦性节律，R-R 间距为 0.81s，心率 74 次/分。P-R 间期 0.28s

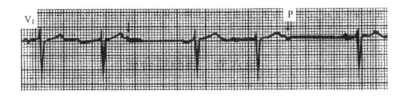

图 4-43　二度Ⅰ型房室传导阻滞（文氏现象）

　　P 波形态正常，P-P 间期 0.74s，心房率 81 次/分。P-R 间期逐个延长（由 0.2s 至 0.36s），第 3、6 个 P 波未能下传，发生 QRS 波脱落。第 4、7 个 P 波的 P-R 间期又恢复至 0.2s。此为二度Ⅰ型房室传导阻滞——文氏现象的特点，又称莫氏Ⅰ型

　　b. 二度Ⅱ型房室传导阻滞：P-R 间期恒定不变；QRS 波群脱落的 R-R 间期等于窦性周期的 2 倍；按一定的比例脱落形成如 4∶3、3∶2、2∶1 房室传导阻滞（图 4-44）。

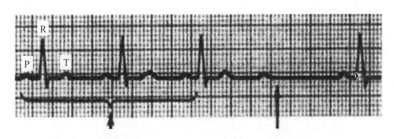

图 4-44　二度Ⅱ型房室传导阻滞

　　P 波形态正常，P-P 间距 0.8s，心房率 75 次/分。P-R 间期固定为 0.18s，第 4 个 P 波不能下传激动心室，QRS 波脱落。为二度Ⅱ型房室传导阻滞（呈 4∶3 房室传导阻滞）

　　③ 三度房室传导阻滞：P 波与 QRS 波群无关，各有其固定的规律，P-P 间期相等，R-R 间期相等；心房率大于心室率；QRS 波群形态取决于阻滞部位（图 4-45）。

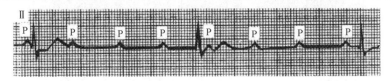

图 4-45　三度房室传导阻滞

　　P 波正向，形态及大小均正常。P-P 间期 0.66s，心房率 91 次/分。QRS 时限 0.10s，与 P 波无固定关系。R-R 间期 2.44s/min，房室率 24 次/分，房室完全分离，P 波多于 QRS 波

六、预激综合征

预激综合征是由于房室间除正常通路外，另有附加旁路传导，致使一部分心室肌预先激动。正常 P-R 间期为 0.12~0.20s，病理情况下，房室间的传导除了正常途径之外，可有三类旁路，是一种先天性异常。这些旁路能使激动绕过房室结的缓慢传导而直达心室，构成房室间的传导短路，引起预激综合征。

一类旁路为 Kent 束（房室旁道），它是连接在房、室间的一条肌束，心电图表现为经典型预激综合征，又称 W-P-W 综合征。另外两类分别称为 James 纤维（房室结内旁道）及 Mahaim 纤维（结室旁道、束室旁道）。James 纤维是由窦房结发出，沿后结间束下行，连接于房室结下端，接近于房室束的起始部，是 L-G-L 综合征的解剖基础。如激动沿这一条旁路下传，可以绕过房室结的缓慢传导而直达房室结下端，引起 P-R 间期缩短。Mahaim 纤维（结室旁道）源于房室结，止于室间隔；Mahaim 纤维（束室旁道）起源于希氏束或其分支，插入左或右侧室间隔。

不论 Kent 束，还是 Mahaim 纤维的远端，如连接到左心室或室间隔的后侧基底部，则心室从后向前除极，因而所有胸前导联的预激波都是正向，心室除极波也以 R 波为主，称为 A 型预激综合征（图 4-46）。若连接点偏于右心室的前侧壁，则右侧胸前导联的心室除极波以向下的波为主，而左侧胸前导联以向上的波为主，称为 B 型预激综合征（图 4-47）。若连接点偏于左心室侧壁，则 V_1~V_4 的除极波以向上的波为主，而 V_5 以向下的波为主，且在肢体导联上有明显的电轴偏右，称为 C 型预激综合征。

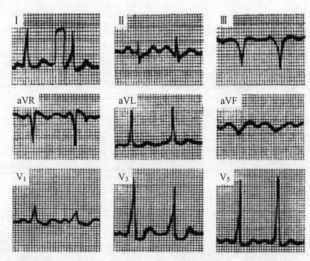

图 4-46　A 型预激综合征

P-R 间期 0.10s，QRS 时限 0.12s。P-J 时间 0.24s。$R_{I、aVL、V_3、V_5}$ 的上升支有明显的 Δ 波。右胸前导联的 R 波主波向上，类似右束支传导阻滞的图形，为 A 型预激综合征

经典型预激综合征（W-P-W 综合征）心电图特征为：P-R 间期缩短，时限 <0.12s；QRS 波增宽，时限 >0.12s，其起始部分有顿挫，称为 Δ 波；P-J 时间正

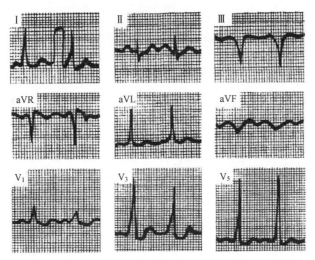

图 4-47　B 型预激综合征

P-R 间期 0.10s，QRS 时限 0.13s。心室除极波有明显的 △ 波。V_1 呈 QS 波，胸前导联
的 QRS 波形类似左束支传导阻滞的图形，为 B 型预激综合征

常，在 0.27s 之内（即心房除极至心室除极所需之时间正常）；有继发性 ST-T 波
改变，即主波向上的导联，ST 段下降，T 波倒置，如主波向下，则有相反的变化。

预激综合征根据传导旁路的不同分三类。

（1）P-R 间期缩短，QRS 波增宽，有 △ 波，称为经典型预激综合征（W-P-W 综合
征）。由于旁路与心室连接部位不同，产生不同的 QRS 波形，而分为 A、B、C 三型。

（2）P-R 间期缩短，QRS 波正常，无 △ 波，称为 L-G-L 综合征（图 4-48）。

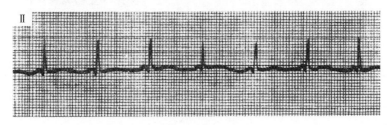

图 4-48　预激综合征（L-G-L 综合征）

P-R 间期 0.10s，QRS 时限 0.07s，形态正常

（3）P-R 间期正常或延长，QRS 波增宽，有 △ 波。此种类型少见。

第四节　电解质紊乱与药物影响

一、电解质紊乱对心电图的影响

体液中电解质浓度保持相对恒定是维持正常人体代谢和生理功能的重要因素。

疾病及药物治疗的影响，都可以引起水、电解质及酸碱平衡失调，往往使心电图发生相应的改变。电解质紊乱引起的心电图变化，一般表现为 ST-T 改变，严重者可造成激动起源和传导异常。

1. 低钾血症 钾离子是细胞内的主要阳离子，是形成静息电位的基本因素。静息电位影响心肌细胞的兴奋性、自律性及传导性，血钾低及血钾高都会使静息电位发生变化，从而引起各种类型的心律失常。

血钾过低，可见于长期食欲不振，摄食过少，严重的呕吐、腹泻，长期使用利尿药而未及时补充钾盐，大量放腹水，长期应用糖皮质激素等。

低钾血症心电图特征为：①ST-T 的变化，低钾血症早期的变化为 T 波由直立变为低平，随着血清钾进一步下降，T 波可变为倒置，ST 段亦相应地下垂；②U 波增高，当血清钾浓度降至 3.0mmol/L 时，便可出现高大的 U 波，可达 1mm 以上。如 U 波高度超过同一导联 T 波的 1/2，则应怀疑有低钾血症的可能，如高度超过 T 波则可诊断低钾血症；③Q-T 间期延长，当血清钾降至 2.5mmol/L 时，T 波与 U 波相融合呈驼峰状，两者难以区分，Q-T 间期明显延长；严重低钾血症时可产生室性期前收缩、室性心动过速或心室颤动等严重的心律失常（图 4-49）。

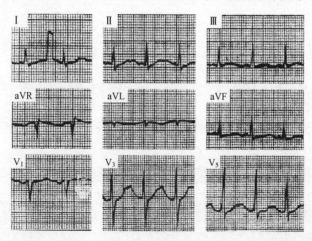

图 4-49　低钾血症心电图

ST$_{I、II、V3、V5}$压低，II、V$_3$、V$_5$ 导联均有明显之 U 波，大于同导联之 T 波。诊断为低钾血症。记录于急性胃肠炎患者，血钾测定为 2.8mmol/L

2. 高钾血症 高钾血症时减低细胞内外钾离子的化学浓度梯度，使静息电位的负值减小。由于静息电位的抬高，则动作电位的 0 相除极速度及幅度均减小，传导性减低，从而引起心房，房室结或心室内传导阻滞。

高钾血症在临床上虽较低钾血症为少见，但一旦发生，预后严重，如得不到及时处理，可危及生命。常因急性肾衰竭、慢性肾衰竭、溶血性疾病或补钾过多等原因所致。

高钾血症的心电图的特征为：T 波高尖，并且升支与降支对称，基底部狭窄，即所谓帐篷状 T 波（图 4-50）。图 4-51 为高钾血症时最常见的心电图变化：P-R 间期延长，P 波变低平，QRS 波时限增宽，产生心室内传导阻滞、QRS 波宽大畸形；QRS 波与 T 波融合，两者难以分辨，称为心室蠕动波；也可有心室自主节律、心室停搏。

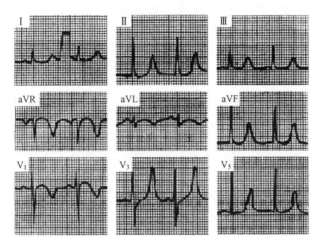

图 4-50　高钾血症的心电图

Ⅱ、Ⅲ、aVF、V$_3$、V$_5$ 导联 T 波高尖，呈帐篷状，T$_{avR,V1}$ 倒置较深

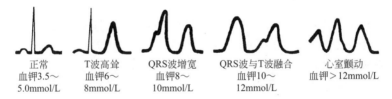

正常	T波高耸	QRS波增宽	QRS波与T波融合	心室颤动
血钾3.5～5.0mmol/L	血钾6～8mmol/L	血钾8～10mmol/L	血钾10～12mmol/L	血钾>12mmol/L

图 4-51　高钾血症的心电图变化

3. 低钙血症　正常人血清钙浓度为 $2.25\sim2.75$mmol/L，与细胞内钙的比例为 4000∶1，而钠离子细胞内外之比为 5∶1，所以慢钠孔道的内流以钙离子为主。血钙降低，使钙的内流减少，引起动作电位"0"相上升速度及幅度减低，"2"相的电位降低及时程延长。

低钙血症的心电图：ST 段平坦、延长，以致 Q-T 间期显著延长；T 波多呈正常直立（图 4-52）。

4. 高钙血症　高钙血症与低钙血症相反，增加除极化的程度，动作电位"0"相的幅度增加，"2"相的电位增高及时程缩短。

高钙血症增高在临床上比较少见。可见于甲状旁腺功能亢进症、维生素 D 中毒、多发性骨髓病、骨转移癌。

高钙血症的心电图特征为：Q-T 间期明显缩短；ST 段下垂，T 波倒置；偶可出现期前收缩、阵发性心动过速、窦房传导阻滞或窦性静止等心律失常（图 4-53）。

5. 混合性电解质紊乱　数种电解质紊乱可以同时并存，心电图可以表现各自紊乱的特征。低钾血症合并低钙血症，常见于急性胰腺炎、碱中毒、长期使用利尿药

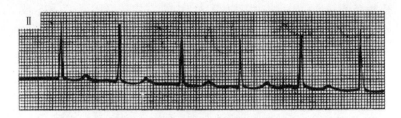

图 4-52　低钙血症的心电图

ST 段延长；Q-T 间期 0.52s，显著延长；T 波正常。

本例为慢性肾炎、尿毒症伴低钙血症患者

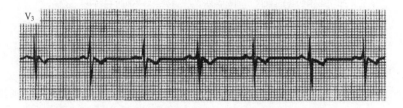

图 4-53　高钙血症的心电图

QRS 波后随即为倒置的 T 波，ST 段消失。

Q-T 间期 0.24s，较正常明显缩短

等。心电图上兼有两者之特点，表现为 ST 段下垂，T 波低平，Q-T 间期延长较单纯低钾血症显著。U 波变化多不明显。

高钾血症合并低钙血症，常见于肾功能不全。心电图上亦可呈现两者的特点，即 ST 段平坦、延长及 T 波高尖。

二、药物作用对心电图的影响

临床应用某些药物，可以影响心肌的除极和复极过程，因而引起心电图的变化。如用药量过大或用法不当易发生中毒，造成严重后果。

药物作用引起心电图的改变主要有 4 种因素：①直接作用心房或心室肌，影响心肌细胞的穿膜动作电位，因而改变 P 波或 QRS 波的形态；②作用于心肌的自律系统，影响心率、心律及传导；③改变了血流动力学及心肌代谢，间接地使心电图发生变化；④药物引起心腔结构改变，使心电图产生相应变化。影响心电图改变的药物颇多，现主要介绍以下 2 种。

1. 洋地黄类　治疗剂量洋地黄制剂，通过兴奋迷走神经，使窦房结的自律性降低，从而减慢窦性心律。洋地黄还能延长传导系统和心肌纤维的不应期，使激动传导速度减慢，因而房颤时用于减慢快速心室率。洋地黄制剂又通过加强心肌收缩力，提高心输出量，从而反射性地使心率减慢。对心室肌复极过程的影响，理解 ST-T 改变极为重要。洋地黄直接作用于心室肌，使心室肌细胞复极第 2 相缩短，减少第 3 相坡度，导致动作电位时间缩短，因而在心电图上表现为 ST-T "鱼钩状" 变化及 Q-T 间期缩短。

心电图特征为：ST-T 改变，ST 段下垂，并与 T 波前肢融合呈"鱼钩状"，使 ST-T 交接点（J 点）难以辨认。Ⅰ、Ⅱ、aVF、V₂～V₆ 等导联最为明显，此种改变称为洋地黄作用；Q-T 间期缩短；U 波振幅增高（图 4-54）。

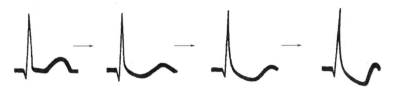

图 4-54　洋地黄引起 ST-T 波的演变

洋地黄引起心电图的 ST-T 改变，只表示患者用过洋地黄药物，并不表示中毒，其变化程度亦不与药物浓度成正比。洋地黄所致毒性反应包括消化系统、心血管系统及神经系统等方面的表现，如恶心、呕吐、各种心律失常及传导阻滞。

2. 锑剂　常用于治疗血吸虫病、肺吸虫病等寄生虫疾病。对心肌有一定的毒性，可引起心肌弥漫性损害。此外，可能通过神经反射因素参与影响心脏节律改变。个别可能发生严重心律失常，引起心源性脑缺血综合征。

心电图特征为：T 波的改变，T 波由直立变为低平，双向或倒置，倒置的 T 波两侧对称；Q-T 间期延长；各种室性心律失常。

第五节　起搏心电图

起搏器引起的 QRS 波群变化，在完全性房室传导阻滞而无自发心律时看得最

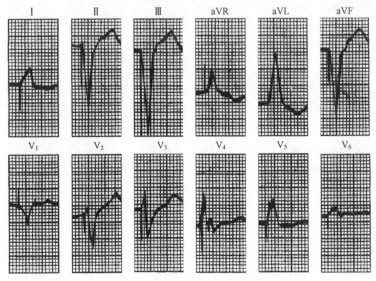

图 4-55　右心室心尖部起搏的心电图

清楚，因此时是人工起搏完全控制心室。它包括一个由脉冲波引起的刺激信号及一个相应心室反应的 QRS 波群（图 4-55～图 4-57）。

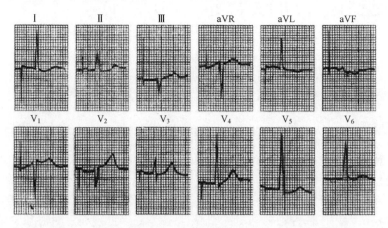

图 4-56　心房起搏心电图

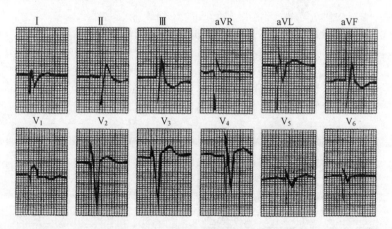

图 4-57　左心室起搏的心电图

　　起搏心电图图形改变具有重要的临床意义。正确识别图形有助于判断电极放置的位置和起搏性能。一旦起搏发生故障，可以通过起搏心电图的改变，分析故障所在，及时处理。

　　1. 刺激信号（脉冲信号）　刺激信号在心电图上表现为基线上的一条垂直线（钉样的标记）。其时限平均为 0.01s，脉冲信号振幅和形态随电极种类不同而异，心房起搏时由刺激信号和其后的心房波（P 波）组成，心室起搏则由刺激信号和其后的 QRS 波群组成。分析起搏心电图的第一步是辨别起搏器刺激信号。

　　2. 心室起搏心电图　心室起搏心电图表现为刺激信号后有类似室性异位搏动的 QRS 波群，QRS 波宽大（时限>0.12s），T 波的方向与 QRS 的主波相反。右心室起搏（不论是心内膜或心外膜），常产生左束支传导阻滞的图形。左心室起搏，常产生完全性右束支传导阻滞的图形。

动态心电图

一、概论

动态心电图（ambulatory electrocardiogram，AECG；dynamic electrocardiogram，DCG）是指连续记录 24h 或更长时间的心电图。1961 年由美国学者 Holter 发明，故又称为"Holter"。AECG 可以检测和分析心律失常和 ST 段改变，也可以对更为复杂的 R-R 间期和包括晚电位、QT 离散度和 T 波改变的 QRS-T 形态进行分析，是重要的无创性心血管病检查技术。

二、适应证

临床上主要应用于捕捉一过性心脏病变，做定性和定量分析。主要对心律失常分析、心肌缺血分析、心率变异性分析、起搏信号分析。

三、设备

（一）基本结构

记录系统包括导联线和记录器。导联线一端与固定在受检者身上的电极相连，另一端与记录器连接。记录器目前多是固态式，佩戴在受检者身上，能精确地连续同步记录和储存 24h 或更长时间的两通道或三通道心电信号。回放分析系统主要由计算机系统和心电分析软件组成。回放系统能自动对记录器记录到的心电信号进行分析。分析人员通过人机对话对计算机分析的心电图资料进行检查、判定、修改和编辑、打印出异常心电图图例以及有关的数据和图表，作出诊断报告。

（二）种类

AECG 记录仪有两种，持续监测仪和间断记录仪。

1. 持续监测仪　24～48h 连续监测。

2. 间断记录仪　有循环记录仪和事件记录仪两种类型。可长期监测（数周到数月），提供短暂的、简短的数据来发现发生频率较低的事件。循环记录仪适合于症状十分短暂，或症状仅为短暂乏力，可以马上触发记录仪并记录储存心电图的患者。事件记录仪，佩戴在患者身上，并在事件发生时由患者触发。它不适用于意识丧失或意识几乎丧失的心律失常患者，而是适用于症状发生频率低、不严重但持续存在的心律失常患者。

四、导联选择

导联的选择应根据不同的检测目的而定，常用导联及电极放置见表 4-1。

表 4-1　动态心电图双极导联位置

导联	正极	负极
模拟 V_1(CM1)	右第 4 肋间胸骨旁 2.5cm 处	右锁骨下窝中 1/3 处
模拟 V_2(CM2)	左第 4 肋间胸骨旁 2.5cm 处	右锁骨下窝中 1/3 处
模拟 V_3(CM5)	左第 5 肋间腋前线	右锁骨下窝中 1/3 处
模拟 aVF(MaVF)	左腋前线肋缘	左锁骨下窝中 1/3 处

注：无干电极在右锁骨下窝外 1/3 处，或右胸第 5 肋间腋前线或胸骨下段中部。

五、分析内容

1. 正常 Holter 表现　尚无统一标准，影响因素多，变异大，需综合分析。①成人 24h 平均心率：59～87 次/分；最高心率：活动时可达 180 次/分，随年龄增加而降低；最低心率：睡眠中多＞40 次/分，运动员可更低。②可见一过性窦性心动过缓：某一时间内心率＜60 次/分；持续性窦缓：24h 总心搏数＜86400 次；一过性窦性心动过速：某一时间内心率＞100 次/分；持续性窦速：24h 总心搏数＞140000 次。③常有窦性心律不齐出现；偶见窦性停搏：停搏时长多为 1.5～2.0s，睡眠中。如＞2.0s 常是异常。运动员时长＞2s 的占 37.1%。④室上性心律失常：50%～75% 正常人可有，随年龄增长。以房性期前收缩为多，一般房性期前收缩＜100 次/24h 或 1 次/1000 次心搏。短暂阵发性室性心动过速，偶发的阵发性室上性心动过速，心房颤动、心房扑动少见。⑤室性心律失常：50% 的正常人可见，随年龄增多。一般频率＜100 次/24h，1 次/1000 心搏，15 次/h。频率＞10 次/1000 次心搏多为非生理性，单发为多。⑥传导阻滞：主要是房室传导阻滞，占 2%～8%，多为一度、二度 I 型；短暂，多在睡眠中；儿童多，老人少，运动员更多；可有房室分离、逸搏等。⑦ST-T 变化：活动后常发生上斜型压低，发生率可高达 30%，水平型、下斜型压低少见。ST 段抬高发生率可达 25%，呈凹面向上。T 波可低平，双向。

2. 心律失常诊断及评价标准

（1）窦房结功能不全诊断：一般情况 24h 窦性心搏总数为 10 万次，≤8 万次、最慢心率≤40 次/分持续 1min 以上、最快心率≤90 次/分、出现窦房传导阻滞、窦性停搏＞3s，或快速心律失常发作终止时窦性停搏＞2s，提示窦房结功能不全。

（2）室性心律失常的评价：正常人室性期前收缩≤100 次/24h，或 5 次/h，超过此数只能说明有心脏电活动异常，是否属病理性应综合临床资料判断。室性期前收缩达到 Lown 分级 3 级以上多有临床意义（表 4-2）。

（3）室性心律失常药物疗效评价：常采用 ESVEN 标准。用药后达以下标准者判定有效：室性期前收缩减少≥70%；成对室性期前收缩减少≥80%；短暂阵发性室性心动过速减少≥90%，连续 15 次以上的室性心动过速及运动时连续 5 次以上的室性心动过速消失。

表 4-2 室性期前收缩的 Lown 分级

分级	心电图特点	分级	心电图特点
0	无室性期前收缩	4A	连续的(成对)室性期前收缩
1	单形,偶发,室性期前收缩<30 次/小时	4B	连续≥3 次的室性期前收缩(短阵室速)
2	单形,频发,室性期前收缩≥30 次/小时	5	R on T 型室性期前收缩
3	频发,多形性室性期前收缩		

（4）抗心律失常药物所致心律失常作用评价：用药后心律失常恶化定义为平均每小时的室性期前收缩数较用药前增加 4 倍；成对室性期前收缩和（或）室性心动过速较用药前增加 10 倍；用药后新出现的持续性室性心动过速；原有的室性心动过速心率明显加快；停用抗心律失常药物后，加重的心律失常逐渐消失。

3. 缺血分析 Holter 是诊断日常生活引发心肌缺血的唯一方法，可对心肌缺血进行综合评估，对不同阶段的冠心病患者诊断和治疗都有指导作用。

缺血的诊断依赖于一系列的心电图改变，即"三个一"标准：ST 段压低至少1mm（0.1mV），发作持续时间至少 1min，两次发作间隔至少 1min，在此期间 ST段回到基线。指南推荐的发作间隔时间为 5min；如果原来已存在 ST 段下移，则要在 ST 段已降低的基础上，ST 段水平型或下斜型再降低≥1mm。

（1）排除条件：在"三个一"的基础上，①ST 段降低前的 10 个 R 波平均幅度高于 ST 段降低最显著时的 R 波幅度的 20%；可能体位改变引起；②突然发生的 ST 段下斜型下移；可能是伪差或体位改变；③伴随 P-Q 段降低的 ST 段下移；常因心动过速引起。

（2）Holter 检测缺血的条件：窦性心律，基线 ST 段偏移≤0.1mV，形态为上斜型，T 波直立。ST 段平坦或伴随 T 波倒置仍可判断，但应避开下斜型或铲挖状ST 段；监控导联 R 波高度≥10mm；监测导联不应有≥0.04s 的 Q 波或明显的基线 ST 段改变；右束支传导阻滞时 ST 段偏移是可以判断的，特别是在左胸导联。

12 导联心电图示左心室肥厚、预激综合征、左束支传导阻滞或非特异性室内传导延迟≥0.10s 者，不适用 AECG 检测缺血。

4. 心率变异性 心率变异性（HRV）是指逐次窦性心动周期之间的微小变异，反映心脏自主神经系统的功能状态。测量方法：静息短时测量法（5min）；动态长程测量法（24h）。分析方法：时域分析法、频域分析法和非线性分析法。推荐 24h HRV 检测采用时域分析指标，5min 静息 HRV 分析采用频域分析指标。

（1）时域分析：对连续记录的正常窦性心搏，按时间或心搏顺序排列的 R-R间期的数值，进行数理统计学分析的方法。24h R-R 间期标准差（SDNN）<50ms，三角指数<15，心率变异性明显降低；SDNN<100ms，三角指数<20，心率变异性轻度降低。HRV 降低为交感神经张力增高，可降低室颤阈，属不利因素；HRV 升高为副交感神经张力增高，提高室颤阈，属保护因素。大多数人认为 SDNN、SDANN 等时域指标<50ms，为 HRV 显著减低，病死率大大增加。

（2）频域分析：对心率变异的速度和幅度进行心率功率谱的分析。分为超低频功率，频段≤0.003Hz；极低频功率，频段 0.003～0.04Hz；低频功率，频段0.04～0.15Hz；高频功率，频段 0.15～0.4Hz。高频功率与迷走神经传出活动有关，受呼吸影响。低频功率与血管压力感受性反射作用有关，由交感神经和迷走神经共同介导的心率波动形成。极低频和超低频的生理意义尚不清楚。

六、注意事项

患者佩戴记录器检测过程中需记好日志，按时间记录其活动状态和有关症状。完整的生活日志对于正确分析动态心电图资料具有重要价值。

监测过程中，患者的体位、活动、情绪、睡眠等因素的影响，对动态心电图检测到的某些结果，尤其是 ST-T 的改变，还应结合病史、症状及其他临床资料综合分析，以作出正确的诊断。

由于导联的限制，尚不能反映某些异常心电改变的全貌，分析时应结合常规12 导联心电图检查等。

第七节 急性冠状动脉供血不足的心电图诊断

急性冠状动脉供血不足多为一过性心肌缺血表现，持续时间多在 10min 左右，随着心肌缺血而出现心电图改变，随着缺血缓解心电图恢复正常或缺血发作前状态。

一、心电图表现

（一）ST 段动态变化

ST 段的动态改变是急性冠状动脉供血不足的特征性表现。急性冠状动脉供血不足多引起心内膜下心肌缺血，ST 段表现为下移，可呈水平型或下斜型，下移幅度≥0.10mV，持续时间常在 1min 以上（图 4-58）。ST 段下移的幅度和持续的时间常反映心肌缺血的程度。下移的 ST 段与 R 波的夹角（R-ST 夹角）大于 90°时为下斜型下移，是严重心肌缺血的表现（图 4-59）。部分患者因慢性供血不足已有 ST 段下移，当急性供血不足时 ST 段可在原有的基础上进一步下移达 0.10mV以上。

ST 段下移多提示相对稳定的心内膜下心肌急性缺血。当斑块不稳定而致管腔狭窄在短时间内加重，或在狭窄的基础上出现痉挛，此时由于冠状动脉分支之间没有侧支循环形成，急性冠状动脉供血不足多引起透壁性心肌缺血，ST 段弓背向上型抬高，幅度常达 0.10mV 以上，部分患者伴有 QRS 波增宽和 T 波高尖（图4-60）。急性缺血累及前壁可伴有血压升高，少数患者可诱发急性心功能不良，部分患者可出现室性心律失常，以室性期前收缩和短暂阵发性室性心动过速常见。急性缺血累及下壁常伴有窦性心动过缓或不同程度的房室传导阻滞（图 4-61）。缺血

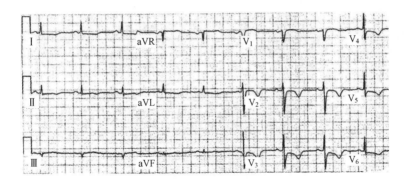

图 4-58　左心室前壁急性冠状动脉供血不足（一）

男性患者，67 岁，稳定劳累型心绞痛发作时记录心电图，$V_2 \sim V_6$ 导联 ST 段水平型下移 0.05～0.15mV，伴 T 波倒置，提示左心室前壁急性冠状动脉供血不足，Ⅰ 和 aVL 导联 ST 段也有下移提示左心室侧壁急性冠状动脉供血不足

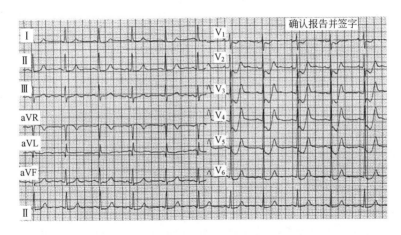

图 4-59　左心室前壁急性冠状动脉供血不足（二）

男性患者，54 岁，不稳定型心绞痛发作时记录心电图，$V_2 \sim V_6$ 导联 ST 段下斜型下移 0.10～0.25mV，提示左心室前壁急性冠状动脉供血不足

消失或缓解后 ST 段可回到正常状态或缺血发作前状态，部分患者可出现异常 Q 波，持续数小时后消失，提示严重缺血引起心肌顿抑。急性心肌缺血持续时间过长者可发展为急性心肌梗死。

　　ST 段改变是急性冠状动脉供血不足的重要特点，不论 ST 段抬高还是下移很少局限在某一导联，应至少出现在相邻的两个或两个以上的导联。冠状动脉对心肌的血液供应呈区域性分布，某一区域急性冠状动脉供血不足常出现相应的 ST 段变化。急性左心室前间壁供血不足时，$V_1 \sim V_4$ 导联 ST 段改变（图 4-60）；缺血累及到左心室前壁则 $V_4 \sim V_6$ 导联出现 ST 段变化（图 4-58、图 4-59）；急性左心室高侧壁供血不足时Ⅰ和 aVL 导联 ST 段异常（图 4-58）；左心室下壁和后壁供血不足时多发生Ⅱ、Ⅲ、aVF 导联 ST 段异常（图 4-61）。上述 ST 段变化规律是以某一支

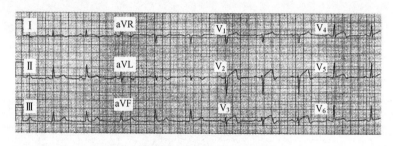

图 4-60　前间壁急性冠状动脉供血不足

男性患者，64 岁，静息型心绞痛发作时记录心电图，导联 ST 段抬高 0.05～0.15mV，
伴 T 波双向，提示左心室前间壁急性冠状动脉供血不足

冠状动脉供血不足而论的，临床上不少患者冠状动脉多支多处存在严重而弥漫的狭窄，常在慢性供血不足的基础上发生多区域急性供血不足，不同区域 ST 段变化相互影响而出现 ST 段变化规律、下移或抬高幅度等不典型表现，有时呈现伪性正常化改变。此外，ST 段抬高的急性供血不足多为较大范围的透壁性心肌缺血，常有对应区域的 ST 段下移。如图 4-61 所示 II、III、aVF 导联 ST 段抬高伴有 I、aVL 和 V$_2$～V$_5$ 导联 ST 段对应性下移。

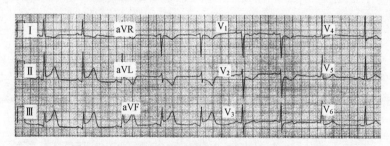

图 4-61　左心室下壁急性冠状动脉供血不足 （一）

男性患者，47 岁，夜间发作心绞痛时记录心电图，II、III、aVF 导联 ST 段抬高0.10～
0.15mV，伴 T 波高尖，I、aVL 导联 ST 段下斜型下移 0.05～0.15mV，提示左心室下壁
急性冠状动脉供血不足

急性冠状动脉供血不足时 ST 段变化的另一特点为动态性或一过性，缺血发作和缺血缓解后分别记录心电图更具诊断意义。缺血发作时记录心电图 ［图 4-62(a)］显示 II、III、aVF 导联 ST 段抬高＞0.10mV，伴 T 波高尖，I、aVL 导联 ST 段水平型下移＞0.10mV，提示左心室下壁急性冠状动脉供血不足而出现 ST 段抬高，左心室高侧壁导联表现为对应性 ST 段下移。缺血缓解后记录心电图 ［图 4-62(b)］显示 II、III、aVF 导联 ST 段恢复正常，I、aVL 导联 ST 段也恢复正常，III 导联出现 q 波提示严重缺血引起部分心肌顿抑，该患者三日后经冠状动脉造影证实为右侧冠状动脉近段重度狭窄（80%），无侧支循环形成，病变基础上发生痉挛导致血流中断是引起急性下壁透壁性心肌缺血的原因。

（二）T 波动态变化

急性冠状动脉供血不足也可引起 T 波一过性变化，可表现为 T 波形态高尖、

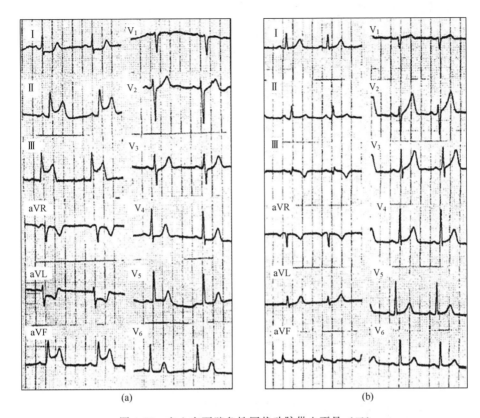

图 4-62　左心室下壁急性冠状动脉供血不足（二）

低平、双向或倒置，这种变化很少单独出现在急性心肌缺血的发作过程中，常常与 ST 段改变伴随出现。T 波改变也有一定的规律，透壁性缺血时心肌各层动作电位时限出现明显变化，以心外膜面动作电位时限缩短最明显，心外膜面过早复极但复极方向不变，缺血部位伴随 ST 段抬高而出现 T 波异常高尖。如图 4-62（a）中下壁缺血时 II、III、aVF 导联 ST 段抬高伴 T 波高尖；伴随缺血的缓解，T 波形态逐渐恢复到缺血发生前的状态，部分患者可出现部分导联 T 波低平或倒置，如图 4-62（b），II 导联 T 波恢复正常，III、aVF 导联 T 波由缺血时的高尖变为倒置，这种变化常可持续数小时。图 4-63 为严重急性下壁供血不足的心电图变化过程。上午 10 点 29 分 13 秒记录心电图正常，10 点 30 分患者突然发生心前区疼痛，10 点 31 分 26 秒心电图显示 II、III、aVF、V₅ 和 V₆ 导联 ST 段抬高，T 波高尖，I、aVL、V₂ 和 V₃ 导联 ST 段下移，T 波振幅降低或倒置。10 点 33 分 09 秒缺血进一步加重，ST 段变化更加明显，II、III、aVF 导联高尖的 T 波与抬高的 ST 段融为单向曲线，30s 后缺血缓解，ST 段恢复正常，T 波也恢复到接近缺血发作前状态。前壁心内膜下心肌缺血多为轻中度急性冠状动脉供血不足，此时仅有心内膜心肌层的动作电位时限缩短，导致心内膜面过早复极而使复极方向发生改变，伴随 ST 段下移出现 T 波低平或倒置（图 4-64）。

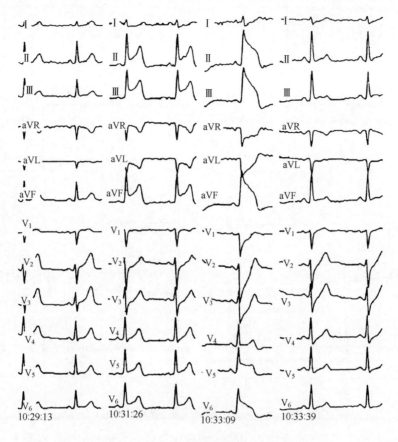

图 4-63 急性下壁供血不足

不同时间（左下角）记录的心电图，左图（10：29：13）为缺血发作前，右图（10：33：39）缺血缓解后，中间（10：31：26 和 10：33：09）为缺血发作中的 Holter 12 导联心电图

（三）一过性 U 波变化

急性冠状动脉供血不足可引起 U 波一过性变化，U 波倒置相对多见，既可单独出现，也可与 ST 段和 T 波异常改变伴随出现。部分左心室前壁急性缺血可出现 U 波直立，常伴有心率增快或心动周期缩短。U 波变化与 ST 段和 T 波改变一样，通常为一过性，随着缺血缓解而恢复正常或恢复到缺血发作前状态（图4-65）。

（四）异常 Q 波

急性冠状动脉供血不足可形成异常 Q 波，但多发生在严重心肌缺血时，尤其是 ST 段抬高的心肌缺血，往往 ST 段恢复后 Q 波不消失或出现新 Q 波。出现异常Q 波可能反映透壁性缺血后一部分心肌发生顿抑而出现电静止，此时血液中提示心肌坏死的血清心肌标记物并不升高，随着心肌缺血的缓解，异常 Q 波数分钟至

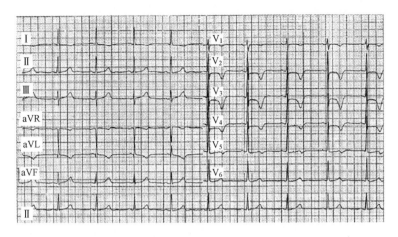

图 4-64 急性前壁缺血时 T 波变化

缺血发作时记录心电图，反映前壁的 $V_2 \sim V_4$ 导联 ST 段水平型下移 $0.05 \sim 0.15$mV，相应导联 T 波双向和倒置

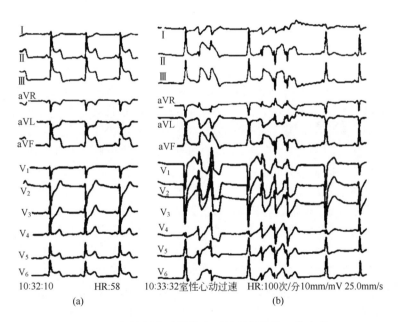

10:32:10	HR:58	10:33:32室性心动过速	HR:100次/分10mm/mV 25.0mm/s
(a)		(b)	

图 4-65 急性冠状动脉供血不足引起室性心律失常

与图 4-63 为同一患者，急性心肌缺血时 Ⅱ、Ⅲ、aVF 导联 ST 段抬高（a），伴随冠状动脉供血恢复出现短暂阵发性室性心动过速（b）

数小时后消失，少数患者的异常 Q 波可持续长达数日。如为严重而持续时间较长的缺血，此时出现异常 Q 波可能已预示发生了小范围的心肌梗死。急性冠状动脉供血不足形成的异常 Q 波可以为 q、Q 或 QS 形，出现在有 ST 段改变的导联（图4-61）或有 ST 段改变的部分导联（图 4-62）。

（五）一过性心律失常

急性冠状动脉供血不足导致的心肌缺血性损伤可引起多种心律失常。室性快速性心律失常最为常见，急性 ST 段抬高和严重 ST 段下移的心肌缺血均可伴发频发室性期前收缩、短暂阵发性或持续室性心动过速，其中多形性且配对间期较短（R on T）的室性期前收缩和多形性室性心动过速可诱发心室颤动。发生室性心律失常与心肌缺血的部位无关，与缺血的范围和严重程度有一定关系。急性缺血引起的正常心肌、缺血心肌和损伤心肌之间的电流差异，以及复极离散程度的不均一性的增加是室性心律失常发生的重要机制和电生理机制。此外，冠状动脉供血恢复引起的灌注损伤也是发生一过性室性心律失常的机制和原因（图 4-65）。严重缓慢心律失常多出现在急性下壁心肌缺血时，可表现为窦性心动过缓、窦性停搏、窦房传导阻滞和不同程度的房室传导阻滞。少数患者可出现一过性左束支或右束支传导阻滞或分支传导阻滞。此外，急性心肌缺血也可以引起快速性室上性心律失常，以窦性心动过速和阵发性心房颤动相对多见。

二、急性心肌缺血的临床类型与心电图变化

（一）无症状性心肌缺血

无症状性心肌缺血（silent myocardial ischemia）是指有心肌缺血的客观证据，但无心肌缺血的临床症状。虽然急性冠状动脉供血不足引起的心绞痛被认为是心肌缺血的经典临床表现，但不少患者没有心绞痛的症状，因此无症状性心肌缺血在临床上往往难以确诊。根据 Framingham 研究，近半数心肌梗死患者发作前并无心肌缺血的症状，说明即使冠状动脉粥样病变程度较重，但由于没有达到个体的心绞痛触发阈值，即使有相当严重的心肌缺血也可能没有显著的临床症状。心电图对这类患者的诊断有重要的临床价值。

动态心电图记录是发现无症状性心肌缺血患者的心电图变化的重要方法，将缺血发作时段还原成 12 导联心电图，对比分析其变化可以明确诊断。ST 段和 T 波改变主要表现为在缺血心肌对应区导联 ST 段水平型或下斜型下移，下移的幅值介于 $0.05\sim0.15\text{mV}$ 之间，或在原先下移的基础上发生基线偏移，并且短时间内可以发生明显的动态变化，可以是下移程度加重，亦可以在严重缺血时发生抬高，甚至出现伪性改善（pseudo amelioration）等改变。伴随 ST 段异常出现 T 波改变，包括 T 波高尖、低平、双向或倒置。部分患者可出现一过性心律失常。

（二）心绞痛

心绞痛（angina pectoris）是急性冠状动脉供血不足引起急性心肌缺血的重要和常见临床表现，以发作性胸痛或心前区痛为特点，临床上将其分为稳定型、不稳定型和变异型心绞痛。

1. 稳定型心绞痛 稳定型心绞痛（stable angina pectoris）是劳力引起的急性心肌缺血，也称为稳定劳力型心绞痛。这类患者的静息心电图（无心绞痛发作）多表现为正常，部分患者有 ST 段和 T 波异常，主要表现为 ST 段轻度下移，T 波低

平、双向或倒置，提示这类患者已存在心肌慢性供血不足。伴随心绞痛出现的心电图动态变化具有一定的特征性，即 ST 段水平型或下斜型下移≥0.1mV，或在原先下移的基础上进一步下移。稳定型心绞痛发作时少有 ST 段明显抬高。T 波改变虽然在反映心肌缺血的特异性方面不如 ST 段改变明显，但如果与平时的心电图进行比较，可发现明显的差别，也有诊断意义。例如静息心电图已有慢性缺血引起的 T 波低平或倒置，发作时可变为低平或倒置的假性正常化心电图。动态心电图记录是诊断稳定型心绞痛的有效方法，回顾分析心绞痛症状相关时段的心电图特征性改变，即可明确心肌缺血的诊断。

2. 不稳定型心绞痛 不稳定型心绞痛（unstable angina pectoris）是急性冠状动脉综合征的常见类型，病理生理特点为动脉粥样斑块不稳定而病变段血管痉挛，或斑块破裂并血栓形成使血管不全堵塞，导致急性、严重的心肌供血不足。除稳定型心绞痛外的其他心绞痛均为不稳定型心绞痛。目前多将静息型心绞痛、初发型心绞痛和恶化型心绞痛归为不稳定型心绞痛的三大临床表现类型，虽然它们各自的临床表现特点不同，但心肌缺血的心电图表现相似：①如为 ST 段下移改变，则多为下斜型且幅度较大（图 4-59）；②ST 段抬高较为多见，尤其是初发型心绞痛，这类患者缺血相关血管多无侧支循环形成，急性供血不足时多为透壁性心肌缺血；③缺血发作时易出现室性心律失常和严重缓慢心律失常；④心绞痛反复发作可出现异常 Q 波，提示严重缺血导致了一定范围的心肌顿抑。不稳定型心绞痛的心电图改变会随着症状的缓解而完全或部分消失。反复发作或发作持续时间较长者可出现心肌坏死，即发生了无 Q 波型心肌梗死。

3. 变异型心绞痛 变异型心绞痛（variant angina pectoris）属不稳定型心绞痛的特殊类型，由 Prinzmetal 首先描述和提出，也称为 Prinzmetal 心绞痛。随着大量冠状动脉造影检查术的开展和资料积累，已发现变异型心绞痛患者冠状动脉造影可以是正常的，或者病变很轻微。这组患者，通过静脉注射麦角胺类药物即可诱发变异型心绞痛，心电图亦可出现相应改变，此时冠状动脉造影显示有节段性的明显缩窄，若立即含服硝酸甘油，心绞痛可迅速缓解，ST 段亦恢复正常，这时再重复冠状动脉造影，原来显示缩窄的冠状动脉恢复正常管腔形态。因此，变异型心绞痛的发病，多为单纯冠状动脉痉挛所引起，亦可能由原有冠状动脉粥样硬化的基础上产生痉挛所致。

变异型心绞痛发作常与用力活动或情绪波动无关，心绞痛疼痛的程度较一般心绞痛剧烈，持续时间较久，而且心绞痛呈周期性，往往在夜晚、凌晨或白天的同一时间发作。变异型心绞痛的心电图改变和稳定型心绞痛明显不同，变异型心绞痛发作时心电图可见如下改变：①ST 段抬高的同时往往伴有对应导联 ST 段压低的改变，ST 段抬高有时呈单向曲线，但发作后可恢复正常，部分患者 ST 段呈先抬高后压低的表现；②T 波增高则相当常见，若发作时症状较轻，T 波可由原来低平变为直立，若发作时症状较重者，可见在 ST 段抬高的同时，T 波可变高尖，有时 T 波增高较 ST 段抬高更为显著；③若发作时症状较重，除 ST 段抬高移位外，亦可见到 QRS 波改变，即表现为 R 波增高、变宽及 S 波幅度减小；④部分患者在发作时可见 U 波倒置；⑤心律失常，以室性期前收缩较多见，亦见有房室传导阻滞，少数可有短暂阵发性室性心动过速。

第八节　诊断冠状动脉供血不足的心电图试验

在冠状动脉供血不足的诊断中，对于那些心电图不典型的可疑患者，除了应用冠状动脉多排 CT、冠状动脉造影术、超声心动图及心脏放射性核素检查外，心电图工作者亦积极采用各种方法以检出冠状动脉供血不足，如增加患者体力负荷或者给予一定量的药物负荷，用以观察负荷前后的心电图变化，以确定冠状动脉供血不足的诊断。

一、心电图运动负荷试验

许多冠心病患者，尽管冠状动脉供血的最大储备能力已下降，但在静息状态下，其心肌耗氧量较少，冠状动脉血流量尚能满足心肌对氧的需要，并无冠状动脉供血不足的临床和心电图表现。此外，部分不典型心绞痛患者，平时心电图大多正常或只有一些非特异性改变，或者由于心绞痛发作时间短暂，难以在发作时描记心电图。通过运动使心肌耗氧增加，超过冠状动脉供血能力而诱发心肌缺血的心电图表现，用以明确诊断。目前应用于临床的心电图运动负荷试验主要有活动平板试验和踏车运动试验，后者的优点是踏车占地面积较小，运动时躯干动作幅度小，因而可以减少运动时心电图记录的伪差。

目前运动试验的运动量常采用次极量（submaximal）或极量（maximal），即在运动过程中连续监测心电图及血压直至患者体力的最大负荷（极量）为终点，当运动心率达最大心率的 85%～90% 时为次极量运动（年龄预计的最大心率＝220－年龄）。根据不同负荷程度的氧耗量得出不同年龄组相应的目标心率。老年人和冠心病患者可采用改良 Bruce 方案。满意的运动方案应能维持 6～12min 运动时间。有时需根据症状来确定运动终点，因为运动试验常在未达到极量或次极量运动水平时已出现重度心肌缺血（心绞痛、ST 段下移）而终止运动，这种症状限制性运动试验是以患者出现重度症状和体征为终止运动的指标，除心肌缺血外尚有血压下降、严重心律失常、呼吸困难、头晕、步态不稳等。

试验前描记受试者 12 导联卧位平静心电图，测量血压作为对照。正式试验前，检查者先作活动平板行走示范。运动中通过示波屏对心律及 ST-T 改变进行心电监测，运动中每 3min 记录 V_1、V_5、aVF 导联心电图及测量血压一次，并按方案自动或手动每 3min 增加一次速度级别及一次坡度级别。直到达到目标心率或出现下列情况为运动试验终点：①出现心绞痛；②ST 段下降达 0.2mV；③严重心律失常；④心率在 1min 内减少 20 次；⑤收缩压下降 20mmHg；⑥步态蹒跚或极度疲劳不能坚持试验。

二、冠状动脉供血不足的运动心电图改变

（一）ST 段

运动诱发的心肌缺血，ST 段表现有三种：ST 段下移、抬高或正常化。

1. ST 段下移 是运动试验中常见的心肌缺血表现。运动中出现 J 点下移是一种正常反应，J 点后 ST 段快速（>1mV/s）上斜型下移<0.15mV 也视为正常。J 点后 80ms 处 ST 段缓慢上斜型降低≥0.15mV 并持续到 J 点后 0.08s 视为异常。ST 段水平型下移和下斜型下移≥0.1mV，持续 80ms 为异常，是诊断心肌供血不足的重要根据（图 4-66）。ST 段下斜型下移较水平型下移更有意义，特异性最高，

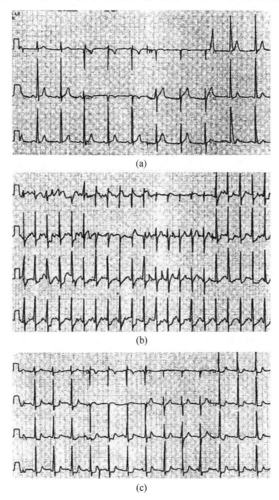

(a)

(b)

(c)

图 4-66 运动试验诱发冠状动脉供血不足

（a）运动前显示正常心电图；（b）运动中（心率 142 次/分）出现Ⅱ、Ⅲ、aVF 和 $V_4 \sim V_6$ 导联 ST 段下移 0.1～0.15mV；（c）运动终止后 6min（心率 88 次/分）仍显示Ⅱ、Ⅲ、aVF 导联 ST 段水平型下移 0.05～0.1mV，$V_4 \sim V_6$ 导联 ST 段下斜型下移 0.05～0.1mV

假阳性率小于 5%。运动前已存在 ST 段异常者，运动后诱发 ST 段的下移应在原有基础上再下移 0.1mV，并持续 2min 以上，其特异性较运动前无 ST 段下移者低。ST 段压低的程度、涉及的导联数、出现的时间、持续的时间与冠心病的危险度及严重程度相关。在较低的运动负荷和心率血压双乘积时出现 ST 段下移提示预后较差，可能为多支血管病变。

2. ST 段抬高　ST 段抬高≥0.1mV 提示严重透壁性心肌缺血。ST 段抬高出现于有心肌梗死病史且遗留病理性 Q 波的导联或无病理性 Q 波的导联，其意义不同，有病理性 Q 波的导联的 ST 段抬高是由于局部心肌运动障碍或心室壁瘤形成。无病理性 Q 波导联出现 ST 段抬高，提示病变可能位于血管近端或由于冠状动脉痉挛引起。运动诱发 ST 段抬高者更易发生室性心律失常（图 3-67）。

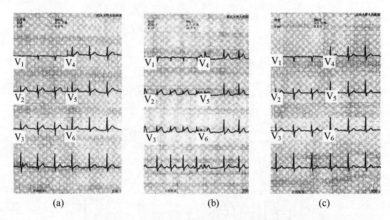

(a)　　　　　　　　(b)　　　　　　　　(c)

图 4-67　运动试验诱发冠状动脉供血不足

（a）运动前显示正常心电图（心率 75 次/分）；（b）运动中（心率 100 次/分）出现 V₃～V₅导联 ST 段抬高 0.1～0.15mV，并出现室性期前收缩；（c）运动终止后 8min（心率 72 次/分）V₃～V₅导联 ST 段恢复正常

3. ST 段正常化或无变化　静息时心电图已有 ST 段下移，运动时恢复正常，可能是心肌缺血的一种表现，但不特异。

4. 最大 ST/HR 斜率　正常人运动时 ST 段下移程度轻，很少超过 0.1mV，且最大 ST 段下移多发生在心率接近 140 次/分时。冠心病患者在心率并不很快时就出现 ST 段下移。ST 段下移经心率校正能提高运动试验的敏感性。各导联根据不同心率时 ST 段下移绘制成曲线，用统计学方法求出回归方程的最大斜率。随运动负荷的增加，同样的心率变化引起的 ST 段下移逐渐加重，到运动终点前达最高值。最大 ST/HR 斜率≥2.4mV/（次·分）视为异常，≥6mV/（次·分）常提示三支血管病变。

（二）U 波变化

U 波倒置可出现于左心室肥厚、冠心病、主动脉及二尖瓣反流患者，由左心室舒张功能异常引起。静息心电图正常，运动诱发 U 波倒置提示心肌缺血病变可能在左前降支。

（三）QT 间期

有研究表明 QT 间期延长与冠心病、高血压性心脏病相关性好。正常人运动使 QT 间期缩短，冠心病患者运动使 QT 间期延长或不变。

三、诊断冠状动脉供血不足的阳性标准

（1）心电图改变早：尤其是运动开始后的前 3min 出现；ST 段下移在恢复期持续 5min 以上；运动中或运动后出现 ST 段水平型或下斜型下移≥0.1mV 或 ST 段指数异常，即 ST 段下移≥0.1mV，ST 段下降值（mm）与 ST 段倾斜值（mm/s）之和≤0。

（2）运动中出现心绞痛：以心绞痛症状作为冠状动脉供血不足的诊断，其敏感性较差。1000 例运动试验发现运动诱发心绞痛者占 37％。另在 2703 例运动试验阳性者中，心绞痛在运动中发生率仅为 26％。

（3）运动中收缩压下降≥20mmHg，舒张压升高≥15mmHg。

（4）运动中出现严重心律失常，如多源性室性期前收缩、室性心动过速、心房颤动、不完全性或完全性房室传导阻滞、窦房传导阻滞等。

运动试验中出现下列情况常提示严重冠状动脉供血不足：①症状限制性运动试验运动耐量＜6METs；②运动高峰收缩压不能达到 120mmHg 或低于静息水平；③下斜型 ST 段下移或下移≥0.2mV；④出现 ST 段下移导联超过 5 个；⑤ST 段下移出现于运动负荷＜6METs 时；⑥除 aVR 导联外，其余出现运动诱发的 ST 段抬高；⑦运动中出现心绞痛；⑧出现持续或有症状的室性心动过速。

下列情况运动试验中可出现假阳性：①服用洋地黄类药物或有低钾血症时；②凡能引起 ST 段下移的其他非冠心病原因，如心肌病、瓣膜病或先天性心脏病等均可造成运动试验假阳性。出现假阴性的情况有：①抗心绞痛药物的使用，如 β 受体阻滞药、钙通道阻滞药、硝酸酯类等；②陈旧性心肌梗死或仅有单支冠状动脉血管病变者；③运动量不足；④心率反常增快。有典型心绞痛症状或冠心病高危人群中应注意运动试验的假阴性；而心绞痛症状不典型的冠心病低危人群（如绝经期前女性）应注意运动试验的假阳性。

四、运动试验在冠状动脉供血不足诊断中的价值

冠状动脉供血不足诊断不明确时，可进行运动试验辅助诊断，但不能单纯依靠运动试验结果的阴性或阳性来排除或诊断冠心病。运动试验的阳性预测价值直接与受检人群疾病的流行情况相关，流行率越高，其预测价值越大。根据 Bayes 原理，运动试验阳性者患病可能性（即阳性预测价值）的计算公式＝该人群冠心病患病率×敏感性/（冠心病患病率×敏感性）＋[（1－患病率）×假阳性率]。运动试验作为不典型冠心病的辅助诊断，不适宜人群普查。运动试验前应评价其患冠心病的可能性，依据冠心病易患因素，包括病史（年龄、性别、胸痛性质）、体格检查及医生的经验并结合以前心肌梗死的病史、心电图异常 Q 波、ST-T 改变等进行综合判断。有冠心病易患因素，活动时出现气短，静息心电图异常，均提示冠心病的可

能。但价值最大的还是胸痛或胸部不适的病史。心肌缺血是胸痛的主要原因，三支病变较单支病变运动试验敏感性高，老年人较年轻人的运动试验敏感性高。假阳性人群（心脏瓣膜病、左心室肥厚、静息心电图 ST 段压低、服地高辛者）运动试验特异性低。与冠状动脉造影对比发现：左主干病变、前降支病变运动试验阳性率高，而右冠状动脉或左回旋支任意一支病变阳性率较低。冠状动脉病变较轻者，运动试验假阴性率高。应注意冠状动脉病变狭窄程度不足以由运动试验诱发心肌缺血时，运动试验阴性。但这些运动试验阴性的人群仍可由于冠状动脉痉挛、粥样硬化斑块破裂、血栓形成等引起心脏事件。冠状动脉造影正常但冠状动脉储备能力异常的患者，运动试验可诱发缺血性 ST 段降低。通过比较冠状动脉造影结果与运动试验结果评价运动试验诊断冠心病的敏感性及特异性，研究结果表明，运动试验选择 ST 段水平型及下斜型下移≥0.1mV 作为阳性标准，其特异性为 84%，敏感性平均为 66%（单支病变为 40%，三支病变为 90%）。

总结心电图运动试验与冠状动脉造影结果对照的研究，得到以下结论。

1. 活动平板运动试验敏感性 60%～70%，即证实有冠状动脉供血不足的病例中 30%～40% 显示阴性，这种现象常见于单支冠状动脉病变，提示预后较好。

2. ST 段变化出现时间和持续时间 临床研究表明，运动后 ST 段下移出现的时间愈早，冠状动脉病变程度愈严重。此外，运动停止后 ST 段恢复时间的长短亦提示冠状动脉的病变程度，若运动后 ST 段仍下移，并持续 8min 或以上，冠状动脉造影结果常显示为二支或三支冠状动脉病变。

3. ST 段降低程度 若出现下斜型或水平型 ST 段降低达 0.15mV 或以上，冠状动脉造影常显示严重的冠状动脉病变，且多属于三支病变或左冠状动脉主干病变。

4. 运动后出现的其他重要特征 心绞痛，有诊断意义；低血压，提示左心室功能异常；出现第三心音或二尖瓣关闭不全的杂音，提示左心室功能不正常。

将运动心电图试验与心肌核素（[201]铊）扫描结合起来，可以提高诊断冠状动脉供血不足的准确性。根据冠状动脉造影对照研究的结果，诊断的敏感性可在原运动试验的基础上提高约 20%，特异性提高约 10%。方法是在运动试验终点前约 1min，静脉注入[201]铊 1.5～2.0mCi，由于[201]铊静脉注射后 10min 内即被心肌吸收，按常规记录运动心电图，并于运动后即刻及 4h 后，分别进行心脏 γ 线照相机摄影，再经电子计算机运算转换，最后显示心肌缺血部位及范围大小。诊断冠状动脉供血不足的标准为运动后显示心肌相应部位核素"充盈缺损"，但在 4h 后重复 γ 线照相时该"充盈缺损"消失。

五、心电图药物负荷试验

除运动负荷外，对部分因各种疾病而行走不便或年老体弱不能进行运动试验者，或合并预激综合征、静息心电图 ST 段下移≥0.1mV、左束支传导阻滞、心室起搏心律及既往曾行血管重建术的患者，可采用心电图药物负荷试验和药物负荷心肌灌注成像作为初始检查，以诊断疑有慢性冠状动脉供血不足的患者。药物负荷试验的优点有：①药物所致的冠状动脉血管扩张强于运动试验；②药物试验可以统一标准化，而不完全取决于患者的耐受性和合作程度；③药物试验不受抗心绞痛药物的影响。

1. 双嘧达莫负荷试验　双嘧达莫（dipyridamole，又称潘生丁）通过非同比地扩张病变和正常冠状动脉，诱导两者间的窃血现象而出现心肌缺血。一般采用静脉注射法，受试前 3h 停用氨茶碱类药物、血管活性药物及咖啡等饮料，双嘧达莫 0.5mg/kg 稀释于 5% 葡萄糖注射液 20mL，在 4min 内静脉注射完毕。在注射前、注射后分别描记即刻、2min、4min、6min、8min、10min、12min 的静态心电图、血压和心率。阴性者于次日用大剂量，即双嘧达莫 0.75mg/kg 于 10min 内注入。若试验中出现难以忍受的心绞痛、头痛或心电图已达阳性诊断标准时，应立即于 1～2min 内静脉注射氨茶碱 50～150mg（稀释于 10mL 液体中）。阳性标准：①出现典型心绞痛症状或原有心绞痛症状加重，且静脉注射氨茶碱后 3min 内缓解者。②心电图出现 ST 段水平型或下斜型下移≥0.1mV，持续 2min 以上，或原有 ST 段下移者，用药后 ST 段再下移≥0.05mV，并能在静脉注射氨茶碱 3min 内恢复者。③ST 段抬高≥0.20mV。④心电图 ST 段下移幅度在 0.05～0.1mV 之间，但伴有下列可疑阳性标准之一者：a. 双嘧达莫诱发心绞痛自行缓解者；b. 双嘧达莫注射中或注射后出现不典型的心绞痛，且在静脉注射氨茶碱 3min 内缓解者；c. 双嘧达莫注射中、注射后在心电图 R 波占优势的导联上，T 波从直立变低平、倒置或双向者。自 1979 年 Tauchert 提出并肯定了双嘧达莫负荷试验对冠心病的高度特异性诊断价值之后，国内外学者进行了广泛的临床研究，多数认为该试验敏感性为 45%～67%，特异性约为 80%。随着病变血管支数的增多，双嘧达莫负荷试验的敏感性亦增加。而对冠状动脉正常或狭窄程度≤50% 的患者，试验结果可为阴性。

近年来，双嘧达莫负荷试验与放射性核素心肌断层显像相结合，其敏感性和特异性进一步提高，适应证更广。方法是静脉注射双嘧达莫［0.14mg/(kg·min)］后 4min，即可使冠状动脉血流增加 3～4 倍，2min 后注射核素示踪剂。显像时间为即刻和 4h 后，双嘧达莫注射前、注射后 15min 及 30min 分别记录心电图。当冠状动脉狭窄程度>50%，其供应区血流量不能相应增加，作为示踪剂的核素摄取也相对减少，表现为"充盈缺损"，同时心电图也会在相应的导联记录到具有诊断意义的 ST 段下移，阳性标准同上述。

2. 腺苷负荷试验　腺苷负荷试验原理与双嘧达莫负荷试验原理相似，外源性腺苷与冠状动脉上 A2 受体结合后激活鸟苷酸环化酶使单磷酸环鸟苷浓度增加而使正常冠状动脉直接、快速地扩张，其扩张程度远大于狭窄血管，导致血流由缺血区向非缺血区分布，即"窃血现象"使狭窄血管供血区血流减少，暴露出潜在的冠状动脉供血不足，并产生症状以及心电图或影像学改变。具体方法为腺苷静脉注射，用量为 0.14mg/(kg·min)，于 6min 内注射完。注射过程中连续记录静态心电图，每 2min 描记 1 次，直至注射结束后 10min，并观察心率、血压及胸痛等临床症状。对照分析受检前、后的心电图变化，阳性标准同双嘧达莫负荷试验。

3. 多巴酚丁胺负荷试验　多巴酚丁胺负荷试验由于特异性和敏感性较低，现已较少应用。目前临床较常应用的是多巴酚丁胺超声负荷试验。前者的原理是多巴酚丁胺是 β_1 受体兴奋药，对正常和有病变冠状动脉供血心肌的血流灌注有不同效应，它显著增加正常冠状动脉供血区的心肌血流量，而使病变冠状动脉供血区的心肌血流量不变，其结果是使整个心脏的心肌灌注血流量分布不均。多巴酚丁胺通过兴奋心脏 β_1 受体，使心肌收缩力增强、心率增快、收缩压增高，致使心肌耗氧量增大。与双嘧达莫、腺苷相比，多巴酚丁胺的心血管效应更类似于运动试验，且其有效半衰期仅 120s，更适合做心脏负荷试验。由于心率增快、血压增高，导致心脏舒张期缩短，冠状动脉灌注不足，尤其使心内膜下侧支供血减少，并使心脏后负荷增加，加之冠状动脉血流分布不均匀，心肌耗氧量增加，从而诱发心肌缺血，故亦称多巴酚丁胺诱发试验。具体方法为多巴酚丁胺初始剂量为 $2.4\mu g/(kg \cdot min)$，每间隔 3min 递增 $5\mu g/(kg \cdot min)$，极量为 $30\sim40\mu g/(kg \cdot min)$。在静脉滴注前，每一剂量滴注后 3min 和终止滴注后 5min 各记录静态心电图，测量心率与血压。出现典型心绞痛或 ST 段压低 $\geqslant0.1mV$ 为多巴酚丁胺负荷试验阳性，提示冠状动脉供血不足。多巴酚丁胺负荷试验检测冠状动脉多支狭窄的敏感性为 74%，特异性为 64%，准确性为 72%。

4. 异丙肾上腺素负荷试验 原理为异丙肾上腺素为拟肾上腺素药物，能与肾上腺素能受体结合表现出强烈的 β 受体兴奋作用，使心率增快，心肌收缩力增强，心肌糖原分解力增加，从而使心肌耗氧量增加，类似运动负荷试验。适宜于临床疑似冠心病而患者又不适宜做运动负荷试验者。由于此试验有诱发异位心律甚至心室颤动的危险，故要严格掌握适应证与禁忌证，凡近期发作心绞痛、急性心肌梗死、高血压、心动过速、心功能不良者应禁用。亦有报道异丙肾上腺素负荷试验使交感神经过度兴奋后反射性引起迷走神经张力增高，诱发心动过缓及血压下降。所以必须熟知异丙肾上腺素的药理作用，又需在充分准备急救措施的前提下，方可开展此项负荷试验。试验方法为先描记 12 导联静态心电图作为对照，然后用异丙肾上腺素 $0\sim2mg$ 加入 5% 葡萄糖注射液 200mL 内，静脉滴注 $1\sim2\mu g/min$（$1\sim2mL/min$）直至心率增加达 130 次/分或出现 ST 段下移、心绞痛。停止滴注后分别描记即刻、2min、4min、6min 或 8min 心电图。出现下列改变之一者为阳性：①出现典型心绞痛；②ST 段水平型或下斜型下移 $\geqslant0.075\sim0.1mV$；③T 波由直立转为倒置或负正双向且持续 15min 未恢复者。该试验为一种应用时间较长的心脏负荷试验，据文献报道对心电图干扰小，与冠状动脉造影对照显示，其敏感性为 60%～80%，特异性为 80%～100%。异丙肾上腺素负荷试验对慢性冠状动脉供血不足的诊断具有较大作用，但由于具有较大的风险性，故临床应用受到很大限制，目前很少使用。

第五章

心血管辅助检查

第一节 心脏 X 线检查

心脏 X 线检查在临床应用中具有非常重要的指导作用，通过心脏 X 线检查，在心脏循环系统中，能快速判别心脏的大小、血管的搏动、心包渗出及增厚钙化等；在肺循环系统中，初步判断肺循环高压的程度，发现肺内异常病变，如肿瘤、炎症、结核等。目前尽管心脏 CT、MRI 等检查的出现，革新了心血管影像技术，能更加清晰准确地评价心脏情况及肺部的异常病变，但是胸部 X 线检查因简单、经济、有效等特点，尤其起到对许多心、肺疾病的快速筛查作用，注定了其不可替代的地位。

一、X 线检查方法

对于目前心脏方面的 X 线检查主要包括透视、平片以及心血管造影检查。透视与平片是目前心脏 X 线检查最基本、最简单的方法，而心血管造影检查是近年来快速发展起来的新的影像技术，尤其在心脏方面对于冠状动脉的评价是金标准。

1. 透视 是最简单的 X 线检查方法，可以从不同角度观察心、大血管的形状、搏动及其与周围结构的关系。吞钡检查可观察食管与心、大血管的邻接关系，对确定左心房有无增大和增大的程度有重要价值。透视影像清晰度较差，时间虽短，但患者接受放射量较胸片多，目前已基本不推荐使用。

2. 平片 正常的胸部 X 线中可见充满气体的肺和邻近的软组织结构形成良好的对比，所以可以清楚地显示肺动脉、肺叶间隙，而心脏表现为不透光，因此可以清楚显示心脏的轮廓大小。目前常规投照体位有后前位、右前斜位、左前斜位和左侧位 4 种。

二、正常心脏大血管 X 线影像

（一）后前位

患者直立，前胸壁紧贴片匣，X 线由后向前投照，在后前位上可以识别的主要心脏结构：心右缘下段较圆，为右心房；心脏右下缘下方还可见小的三角形影，为

下腔静脉,上段为升主动脉与上腔静脉的复合影。心左缘自上而下有 3 个比较隆凸的弧弓,依次为主动脉结、肺动脉段和左心室。

（二）右前斜位

患者直位,右前胸靠片匣,身体与片匣成 45°。X 线从患者左后投向右前,前缘自上而下为升主动脉、肺动脉段、肺动脉圆锥,右心室或左心室视投照角度大小而定。肺动脉圆锥亦称右心室圆锥,是右心室接近肺动脉瓣的部分,亦即右心室漏斗部。心脏与前胸壁之间的倒置三角形透光区称心前间隙。后缘自上而下为左心房、右心房及下腔静脉,心脏与脊柱之间的透明区为心后间隙,食管为心后间隙内的主要结构,紧靠左心房后方。正常时此段食管可有轻微压迹,但绝无移位。食管下端及胃气泡偏居前方,为识别右前斜位的标志。

（三）左前斜位

患者直立,左前胸靠片匣,身体与片匣约成 60°,摄片时吞钡。X 线从患者右后投向左前。前缘自上而下为升主动脉、右心房及右心室。后缘上为左心房,下为左心室。正常左心室一般不与脊柱重叠或重叠不超过椎体的 1/3,旋转角如在 60°以上,则左心室与脊柱阴影分开。心影上方的弓形密影是主动脉弓,向前上行为升主动脉,向后下行为降主动脉。主动脉弓的下方与心影之间的透明区称主动脉窗,其间有气管、支气管和肺动脉阴影。食管下端及胃泡偏居后部,为识别左前斜位的标志。这个体位是鉴别有无左心室增大常采用的位置。

（四）左侧位

患者直立,左侧胸壁靠片匣,X 线从患者右侧投向左侧。心前缘全部为右心室,后缘下部为左心室,上部为左心房。心后缘最下段（即下腔静脉）与食管之间有一透明间隙,左心室增大时此间隙可消失。

三、影响心脏及大血管外形的生理因素

影响心脏及大血管外形的生理因素主要包括年龄、体型、体位、呼吸及妊娠等。随着年龄的增加,心脏的发育会逐渐成形,一般 5 岁以后,心脏的形态随身体的发育逐渐定型。此外,体型的高、矮、胖、瘦不同,使心脏形态的影像也有所变化。因此,如何鉴别正常与异常要根据患者的具体体型结构,基本分为 3 种形态:垂位心、斜位心及横位心。体位改变、呼吸及妊娠时膈肌的运动对心脏形态同样具有影响,膈肌升高,心脏横径增大。

四、基本病变的 X 线表现

心脏及大血管病变经 X 线检查,根据心轮廓的改变、房室和大血管的增大或变小、搏动增强或减弱以及肺循环的改变来分析疾病的状况。因此在分析 X 线表现时必须注意心脏、大血管的形态与肺循环的改变。

心脏增大包括心肌肥厚和心腔扩张。有些疾病的发展往往开始表现为心肌代偿性增厚,然后再出现心腔扩大。但是 X 线检查只能通过心胸比率确定心脏是否扩

大，而不能区别是肥厚或者是扩张。

确定心脏增大最简单的方法为心胸比率法。心胸比率是心影最大横径与胸廓最大横径之比。心脏最大横径取心影左、右缘最突出的一点与胸廓中线垂直距离之和，胸廓最大横径是在右膈顶平面取两侧胸廓肋骨内缘之间的最大距离。正常成人心影横径一般不超过胸廓横径的一半，即心胸比率≤0.5。这是一种粗略估计方法。心胸比率＝心脏横径/胸廓横径＝（T_1＋T_2）/胸廓横径（图 5-1）。

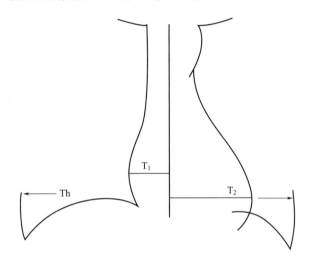

图 5-1　心胸比率

通过右膈顶测量胸廓横径，T_1 及 T_2 为左、右心缘最突点各向中线
垂直线。T_1＋T_2 为心脏横径，Th 为胸廓横径

1. 左心室增大的 X 线表现　①心尖向下、向左延伸。②相反搏动点上移。③左心室段延长、圆隆并向左扩展。④左前斜位旋转 60°时，左心室仍与脊柱重叠，室间沟向前下移位。⑤左侧位：心后间隙变窄甚至消失，心后下缘的食管前间隙消失。左心室增大通常要考虑高血压性心脏病，瓣膜性心脏病（如主动脉瓣关闭不全或狭窄、二尖瓣关闭不全），先天性心脏病（包括室间隔缺损及动脉导管未闭），缺血性心脏病。

2. 右心室增大的 X 线表现　①后前位：心腰平直或隆起，肺动脉段延长，心横径增大，心尖向上翘。增大显著时，心向左旋转，心腰更加突出，主动脉球则不明显。②侧位：心前缘与前胸壁的接触面增大，同时漏斗部和肺动脉段凸起，此为右心室增大的一个重要征象。

3. 左心房增大的 X 线表现　①右前斜位：食管中段受压向后移位。②后前位：在心右缘出现增大的左心房右缘形成的弓影，心底部双心房影。③左前斜位：左主支气管受压抬高。

4. 右心房增大的 X 线表现　①左前斜位：右心房段延长超过心前缘长度一半以上，膨隆，并与心室段成角。②后前位：心右缘下段向右扩展、膨隆，最突出点位置较高。

5. 全心增大的 X 线表现 ①后前位：心影向两侧增大，心脏横径显著增宽。②右前斜位和侧位：心前间隙和心后间隙均缩小，食管普遍受压后移。③左前斜位：支气管分叉角度增大，气管后移。

五、心脏及大血管疾病的 X 线表现与诊断

（一）风湿性心脏瓣膜病

风湿性心脏瓣膜病可引起多个瓣膜损害，其中以二尖瓣狭窄为常见；其次为主动脉瓣及三尖瓣病变；而肺动脉瓣病变少见。二尖瓣狭窄时的早期 X 线表现通常不明显，但随着病程的发展，表现为左心房增大、肺动脉段突出、主动脉缩小、右心室房增大，即所谓的"梨形心"。增大的左心房可引起左主支气管向上移位，食管钡餐检查，左前斜位可见食管向后移位。二尖瓣往往可见瓣膜钙化，长期严重的二尖瓣狭窄可引起肺淤血和间质性水肿，可见叶间渗出液，Kerley C 线与 B 线相重叠。主动脉瓣轻度狭窄时，可出现左心室向心性肥大，X 线表现为心脏大小正常，左心室边缘变圆或心影延长等。随着主动脉瓣瓣口面积的减少，左心房及左心室出现失代偿性扩大，主动脉弓及降主动脉仍为正常大小。

（二）慢性肺源性心脏病

慢性肺源性心脏病是由于长期肺实质和肺血管的原发病变或严重的胸廓畸形所引起的心脏病。原发疾病以慢性阻塞性肺疾病（COPD）最为常见。通常合并有肺动脉高压或右心功能不全等表现，其 X 线表现可见右心室增大、肺动脉段突出、肋间隙增宽、肺血管纹理增加、肺透亮度增加。

（三）心包炎

心包炎的常见病因有结核性心包炎、非特异性心包炎等，尤以结核性最为常见。心包炎可分为干性和湿性两种。

1. 心包积液 可引起静脉回流受阻，心室舒张及血液充盈亦受阻，心脏收缩期排血量减少。慢性心包炎很少出现急性心脏压塞症状。一般来说，心包积液在 300mL 以下者，心影大小和形状可无明显改变，X 线难以发现。随着心包积液的增加，X 线可见心影向两侧普遍增大，心缘正常弧度消失，形状呈烧瓶状。此外由于心脏舒张功能受限，右心房回流血液相对减少，因此，肺动脉血流减少导致肺纹理减少。

2. 缩窄性心包炎 由于心包脏、壁两层之间发生粘连，并形成坚实的纤维结缔组织，会明显限制心脏收缩和舒张活动，导致回心血流减少。X 线表现为心包钙化，心影呈三角形。当合并左心房压力增高时，出现肺淤血现象，甚至可见胸膜增厚、粘连等。

（四）心肌病

不同心肌病的 X 线表现不一致，如扩张型心肌病的早期表现为左心室增大，透视下心脏搏动显著减弱。当出现心功能不全时，可见肺淤血及间质性肺水肿。肥厚型心肌病可表现为正常的心脏或呈局限性增大的左心室，如合并二尖瓣反流，可

出现左心房增大。限制型心肌病表现为心肌僵硬伴左心舒张功能显著降低。X线表现上心脏大小可以正常，肺纹理增加，呈肺淤血表现。

（五）常见先天性心脏病

X线胸片在诊断先天性心脏病并无特异性，需结合临床表现及其他辅助检查如超声心动图、心脏MRI、心血管造影等。可根据肺血管纹理表现初步判断患者目前病情程度。

1. 主动脉缩窄 特征性X线表现为主动脉弓轮廓的异常，在主动脉结的上下方可出现双重凸出影，这一形状被描述为"三字"征。后前位上由于主动脉、左锁骨下动脉都增大而重叠，导致主动脉弓模糊不清。此外，双侧对称性肋骨切迹对主动脉缩窄也具有一定的诊断价值。

2. 房间隔缺损 房间隔缺损时，心房出现左向右分流，可以导致右心系统的血流量增加，最后引起右心房增大为先，之后出现右心室增大，肺动脉高压。严重情况下引起双向分流，甚至右向左分流。X线表现根据病程长短、缺损大小而有所不同。当缺损较小时，心脏大小可以完全正常。如缺损较大且病程较长时，患者可以出现心悸、气促等临床表现，此时X线表现可见心影增大，主要是右心房、右心室增大，其中以右心房增大为其特征性表现。当患者出现活动后发绀时，常可见肺动脉段突出明显，肺门血管扩张，常伴有"舞蹈现象"。

3. 室间隔缺损 室间隔缺损较小时，患者可无临床表现，此时X线胸片检查心影大小可完全正常。当缺损较大、病程较长时，可引起左心增大甚至全心增大。X线表现为左心室增大，继而左心房增大、肺循环淤血等。当出现活动后发绀时，X线上常可见肺动脉段突出，提示肺动脉高压。当发现心前区心脏4/6级收缩期吹风样杂音及胸片上左心室增大时，应考虑室间隔缺损，下一步行心脏彩超检查，以便明确诊断。

4. 法洛四联症 为最常见的发绀型先天性心脏病，包括肺动脉狭窄、室间隔缺损、主动脉骑跨、右心室肥大。其临床表现为心悸、乏力、发育差、喜蹲踞、不好活动。体征：早期全身发绀、杵状指（趾）。胸骨左缘第2~4肋间可闻粗糙4/6级以上收缩期吹风样杂音，P_2减弱或消失。

（1）X线表现：肺血减少，心腰凹陷，两肺门小，肺野血管纤细稀少。严重者，形成侧支循环，肺门结构失常，中内带网状异常血管，肋骨下缘凹陷缺损。

（2）心脏表现：心脏呈靴型，轻至中度增大。右心室大，右心房轻度增大，左心室萎缩。主动脉及上腔静脉增粗，弓部突出，右前移位，可合并右位主动脉弓、右位降主动脉。上腔静脉推挤外移，右心衰竭时上腔静脉增宽。

第二节 心脏CT

心脏CT是一种用于显示心脏结构和评估心脏功能的检查方法。近年来，由于心血管影像技术及其应用的进展和心血管病治疗方法的不断涌现，心血管成像的临床应用逐年增多。同时，随着新型对比剂、分子放射性核素显像、灌注超声心动图、冠状动脉及其钙化积分定量 CT 及心肌结构和心肌存活 MRI 领域的创新，医用无创诊断设备已广泛应用于临床。

冠状动脉 CT 血管造影（CCTA）是目前评估冠状动脉狭窄及其程度的最有效的无创性方法。它的应用能使很大一部分患者避免有创性冠状动脉造影的风险，同时降低了检查费用。其阴性预测值高，因此 CCTA 检查无异常者，基本可除外冠心病。但 CCTA 仍存在局限性，如果主动脉钙化、运动伪影等因素影响较大，尤其在冠状动脉管壁钙化时，CCTA 无法对相应部位冠状动脉管腔狭窄程度进行准确评价，其阳性预测值不理想，对于阳性患者，必要时仍需实施冠状动脉造影以明确诊断。此外，由于 CCTA 仍具有较大的辐射剂量，故不能在人群普查中实施。

一、患者的选择和准备

现有的 CT 扫描设备时间分辨率较低，基本上无法在一个心动周期内完成覆盖全心的扫描，因此要获得良好的 CCTA 图像，理想的条件是患者心率慢、心律齐，能配合屏气、不能过分肥胖。

检查前大部分患者需要给予 β 受体阻滞药以获得理想的心率和心律。舌下含服硝酸甘油可在成像时增加冠状动脉管径。屏气练习可增加患者依从性，减少焦虑并减少运动伪影。

二、CCTA 图像重建

一次 CCTA 检查可产生 300～5000 帧横断面图像。回顾性心电门控间隔 5％ RR 间期重建图像，选择质量好的图像重建 2D 和 3D 图像。

三、心脏 CT 检查的临床应用

1. 冠心病诊断　CCTA 与介入冠状动脉造影相比，其准确性如下：①扫描失败率＜5％。②诊断阻塞性冠状动脉病变的敏感度为 98％，特异度为 88％。③在冠状动脉狭窄程度平均为 61％ 的患者中，CCTA 的阴性预测值为 96％，阳性预测值为 93％。

因此，CCTA 适合于：①不典型胸痛或憋气症状的患者，心电图不确定或阴性，且患者不能做或不接受心电图负荷运动试验检查。②患者有胸痛症状，心电图负荷运动试验或核素心肌灌注不确定诊断或结果模棱两可。③评价低风险（指 1 项以下冠心病危险因素）胸痛患者的冠心病可能性或发现引起症状的其他原因。④无症状的中、高度风险人群（指具有 2 项以上冠心病危险因素，如性别、年龄、家族史、高血压病、糖尿病、高脂血症、正在吸烟等）的冠心病筛查。⑤临床疑诊冠心病，但患者不接受经导管冠状动脉造影检查。⑥对于已知冠心病或冠状动脉粥样硬化斑块临床干预后病变进展和演变的随访观察。

CCTA 的禁忌证：①既往有严重的对比剂变态反应史。②不能配合扫描和屏气的患者。③妊娠期（育龄女性需要明确没有怀孕）。④临床生命体征不稳定（如急性心肌梗死、失代偿性心力衰竭、严重的低血压等）。⑤严重的肾功能不全。

2. 对冠状动脉狭窄和斑块成分的评价　按照 CCTA 表现将斑块划分为钙化、非钙化和混合斑块，在冠状动脉中有斑块就会有狭窄，根据冠状动脉的狭窄程度分为轻度（<50%）、中度（50%～75%）及高度（≥75%），大于 99% 以上为完全闭塞，且钙化积分数值越大，表示钙化含量越多。钙化积分由 CT 峰值记分系数与钙化面积的乘积得出，CT 峰值记分系数：$1=(130\sim199)\,HU$，$2=(200\sim299)\,HU$，$3=(300\sim399)\,HU$，$4\geqslant400\,HU$。钙化会产生伪影，对测量及分析狭窄程度有一定影响。在判断狭窄程度时要求从断面测量，即斑块的直径和邻近血管的直径的比值。软斑块及混合斑块在冠状动脉的严重程度较硬斑块高，尤其混合斑块形成的管腔狭窄较重，必须要注意狭窄远端血管充盈程度。目前在影像诊断中冠状动脉狭窄≥75% 时考虑有意义（图 5-2），需要冠状动脉支架治疗。

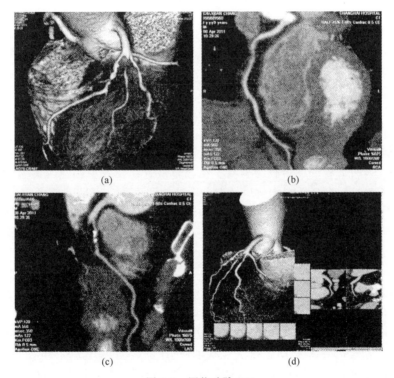

(a)　(b)

(c)　(d)

图 5-2　冠状动脉 CT

（a）三维重建显示前降支近端重度狭窄，第一对角支开口重度狭窄；（b）右冠状动脉近中端中重度狭窄；（c）前降支近端同时有钙化和非钙化斑块（有时称之为混合斑块），显示重度狭窄；（d）回旋支动脉没有钙化斑块

CCTA 对于病情稳定的疑诊冠心病患者的预后评估具有一定价值。研究显示，多支冠状动脉存在斑块、伴严重狭窄，或斑块位于左主干冠状动脉，均为病死率的预测因素。

3. 在评价急性胸痛患者中的应用　胸痛三联检查是指通过一次注射对比剂实现冠状动脉、胸主动脉和肺动脉联合成像。适用于突发胸痛患者急性冠状动脉事件、急性主动脉夹层和急性肺动脉栓塞的鉴别诊断。多层螺旋CT检查的优点是快捷和高效，一次采集完成肺血管、冠状动脉、心脏，以及升主动脉和降主动脉的扫描，技术成功率在85%以上。但是，因扫描辐射剂量较高，临床应该根据适应证和对比其他影像学方法，优选应用。

4. 左心室功能的评价　对于心率慢的患者，应用回顾性心电门控技术，以10% R-R间期重建，得到10期相的图像顺序循环播放，动态观察心脏的收缩舒张运动。输入患者的身高、体重等信息，软件自动计算出左心室射血分数、左心室收缩末期容积、左心室舒张末期容积、每搏输出量、心输出量等指标。此外还能显示二尖瓣瓣膜钙化、二尖瓣狭窄合并主动脉瓣钙化、主动脉瓣脱垂、心包积液。但对于心率快的患者，由于时间分辨率不足，可能采集的舒张和收缩期图像不足，会影响测量准确性。

5. 非冠状动脉手术前评估冠状动脉的价值　对于瓣膜病、成人先天性心脏病，且冠心病低度风险的患者，外科术前行CCTA可以准确排除冠心病可能性，69%以上的患者可避免经导管冠状动脉造影检查。

6. 心脏移植术后对冠状动脉的检查　心脏移植术后行冠状动脉检查，对于评估患者的预后很重要。与冠状动脉造影相比，CCTA诊断移植心脏冠状动脉病变的敏感性和特异性为70%和92%。

7. 冠状动脉搭桥术后评估　由于桥血管受心脏搏动影响较小，加之管径较粗，近端吻合口及桥血管的评价较为容易。在金属留置物及管壁钙化等因素的影响下，多层螺旋CT对桥血管远端吻合口及引流动脉的评价存在不足。

8. 冠状动脉支架术后评估　冠状动脉支架术后的CT成像作为评估手段具有挑战性，因为金属丝导致的硬线束伪影，或称"晕状伪影"。该伪影导致管腔被遮盖，从而无法评估。对于≥3.0mm支架和低中度再狭窄风险的患者行CCTA是可行的；对于<3.0mm支架的评估受限。

9. 冠状动脉和冠状动脉畸形的评价　双源CT可以很好地显示右冠状动脉起源异常和走行及在心动周期内的变化，为阐明心肌缺血提供线索，先天性心脏病MSCT诊断准确率为83%，先天性心脏病合并冠状动脉开口与走形异常的比例较高，常见的有冠状动脉-肺动脉瘘、冠状动脉-右心室瘘（图5-3）等。冠状动脉解剖对先天性心脏病手术影响很大，无论是否存在冠状动脉开口与走行异常，手术前必须明确冠状动脉开口与走行情况。CT在显示心脏大血管解剖的同时可显示冠状动脉，患者的冠状动脉开口与走行显示效果尚需进一步改善。

10. 电生理射频消融术前诊断　在双心室起搏器植入前明确心脏冠状静脉解剖；房颤射频消融之前用于明确患者的肺静脉解剖，测量左心房大小，与周围组织关系（如食管），以及除外左心房附壁血栓。

11. 心脏和血管解剖结构的诊断　明确超声心动图的异常发现，如心包病变、心脏肿块或肿瘤、心内膜炎（赘生物和脓肿）、左心室心尖部的血栓、冠状动脉瘘

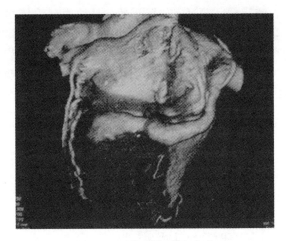

图 5-3　冠状动脉-右心室瘘

以及肺动脉、肺静脉和主动脉弓部的异常等。瓣膜病不是 CT 观察的重点，但是对于主动脉瓣周围、窦管交界处病变及主动脉瓣术前、术后复杂病变的诊断，如大动脉炎累及主动脉瓣、瓣周瘘等，CT 有一定优势。

目前心脏 CTA、CCTA 在临床应用中得到了广泛的推广，并且为临床工作提供了良好的诊断依据。但仍存在一些问题，包括：患者的辐射损害较大；少数患者因运动伪影导致血管无法评价；血管壁较大；较长的钙化斑块及置入的金属内支架均可影响管腔狭窄程度判断，甚至使管腔被屏蔽而无法显示，在评价冠状粥样硬化斑块稳定性方面存在一定局限。

第三节　心脏 MRI

一、概述

磁共振成像（MRI）是利用射频电磁波对置于磁场中的含有自旋不为零的原子核的物质进行激发，发生核磁共振，用感应线圈采集磁共振信号，按一定数学方法进行处理而建立的一种数字图像。

目前 MRI 被越来越多地运用于心血管疾病的诊断，可对心血管系统解剖形态、组织学特性、功能、血流灌注、心肌活性、心脏功能、斑块负荷等进行综合评价，并为心脏手术或介入治疗效果提供无创的随访资料。

心血管 MRI 因具有下列优势特点，而在心血管疾病的诊断中具有重要意义。首先，MRI 的组织对比良好，能准确区分心脏的正常结构、肿瘤、脂肪浸润、组织变性、囊肿及积液；能够在任意方向进行容积资料采集并迅速获得三维图像；无创，无放射性；MRI 区分心脏结构和血池时，不需要造影剂，所以避免了碘对比剂的过敏和毒性反应；有较高的时间和空间分辨率；能够准确、实时地显示心血管解剖形态、功能、血流灌注，并测定心肌活性，对心血管系统功能进行全面评价；充分抑制搏动伪影，获得极高分辨率的清晰稳定图像；快速成像序列可以在一次屏气过程中完成全部图像采集，有效消除了呼吸伪影的干扰。心脏 MRI 成像需要某种形式的生理性门控技术。目前在心脏 MRI 中使用的主要技术包括 MRI 门控、多层技术、电影 MRI 和快速梯度回波成像技术。

二、心脏 MRI 的临床应用

心脏 MRI 在临床上应用主要用于显示病理解剖。近年来，多种心脏 MRI 技术的结合，能对心血管系统解剖形态、组织学特性、血流灌注、心肌活性、心脏功能等进行综合评价。准确显示解剖异常的心脏疾病，如复杂性先天性心脏病、心包疾病、胸主动脉病变。

（一）在缺血性心脏病的临床应用

心脏 MRI（CMR）的临床适应证：①静息时患者 ECG 异常，不能耐受运动平板试验；②介入治疗前明确冠状动脉的大血管及其分支情况；③介入治疗术前心脏室壁运动情况，评价其收缩功能。小剂量多巴酚丁胺负荷试验可用于测定左心室室壁运动，检测隐匿型冠心病，CMR 网格标记技术可提高负荷试验的准确性，CMR 频谱技术可识别早期心肌缺血。

MRI 能够发现缺血区心肌的信号减低，延迟期成像无异常。梗死心肌室壁变薄，节段性室壁运动减弱、消失，心肌首过灌注成像显示灌注减低或缺损，延迟期成像显示梗死心肌呈明显高信号。急性梗死心肌信号强度增高，T_2WI 尤为明显。陈旧性梗死由于心肌纤维化，信号强度减弱，同样以 T_2WI 为著。

（二）在非缺血性心脏病的临床应用

1. 扩张型心肌病 电影 MRI 显示节段性或者全心室运动异常，左心室或双心室的心肌收缩功能普遍下降，收缩期室壁增厚率降低，EF 值多在 50% 以下；心肌信号改变，在 T_1WI、T_2WI 表现为较均匀等信号。黑血序列、亮血序列及增强扫描可显示附壁血栓，在 T_2WI 多成高信号。

2. 肥厚型心肌病 MRI 的表现：①左心室心肌不均匀增厚，常常>15mm，主要累及前室间隔及左心室前壁中部和基底部，肥厚心肌/左心室后壁厚度>1.5mm。②病变常伴有左心室心腔缩小、左心室流出道狭窄、左心室舒张功能减低、二尖瓣关闭不全等。③晚期左心室扩张，收缩功能降低。

3. 限制型心肌病 MRI 诊断要点：①双心房扩大，上下腔静脉及门静脉扩张。②单心室或双心室舒张功能受限，表现为舒张早期的狭窄的喷射影，心室舒张期血流峰值/心房舒张期血流峰值>2。③心室腔正常或略缩小，心室壁厚度正常，心室收缩功能正常或轻度减低。心房高度扩大和心室腔不大是原发性限制型心肌病的特点，心尖部闭塞伴心内膜条带状强化可能是心内膜下心肌纤维化的重要特征。目的除了显示心室舒张受限外，主要是鉴别限制型心肌病与缩窄性心包炎。缩窄性心包炎的心包厚度在横断面上测定>4mm。另外，由于异常舒张期室间隔运动是缩窄性心包炎常见的表现，所以应用电影 MRI 观察室间隔运动有助于两者的鉴别诊断，但 MRI 不能很好显示心包钙化。

4. 致心律失常型右室发育不良　2010 年 MRI 诊断标准主要条件：①右心室局部室壁运动消失或运动障碍或收缩不同步；②右室舒张末期容量与体表面积比值＞10。

（三）在评价心功能的临床应用

CMR 时间及空间分辨率高，在充血性心力衰竭患者的评估中发挥重要的作用，心脏多层短轴成像排除了超声测量的几何学假设，获得准确的心肌及心脏容量定量数据，准确地评估左、右心室的大小、形状和功能，识别淀粉样变性和心肌致密化不全等的特异形态。用对比成像测定血流速度，可进行舒张功能的评估。

（四）在心脏瓣膜病的临床应用

临床上，超声心动图在心脏瓣膜病的诊断上具有优势，然而在判断瓣膜反流的严重程度上的定量分析并不成功，只能大致评估，CMR 通过测定电影 MRI 的信号流空和测定两心室的每搏输出量的差异等方法，能定量分析瓣膜的反流程度。此外，能精确显示心脏瓣膜的厚度及其开放、关闭功能，受累瓣口的大小，瓣膜的狭窄及关闭不全，赘生物等，同时可通过血流速度的三维成像观察血流动力学变化，用于介入或外科手术的术前评估和术后随访研究。

（五）在心包疾病和心脏肿瘤的临床应用

MRI 能够准确显示心包的形态、厚度及心包腔积液，对缩窄性心包炎等心包病变有很高的诊断价值。CMR 快速成像技术可从形态、功能、灌注等多方面观察心脏、心包，确定心脏肿瘤的位置、大小、心腔内外浸润范围、与周围组织的关系、周围大血管，以及肺、纵隔的情况，为心脏肿瘤的诊断提供了又一有效而直观的方法。CMR 对少数心脏肿瘤可做出定性诊断，如脂肪瘤、纤维瘤、黏液瘤等都具有特征性的信号改变，但是大多数心脏肿瘤的类型诊断难度较大，且肿瘤的良、恶性质在 MRI 信号上难以区分。

（六）在先天性心脏病的临床应用

在下列情况，需实施 CMR 检查。

（1）超声心电图（UCG）无法保证为临床提供足够清楚的诊断图像。

（2）由于心室体积和射血分数是临床很重要的参数，因此当超声提供的数值模棱两可或模糊不清时，应使用 CMR 证实或修改超声测量值后才能进行临床决策。

（3）下列情况 CMR 往往比 UCG 更加有效，可以解决大部分 UCG 所不能解决的问题：①体静脉、肺静脉，如肺静脉畸形引流或血管阻塞等。②右心室容积和射血分数，如法洛四联症术后。③右心室流出道疏通术、右心室肺动脉外管道术后是否通畅，有无狭窄或瘤样形成等。④肺动脉瓣反流量。⑤通过测量主动脉和肺动脉干的血流，计算分流量。⑥主动脉瘤、主动脉夹层和主动脉缩窄。⑦体肺动脉侧支和动静脉畸形。⑧冠状动脉起源异常；通过对比剂延迟强化，定性和定量测定左右心室心肌纤维化的程度和范围。

MRA 血管成像

磁共振血管成像（magnetic resonance angiography，MRA）是一种完全无损伤性血管造影新技术。随着计算机技术的发展，软件功能的不断完善。二维、三维"梯度回波脉冲序列"、快速自旋回波序列以及"流动补偿"技术的相继投入使用，使得 MR 技术具备了显示血管形态和血流方向、测定血流速度和流量的能力。从1990 年开始，血管 MRA 作为一种特殊技术在美国率先应用于临床。

一、MRA 所具有的优势特点

MRA 相对于其他的心血管影像学检查具有一些潜在的优势，主要包括：①MRA无须电离辐射或者放射性核素或者碘造影剂而可获得图像，其非侵入性的特点减少了不必要的血管内损伤。无碘对比剂及电离辐射避免了许多相关的并发症。②MRA 能在身体任何平面位置获得影像，没有体型及体位的限制。③MRA是一种灵活的显像模式，能评估心血管解剖和功能的多种不同参数。MRA 能明确心血管解剖和结构以及组织组成特点。根据室壁运动或血流速度测量心肌功能，明确冠状动脉的开口及走形。④MRA 具有很高的立体与瞬时清晰度，可以区分正常心血管结构及异常心血管结构，测量左心室或右心室心肌厚度、僵硬度，或者组织灌注及心肌梗死的面积，具有高度的可重复性和灵敏性。而其缺点在于扫描时间长；涡流可引起散相位，局部信号降低；层面内血流部分被饱和，信号降低和丢失，小血管分支显示不佳。

二、MRA 的临床应用

1. 冠状动脉 MRA 冠状动脉管径细小，末梢部直径仅为 3.7mm，选择性冠状动脉造影的分辨率为 0.3mm，而冠状动脉的空间分辨率为 1.9mm×1.9mm，所以目前冠状动脉 MRA 尚不能替代冠状动脉血管造影。冠状动脉 MRA 的主要临床应用：①显示冠状动脉狭窄；②评价冠状动脉畸形；③评价闭塞的冠状动脉开放状态；④评价冠状动脉搭桥移植血管的开闭状态。

冠状动脉狭窄的 MRA 表现为冠状动脉狭窄所引起的血管内涡流的形成，使该区域表现为低信号，同时，血管狭窄或闭塞后末梢血流的明显减弱，将表现为血流信号的明显狭窄或突然消失。国外研究表明冠状动脉 MRA 确定冠状动脉主要分支明显狭窄具有高度的准确性，其敏感性和特异性优于放射性核素显像，当然也存在一定比例的假阴性和假阳性。

常规选择性冠状动脉造影对异常冠状动脉的显示有时并不理想，主肺动脉之间的异常冠状动脉的近侧部分往往难以显示。三维冠状动脉 MRA 能够对冠状动脉进行三维图像采集，并通过容积重建对血流和血管的解剖进行三维显示，发现 MRA对异常冠状动脉近段的显示具有重要的意义（图5-4）。

2. 颈动脉 MRA 详见图5-5。MRA 最常用于颈动脉分叉部病变的检查，因为

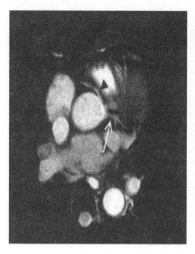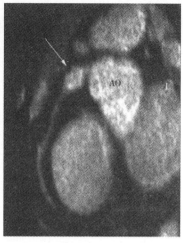

图 5-4 MRA 显示冠状动脉血管的起源及走行
AO—主动脉

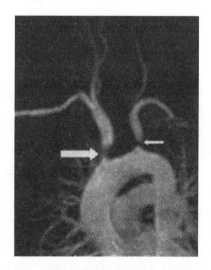

图 5-5 MRA 显示颈总动脉分叉处狭窄

颈部血管血流量大，没有呼吸等移动伪影的干扰，图像质量好（图 5-6），并可获得颈动脉起始部至虹吸段的造影图。立体旋转图像多角度观察可消除血管相互重叠的影响，使病灶显示更加清楚。MRA 还可用特殊的预饱和方法除去颈动脉的影响而仅显示颈静脉，从而可以了解肿瘤侵犯、压迫静脉的情况。

3. 颅内血管 MRA 适应证：怀疑蛛网膜下隙出血或自发性脑内血肿应行脑血管造影或 MRA，顽固性癫痫及头痛也要考虑有颅内动、静脉畸形，颅内动脉瘤的可能性而行脑血管造影或 MRA。

由于 MRA 在显示颅内动脉瘤的瘤体及载瘤动脉时具有无创、安全、清晰、敏感性高的优点，目前认为 MRA 是颅内动脉瘤的首选诊断方法。但是 MRA 的不足

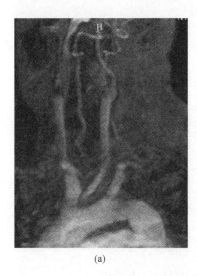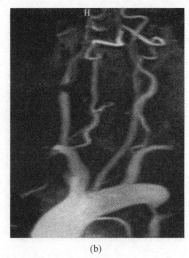

(a)   (b)

图 5-6 呼吸对血管图像质量的影响

(a) 呼吸等移动伪影的干扰，颈部血管图像质量差；

(b) 没有呼吸等移动伪影的干扰，颈部血管图像质量好

之处在于依靠血流流空效应，对血液涡流的血管病变有夸大作用，慢血流及复杂血流显示不清，有时很难显示小动脉瘤。MRA 以无损伤性、适应证广泛而日益受到重视，开发 MRA 新技术成为当今热点。MRA 可准确做出巨大型动脉瘤的诊断和鉴别诊断。MRA 图像上表现为颅内动脉管腔局限性膨大，可呈囊状、梭形或浆果状。当瘤内有血栓形成时，可表现为动脉瘤内充盈缺损，结合原始图像及常规扫描不难诊断。三维重建可以多角度、多方位对动脉瘤及其载瘤动脉进行观察，与数字减影血管造影（DSA）二维图像相比，对动脉瘤细节的显示更有优势。对于血栓性动脉瘤，MRA 结合原始图像及 MRI 在显示瘤腔的大小、形态、血栓情况明显优于 DSA。MRA 对动脉瘤漏诊的主要原因有动脉瘤小（直径＜3mm）、不常见部位、血管重叠、载瘤动脉痉挛、动脉瘤破裂出血、瘤腔内完全充满血栓等。根据以上情况结合 MRI，可以提高 MRA 的术前确诊率。同时注意采用多薄块法减少饱和效应，薄切层和高矩阵提高分辨率，以增加小动脉瘤的检出。假阳性最常见部位是前交通动脉，其次为大脑中动脉、基底动脉和后交通动脉，采用靶区重建技术可以改善扭曲血管和重叠血管的显示，减少动脉瘤的漏诊和误诊。

4. 胸部血管 MRA 胸部的呼吸运动及心脏搏动等移动伪影使常规 MRA 检查受到影响，普通肺血管 MRA 图像质量不高（图 5-7）。使用心电门控 MRA 电影技术结合 MRA 所固有的断层图像，可动态观察并测量心脏各房室的收缩功能，观察瓣膜开放情况，直接显示心脏内肿块大小，甚至可发现梗死后心肌信号的异常改变。但由于图像质量欠佳，临床应用受到一定限制。采用超短重复时间和回波时间技术缩短成像时间，可显示肺动脉第三级分支，在诊断肺动脉栓塞上具有优势。

5. 腹部血管 MRA 目前腹部血管 MRA 主要对肾动脉狭窄有着重要的诊断意

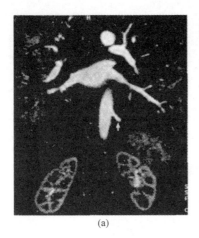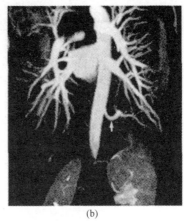

(a)　　　　　　　　　　　　(b)

图 5-7　呼吸运动与心脏搏动的干扰对图像质量的影响
（a）移动伪影对图像质量的干扰；（b）没有移动伪影清楚显示图像质量

义。在肾动脉 MRA 的检查过程中发现能比较清楚地显示近段肾动脉狭窄，但对远段显示欠清，狭窄区伪影造成对狭窄病变的判断偏重，对需要做肾脏移植的肾衰竭患者，MRA 是唯一能较清楚显示肾血供的手段。通过"血团追踪"技术，可观察门脉血流方向、流速及脾肾静脉搭桥术后血流是否通畅。在下腔静脉及髂静脉血栓性病变的诊断上，MRA 也有一定意义。多层面和矢状面血管断层图可显示管腔内病变。

6. 四肢血管 MRA　以往 MRA 对四肢动脉系统的研究较少，一般认为膝、肘以上 MRA 尚有诊断意义，而膝、肘以下由于血管腔细小、分支多、血流慢、血管成像质量低，限制了 MRA 在这一区域的应用。

第六章

高血压

第一节 原发性高血压

一、概述

（一）定义

原发性高血压或高血压病是指成年人（≥18岁）凡在未服用降血压药物情况下和在安静状态下，非同日血压至少测量3次，当体循环动脉收缩压≥140mmHg和（或）舒张压≥90mmHg，称为血压增高，与此同时，常伴有脂肪和糖代谢紊乱以及心、脑、肾和视网膜等器官功能性或器质性改变为特征的全身性疾病。如果仅收缩压≥140mmHg，而舒张压不高者，称为单纯收缩性高血压。同理，若舒张压≥90mmHg，而收缩压＜140mmHg，则称为舒张性高血压。

（二）流行病学

高血压患病率和发病率在不同国家、地区或种族之间有差别，工业化国家较发展中国家发病率高，美国黑种人约为白种人的2倍。高血压患病率、发病率及血压水平随年龄增长而升高，高血压在老年人中较为常见，尤其是收缩期高血压。我国自20世纪50年代以来进行了4次（1959年、1979年、1991年、2002年）成年人血压普查，高血压患病率分别为5.11%、7.73%、11.88%、18.8%，总体上呈明显上升趋势。据估计，我国现有高血压患者2亿以上。但高血压的知晓率、治疗率及控制率均很低，2002年的普查资料显示：知晓率为30.2%，治疗率为24.7%，控制率为6.1%，较1991年略有提高。根据2007年我国卫生部心血管病防治研究中心（现国家心血管病中心）报道的一项调查报告，城市高血压知晓率、治疗率、控制率和治疗控制率分别为41.1%、35.1%、9.7%和28.2%；而农村分别为22.5%、17.4%、3.5%和20.4%。如此低的知晓率、治疗率、控制率和治疗控制率，促使我国高血压病致死、致残率居高不下。因此，高血压的防治任重道远。

（三）病因

本病病因未完全阐明，目前认为是在一定的遗传基础上由于多种后天因素的作用，正常血压调节机制失代偿所致，以下因素可能与发病有关。

1. 遗传　高血压的发病有较明显的家族集聚性，双亲均有高血压的正常血压子女（儿童或少年）血浆去甲肾上腺素、多巴胺浓度明显较无高血压家族史的对照组高，以后发生高血压的比例亦高。国内调查发现，与无高血压家族史者比较，双亲一方有高血压者的高血压患病率高 1.5 倍，双亲均有高血压病者则高 2～3 倍，高血压病患者的亲生子女和收养子女虽然生活环境相同，但前者更易患高血压。动物实验已筛选出遗传性高血压大鼠株（SHR），分子遗传学研究已实验成功基因转移的高血压动物，上述资料均提示遗传因素的作用。

2. 饮食

（1）盐类：与高血压最密切相关的是 Na^+，人群平均血压水平与食盐摄入量有关，在摄盐较高的人群，减少每日摄入食盐量可使血压下降。高钠促使高血压可能是通过提高交感神经张力，增加外周血管阻力所致。饮食中 K^+、Ca^{2+} 摄入不足、Na^+/K^+ 比例升高时易患高血压，高 K^+、高 Ca^{2+} 饮食可能降低高血压的发病率，动物实验也有类似的发现。我国不同年龄段人群食盐摄入量均较高，居民平均每日食盐摄入量为 12.1g，远远超过 WHO "应将一般人群每日食盐限制在 6g 以下"的建议。全国居民营养与健康状况调查（2002 年）中指出，我国城乡居民平均每日每人盐摄入量为 12g，其中农村 12.4g、城市 10.9g，北方地区高于南方地区。高盐饮食是高血压的重要危险因素。高盐饮食地区人群的高血压患病率往往较高。

中国人群高血压流行特点：钠盐摄入量高，钾盐摄入不足，盐敏感性高血压居多。盐敏感的实质是个体对于盐负荷而导致血压升高的一种遗传易感体质。盐敏感被认为是由于肾小球的过滤能力减低和（或）肾小管钠再吸收的比率增加所导致。

盐敏感性（salt-sensitivity）：盐敏感性是高血压早期损害标志。盐敏感性已被美国 ASH "2005 高血压新定义"确立为高血压早期损害标志之一。

我国一般人群中盐敏感者占 15％～42％，而高血压人群中 50％～60％为盐敏感者。有高血压家族史的成年人中盐敏感者为 65％，青少年中为 45％。黑种人，老年人，停经女性，糖尿病、肥胖和代谢综合征患者中盐敏感者比例较高。盐敏感性高血压是高血压的一种特殊类型，常见于老年人，黑种人，有糖尿病、肾疾病史者，交感激活状态以及高盐摄入地区的高血压患者，同时也是难治性高血压的重要原因之一。

（2）脂肪酸与氨基酸：降低脂肪摄入总量，增加不饱和脂肪酸成分，降低饱和脂肪酸比例可使人群平均血压下降。动物实验发现摄入含硫氨基酸的鱼类蛋白质可预防血压升高。

（3）饮酒：长期饮酒者高血压的患病率升高，而且与饮酒量成正比。可能与饮酒促使皮质激素、儿茶酚胺水平升高有关。

3. 职业、环境和气候　流行病学资料提示，从事高度集中注意力工作、长期精神紧张、长期受环境噪声及不良视觉刺激者易患高血压病。此外，气候寒冷地区冬季较长，人的血管容易收缩而导致血压升高，这也是我国北方地区高血压发病率比南方地区高的原因之一。

4. 其他 吸烟、肥胖和糖尿病患者高血压病患病率高。

（四）临床表现

高血压是多基因遗传因素与环境因素长期相互作用的结果，无论是男性还是女性，平均血压随年龄增长而增高，尤其是收缩压。流行病学研究已经证实，高血压本身不仅会造成心血管损害，而且当高血压患者合并有其他危险因素时更易引起或加重心血管损害，这些危险因素包括糖尿病、吸烟、高脂血症等。血压在同一水平上的高血压患者，合并危险因素越多，心血管系统并发症发生率也越高，说明危险因素之间存在着对心血管系统损害的协同作用。

高血压病根据起病和病情进展的缓急及病程的长短可分为两型，缓进型（chronic type）高血压和急进型（accelerated type）高血压，前者又称良性高血压，绝大部分患者属此型，后者又称恶性高血压，仅占高血压病患者的 $1\%\sim5\%$。

1. 缓进型高血压病 多为中年后起病，有家族史者发病年龄可较轻。起病多数隐匿，病情发展慢，病程长。早期患者血压波动，血压时高时正常，为脆性高血压阶段，在劳累、精神紧张、情绪波动时易有血压升高，休息、去除上述因素后，血压常可降至正常。随着病情的发展，血压可逐渐升高并趋向持续性或波动幅度变小。患者的主观症状与血压升高的程度可不一致，约 50% 患者无明显症状，只是在体格检查或因其他疾病就医时才发现有高血压，少数患者则在发生心、脑、肾等器官的并发症时才明确高血压病的诊断。

患者可有头痛，多发生在枕部，尤易发生在睡醒时，尚可有头晕、头胀、颈部板紧感、耳鸣、眼花、健忘、注意力不集中、失眠、烦闷、乏力、四肢麻木、心悸等。这些症状并非都是由高血压直接引起，部分是机体功能失调所致，无临床特异性。此外，尚可出现身体不同部位的反复出血，如眼结膜出血、鼻出血、月经过多，少数有咯血等。

（1）脑部表现：头痛、头晕和头胀是高血压病常见的神经系统症状，也可有头部沉重或颈项板紧感。高血压直接引起的头痛多发生在早晨，位于前额、枕部或颞部，可能是颅外颈动脉系统血管扩张，其脉搏振幅增高所致。这些患者舒张压多很高，经降压药物治疗后头痛可减轻。

高血压病脑血管并发症主要表现为脑血管意外，即脑卒中，可分为两大类：①缺血性脑卒中，其中有动脉粥样硬化血栓形成、腔隙梗死、栓塞、短暂性脑缺血和未定型等各种类型；②出血性脑卒中，有脑实质和蛛网膜下腔出血。

（2）心脏表现：血压长期升高增加了左心室的负担，左心室因代偿而逐渐肥厚，早期常呈向心性对称性肥厚，继之可出现心腔扩张，最终导致高血压性心脏病。近年来研究发现，高血压时心脏最先受影响的是左心室舒张期功能。左心室肥厚时舒张期顺应性下降，松弛和充盈功能受影响，若左心室舒张末压升高，左心房可有不同程度扩大，甚至可出现在临界高血压和左心室无肥厚时。与此同时，左心室的心肌间质已有胶原组织沉积和纤维组织形成，但此时患者可无明显临床症状。

出现临床症状的高血压性心脏病多发生在高血压病起病数年至 10 余年之后。

在心功能代偿期，除有时感心悸外，其他心脏方面的症状可不明显。代偿功能失调时，则可出现左心衰竭症状，开始时在体力劳累、饱食和说话过多时发生气喘、心悸、咳嗽，以后呈阵发性的发作，常在夜间发生，并可有痰中带血等，严重时或血压骤然升高时可发生急性肺水肿，出现端坐呼吸、咳粉红色泡沫样痰，若不及时降压可危及生命。反复发作或持续的左心衰竭，可影响右心室功能而发展为全心衰竭，出现尿少、水肿等临床症状。在心脏未增大前，体检可无特殊发现，或仅有脉搏或心尖搏动较强有力，主动脉瓣区第二心音因主动脉舒张压升高而亢进。心脏增大后，体检可发现心界向左、向下扩大；心尖搏动强而有力，呈抬举样；心尖区和（或）主动脉瓣区可听到2～3级收缩期吹风样杂音。心尖区杂音是左心室扩大导致相对性二尖瓣关闭不全或二尖瓣乳头肌功能失调所致；主动脉瓣区杂音是主动脉扩张，导致相对性主动脉瓣狭窄所致。主动脉瓣区第二心音可因主动脉及瓣膜病变而呈金属音调，可有第四心音。心力衰竭时心率增快，出现发绀，心尖区可闻奔马律，肺动脉瓣区第二心音增强，肺底出现湿啰音，并可有交替脉；后期出现颈静脉怒张、肝大、下肢水肿、腹水和发绀等全心衰竭征象。

（3）肾脏表现：肾血管病变的程度与血压升高的程度及病程密切相关。实际上，无控制的高血压病患者均有肾脏的病变，但在早期可无任何临床表现。随病程的进展可先出现蛋白尿，如无合并其他情况（如心力衰竭和糖尿病等），24h尿蛋白总量很少超过1g，控制高血压可减少尿蛋白。血尿多为显微镜血尿，少见有透明和颗粒管型。肾功能失代偿时，肾浓缩功能受损可出现多尿、夜尿、口渴、多饮等，尿比重逐渐降低，最后固定在1.010左右，称等渗尿。当肾功能进一步减退时，尿量可减少，血中非蛋白氮、肌酐、尿素氮常增高，酚红排泄试验示排泄量明显减低，尿素清除率或肌酐清除率可明显低于正常，上述改变随肾脏病变的加重而加重，最终出现尿毒症。但是，在缓进型高血压病，患者在出现尿毒症前多数已死于心、脑血管并发症。此外，当高血压导致肾功能损害的同时，肾损害又可反过来加重血压升高，从而形成恶性循环。

2. 急进型高血压病　在未经治疗的原发性高血压患者中，约1%可发展成急进型高血压病，发病较急骤，在发病前可有病程不一的缓进型高血压病史。男女比例约为3:1，多在青中年发病，近年来此型高血压已少见，可能与早期发现轻、中度高血压患者并得到及时有效的治疗有关。其表现基本上与缓进型高血压病相似，但与后者相比，临床症状如头痛等更为明显，具有病情严重、发展迅速、视网膜病变和肾功能很快衰竭等特点。血压显著升高，舒张压多持续在130～140mmHg或更高。各种症状明显，小动脉纤维样坏死性病变进展迅速，常于数月至1～2年内出现严重的脑、心、肾损害，发生脑血管意外、心力衰竭和尿毒症。并常有视物模糊或失明，视网膜可发生出血、渗出及视盘水肿。血浆肾素活性增高，以肾脏损害最为显著，常出现持续蛋白尿，24h尿蛋白可达3g，伴有血尿和管型尿，最后多因尿毒症而死亡，但也可死于脑血管意外或心力衰竭。

3. 高血压危重症

（1）高血压危象（hypertensive crisis）：高血压病的进程中，如果全身小动脉发生暂时性强烈痉挛，周围血管阻力明显上升，致使血压急骤上升而出现一系列临床症状，称之为高血压危象。这是高血压病的急重症，可见于缓进型高血压病各期和急进型高血压病，血压改变以收缩压突然明显升高为主，舒张压也可升高，常在诱发因素作用下出现，如强烈的情绪变化、精神创伤、心身过劳、寒冷刺激和内分泌失调（如经期和绝经期）等。患者出现剧烈头痛、头晕、眩晕，亦可有恶心、呕吐、胸闷、心悸、气急、视物模糊、腹痛、尿频、尿少、排尿困难等症状。有的患者可伴随自主神经紊乱症状，如发热、口干、出汗、兴奋、皮肤潮红或面色苍白、手足发抖等；严重者，尤其在伴有靶器官病变时，可出现心绞痛、肺水肿、肾衰竭、高血压脑病等。发作时尿中出现少量蛋白和红细胞；血尿素氮、肌酐、肾上腺素、去甲肾上腺素可增加，血糖也可升高，眼底检查有小动脉痉挛，可伴有出血、渗出或视盘水肿。发作一般历时短暂，控制血压后，病情可迅速好转，但易复发。在有效降压药普遍应用的人群，此危象已很少发生。

（2）高血压脑病（hypertensive encephalopathy）：急进型或严重的缓进型高血压病患者，尤其是伴有明显脑动脉硬化时，可出现脑部小动脉持久而明显的痉挛，继之发生被动性或强制性扩张，急性脑循环障碍导致脑水肿和颅内压增高而出现的一系列临床表现，称为高血压脑病。发病时常先有血压突然升高，收缩压、舒张压均可增高，以舒张压升高为主，患者出现剧烈头痛、头晕、恶心、呕吐、烦躁不安、脉搏多慢而有力，可有呼吸困难或减慢、视力障碍、黑蒙、抽搐、意识模糊甚至昏迷，也可出现暂时性偏瘫、失语、偏身感觉障碍等。检查可见视盘水肿，脑脊液压力增高、蛋白含量增高。发作短暂者历时数分钟，长者可数小时甚至数天。妊娠高血压综合征、肾小球肾炎、肾血管性高血压和嗜铬细胞瘤的患者，也可能发生高血压脑病。

4. 并发症　在我国，高血压病最常见的并发症是脑血管意外，其次是高血压性心脏病、心力衰竭，再次是肾衰竭。较少见但严重的并发症为主动脉夹层血肿。其起病常突然，迅速发生剧烈胸痛，向背或腹部放射，伴有主动脉分支堵塞现象时，使两上肢血压及脉搏有明显差别，严重者堵塞一侧，从颈动脉到股动脉的脉搏均消失，或下肢暂时性瘫痪或偏瘫。当累及主动脉根部时，患者可发生主动脉关闭不全。未受堵塞的动脉血压升高。主动脉夹层血肿可破裂入心包或胸膜腔，因心脏压塞而迅速死亡。胸部 X 线检查可见主动脉明显增宽。超声心动图、CT 或 MRI可直接显示主动脉夹层及范围，甚至可发现破口。主动脉造影也可确立诊断。高血压合并下肢动脉粥样硬化时，可造成下肢疼痛、间歇性跛行。

二、诊断要点

（一）确定是否高血压

1. 诊所血压　诊所偶测血压是目前诊断高血压和分级的标准方法和主要手段，要求在未服用降压药物情况下、非同日 3 次安静状态下，测血压达到诊断水平，体循环动脉收缩压≥140mmHg 和（或）舒张压≥90mmHg 者为高血压。由于测量次数少、观察误差较大和"白大衣效应"，不能可靠地反映血压的波动和活动状态下的情况。动态血压及家庭自测血压可弥补诊所偶测血压的不足，具有重要的临床价值。

2. 自测血压　对于评估血压水平及严重程度，评价降压效应，改善治疗依从性，增强治疗的主观参与，自测血压具有独特优点，且无"白大衣效应"，可重复性较好。目前，患者家庭自测血压在评价血压水平和指导降压治疗上已经成为诊所血压的重要补充。然而，对于精神焦虑或根据血压读数常自行改变治疗方案的患者，不建议自测血压。推荐使用符合国际标准（BHS 和 AAMI）的上臂式全自动或半自动电子血压计，正常上限参考值为 135/85mmHg。应注意患者向医师报告自测血压数据时可能有主观选择性，即报告偏差，患者有意或无意选择较高或较低的血压读数向医师报告，影响医师判断病情和修改治疗。有记忆存储数据功能的电子血压计可克服报告偏差。血压读数的报告方式可采用每周或每月的平均值。家庭自测血压低于诊所血压，家庭自测血压 135/85mmHg 相当于诊所血压 140/90mmHg。对血压正常的人建议定期测量血压（20～29 岁，每 2 年 1 次；30 岁以上每年至少 1 次）。

3. 动态血压　动态血压测量应使用符合国际标准（BHS 和 AAMI）的监测仪。动态血压的正常值推荐以下国内参考标准：24h 平均值＜130/80mmHg，白昼平均值＜135/85mmHg，夜间平均值＜125/75mmHg。正常情况下，夜间血压均值比白昼血压均值低 10%～15%。动态血压监测在临床上可用于诊断白大衣高血压、隐匿性高血压、顽固难治性高血压、发作性高血压或低血压，评估血压升高严重程度，但是目前主要仍用于临床研究，例如评估心血管调节机制、预后意义、新药或治疗方案疗效考核等，不能取代诊所血压测量。动态血压测量时应注意以下问题：测量时间间隔应设定一般为每 30min 1 次。可根据需要而设定所需的时间间隔。指导患者日常活动，避免剧烈运动。测血压时患者上臂要保持伸展和静止状态。若首次检查由于伪迹较多而使读数＜80% 的预期值，应再次测量。可根据 24h 平均血压、日间血压或夜间血压进行临床决策参考，但倾向于应用 24h 平均血压。

4. 中心动脉压　近年来提出了中心动脉压的概念。中心动脉压，是指升主动脉根部血管所承受的侧压力。中心动脉压也分为收缩压（SBP）、舒张压（DBP）及脉压（PP）。主动脉的 SBP 由两部分组成：前向压力波（左心室搏动性射血产生），回传的外周动脉反射波。前向压力波形成收缩期第 1 个峰值（P1），反射波与前向压力波重合形成收缩期第 2 个峰值（即 SBP）。反射波压力又称增强压（AP），增强压的大小可用增压指数（AIx）表示，$AIx = AP/PP$（$AP = SBP - P1$）。通常情况下，AP 在舒张期回传到主动脉根部与前向压力波重合，在收缩期回传到外周动脉。

中心动脉压直接影响心、脑、肾等重要脏器的灌注压，因而可能比肱动脉血压更能够预测心脑血管病的发生。反射波是左心室后负荷的组分，是心脏后负荷的指标之一，也是收缩期高血压的发病基础。中心动脉压增高将诱发冠脉硬化，进而容易引起冠状动脉狭窄及冠状动脉事件。因此，降低中心动脉压将有助于预防心血管事件。已证明中心动脉血流动力学与高血压靶器官损害、心血管疾病独立相关。在预测、决定终点事件方面中心动脉血流动力学的意义优于外周血流动力学。ASCOT 试验的亚组研究 CAFE 中心动脉压可作为评价及优化抗高血压治疗方案的一个新的指标。

5. 白大衣高血压与隐匿性高血压 "白大衣高血压"也称"诊所高血压"。指患者去医院就诊时，在医师诊室测量血压时血压升高，但回到自己家中自测血压或 24h 动态血压监测时血压正常。

隐匿性高血压与之相反，系指患者在医院测量血压正常，而动态血压监测或家庭自测血压水平增高。隐匿性高血压在一般人群中患病率为 8%～23%，其发生靶器官损害和心血管疾病的危险性较一般人明显增高。目前对于是否应该采用药物手段干预隐匿性高血压与诊所高血压尚存争议，但加强对这些患者的血压监测、及时发现持续性高血压仍具有重要意义。同时，对于这些患者还应加强生活方式干预，例如控制饮食、增加体力运动、控制体重、限制食盐摄入量等，努力延缓或避免持久性高血压的发生。由此可见临床上应大力提倡并推广非诊所血压监测措施，包括动态血压监测与家庭自测血压。动态血压监测与家庭自测血压能够提供更为详尽且真实的血压参数，有助于全面了解血压波动情况，鉴别与判定一过性血压升高（诊所高血压与隐匿性高血压）的人群。

（二）判断高血压的病因，明确有无继发性高血压

对怀疑继发性高血压者，通过临床病史、体格检查和常规实验室检查可对继发性高血压进行简单筛查。

1. 临床病史提示继发性高血压的指征

（1）肾脏疾病家族史（多囊肾）。

（2）肾脏疾病、尿路感染、血尿、滥用镇痛药（肾实质性疾病）。

（3）药物：口服避孕药、甘草、甘珀酸、滴鼻药、可卡因、苯丙胺、类固醇、非甾体抗炎药、促红细胞生长素、环孢素。

（4）阵发性出汗、头痛、焦虑、心悸（嗜铬细胞瘤）。

（5）阵发性肌无力和痉挛（醛固酮增多症）。

2. 提示继发性高血压的体征

（1）库欣（Cushing）综合征面容。

（2）神经纤维瘤性皮肤斑（嗜铬细胞瘤）。

（3）触诊有肾增大（多囊肾）。

（4）听诊有腹部杂音（肾血管性高血压）。

（5）听诊有心前区或胸部杂音（主动脉缩窄或主动脉病）。

（6）股动脉搏动消失或胸部杂音（主动脉缩窄或主动脉病）。

（7）股动脉搏动消失或延迟、股动脉压降低（主动脉缩窄或主动脉病）。

继发性高血压常规实验室及辅助检查测定肾素、醛固酮、皮质激素和儿茶酚胺水平，动脉造影，肾和肾上腺超声、计算机辅助成像（CT）、头部磁共振成像（MRI）等。

三、治疗

（一）目的

治疗高血压的主要目的是最大限度地降低心血管发病和死亡的总危险。当然，血压也并非降得越低越好，近年来研究表明，在降压治疗中存在明显的降压"J"点曲线问题。"J"点曲线现象即血压下降达到特定水平时，主要心血管疾病的发生率会下降；但持续降低血压，心血管事件发生率反而会回升。但究竟血压J点值在哪里，目前没有定论。可以肯定的是不同高血压人群其J点值不同，血压在J点值之上，降压治疗越低、越早越好。

（二）高血压的非药物治疗

非药物治疗包括提倡健康生活方式，消除不利于心理和身体健康的行为和习惯，达到减少高血压以及其他心血管病的发病危险，适用于所有高血压患者。具体内容如下。

1. 减重 建议体重指数（kg/m^2）应控制在 24 以下。减重对健康的利益是巨大的，如人群中平均体重下降 5～10kg，收缩压可下降 5～20mmHg。高血压患者体重减少 10%，则可使胰岛素抵抗、糖尿病、高脂血症和左心室肥厚改善。减重的方法一方面是减少总热量的摄入，强调少脂肪并限制过多糖类的摄入，另一方面则需增加体育锻炼，如跑步、太极拳、健美操等。在减重过程中还需积极控制其他危险因素，老年高血压则需严格限盐等。减重的速度可因人而异，但首次减重最好达到减重 5kg 以增强减重信心，减肥可提高整体健康水平，减少包括癌症在内的许多慢性病，关键是"吃饭适量，活动适度"。

2. 采用合理膳食 根据我国情况对改善膳食结构预防高血压提出以下建议：①减少钠盐，WHO 建议每人每日食盐量不超过 6g。我国膳食中约 80% 的钠来自烹调或含盐高的腌制品，因此，限盐首先要减少烹调用盐及含盐高的调料，少食各种咸菜及盐腌食品。如果北方居民减少日常用盐的一半，南方居民减少 1/3，则基本接近 WHO 建议。②减少脂肪摄入，补充适量优质蛋白质。建议改善饮食结构，减少含脂肪高的猪肉，增加含蛋白质较高而脂肪较少的禽类及鱼类。蛋白质占总热量 15% 左右，动物蛋白占总蛋白质 20%。蛋白质质量依次为：奶、蛋；鱼、虾；鸡、鸭；猪、牛、羊肉；植物蛋白，其中豆类最好。③注意补充钾和钙。④多吃蔬菜和水果，研究证明增加蔬菜或水果摄入，减少脂肪摄入可使 SBP 和 DBP 有所下降。素食者比肉食者有较低的血压，其降压的作用可能基于水果、蔬菜、食物纤维和低脂肪的综合作用。⑤限制饮酒，尽管有研究表明非常少量饮酒可能减少冠心病发病的危险，但是饮酒和血压水平及高血压患病率之间却呈线性相关，大量饮酒可诱发心脑血管事件发作。因此不提倡用少量饮酒预防冠心病，提倡高血压患者应戒酒，因饮酒可增加服用降压药物的抗性。如饮酒，建议每日饮酒量应为少量。男性饮酒量：葡萄酒＜100～150mL（相当于 2～3 两），或啤酒＜250～500mL（250～500g），或白酒＜25～50mL（0.5～1 两）；女性则减半量，孕妇不饮酒。不提倡饮高度烈性酒。WHO 对酒的新建议是酒越少越好。

3. 增加体力活动　每个参加运动的人特别是中老年人和高血压患者在运动前最好了解一下自己的身体状况，以决定自己的运动种类、强度、频度和持续运动时间。对中老年人应包括有氧、伸展及增强肌力练习三类，具体项目可选择步行、慢跑、太极拳、门球、气功等。运动强度必须因人而异，按科学锻炼的要求，常用运动强度指标可用运动时最大心率达到 180（或 170）减去年龄，如 50 岁的人运动心率为 120～130 次/分，如果求精确则采用最大心率的 60%～85% 作为运动适宜心率，需在医师指导下进行。运动频率一般要求每周 3～5 次，每次持续 20～60min 即可，可根据运动者身体状况和所选择的运动种类以及气候条件等而定。

4. 减轻精神压力保持平衡心态　长期精神压力和心情抑郁是引起高血压和其他一些慢性病的重要原因之一，对于高血压患者，这种精神状态常使他们较少采用健康的生活方式，如酗酒、吸烟等，并降低对抗高血压治疗的依从性。对有精神压力和心理不平衡的人，应减轻精神压力和改变心态，要正确对待自己、他人和社会，积极参加社会和集体活动。

5. 戒烟　对高血压患者来说戒烟也是重要的，虽然尼古丁只使血压一过性升高，但它降低服药的依从性并增加降压药物的剂量。吸烟可造成血管内皮损伤，它是导致心血管事件的最重要独立危险因素之一，因此必须提倡全民戒烟。

（三）高血压的药物治疗

1. 降压药物治疗原则

（1）小剂量：初始治疗时通常应采用较小的有效剂量以获得可能有的疗效而使不良反应最小，如有效而不满意，可逐步增加剂量以获得最佳疗效。

（2）尽量应用长效制剂：为了有效地防止靶器官损害，要求每天 24h 内血压稳定于目标范围内，如此可以防止从夜间较低血压到清晨血压突然升高而致猝死、脑卒中或心脏病发作。要达到此目的，最好使用持续 24h 作用的药物，一天一次给药。其标志之一是降压谷峰比值应＞50%，此类药物还可增加治疗的依从性。

（3）联合用药：为使降压效果增大而不增加不良反应，用低剂量单药治疗疗效不满意的可以采用两种或多种降压药物联合治疗。事实上 2 级以上高血压为达到目标血压常需降压药联合治疗。两种药物的低剂量联合使用，疗效优于大剂量单一用药。

（4）个体化：根据患者具体情况和耐受性及个人意愿或长期承受能力，选择适合患者的降压药物。

2. 降压药物的选择

（1）降压药物选择的原则：目前，治疗高血压病的药物主要有 6 大类，即利尿药、β 受体阻滞药、钙通道阻滞药、血管紧张素转化酶抑制药（ACEI）、血管紧张素 Ⅱ 受体阻滞药（ARB）及 α 肾上腺素能阻滞药。另外，我国也使用一些复方制剂及中药制剂。目前指南推荐的一线降压药物有 5 类：利尿药、β 受体阻滞药、钙通道阻滞药、血管紧张素转化酶抑制药、血管紧张素 Ⅱ 受体阻滞药。近年来大型荟萃分析显示：常用的 5 种降压药物总体降压作用无显著性差异。任何降压治疗的心血管保护作用主要源自降压本身。5 大类降压药物都可以用于高血压患者的起始和维持治疗。当然每种药物都有其临床适应证和禁忌证，不同类降压药在某些方面可能有相对的优势。一些研究提示，预防脑卒中，ARB 优于 β 受体阻滞药，钙通道阻滞药优于利尿药；预防心力衰竭，利尿药优于其他类；延缓糖尿病和非糖尿病肾病的肾功能不全，ACEI 或 ARB 优于其他类；改善左心室肥厚，ARB 优于 β 受体阻滞药；延缓颈动脉粥样硬化，钙通道阻滞药优于利尿药或 β 受体阻滞药。不同类降压药在某些方面的可能的相对优势仍有争议，尚需进一步的研究。因此 2009 年欧洲《高血压指南》更新中指出，应依据循证医学证据来选择降压药物，传统的一线、二线、三线用药的分类方法缺乏科学性和实用性，应避免采用。

选择哪种降压药物作为开始治疗及维持降压治疗的原则是：对每个患者应该采取在指南指导下的个体化治疗，因为需要长期甚至终身的治疗。要考虑的主要因素有：①患者存在的心血管危险因素；②有无靶器官损害、临床有无合并心血管病、肾脏疾病及糖尿病等；③有无其他伴随疾病影响某种降压药物的使用；④患者存在的其他情况，所用药物有无相互作用；⑤降压药降低心血管危险的证据有多少；⑥患者长期治疗的经济承受能力。

（2）常用抗高血压药

① 利尿药：最常用的一线类降压药，噻嗪类利尿药不论单用或联用，都有明确的疗效。有利于肾脏排出体内的钠盐和水分，达到降低血压的目的。主要不良反应为低钾血症、胰岛素抵抗和脂代谢异常。目前应较少单独使用并尽量小剂量应用，在使用利尿药的同时，应该使用补钾和保钾制剂。新型利尿药吲达帕胺在常用剂量上仅表现有轻微的利尿作用，主要表现为血管扩张作用，降压有效率在 70% 左右，且不具有传统利尿药易造成代谢异常的特点。

适应证：主要用于轻、中度高血压，尤其是老年人高血压或并发心力衰竭时、肥胖者、有肾衰竭或心力衰竭的高血压患者。痛风患者禁用，糖尿病和高脂血症患者慎用。小剂量可以避免低钾血症、糖耐量降低和心律失常等不良反应。可选择使用氢氯噻嗪（HCT）12.5～25mg、吲达帕胺 1.25～2.5mg，每天 1 次。呋塞米仅用于并发肾衰竭时。

② β 受体阻滞药：β 受体阻滞药降压安全、有效，通过阻断交感神经系统起作用。单用一般能使收缩压下降 15～20mmHg。目前第一代的 β 受体阻滞药普萘洛尔已较少使用，临床常用的有美托洛尔、阿替洛尔（因临床研究获益不大，目前不建议使用）和比索洛尔。其中比索洛尔为每天 1 次的新型高度选择性的 β 受体阻滞药，服用方便，不良反应小，几乎不影响糖脂代谢。β 受体阻滞药主要用于轻、中度高血压，尤其是静息心率较快（>80 次/分）的中青年患者或合并心绞痛者。不良反应是心动过缓、房室传导阻滞、心肌收缩抑制、糖脂代谢异常。特别适用于年轻人、发生过心肌梗死、快速型心律失常、心绞痛的患者。

适应证：主要用于轻、中度高血压，尤其在静息时心率较快（>80 次/分）的中青年患者或合并心绞痛时。心脏传导阻滞、哮喘、慢性阻塞性肺疾病与周围血管病患者禁用。胰岛素依赖型糖尿病患者慎用。可选择使用美托洛尔 25～50mg，每天 1～2 次；比索洛尔 2.5～5mg，每天 1 次；倍他洛尔 5～10mg，每天 1 次。β 受体阻滞药也可用于治疗心力衰竭，但用法与降压完全不同，应加注意。

③ 钙通道阻滞药（CCB）：CCB 通过血管扩张以达到降压目的。用于高血压的 CCB 可分为 3 类，即二氢吡啶类，以硝苯地平为代表；苯噻氮䓬类，以地尔硫草为代表；苯烷胺类，以维拉帕米为代表。目前第一代的短效制剂硝苯地平已较少应用，临床多使用缓释和控释制剂或二、三代制剂，如尼群地平、非洛地平、氨氯地平等。后两类 CCB 亦称非二氢吡啶类，多用于高血压合并冠心病和室上性心律失常的患者，不良反应主要有降低心率和抑制心肌收缩力。CCB 的降压特点为：在具有良好降压效果的同时，能明显降低心、脑血管并发症的发生率和病死率，延缓动脉硬化进程，对电解质、糖脂代谢、尿酸无不良影响。第一代的短效制剂硝苯地平服用不方便、依从性差、对血压控制不稳，有反射性心率加速、交感神经激活、头痛、面红、踝部水肿等不良反应，研究显示，使用短效 CCB 有可能增加死于心肌梗死的危险性，但有证据显示，使用长效制剂则没有类似危险，故已较少应用短效 CCB，建议尽量使用长效制剂。

长效 CCB 和缓释制剂能产生相对平稳和持久的降压效果，不良反应少。心脏传导阻滞和心力衰竭患者禁用非二氢吡啶类 CCB。不稳定型心绞痛和急性心肌梗死时禁用速效二氢吡啶类 CCB。优先选择使用长效制剂，例如非洛地平缓释片 5～10mg，每天 1 次；硝苯地平控释片 30mg，每天 1 次；氨氯地平 5～10mg，每天 1 次；拉西地平 4～6mg，每天 1 次；维拉帕米缓释片 120～240mg，每天 1 次。对于经济承受能力较低的患者，也可使用硝苯地平缓释片或尼群地平普通片 10mg，每天 2～3 次，虽然疗效可能没有长效制剂好，但降压总比不降好。慎用硝苯地平速效胶囊，常见不良反应为头痛、面红、踝部水肿等。

CCB 是非常好的抗高血压药物，无论是用于起始治疗，还是作为联合治疗的用药之一。ALLHAT 试验证实 CCB 是很好的降压选择。ACCOMPLISH 试验显示，CCB 与 ACEI 联用优于利尿药 ACEI。ASCOT 试验也是如此。这些大型临床试验给治疗提供了依据。特别是对于中国人群，发生脑卒中的风险很高，CCB 是非常理想的药物，中国的高血压患者应当尽量早应用 CCB。

适应证：可用于各种程度的高血压，尤其在老年人高血压或合并稳定型心绞痛时。

④ 血管紧张素转化酶抑制药（ACEI）：通过扩张动脉降低血压。这些药物口服大多 1h 内出现降压效应，但可能需要几天甚至几周才能达到最大降压效应。其中卡托普利作用时间最短，需每天 2～3 次服药，其他大多是新型的 ACEI，如贝那普利、赖诺普利、雷米普利、福辛普利等，均可每天 1 次服药。对降低高血压患者心力衰竭发生率及病死率、延缓胰岛素依赖型糖尿病患者肾损害的进展，尤其是伴有蛋白尿时特别有效。ACEI 不影响心率和糖、脂代谢，更重要的功能是能保护和逆转靶器官的损害。

主要不良反应为干咳、高钾血症、血管神经性水肿。主要用于高血压合并糖尿病，或者并发心脏功能不全、肾脏损害有蛋白尿的患者。妊娠和肾动脉狭窄、肾衰竭（血肌酐＞265μmol/L 或 3mg/dL）患者禁用。可以选择使用以下制剂：卡托普利 12.5～25mg，每天 2～3 次；依那普利 10～20mg，每天 1～2 次；培哚普利 4～8mg，每天 1 次；西拉普利 2.5～5mg，每天 1 次；贝那普利 10～20mg，每天 1 次；雷米普利 2.5～5mg，每天 1 次；赖诺普利 20～40mg，每天 1 次。

适应证：ACEI 能安全有效地降低血压，可用于治疗各级高血压。特别适用于年轻人、心力衰竭患者、服用其他药物出现较多不良反应的患者。

⑤ 血管紧张素 Ⅱ 受体阻滞药（ARB）：ARB 是继 ACEI 之后的对高血压、动脉硬化、心肌肥厚、心力衰竭、糖尿病肾病等具有良好作用的新一类作用于肾素-血管紧张素系统（RAS）的抗高血压药物。作用机制与 ACEI 相似，但更加直接。与 ACEI 比较，它更充分、更具选择性地阻断 RAS，且很少有干咳、血管神经性水肿等不良反应，氯沙坦还可促进血尿酸排出。适用于 ACEI 不能耐受的患者。对糖尿病患者、心力衰竭患者、肾损害患者靶器官有良好的保护作用，可降低心脑突发事件的发生，减低心力衰竭患者的病死率。目前国内应用较多的是氯沙坦、缬沙坦，其次是伊贝沙坦和替米沙坦。例如氯沙坦 50～100mg，每日 1 次，缬沙坦 80～160mg，每日 1 次。

适应证：与 ACEI 相同，目前主要用于 ACEI 治疗后发生干咳的患者。特别适用于使用其他降压药物有不良反应的患者，可提高患者的治疗顺应性。

（3）新型的降压药物

① 肾素抑制药（DRI）：DRI 能有效、高度选择性地作用于 RAS 系统，抑制肾素以减少血管紧张素原转化为血管紧张素Ⅰ；具有抗交感作用，因而避免了血管扩张后反射性的心动过速；能改善心力衰竭患者的血流动力学；对肾脏的保护作用强于 ACEI 和血管紧张素受体（AT1）阻滞药；预期不良反应小。肽类肾素抑制药如雷米克林、依那克林属第一代肾素抑制药，但由于其生物利用度低、口服有首剂效应，易为蛋白酶水解等缺点，临床应用价值低。非肽类肾素抑制药如 A-72517、RO-42-5892、阿利吉仑等为第二代肾素抑制药，能克服上述缺点，有望成为新型的抗高血压药。

② 其他新型降压药：目前报道有内皮素受体拮抗药、神经肽 Y 抑制药、心钠素及内肽酶抑制药、咪唑林受体兴奋药（如莫索尼定、雷美尼定）、5-羟色胺受体拮抗药（酮色林、乌拉地尔）、K^+ 通道开放药、降钙素基因相关肽（CGRP）等。这些新药研究进展迅速，有些已应用于临床，使高血压病防治出现更为广阔的前景，但目前在国内应用这些新药的临床报道还不多。

（四）采取综合防治措施，治疗相关危险因素

1. 调脂治疗　高血压伴有血脂异常可增加心血管病发生危险。血压或非高血压者调脂治疗对预防冠状动脉事件的效果是相似的。一级预防和二级预防分别使脑卒中危险下降 15％ 和 30％。我国完成的 CCSPS 研究表明，调脂治疗对中国冠心病的二级预防是有益的。调脂治疗参见新的中国血脂异常防治指南。

2. 抗血小板治疗　对于有心脏事件既往史或心血管高危患者，抗血小板治疗可降低脑卒中和心肌梗死的危险。对高血压伴缺血性血管病或心血管高危因素者血压

控制后可给予小剂量阿司匹林。

3. 血糖控制 高于正常的空腹血糖值或糖化血红蛋白（HbAlc）与心血管危险增高具有相关性。UKPDS研究提示强化血糖控制与常规血糖控制比较，虽对预防大血管事件不明显，但却明显减低微血管并发症。治疗糖尿病的理想目标是空腹血糖≤6.1mmol/L或HbAlc≤6.5%。

4. 微量白蛋白尿 近年来随着对微量白蛋白尿（microalbuminuria，MAU）的不断认识，其临床意义越来越受到重视。肾脏的病变，如微量白蛋白尿的出现，是肾脏血管内皮功能障碍的标志，同时也是全身其他部位（心脏、脑）血管病变的一个反映窗口。神经体液因素不断作用于心血管疾病高危患者的大、小血管，引发高血压、动脉硬化、冠心病，内皮损伤及炎症反应导致随后发生靶器官损害，产生蛋白尿、心力衰竭等。MAU已明确作为包括糖尿病、高血压及其他慢性肾脏疾病（CKD）患者甚至普通人群心血管并发症、肾脏疾病预后及死亡的独立预测因子，肾脏病预后质量倡议（Kidney Disease Outcomes Quality Initiative，K/DOQI）已将尿白蛋白的检测列为CKD高危人群的筛查指标。RAS抑制药通过抑制异常激活的神经体液因子、保护内皮来干预危险因素，明显改善了高危患者的预后，体现在肾脏保护作用、减少微量蛋白尿、改善代谢综合征、降低新发糖尿病，以及保护心脏功能、治疗心肌梗死和心力衰竭等方面。

（五）高血压治疗中应注意的问题

高血压治疗尽管取得了较快发展，但在治疗效果、治疗策略、治疗药物与方案，以及临床实践方面仍面临许多问题和挑战。

1. 血压水平对高血压患者来说是否代表一切 血压水平对于相关并发症来说，既是一种危险性标志，又是致病危险因素，然而在临床实践中发现，单纯血压水平本身并不是一个敏感和特异的判断预后的指标。心脑血管病从绝对数上更多的常发生在所谓的正常血压者中，血压升高者仅占人群的一部分；更为重要的是血压升高通常不是孤立存在，常伴随一些其他危险因素（如血糖升高、血脂异常等），血压升高增强了其他危险因素的有害作用。不应当孤立地看待高血压。高血压是一个危险因素，而不是一种疾病。危险因素就是一种特征，血压也是一种特征。

2. 血压是否降得越低越好 中国高血压指南明确指出：血压降低阈值应以个体化治疗为原则，依据总体心血管危险水平而定，以患者可耐受，不出现心、脑、肾等脏器灌注不足表现作为降压的底线。

3. 血压是否降得越快越好 快速降压时，无力、疲惫和头晕等不良反应及缺血事件的发生率显著升高，患者的依从性和顺应性也会下降。除非高血压急症患者伴有严重的临床症状，需要在严密监测下采用静脉用药的手段，在可控的条件下把血压比较快地降下来，一般48h内SBP降低不超过20mmHg。在绝大多数情况下，平稳和缓慢降压是管理血压的最佳方式。

临床上应采取平稳和缓的高质量降压治疗策略，1~3个月内达标。合理选择降压药物，强效而平稳地降压会给患者带来更多获益。良好地控制服药后20~24h血压，可能带来显著临床获益。

（六）降压治疗中的常见错误概念

1. 很多人认为高血压不治疗不要紧　应该认识到高血压是当前最常见的心血管病。若不进行治疗，任其自然发展，则会明显加快动脉粥样硬化进程。研究表明，收缩压降低 10mmHg，脑卒中的危险就降低 56%，冠心病的危险性下降 37%。因此，必须及时、有效地把血压控制在正常水平。

2. 没有症状就不需要治疗　血压的高度与并发症相关，而与患者自身症状不一定相关。即使没有症状，高血压对患者脏器的损害也是持续存在的。因此，必须及时治疗，且要早期治疗。

3. 很多患者认为可以随意选用降压药物　用药应根据患者病情、血压严重程度、并发症、合并症等进行个体化治疗。高血压急症应选用快速降压药；控制血压应选用长效且效果平稳的降压药，一种药物效果不满意则需就诊，增加剂量或联合用药，有并发症时应选用对相应靶器官有保护作用的药物。

4. 血压降至一定范围就停药，认为不需要再服用药物　应该认识到所有降压药都只在服用期间才有效。如果血压正常就停药，那么血压或早或晚都会恢复到服药前水平。降压药需长期服用。必须选择合适的药物，将血压控制在合适的范围内，才能减少对身体的危害。

第二节　继发性高血压

继发性高血压亦称症状性高血压，此种高血压存在明确的病因，高血压为其临床表现之一。继发性高血压在所有高血压患者中占 5%～10%。继发性高血压本身的临床表现和危害性，与原发性高血压甚相似。因此当原发病的其他症状不多或不太明显时，容易被误认为原发性高血压。由于继发性高血压和原发性高血压的治疗方法不尽相同，且有些继发性高血压的病因是可以去除的，因此在临床工作中，两者的鉴别关系到是否能及时正确地进行治疗，很重要。

一、病因

引起继发性高血压的原因，可有以下各种。

1. 肾脏疾病　肾脏疾病引起的高血压，是继发性高血压中最常见的一种，称为肾性高血压。包括：①肾实质性病变，如急性和慢性肾小球肾炎、慢性肾盂肾炎、妊娠高血压、先天性肾脏病变（多囊肾、马蹄肾、肾发育不全）、肾结核、肾结石、肾肿瘤、继发性肾脏病变（各种结缔组织疾病、糖尿病性肾脏病变、肾淀粉样变、放射性肾炎、创伤和泌尿道阻塞所致的肾脏病变）等。②肾血管病变，如肾动脉和肾静脉狭窄阻塞（先天性畸形、动脉粥样硬化、炎症、血栓、肾蒂扭转）。③肾周围病变，如炎症、脓肿、肿瘤、创伤、出血等。

2. 内分泌疾病　肾上腺皮质疾病，包括皮质醇增多症（库欣综合征）、原发性醛固酮增多症、伴有高血压的肾上腺性变态综合征和肾上腺髓质的嗜铬细胞瘤、肾上腺外的嗜铬细胞肿瘤都能引起继发性高血压。其他内分泌性的继发性高血压包括垂体前叶功能亢进（肢端肥大症）、甲状腺功能亢进或减退、甲状旁腺功能亢进（高钙血症）、类癌和绝经期综合征等。内分泌疾病伴有高血压的并不少见。继发性高血压也可由外源性激素所致，如雌激素（女性长期口服避孕药）、糖皮质激素、盐皮质激素、拟交感胺和含酪胺的食物和单胺氧化酶抑制剂等。

3. 血管病变　如主动脉缩窄、多发性大动脉炎等。主要引起上肢血压升高。

4. 其他　睡眠呼吸暂停综合征和各种药物引起的高血压等。

二、发病机制和病理

肾性高血压主要发生于肾实质病变和肾动脉病变。前一类肾脏病理解剖的共同特点是肾小球玻璃样变性、间质组织和结缔组织增生、肾小管萎缩和肾细小动脉狭窄：说明肾脏既有实质性损害也有血液供应不足这两种情况同时存在，后者为肾内血管病变所引起。后一类则病变在肾动脉，主要引起肾脏血流灌注的固定性减少。在以上病变造成肾缺血缺氧的情况下，肾脏可以分泌多种增高血压的因子，主要是肾小球旁细胞分泌大量肾素。过多的血管紧张素 II 通过直接收缩血管作用、刺激醛固酮分泌导致水钠潴留和兴奋交感神经系统使血压增高。高血压反过来又可引起肾细小动脉病变，加重肾脏缺血。这样互相影响，使血压持续增高。

皮质醇增多症时的高血压，是下丘脑-垂体分泌 ACTH 样物质刺激肾上腺皮质增生或肾上腺皮质自身发生肿瘤，使调节糖类和盐类的肾上腺皮质激素分泌增多，导致水钠潴留所致。嗜铬细胞瘤通过释放过量儿茶酚胺引起患者血压阵发性或持续性增高。原发性醛固酮增多症为肾上腺皮质增生或肿瘤所致的醛固酮自主性分泌过多，可导致体内钠和水潴留，进而使有效血容量增加和高血压。

肾上腺性变态综合征的高血压，是 $C_{11}\beta$ 羟化酶失常致 11-脱氧皮质醇及 11-脱氧皮质酮增多的结果。也可由于 $C_{17}\alpha$ 羟化酶不足而皮质醇及性激素减少，11-脱氧皮质酮、皮质酮及醛固酮分泌增多所致。

甲状旁腺功能亢进症患者约 1/3 有高血压，此与该病血钙增高引起肾结石、肾钙质沉积、间质性肾炎、慢性肾盂肾炎等肾脏病变有关。血钙增高对血管也有直接的收缩作用。有些患者的高血压在血钙纠正后消失。垂体前叶功能亢进症和糖尿病中，高血压较无此种疾病的人群中多数倍。绝经期综合征的高血压可能与卵巢功能减退，雌激素对大脑皮质、自主神经中枢的调节和对垂体的抑制减弱有关。

先天性主动脉缩窄和多发性大动脉炎，可在主动脉各段造成狭窄，如狭窄发生于主动脉弓的末部至腹主动脉分叉之间，其所引起的体循环血流变化可使下肢血液供应减少而血压降低，大量血液主要进入狭窄部位以上的主动脉弓的分支，因而头部及上肢的血液供应增加而血压升高。由于狭窄部位以下的降主动脉与腹主动脉供血不足，且肾动脉的血液供应也不足，遂使肾脏缺血的因素亦参与了这类疾病高血压的形成。

睡眠呼吸暂停综合征表现为睡眠中上呼吸道反复发生的机械性阻塞，其中至少一半人血压增高，经手术或鼻持续气道正压治疗血压可下降。

许多药物可以引起或加重高血压。免疫抑制药如环孢素和糖皮质激素可使高达80％的接受器官移植者血压升高。非甾体抗炎药和COX-2抑制药通过其抗肾脏前列腺素的作用使血压增高。高原病伴有的高血压，主要与高原气压及氧分压低致组织缺氧有关。

三、临床表现

继发性高血压的临床表现主要是有关原发病的症状和体征，高血压仅是其中的表现之一。但有时也可由于其他症状和体征不甚显著而使高血压成为主要表现。继发性高血压患者的血压特点可与原发性高血压甚相类似，但又各有自身的特点。如嗜铬细胞瘤患者的血压增高常为阵发性，伴有交感神经兴奋的症状，在发作间期血压可以正常；而主动脉缩窄患者的高血压可仅限于上肢。

四、诊断和鉴别诊断

对下列高血压患者应考虑继发性高血压的可能：①常规病史、体检和实验室检查提示患者有引起高血压的系统性疾病存在；②20 岁之前开始有高血压；③高血压起病突然，或高血压患者原来控制良好的血压突然恶化，难以找到其他原因；④重度或难治性高血压；⑤靶器官损害严重，与高血压不相称，宜进行深入仔细的病史询问、体格检查和必要的实验室检查。

在病史询问中，应特别注意询问各种肾脏病、泌尿道感染和血尿史、肾脏病家族史（多囊肾），有无发作性出汗、头痛与焦虑不安（嗜铬细胞瘤），肌肉无力和抽搐发作（原发性醛固酮增多症）等。体检中注意有无皮质醇增多症的外表体征、有无扪及增大的肾脏（多囊肾）、腹部杂音的听诊（肾血管性高血压）、心前区或胸部杂音的听诊（主动脉缩窄或主动脉病），以及股动脉搏动减弱、延迟或胸部杂音，下肢动脉血压降低（主动脉缩窄或主动脉病），神经纤维瘤性皮肤斑（嗜铬细胞瘤）等。靶器官损害的体征包括有无颈动脉杂音、运动或感觉缺失、眼底异常、心尖搏动异常、心律失常、肺部啰音、重力性水肿和外周血管病变的体征。除常规实验室检查外，根据不同的病因选择下列实验室检查项目：血浆肾素、血管紧张素、醛固酮、皮质醇、儿茶酚胺，主动脉和肾血管造影、肾上腺B型超声波或CT、核素检查等。

（一）肾实质性疾病

肾实质性高血压是最常见的继发性高血压，以慢性肾小球肾炎最为常见，其他包括结构性肾病和梗阻性肾病等。应对所有高血压患者初诊时进行尿常规检查以筛查除外肾实质性高血压。体检时双侧上腹部如触及块状物，应疑为多囊肾，并作腹部超声检查。目前超声检查在肾脏的解剖诊断方面几乎已经完全取代了静脉肾盂造影，可以提供有关肾脏大小和形态、皮质厚度，有无泌尿道梗阻和肾脏肿块的所有必要的解剖学资料。功能方面的筛选试验包括尿蛋白、红细胞、白细胞和血肌酐浓度。应当对所有高血压患者进行这些检查。如多次复查结果正常，可以排除肾实质疾病；如有异常，应进一步作详细检查。

（二）肾血管性高血压

肾血管性高血压是继发性高血压的第二位原因，系由一处或多处的肾外动脉狭窄所致。老年人肾动脉狭窄多由动脉粥样硬化所致。在我国，大动脉炎是年轻人肾动脉狭窄的重要原因之一。纤维肌性发育不良症状较少见。突然发生或加重、难治的高血压提示肾动脉狭窄的存在。肾动脉狭窄的表现包括腹部血管杂音、低钾血症和肾功能进行性减退。彩色多普勒超声可以发现肾动脉狭窄，尤其是接近血管开口处的病变。并能确定有助于预测介入治疗效果的阻力指数。三维增强磁共振血管造影也有助于肾血管性高血压的诊断。螺旋 CT 诊断肾血管性高血压的敏感性也相似。肾动脉狭窄的确诊性检查是动脉内血管造影。肾静脉肾素比值需要多次侵入性导管检查，操作复杂，敏感性和特异性不高，目前不作为筛选试验推荐。

（三）嗜铬细胞瘤

嗜铬细胞瘤是一种少见的继发性高血压（占所有高血压患者的 0.2% ～ 0.4%），可为遗传性或获得性。嗜铬细胞瘤患者约 70% 有高血压，为稳定性或阵发性（伴有头痛、出汗、心悸和苍白等症状）。诊断根据血浆或尿中儿茶酚胺或其代谢产物增多。在进行旨在定位肿瘤的功能显像检查之前，应当进行药物试验以获得支持诊断的依据。敏感性最高（97% ～ 98%）的试验是血浆游离甲氧基肾上腺素的测定加上尿甲氧基肾上腺素片段（fractionated metanephrines）的测定。但由于目前血浆游离甲氧基肾上腺素的测定尚未常规用于诊断，因此尿甲氧基肾上腺素片段和尿儿茶酚胺仍然是首选的诊断试验。很高的测定值则无需进一步检查即可作出诊断；如测定值为中等升高，尽管临床高度怀疑嗜铬细胞瘤，仍有必要用胰高糖素或可乐定作激发或抑制试验；当试验结果为边缘时，许多临床医师愿意直接进入影像学检查。胰高血糖素试验必须在患者已经有效地接受 α 受体阻滞药治疗之后实施，以防注射胰高血糖素后发生显著的血压下降。给予可乐定后血浆儿茶酚胺水平显著下降被视为可乐定抑制试验阴性。作出定性诊断后，还需要进行定位诊断。95% 位于肾上腺附近，因为常常是体积较大的肿瘤，因此有时可通过超声检查而被发现。CT 和磁共振是最敏感的检查手段（敏感性为 98% ～ 100%），但后者的特异性较低（50%）。

（四）皮质醇增多症

高血压在本病十分常见，约占 80%。患者典型的体形常提示本病。可靠指标是测定 24h 尿氢化可的松水平，>110nmol（40ng）高度提示本病。确诊可通过 2d 小剂量地塞米松抑制试验（每 6h 给予 0.5mg，共 8 次）或夜间（夜 11 时给予 1mg）地塞米松抑制试验。2d 试验中第二天尿氢化可的松排泄超过 27nmol（10ng）或夜间地塞米松抑制试验中次日 8 时血浆氢化可的松水平超过 140nmol（50ng）提示本病，而结果正常可排除本病。最近也有采用后半夜血清或唾液氢化可的松作为诊断的更简单指标。本症的分型可采用进一步实验室和影像学检查。

（五）原发性醛固酮增多症

血清钾水平的检测是原发性醛固酮增多症的重要筛查试验，但只有少数患者会在本症的早期有低钾血症。病因方面，30％为肾上腺腺瘤（多见于女性），70％为肾上腺皮质增生，罕见的是肾上腺癌。血压可轻度增高，亦可为显著增高而难以用药物控制。对难治性高血压和不能激发的低钾血症患者要考虑原发性醛固酮增多症。进一步证实可通过氟可的松抑制试验（给予激素4天不能使血浆醛固酮水平降至阈值以下）以及标准状况下测定的醛固酮和肾素。也可测定醛固酮/肾素比值。但老年人也可有醛固酮增高和肾素降低。而且慢性肾病患者醛固酮/肾素比值也可增高，系因高钾血症刺激醛固酮释放所致。一项荟萃分析的结果显示，本症患者醛固酮/肾素比值增高者在不同研究中所占比例的变化很大，从5.5％到39％，因此其临床使用价值尚有争议。肾上腺显影（目前常用CT、磁共振或放射性核素胆固醇标记技术）也有一定的使用价值。

（六）主动脉缩窄

先天性主动脉缩窄或多发性大动脉炎引起的降主动脉和腹主动脉狭窄，都可引起上肢血压增高，多见于青少年。本病的特点常是上肢血压高而下肢血压不高或降低，且上肢血压高于下肢，形成反常的上下肢血压差别（正常平卧位用常规血压计测定时下肢收缩压读数较上肢高20～40mmHg）。下肢动脉搏动减弱或消失，有冷感和乏力感。在胸背和腰部可听到收缩期血管杂音，在肩胛间区、胸骨旁、腋部和中上腹部，可能有侧支循环动脉的搏动、震颤和杂音。多发性大动脉炎在引起降主动脉或腹主动脉狭窄的同时，还可以引起主动脉弓在头臂动脉分支间的狭窄或一侧上肢动脉的狭窄，这时一侧上肢血压增高，而另一侧血压则降低或测不到，应予注意。影像学检查（超声和放射学检查）可确立诊断。

（七）睡眠呼吸暂停综合征

睡眠呼吸暂停综合征又称阻塞性睡眠呼吸暂停综合征（OSAS），特点是睡眠中上呼吸道吸气相陷闭引起呼吸气流停顿的反复发生，氧饱和度下降。对肥胖者，特别是伴有难治性高血压者应疑及本症的存在。对动态血压监测显示为"非杓型"者，应作呼吸监测。患者的体征包括白天嗜睡、注意力难以集中、睡眠不安、睡眠中呼吸发作性暂停、夜尿、易激惹和性格变化、性功能减退等。一旦怀疑本病，应作进一步检查。呼吸监测是诊断的主要工具。本症可通过兴奋交感神经、氧化应激、炎症和内皮功能障碍等机制对心血管功能和结构产生有害影响。本症可在相当一部分患者中引起血压增高，机制可能是心血管反射性调节机制的损伤和血管内皮功能障碍。

（八）药物诱发的高血压

升高血压的药物有甘草、口服避孕药、类固醇、非甾体抗炎药、可卡因、苯丙胺、促红细胞生成素和环孢素等。

五、治疗

继发性高血压的治疗，主要是针对其原发病。对原发病不能根治手术或术后血压仍高者，除采用其他针对病因的治疗外，对高血压可按治疗原发性高血压的方法进行降压治疗。

有关肾血管性高血压的治疗，目前认为：①顽固性高血压和肾功能进行性下降是血管重建的指征。②介入治疗已较手术血管重建被更多选用。③对肌纤维发育不良者，选用单纯血管成形术成功率高、血压控制好，而对动脉粥样硬化性病变，再狭窄发生率较高，需放置支架。④介入治疗的效果优于药物治疗，但药物治疗仍然十分重要。如果肾功能正常、血压得到控制、肾动脉狭窄不严重，或高血压病程较长，则首选药物治疗。由于动脉粥样硬化病变有进展的高度危险，仍然需要强化生活方式的改变、小剂量阿司匹林、他汀类药物和多种降压药治疗。降压药宜选用噻嗪类利尿药和钙通道阻滞药，如无双侧肾动脉狭窄，尚可加用肾素-血管紧张素抑制药。主要危险是狭窄后部位血流灌注显著减少导致的肾功能急性恶化和血清肌酐增高，常见于给予肾素-血管紧张素抑制药后，但血清肌酐的变化可在撤药后恢复正常。

嗜铬细胞瘤的治疗是切除肿瘤。手术前，患者必须充分准备，包括给予 α 受体阻滞药和 β 受体阻滞药（前者足量给药后），然后给予手术切除，常用腹腔镜指导，此前给予足量补液，以免容量不足。

对原发性醛固酮增多症，通过腹腔镜切除腺瘤，术前给予醛固酮拮抗剂（如螺内酯或依普利酮）。对肾上腺增生，给予醛固酮拮抗剂治疗。

主动脉缩窄患者在手术修复或安置支架后，高血压可仍然存在，患者可能需要继续服用降压药。

睡眠呼吸暂停综合征合并高血压的治疗，包括肥胖者减轻体重，以及使用正压呼吸装置。

第三节 难治性高血压

一、正确理解难治性高血压的含义

难治性高血压（resistant hypertension）又称为顽固性高血压。其定义为：在改善生活方式的基础上，使用足够剂量且合理的 3 种降压药物（包括利尿药）后，血压仍在目标水平以上，或至少需要 4 种药物才能使血压达标（一般人群＜140/90mmHg，糖尿病、冠心病和慢性肾病患者＜130/80mmHg）。难治性高血压占高血压患者的 15%～20%，由于血压难控，对靶器官的损伤更为严重，预后更差。收缩压持续升高是难治性高血压的主要表现形式。

难治性高血压并非是所有未控制达标的高血压。主要原因包括：①生活方式改善不良；②患者依从性差，未合理规律用药；③部分患者可能为继发性高血压，而尚未明确诊断；④新近诊断的原发性高血压患者，降压药物需要合理调整；⑤短暂的血压增高，尤其是在急性呼吸道感染、突然失眠、寒冷等应激情况下。

二、假性难治性高血压的常见原因

（1）医患相关因素：①血压测量技术问题，包括使用有测量误差的电子血压计、测压方法不当，如测量姿势不正确、上臂较粗而未使用较大袖带。②"白大衣效应"，表现为诊室血压高而诊室外血压正常（动态血压或家庭自测血压正常），发生率在普通人群和难治性高血压人群类似，可高达 20％～30％，老年人似乎更常见。③假性高血压，是指间接测压法测得的血压读数明显高于经动脉真正测得的血压读数。发生机制是由于周围动脉硬化，袖带气囊不易阻断僵硬的动脉血流。尽管血压较高，但并无靶器官损害，多见于有明显动脉硬化的老年人和大动脉炎的患者。④患者依从性差，如服药怕麻烦，担心药物的不良反应；忧虑用"好药"后将来无药可用；经济上不能承受，听信不正确的舆论等。部分为发生药物不良反应而停药。⑤生活方式改善不良，包括食盐过多、饮酒、吸烟、缺乏运动、低纤维素饮食等。摄盐过多可抵消降压药物的作用，对盐敏感性高血压更为明显。睡眠质量差造成血压升高，并且难于控制，临床上比较常见。长期大量饮酒者高血压发生率升高 12％～14％，而戒酒可使 24h 收缩压降低 7.2mmHg，舒张压降低 6.6mmHg，高血压的比例由 42％降至 12％。⑥肥胖与糖尿病，由于胰岛素抵抗、血管内皮功能紊乱、肾脏损害、药物敏感性低等原因，更易发生难治性高血压。有研究显示，糖尿病合并高血压病患者平均需要 2.8～4.2 种抗高血压药物才能有效降低血压。⑦高龄，单纯收缩性高血压比较常见，并随年龄增长而增多，更难降压。⑧精神心理因素，伴有慢性疼痛、失眠、焦虑、忧郁等。

（2）药物因素：①降压药物剂量不足或联合用药不合理；②非甾体抗炎药可使收缩压平均增高 5mmHg，可以削弱利尿药、ACEI、ARB 和 β 受体阻滞药的降压作用，对大部分患者影响较小，但对老年、糖尿病、慢性肾病患者影响较大；③可卡因、苯丙胺及其他成瘾药物的使用；④拟交感神经药；⑤口服避孕药；⑥皮质类固醇激素类；⑦环孢素和他克莫司；⑧促红细胞生成素；⑨某些助消化药、通便药、通鼻用的交感神经兴奋药和有激素样作用的甘草酸二铵等；⑩部分中草药如人参、麻黄、甘草、苦橙等。

（3）其他因素：急性呼吸道感染常使血压显著升高或使高血压难以控制，可持续 1 周。环境和季节因素也显著影响血压水平，如寒冷环境血压上升幅度较大，且相对难以控制，平时所用药物不足以控制其血压，或者难以使血压达到目标水平。

三、难治性高血压的继发原因

继发性高血压是难治性高血压的常见原因。继发性高血压主要包括高血压遗传性疾病、阻塞性睡眠呼吸暂停综合征、肾实质疾病、肾血管性高血压、原发性醛固酮增多症、嗜铬细胞瘤、慢性类固醇治疗和库欣综合征、甲状腺和甲状旁腺疾病、主动脉缩窄、颅内肿瘤等。继发性高血压的流行病学和发生率目前尚无系统的研究资料。根据 Strauch 等对 402 例高血压住院患者的研究显示，继发性高血压占全部高血压患者的 31％，其中原发性醛固酮增多症占 19％，肾血管性高血压和嗜铬细胞瘤分别占 4％和 5％，皮质醇增多症和肾性高血压分别为 2％和 1％。

（1）高血压遗传学：11β-羟化酶缺乏、17β-羟化酶缺乏、Liddle 综合征（肾小管上皮细胞钠离子通道基因功能增强型突变）、糖皮质激素可治性高血压、肾单位上皮细胞 11β-羟类固醇脱氢酶缺乏所致的盐皮质样激素中间体过剩等均为单基因遗传的高血压，而且血压较难控制。近来认定的 WNK 激酶（丝氨酸-苏氨酸蛋白激酶家族成员）是有多种生理功能的蛋白，包括细胞信号、细胞生成、增殖和胚胎发育，其中对离子通道有重要的调节作用。其基因突变即可导致遗传性高血压和高血钾综合征，即假性醛固酮减低症Ⅱ型。

（2）阻塞性睡眠呼吸暂停综合征（OSAS）：约 50％的高血压患者合并 OSAS，男性多于女性。然而 OSAS 与高血压明显相关，在药物难以控制的高血压病患者中常见，美国将其列为继发性高血压的首位原因。OSAS 的低氧状态导致的交感神经激活及压力反射敏感性下降，引起血压调节功能障碍，可能是造成高血压难治的主要机制。不适当的睡眠姿势、急性上呼吸道感染、饮酒和吸烟可加重病情，与喉部炎症、充血和水肿有关。诊断依靠详细询问病史和夜间呼吸睡眠监测。

（3）原发性醛固酮增多症：在难治性高血压患者中的患病率＞10％，在继发性高血压中最为常见。常见原因是肾上腺腺瘤或增生，少见原因为遗传缺陷。大部分原发性醛固酮增多症并无低钾血症和尿钾增多的表现，血钾多在正常范围的低值。临床上不能以自发性低钾血症作为筛查和诊断的必要条件。肾上腺无创影像学检查对单侧肾上腺单个腺瘤的诊断价值较高，而对双侧肾上腺多个结节的准确性欠佳，需要行选择性肾上腺静脉血激素测定予以明确。

（4）肾血管性高血压：包括先天性纤维肌性发育不良、大动脉炎及肾动脉粥样硬化。前两者在年轻人（尤其是年轻女性）中多见，而后者在年龄＞50 岁的患者中多见，尤其是合并糖尿病、冠心病或周围动脉粥样硬化者。对于粥样硬化性肾动脉狭窄，介入治疗仍能获得较好的血压控制和肾脏功能的改善，但尚需大规模的临床研究加以证实。

（5）肾实质疾病：慢性肾脏疾病既是高血压难治的原因，也是难治性高血压或高血压长期未能有效控制的并发症。慢性肾脏疾病的患者绝大多数伴有高血压，通常需要抗高血压治疗且多需联合用药，需要使用 3 种以上降压药物者占 70％。

（6）库欣综合征：70％～90％的库欣综合征患者有高血压，其中 17％为严重高血压。其主要机制为过多的糖皮质激素非选择性地刺激盐皮质激素受体，导致水钠重吸收增多、排钾增多和碱中毒，同时肥胖、睡眠呼吸暂停也参与高血压的形成。其最有效的降压药物是醛固酮受体拮抗剂如螺内酯，必要时联用其他降压药物。

（7）嗜铬细胞瘤：患病率低却难治。95％的患者有高血压，其中 50％有持续性高血压。有研究表明，患者从发病到最后确诊平均需要 3 年以上时间。通过尸检发现，约 55％患者被漏诊。确诊需要实验室检查（定性诊断）和影像学检查（定位诊断）。

（8）主动脉缩窄：属于先天性畸形，特点为上肢血压增高而下肢血压降低，甚至完全测不出，并且不能触及下肢的动脉搏动。发病率虽低，但应考虑到发病的可能。

四、难治性高血压的临床评估

1. 翔实的病史资料　详细了解高血压的时间、严重程度、进展情况及影响因素；以往治疗用药及其疗效和不良反应，现在用药情况；询问继发性高血压的可能线索，以及睡眠情况、打鼾和睡眠呼吸暂停情况；了解有无动脉粥样硬化或冠心病；注意有无近期呼吸道感染史。

2. 评估患者的依从性　患者对于药物治疗的依从性直接关系治疗效果，一般可根据患者服药史获得。但是，对于依从性差的患者必须讲究询问技巧，如询问时不要直截了当或带有责备口气，应该从用药的不良反应、药物的价格及其承受能力、用药的方便程度着手。

3. 体格检查　要获得准确的血压信息，必须规范血压测量。测量血压时应在合适的温度和环境下安静休息＞5min，在正确舒适的体位和姿势下测量。袖带应覆盖上臂长度2/3，同时气囊覆盖上臂周长的2/3以上。每一侧至少测量2次，2次之间至少间隔1min；当2次血压读数差＜5mmHg时方可认为测量读数准确，取其较低的数值为血压测量值。两臂血压不等时，应采用较高一侧的血压读数。注意测量四肢血压（下肢血压只取收缩压），有助于排除主动脉缩窄以及其他大动脉疾病。仔细检查颈区、锁骨下动脉区、肾区和股动脉区有无血管杂音，有助于诊断大血管疾病、肾动脉狭窄。肾区未闻及血管杂音不能排除肾动脉狭窄；胸骨左缘上部的杂音应当考虑到主动脉缩窄的可能。患者有皮肤紫纹、面颊部发红并且呈向心性肥胖，可能是库欣综合征。

4. 诊所外血压监测　动态血压有利于排除"白大衣效应"，并能观察血压变化的规律（包括夜间高血压）以及对药物治疗的反应等。鼓励家庭血压监测，对识别"白大衣效应"、评价血压和判定预后也具有重要价值。

五、难治性高血压的实验室及影像学检查

实验室检查：①尿常规，结合病史可以帮助认定或排除肾实质性疾病，如肾炎和肾功能受损；②血液生化，包括血肌酐和血浆钾、钠、镁浓度以及血糖、血脂水平；③检查清晨卧位和立位血浆血管紧张素、醛固酮、血浆肾素水平，并计算血浆醛固酮/血浆肾素活性比值，以便诊断或排除原发性醛固酮增多症；④必要时检测血浆和尿液儿茶酚胺代谢产物水平，以排除嗜铬细胞瘤；⑤当高度怀疑库欣综合征时检查血浆皮质醇水平，并做地塞米松抑制试验。⑥肾脏超声检查，能提供肾脏大小和结构信息，有助于某些病因的诊断；⑦24h尿液（乙酸防腐）检查，用于分析尿钠钾排泄、尿醛固酮排泄和计算内生肌酐清除率（必要时）。

影像学检查：多排CT血管影像学检查能提供清晰可靠、接近选择性血管造影质量的图像。对于可疑肾动脉狭窄患者，如青少年高血压、女性疑为纤维肌性发育

不良、老年人及粥样硬化性肾动脉狭窄的患者应进行 CT 肾动脉造影。对于非可疑肾动脉狭窄患者，不应该常规进行肾动脉造影检查。其他部位的 CT 动脉造影也有助于明确血管狭窄或结构异常的诊断。超声和 MRI 检查，对于肾动脉狭窄诊断敏感性差，不能作为排除诊断的依据。

六、难治性高血压的诊断思路

对于难治性高血压患者的诊断，首先是要符合其诊断标准，其次是找出引起难治性高血压的病因，这也是诊断难治性高血压的重要环节。

1. 筛查程序 是否为假性难治性高血压→患者服用降压药物是否规律→降压药物选择和使用是否合理→有无联用拮抗降压的药物→治疗性生活方式改变有无不良或失败→是否合并使血压增高的器质性疾病（肥胖症、糖尿病等）→有无慢性疼痛和精神心理疾病→启动继发性高血压的筛查。可简化为：识别假性高血压→分析药物原因→注意生活方式不良→重视合并的疾病（肥胖症、糖尿病等）→排除继发性高血压。

2. 确定诊断 经过明确的筛查程序后，如诊室血压＞140/90mmHg 或糖尿病和慢性肾脏病患者血压＞130/80mmHg，且患者已经使用了包括利尿药在内的 3 种足量降压药物血压难以达标，或需要 4 种或以上的降压药物才能使血压达标，方可诊断为难治性高血压。

3. 专家诊治 已知和可疑的难治性高血压，需要就诊于相关专家门诊；对于治疗 6 个月血压仍未控制或仍不见好转者，也需要就诊高血压专家门诊，以进一步诊断和治疗。

七、难治性高血压的治疗原则及方法

1. 治疗原则 ①由心血管医师诊治，最好由高血压专科诊治；②多与患者沟通，提高用药的依从性；③强化治疗性生活方式，如减轻体重、严格限盐、控制饮酒；④合理选用联合降压药物治疗方案；⑤降压失败后，在严密观察下停用现有药物，重启新的联合用药方案。原则是，专科诊治有利于寻找难治性高血压原因，有利于制订合理的治疗方案。

2. 药物选用原则 抗高血压药物剂量不足和组合不当是所谓高血压难治的最常见原因。对于血压控制不良的患者，首先停用干扰血压的药物，对其所用的≥3 种抗高血压药物，根据其血压的基本病理生理、药理学原则和临床经验进行调整或加强。基本原则为能够阻断导致血压增高的所有病因，联合药物的作用机制及协同作用，抵消不良反应。

3. 药物治疗 降压药物首先选用 ACEI 或 ARB＋钙通道阻滞药＋噻嗪类利尿药、扩张血管药＋减慢心率药的降压方案。如果效果不理想，增加原有药物的剂量尤其是利尿药剂量。血压仍不达标时，可再加用另一种降压药物如螺内酯、β 受体阻滞药、α 受体阻滞药或交感神经抑制药（可乐定）。

（1）利尿药：难治性高血压患者血浆及尿醛固酮的水平均较高，而且即使无慢性肾病，心房利尿钠肽及脑钠肽的水平也较高。利尿药是控制难治性高血压有效而稳定的药物，特别是对于盐敏感性高血压。当血压难以控制时，可适当增大剂量。通常选用噻嗪类利尿药，当有明显肾功能不全时使用袢利尿药如呋塞米或托拉塞米。因呋塞米是短效制剂，需要每日给药 2～3 次，否则间歇性尿钠排泄反而会激活 RAS 引起水、钠潴留。如果利尿药加量后效果仍不佳，可联合醛固酮受体拮抗剂。2011 年应用螺内酯治疗难治性高血压的随机对照临床试验（ASPIRANT）结果表明，小剂量的醛固酮受体拮抗剂螺内酯（25mg/d）能有效降低难治性高血压患者的收缩压，特别是肾素和血钾水平较低者降压效果更好。对于肥胖或睡眠呼吸暂停的难治性高血压患者也可加用醛固酮受体拮抗药（如螺内酯 20mg/d）。有研究显示，调整利尿药（增加一种利尿药、增大利尿药的剂量或根据肾功能水平更换利尿药）可使 60％以上的难治性高血压患者血压达标。值得提醒的是，利尿药的降压效果在用药 2 周后较显著，而在用药 2 个月后才能达到比较理想的效果。

（2）ACEI 或 ARB：抑制 RAS 系统，兼有明显的心脏和肾脏保护作用，在难治性高血压中是重要的联合治疗药物之一，尤其适用于糖尿病、肥胖症、胰岛素抵抗或睡眠呼吸暂停者。但是目前国内所用剂量普遍较小，应当适当增大剂量以加强降压效果。

（3）钙通道阻滞药：常为难治性高血压患者联合用药的选择。钙通道阻滞药的种类和品种不同，药理作用特点有较大差异，应该根据临床情况具体选择，建议选择缓释或长效制剂。硝苯地平作用强，但半衰期短，应该使用控释型或缓释片剂。尼卡地平作用强，目前尚无缓释型，仅在病情需要时使用。氨氯地平是长半衰期药物，作用温和，可安全使用。对于某些血压难控的患者，可采用二氢吡啶类与非二氢吡啶类联用，如硝苯地平联合地尔硫䓬。

（4）β受体阻滞药：阻滞外周交感神经活性，降低中枢交感神经活性，减少肾素释放，并具有镇静和抗焦虑作用。在难治性高血压患者中，β受体阻滞药常作为血压难控时的联合用药，尤其对舒张压较高、脉压较小、心率较快和有焦虑或失眠的患者效果更好。兼有α受体阻滞作用的β受体阻滞药如卡维地洛，在降压方面也有较好的效果。

（5）α受体阻滞药或交感神经抑制药：在难治性高血压常用联合药物不能控制时也可选用。外周α受体阻滞药的耐受性良好，如果选用的β受体阻滞药不兼有α受体阻滞作用，可加用外周α受体阻滞药。中枢性α受体阻滞药虽可选用，但不良反应较多，耐受性差。

（6）肾素抑制药：临床试验证实降压有效，但作为难治性高血压中的联合用药，尚缺乏确切的临床证据。有研究证实，肾素抑制药与 ACEI 或 ARB 联用，不良事件并不减少反而增多。

4. 颈动脉压力感受器刺激术　颈动脉压力反射是调控血压的重要因素。正常生理状态下，颈动脉压力感受器感知动脉内的压力变化，通过调节交感神经张力而反射性调节血压水平，颈动脉压力升高时反射性减弱交感神经张力，颈动脉压力降低时增强交感神经活性，从而维持血压的基本稳定。

早期研究报道，颈动脉压力感受器刺激所致的血压下降伴随着血浆儿茶酚胺水平的下降，并通过肌肉交感神经活性测定及心率变异性分析，证实交感神经张力变化介导了血压的调节过程。临床随访证实，大部分接受颈动脉压力感受器刺激的患者，血压迅速并且持久地下降，最长的随访达 12 年。但由于该疗法不良反应较多，设备方面也有较多的技术问题难以解决等原因，限制了该疗法的临床应用。近年来研制出新型置入式 Rheos 脉冲发生器，体积小而且更为可靠，使此项技术重新得到重视。一项多中心临床研究纳入 55 例难治性高血压的患者，基线时服用 5 种抗高血压药物，平均血压为 179/105mmHg。采用 Rheos 脉冲发生器刺激颈动脉压力感受器，3 个月后血压下降 21/12mmHg，其中 17 名患者随访 2 年，其血压平均降低 33/22mmHg，并且验证了该装置性能良好，对颈动脉压力感受器刺激不会造成颈动脉损伤、重构和狭窄。

5. 肾交感神经消融术

（1）病理基础：20 世纪 50 年代～20 世纪 60 年代，在临床尚无药物治疗高血压的情况下，外科医师尝试切除内脏交感神经治疗严重高血压，如通过切除交感神经节，包括胸、腹、盆腔交感神经节，虽然降压效果良好，但手术创伤大，致残、致死率均较高，同时伴有长期并发症，如严重的直立性低血压及肠道、膀胱、勃起功能障碍。降压药物问世后，该治疗方法逐渐被淘汰，并一度认为交感神经系统在难治性高血压发生与维持中的作用是非常有限的。随着经皮导管消融技术的迅速发展，经导管肾脏交感神经射频消融术（renal sympathetic nerve radiofrequency ablation，RSNA）治疗难治性高血压初步开展，并显示出良好的效果。

肾交感神经在调控血压方面具有重要的作用：交感神经系统释放儿茶酚胺类物质（去甲肾上腺素、肾上腺素、多巴胺），通过作用于 β_1 受体以调控心排血量及肾素释放，作用于 α_1 受体以调控全身及肾血管收缩，作用于 β_2 受体以调节肾血管舒张，同时激活 RAAS，综合作用是对血压和肾功能的调控。在正常人群中，通过短效（调节血管收缩、血管阻力及心率）和长效（调节肾素释放及肾小管水、钠吸收）两种机制维持血压的稳定。

肾交感神经分为传出纤维和传入纤维：其中传出纤维过度激活产生和分泌过多的儿茶酚胺，综合效应是心率增快、心排血量增多、血管收缩和水钠潴留，引发高血压；而传入纤维过度激活，可以引起中枢神经系统兴奋，导致全身交感神经活性增强，血压进一步升高等。肾交感神经纤维进出肾脏的绝大部分经过肾动脉主干外膜，对于经导管选择性地消融肾交感神经纤维具备了解剖学的基础。通过经导管透过肾动脉的内、中膜损坏外膜的肾交感神经纤维，以达到降低交感神经冲动传出与传入的目的。

（2）研究证据

① 动物实验：一系列的动物实验表明，肾交感神经活性增强在高血压病中起到了重要作用，首先对肾病晚期动物进行交感神经活性测定表明，交感神经活性增加，而双侧肾切除后交感神经活性并无明显变化。对预先使肾脏缺血受损的动物可

观察到持续数周的血压升高，给予肾交感神经切除或交感神经阻滞剂，其肾静脉去甲肾上腺素水平明显下降。在肾交感神经切除术后，长期接受血管紧张素Ⅱ滴注的大鼠血压仍能维持正常水平。

② 临床证据：2009 年 Krum 等最早报道 RSNA 治疗难治性高血压的研究结果。该研究在澳大利亚和欧洲 5 个中心治疗了 45 例难治性高血压患者，结果显示诊室血压在第 1、3、6、9 及 12 个月较治疗前分别降低了 14/10mmHg、21/10mmHg、22/11mmHg、24/11mmHg、27/17mmHg，对其中 10 例患者测定肾脏去甲肾上腺素分泌率，结果显示减少 47%。表明 RSNA 能够在一定程度上降低肾脏局部的交感神经活性。随后，该研究组进一步扩大样本量至 153 例，并进行 2 年随访，结果显示患者在第 1、3、6、12、18 和 24 个月时，诊室血压分别降低了 20/10mmHg、24/11mmHg、25/11mmHg、23/11mmHg、26/14mmHg 和 32/14mmHg，92% 的患者术后收缩压降低≥10mmHg。2010 年 Symplicity HTN-2 (renal sympathetic denervation in patients with treatment-resistant hypertension) 研究是一项多中心、前瞻性、随机对照的临床试验，共纳入 24 个中心的 106 例难治性高血压患者，RSNA 组在术后仍坚持多种降压药物的联合治疗，对照组仅给予多药联合治疗（药物剂量配伍经优化处理）。随访 6 个月，主要终点诊室血压在 RSNA 组从基线的 178/96mmHg 降低了 32/12mmHg，而对照组诊室血压从基线水平 178/97mmHg 升高了 1/0mmHg，两组患者在用药后 1 个月开始出现降压疗效的差异，并持续于整个研究中。24h 动态血压监测显示也具有显著差异，但差异程度较诊室血压明显缩小。RSNA 组血压降低 11/7mmHg，对照组降低 3/1mmHg，6 个月时 RSNA 组诊室血压改善的比例明显高于对照组。另有研究表明，术后 3 个月除血压显著降低外，2min 血压也较基线明显降低，静息心率较术前有所下降，运动后最大心率和心率的增加与术前无明显差异。小样本的研究和个案报道显示，RSNA 对胰岛素抵抗、睡眠呼吸暂停综合征、室性心律失常、终末期肾病等存在交感神经过度激活的疾病也有益，并且发现这种作用不依赖于血压的降低。

（3）肾交感神经消融术的相关问题

① 安全性：目前的研究表明具有良好的安全性，主要是极少数者发生与导管操作相关的并发症，如股动脉假性动脉瘤、血肿和肾动脉夹层。RSNA 射频能量传递中主要不良反应为术中、术后短暂明显的腹部疼痛，系射频能量损伤肾动脉外膜所致，使用镇静或镇痛药，如吗啡、芬太尼、咪达唑仑等可以缓解。少部分患者射频过程中有一过性心动过缓伴血压下降，可能系疼痛诱发迷走神经反射所致，可使用阿托品治疗。目前的研究，未在随访期间发现肾动脉狭窄、动脉瘤和动脉夹层，随访 1 年估测肾小球滤过率在术前和术后无明显差异。

② 主要问题：目前尚无规范的准入制度和操作规范，无客观的疗效评估标准，无专用经皮肾交感神经消融导管，远期疗效和安全性也有待于大规模临床试验的评估，有潜在风险，并且价格昂贵，风险和效益需要再评估等。

第四节 高血压急症

一、高血压急症和亚急症的定义

高血压急症定义为以下几个方面。①高血压危象：广义高血压危象，是指高血压急症与亚急症，狭义的高血压危象，是指高血压急症；②急进型高血压：血压持续显著升高，短期内造成心、脑、肾等靶器官功能的严重损害；③恶性高血压：与急进型高血压有相似的含义，还含有难治性的意义。目前国内外均不建议采用高血压危象、急进型高血压和恶性高血压的术语，主张应用高血压急症和亚急症的概念。

高血压急症是指原发性或继发性高血压患者，在某些诱因作用下，血压突然和显著升高（＞180/120mmHg），同时伴有进行性心、脑、肾等重要靶器官功能不全的表现。美国高血压预防、检测、评价和治疗全国联合委员会第七次报告（JNC7）对高血压急症与亚急症的定义比较简明：高血压急症是指血压急性快速和显著升高，同时伴有靶器官的急性损害；高血压亚急症是指血压显著升高，但不伴有靶器官的急性损害。

二、高血压急症和亚急症的诊断

1. 高血压急症范围　在血压升高特别是显著升高的基础上，发生高血压脑病、颅内出血（脑出血、蛛网膜下隙出血）、脑梗死、急性心力衰竭、肺水肿、急性冠状动脉综合征、主动脉夹层、子痫等。鉴别高血压急症与亚急症的标准不是血压升高的程度，而是有无新近发生的急性进行性靶器官损害。急性靶器官损害是诊断高血压急症的首要条件。

2. 血压状况　①高血压急症的发生不取决于高血压的类型，其可发生于原发性高血压患者，而继发性高血压也不少见，如妊娠高血压、急性肾小球肾炎、嗜铬细胞瘤等。②既往有无高血压病史不是高血压急症诊断的必要条件，部分高血压急症既往并无高血压病史，新近才发现血压显著升高。③血压水平的高低与急性靶器官的损害程度并非成正比。多数高血压急症的血压水平显著升高，但少数并未显著升高，如并发于妊娠期或某些急性肾小球肾炎的患者，血压未及时控制在合理范围内，会对脏器功能产生严重影响，甚至危及生命。并发急性肺水肿、主动脉夹层动脉瘤、心肌梗死者，即使血压为中度升高，也应视为高血压急症。高血压亚急症虽有血压显著升高引起的症状，如头痛、头晕、心悸、胸闷、无力、鼻出血和烦躁不安等，但无急性靶器官损害或慢性靶器官损害的急性加重。

3. 靶器官损害　确立高血压急症，血压升高是基础因素，重要靶器官的急性损害是必要条件。多数患者患有慢性靶器官的损害，应当根据临床表现、实验室及其辅助检查，评价是否出现高血压基础上急性靶器官损害，这对治疗很有价值。对于高血压伴发高血压脑病、急性脑卒中、急性冠状动脉综合征、主动脉夹层、子痫等，临床诊断并不困难。然而，对于慢性心力衰竭急性失代偿、慢性肾功能不全急性加重的患者，究竟属于高血压急症还是亚急症，需要进行鉴别。急性左心衰竭多发生于慢性心力衰竭基础上，除血压升高外，感染、快速心律失常、容量负荷过重、过度体力活动、妊娠等多种诱发因素，均可使心力衰竭由慢性转为急性，特别是其早期常表现为血压显著升高，给诊断造成困难。在诊断时应当排除高血压以外的诱发因素引起。如肾功能的急性损害加重高血压，特别是在高血压合并慢性肾功能不全时，诊断是否属于高血压急症颇为困难。对于此类患者，应当密切监测血压水平和肾功能损害的实验室指标，分析与判定两者的关系。

三、高血压急症病因与发病机制

1. 病因　在高血压急症中，原发性高血压患者占 40%～70%，继发性高血压占 25%～55%。高血压急症的继发性原因包括：①肾实质病变，约占继发性高血压的 80%，常见于急慢性肾小球肾炎、慢性肾盂肾炎、间质性肾炎；②累及肾脏的系统性疾病，如系统性红斑狼疮、硬皮病、血管炎等；③肾血管病，如结节性多动脉炎、肾动脉粥样硬化等；④内分泌疾病，如嗜铬细胞瘤、库欣综合征、原发性醛固酮增多症；⑤药物和毒物，如可卡因、苯异丙胺类药、环孢素、苯环利定等；⑥主动脉狭窄；⑦子痫和先兆子痫。

2. 发病机制　不同病因其高血压的发病机制有所不同。

（1）交感神经和 RAS 过度激活：各种应激因素（严重精神创伤、情绪过于激动等）→交感神经活性亢进→缩血管物质显著增多（儿茶酚胺类＋肾素-血管紧张素）→血压急剧升高。

（2）局部或全身小动脉痉挛：脑动脉主动痉挛继之被动扩张，可导致高血压脑病；冠状动脉痉挛引起缺血、损伤甚至坏死，可发生急性冠状动脉综合征；肾动脉痉挛引起肾缺血和肾内压力增高，可出现急性肾功能不全；视网膜动脉痉挛引起视网膜内层组织变性坏死，可发生视网膜出血、渗出和视盘水肿；全身小动脉痉挛通过多种病理机制引起组织器官损伤。

（3）脑动脉粥样硬化：在脑血管压力、血流改变及痉挛状态下，粥样硬化斑块不稳定，并且微血管瘤形成后易破裂，最终可导致脑卒中。

（4）其他机制：神经反射异常（神经源性高血压急症）、内分泌异常、心血管受体功能异常（降压药物骤停）、细胞膜离子转移功能异常（如烧伤后高血压急症）均在不同的高血压急症中发挥重要作用；内源性生物活性肽、血浆敏感因子（如甲状旁腺高血压因子、红细胞高血压因子）、胰岛素抵抗、一氧化氮合成或释放不足、原癌基因表达增多以及遗传性升压因子等，可能起到一定作用。

四、高血压急症的临床特征与处理原则

1. 临床特征　①血压水平，常＞210～220/130～140mmHg；②眼底检查，动脉变细、出血、渗出、视盘水肿；③神经系统，头痛、视觉异常、精神错乱、意识障碍、局灶性感觉缺失；④心肺检查，心尖搏动增强、心脏扩大、心力衰竭、肺部

湿性啰音、肺水肿；⑤肾脏改变，少尿、蛋白尿、肌酐清除率下降、氮质血症；⑥胃肠道症状，恶心、呕吐。

2. 尽快明确诊断　当怀疑高血压急症时，应进行详尽的病史采集、体格检查和实验室检查，评价靶器官功能是否受累及受累的程度，以尽快明确是否为高血压急症。

3. 处理的基本原则　①高血压急症的患者应进入急诊抢救室或加强监护室，持续监测血压；②尽快应用适合的降压药物；③酌情使用有效的镇静剂以消除患者的紧张心理、焦虑与恐惧；④针对不同靶器官的损害给予相应的处理。

4. 实施分段渐进降压　是高血压急症的首要治疗措施。在起始降压阶段，降压的目标不是使血压降至正常，而是渐进地将血压调控至合理水平，最大限度地减轻心、脑、肾等靶器官的损害。在治疗前要明确用药种类、用药途径、血压目标水平和降压速度等。在临床应用时需考虑药物的药理学、药代动力学作用，对心排血量、全身血管阻力和靶器官的灌注等血流动力学的影响，以及可能发生的不良反应。在严密监测血压、尿量和生命体征的情况下，应视不同的临床情况使用短效静脉降压药物。降压过程中要严密观察靶器官功能状况，如神经系统症状和体征的变化、胸痛是否加重等。由于患者已存在靶器官的损害，过快或过度降压容易导致组织灌注压降低，诱发缺血事件。在处理高血压急症的同时，要根据患者靶器官疾病进行相应处理，争取最大限度地保护靶器官，并针对既往的基础危险因素进行治疗。无论血压正常者还是高血压患者，脑血管的自动调节机制下限约比静息时的平均动脉压低25%。初始阶段（数分钟至1h）血压控制的目标为平均动脉压的降低幅度不超过治疗前水平的25%。随后的2~6h将血压降至安全范围，一般为160/100mmHg左右。如果可耐受这样的水平，临床情况稳定，此后24~48h逐步将血压降至正常水平。在治疗的过程中，要充分考虑患者的年龄、病程、血压升高的程度、靶器官的损害和合并的临床情况，因人而异制订具体方案。

五、静脉降压药物的临床特点与用法

（1）硝普钠：为动脉和静脉扩张药，适用于大多数高血压急症。因硝普钠通过血-脑屏障使颅内压进一步升高，对于存在颅内高压（高血压脑病、脑出血、蛛网膜下腔出血、大面积脑梗死）的患者慎用；硝普钠在红细胞内与巯基结合后分解为氰化物和一氧化氮，而氰化物经过肝脏代谢为硫氰酸盐，并全部经肾脏排出，对于肾功能不全、严重肝功能障碍患者禁用。因硫氰酸盐可抑制甲状腺对碘的吸收，不宜用于甲状腺功能减退症的患者。用法为 $0.25\mu g/(kg \cdot min)$ 静脉滴注，立即起效，作用持续1~2min；从最小剂量开始静脉滴注，根据血压水平每5~10min调整滴速，每次增加 $5\mu g/min$，增量后注意监测血压。因硫氰酸盐从体内完全排出需要3天以上，容易导致蓄积，因此用药一般<48~72h。给药时注意避光。主要不良反应为恶心、呕吐、肌肉颤动、出汗、低血压、氰化物或硫氰酸盐中毒、高铁血红蛋白血症（罕见）。氰化物或硫氰酸盐中毒多发生在大剂量或患者存在肝、肾功能不全时，表现为乏力、恶心、精神错乱、反射亢进、震颤、定向力障碍和抽搐

等。若<3μg(kg·min)静脉滴注，使用时间<72h，一般不会发生中毒。用药后24h内检测硫氰酸盐浓度>100～120mg/L时，应该立即停药。

（2）硝酸甘油：为静脉和动脉扩张药。低剂量扩张静脉，减轻心脏前负荷，降低心肌耗氧量；较高剂量扩张小动脉，降低血压并增加冠状动脉血流。适用于高血压合并急性冠状动脉综合征、急性左心衰竭的患者。用法为5～100μg/min（0.3～6mg/h）静脉滴注，2～5min起效，持续时间5～10min；从5μg/min开始静脉滴注，根据血压水平每5～10min调整滴速，每次增加5～10μg/min，使用中注意严密监测血压。连续用药2～3天易产生耐药性。主要不良反应为头痛、恶心、呕吐、低血压、心动过速、高铁血红蛋白血症。

（3）酚妥拉明：非选择性α受体阻滞药。适用于儿茶酚胺过度增多的高血压急症，目前仅用于嗜铬细胞瘤的紧急降压治疗。用法为2.5～5mg静脉注射，1～2min起效，持续作用10～30min；继以0.5～1mg/min（30～60mg/h）静脉滴注维持。主要不良反应为血管扩张作用引起的潮红、头痛，神经反射性引起的心动过速、心绞痛。严禁用于冠心病患者。

（4）拉贝洛尔：为α和β受体阻滞药。静脉用药α和β受体阻滞之比为1∶70，多数在肝脏代谢，代谢产物无活性。特点是降低外周血管阻力，不影响心排血量，不降低重要脏器的血流量包括冠状动脉血流量。适用于除急性左心衰竭外的各种高血压急症。用法为20～100mg静脉注射或0.5～2mg/min静脉滴注，5～10min起效，持续3～6h；继以0.5～2mg/min（30～120mg/h）静脉维持，24h≤300mg。主要不良反应为恶心、头皮刺激感、喉头发热、头晕、支气管痉挛、心动过缓、传导阻滞、直立性低血压。禁用于低血压、心动过缓、传导阻滞。

（5）乌拉地尔（压宁定）：$α_1$受体阻滞药兼有中枢5-羟色胺激动作用，不但阻断突触后的$α_1$受体，而且阻断外周$α_1$受体，还具有降低延髓心血管中枢的交感反馈作用。主要作用为周围血管扩张和降低交感神经活性。乌拉地尔是目前最为理想的急性降压药物，降压平稳，疗效显著；减轻心脏负荷，改善心肌功能；降低心肌耗氧量，不增加心率；增加心排血量，改善外周供血；具有抗心律失常作用，与α受体阻滞及改善心肌缺血有关。首剂反应好，且无直立性低血压；不影响颅内压，不影响糖脂代谢。用法为12.5～50mg静脉注射，5min起效，持续2～8h；继以100～400μg/min（6～24mg/h）静脉滴注维持。不良反应小，主要为低血压、头痛、眩晕。无明确禁忌证，尤其适用于肾功能不全患者。

（6）地尔硫䓬：为非二氢吡啶类钙离子拮抗药。用法为10mg静脉注射，5min起效，持续30min；继以5～15μg/(kg·min)静脉滴注维持。主要不良反应为低血压、心动过缓、传导阻滞、心力衰竭加重。原则上用药时间<7天。

（7）尼卡地平：二氢吡啶类钙通道阻滞药。主要扩张小动脉，降压疗效类似于硝普钠。因不增高颅内压，适用于伴有脑卒中的高血压急症。但易引起反射性心动过速，慎用或禁用于冠心病、急性左心衰竭患者。用法为0.5～10μg/(kg·min)静脉滴注，5～10min起效，持续1～4h。主要不良反应为头痛、心动过速、恶心、呕吐、潮红、静脉炎。

（8）美托洛尔：为 β_1 受体阻滞药。特点是起效快，作用维持时间长，无需静脉滴注维持。用法为 5mg，静脉注射 3～5min，必要时 5min 重复 1 次，总量 15mg。患者若能耐受 15mg 美托洛尔，则在末次静脉给药后 15min 口服美托洛尔 25～50mg，每天 4 次，直到 48h；然后 100mg，每天 2 次，或美托洛尔缓释片 50～100mg，可加至 200mg，每天 1 次。

（9）艾司洛尔：为 β_1 受体阻滞药。特点为高效选择性，起效迅速，作用时间相对较短。适用于主动脉夹层患者。用法为 250～500μg/kg 静脉注射，1～2min 起效，持续 10～20min；继以 50～300μg/(kg·min) 静脉滴注维持。主要不良反应为低血压、恶心、心力衰竭加重。慎用或禁用于 AVB、心力衰竭和支气管痉挛患者。

（10）依那普利拉：对血浆高肾素和高血管紧张素活性的高血压急症有效，而对低血浆肾素和低血管紧张素活性的高血压急症疗效较差。用法为 1.25～5mg 静脉注射，每 6h 1 次，15～30min 起效，持续 6～12h。禁用于肾衰竭、双侧肾动脉狭窄、高钾血症、妊娠等。

（11）肼屈嗪：为动脉扩张药。直接松弛血管平滑肌，降低周围血管阻力，并抑制去甲肾上腺素的合成，抑制 α 受体，而对 β 受体无影响，使用时应与 β 受体阻滞药合用。适用于急、慢性肾炎所致的高血压急症及子痫。禁用于低血压、冠心病、心肌梗死，也禁用于肾功能不全、溃疡病患者。用法为 10～20mg 静脉注射，每 4～6h 1 次，10～20min 起效，每次持续 1～4h。不良反应为头痛、皮肤潮红、低血压、反射性心动过速、心绞痛、胃肠症状。

（12）非诺多泮：外周多巴胺受体阻滞剂，能够扩张血管，增加肾血流，同时作用于肾近曲小管和远曲小管而促进钠排泄和肌酐清除率。降压疗效类似于硝普钠。适用于合并肾功能不全的高血压急症。用法为 0.03～1.6μg/(kg·min) 静脉滴注，5min 内起效，持续 30min。肝功能异常的患者无需调整剂量，但要注意剂量的个体化。

（13）呋塞米：袢利尿药。20～40mg 静脉注射，必要时 3～4h 重复。适用于急性左心衰竭。

六、高血压亚急症的处理

对于高血压亚急症患者，可在 24～48h 将血压缓慢降至 160/100mmHg，目前尚无证据表明高血压亚急症实施紧急降压治疗可以改善预后。许多高血压亚急症患者通过口服降压药物得以控制，如服用钙通道阻滞药、ACEI 或 ARB、β 和 α 受体阻滞药，还可根据情况服用袢利尿药。初始治疗可在门诊或急诊室进行，用药后观察 5～6h。2～3 天后门诊调整剂量，此后可应用长效制剂控制至最终的靶目标血压。

到急诊室就诊的高血压亚急症患者，在初步血压控制后，应给予口服药物治疗，并建议患者定期到高血压门诊随诊。许多患者在急诊就诊后仍维持原来未达标的治疗方案，造成高血压亚急症的反复发生，最终导致严重后果。具有高危因素的高血压亚急症可以住院治疗。另外，注意避免对某些无并发症但血压较高的患者进行过度治疗，以免增加不良反应和相应的靶器官损害。

七、高血压脑病

1. 定义　各种诱因使血压突然升高，脑血管自身调节功能严重障碍，导致脑血流灌注过多，液体经血-脑屏障渗透到血管周围脑组织，发生脑组织水肿、颅内压升高，从而引发以脑和神经功能障碍为主的临床综合征。主要表现为剧烈头痛、烦躁、恶心、呕吐、视力障碍、抽搐、意识障碍，甚至昏迷等，救治不及时极易发生死亡。

2. 病因与诱因　①高血压是基础病因，以急进型高血压和难治性高血压最为常见，其次是急慢性肾炎、肾盂肾炎、子痫、嗜铬细胞瘤；②过度劳累、情绪激动、神经紧张、气候变化、内分泌失调、降压药物停用等均为诱发因素；③部分患者无明显诱因。

3. 发生机制　高血压脑病的发生，主要取决于血压升高的程度、速度及个体耐受性，而血压升高的速度起着决定作用。在正常情况下，脑血管调节主要随着血压的水平而变化，当血压变低时脑血管扩张，血压变高时脑动脉收缩，以脑动脉血管自动调节功能保持脑血流的相对稳定。正常人平均动脉压为 60～120mmHg，脑血流量保持稳定的状态。对于正常血压者短时间内突然产生高血压，可在相对较低的血压水平下发生高血压脑病；而长期缓慢升高的高血压患者由于小动脉管壁增厚、管腔狭窄等缓慢结构重构，脑血流自动调节曲线右移，平均动脉压为 120～160mmHg 仍能保持相对稳定的脑血流量；当平均动脉压＞160～180mmHg 时，脑动脉调节功能降低，不能继续收缩以维持血流稳定，由主动收缩变为被动扩张，脑灌注显著增多而发生颅内压升高、脑水肿，并继发点状出血和小灶性梗死。

4. 临床特点　①病程长短不一，数分钟至数天，多为 12～24h。②多有明确的诱发因素，伴有比较显著的血压升高（舒张压常＞130mmHg），出现头痛、恶心、呕吐、精神异常等早期症状。③病情发展快，进行性加重，出现头痛、抽搐和意识障碍（高血压脑病三联征），或头痛、呕吐和视盘水肿（颅内高压三联征）。④伴或不伴视物模糊、偏盲或黑矇（视网膜动脉痉挛），视网膜可发生水肿、出血、渗出。⑤严重者出现呼吸衰竭、肾衰竭、心力衰竭急剧恶化、严重神经功能缺损（一过性偏瘫、失语）。⑥颅脑 CT 检查可见弥散性脑白质密度降低，脑室变小；MRI 检查对脑水肿的影像学改变更为敏感，顶枕叶水肿具有特征性；偶见小灶性缺血或出血灶。

5. 诊断与鉴别诊断　诊断条件为血压急剧升高＋神经症状（高血压脑病三联征）或体征＋排除脑卒中、硬脑膜下血肿、脑瘤等疾病。高血压脑病的诊断要注意从以下临床情况进行评价与判断：①头痛，头痛为早期症状，多为弥散性、持续性并短时间内进行性加剧，伴恶心呕吐，血压下降后好转；②意识障碍，意识障碍和其他神经症状发生于剧烈头痛持续数小时后；③降压治疗的反应，高血压脑病降压治疗后病情迅速恢复，否则进行性加重，对鉴别诊断尤为重要；④眼底改变，出现严重而弥散性的视网膜动脉痉挛；⑤颅脑 CT 与 MRI 检查有助于诊断。临床上一般比较容易确立诊断。

6. 治疗原则

（1）迅速降低血压：实施分段降压策略是治疗高血压脑病的关键，降压目标值为平均动脉压降低 20%～25%。对于原有高血压者可使舒张压降至 110mmHg 以下，无高血压者可降至 80mmHg 以下，但需避免降压过低导致脑血流灌注不足。多数高血压脑病经有效降压后病情很快好转。静脉用药宜选用硝普钠、乌拉地尔、拉贝洛尔、尼卡地平，酚妥拉明仅适用于嗜铬细胞瘤、可乐定撤药反应、可卡因过量等。因颅内压升高不宜用硝酸甘油。

（2）制止抽搐：首选地西泮 10～20mg 静脉注射，静脉注射速度成人＜5mg/min，儿童＜2mg/min，多数于 5min 内终止（约 80%）。地西泮静脉注射后迅速进入脑部，但 20min 后血液及脑中浓度急剧下降，可能再发抽搐，需要 15～20min 内重复给药，并在静脉注射地西泮的同时肌内注射苯巴比妥 0.2g。对于抽搐持续或反复发作（癫痫持续发作）者，应当首选地西泮静脉注射，随之给予地西泮 100mg＋5% 葡萄糖溶液或生理盐水 500mL，以 40mL/h 持续泵入，但需注意对呼吸和意识的影响。氯硝西泮也可作为首选药物，首次用量 3mg，缓慢静脉注射，此后 5～10mg/d 静脉滴注或过渡至口服。特点是起效快（数分钟），药效是地西泮的 5 倍，作用时间较地西泮长 1～2 倍，对呼吸和心脏的抑制也略强于地西泮。苯妥英钠起效缓慢，需与地西泮或氯硝西泮合用；抑制心脏作用强，注意避免静脉注射速度过快而发生低血压、心律失常；对血管有刺激作用，不要漏出血管外导致组织损伤；与葡萄糖混合易出现沉淀，应使用生理盐水或注射用水溶解后再用葡萄糖稀释。用法为成人首次剂量 500～750mg，儿童 10～15mg/kg，以生理盐水稀释，静脉注射速度＜50mg/min。抽搐停止后每 6～8h 口服或静脉注射 50～100mg 维持。地西泮、氯硝西泮、苯妥英钠难以控制抽搐发作时选用利多卡因，50～100mg 静脉注射，静脉注射速度≤25mg/min，继以 2～4mg/(kg·h) 静脉滴注 1～3 天。水合氯醛、苯巴比妥、丙戊酸钠也可酌情使用。

（3）治疗脑水肿：20% 甘露醇 125～250mL 快速静脉滴注，每 4～8h 1 次；呋塞米、地塞米松酌情选用。

（4）基础支持：吸氧、保持呼吸道通畅、维持水电解质平衡、预防心肾并发症等。值得注意的是，抽搐发作时维持正确的头位与保持呼吸道通畅至关重要。

第七章 ▶▶

冠心病

第一节　慢性稳定型心绞痛

一、概述

慢性稳定型心绞痛是指心绞痛反复发作的临床表现持续在 2 个月以上，且心绞痛发作性质（如诱因、持续时间、缓解方式等）基本稳定，系因某种因素引起冠状动脉供血不足，发生急剧的暂时的心肌缺血、缺氧，引起阵发性、持续时间短暂、休息或应用硝酸酯制剂后可缓解的以心前区疼痛为主要临床表现的综合征。本病多见于 40 岁以上的男性，劳累、情绪因素、高血压、吸烟、寒冷、饱餐等为常见诱因。

二、诊断要点

（一）冠心病危险因素

年龄因素（男性＞45 岁、女性＞55 岁），高血压、血脂异常、糖尿病、吸烟、冠心病家族史，其他如超重、活动减少、心理社会因素等。

（二）典型的心绞痛症状

劳累后胸骨后压榨样闷痛，休息或舌下含服硝酸甘油可以缓解。患者多有典型的胸痛病史，该病根据典型的病史即可做出明确诊断，因此认真采集病史对诊断和处理心绞痛是必需的。慢性稳定型心绞痛典型发作时的诱因、部位、性质、持续时间及缓解方式如下。

1. 诱因　劳力性心绞痛发作常由体力活动引起，寒冷、精神紧张、饱餐等也可诱发。

2. 部位　大多数心绞痛位于胸骨后中、上 1/3 段，可波及心前区，向左肩、左上肢尺侧、下颌放射，也可向上腹部放射。少数患者以放射部位为主要不适部位。

3. 性质　心绞痛是一种钝痛，表现为压迫、憋闷、堵塞、紧缩等不适感，重者可伴出汗、濒死感。

4. 持续时间 较短暂，一般 3～5min，不超过 15min。可在数天或数星期发作 1 次，也可一日内多次发作。

5. 缓解方式 体力活动时发生的心绞痛如停止活动，休息数分钟即可缓解。舌下含服硝酸甘油后 1～3min 也可使心绞痛缓解。服硝酸甘油 5～10min 后症状不缓解，提示可能为非心绞痛或有严重心肌缺血。

（三）常规检查提示心肌缺血

1. 静息心电图 对于慢性稳定型心绞痛患者必须行静息心电图检查。尽管心电图（ECG）对缺血性心脏病诊断的敏感性低，约 50% 以上的慢性稳定型心绞痛患者心电图结果正常，但心电图仍可以提供有价值的诊断性信息：比如可见 ST-T 改变、病理 Q 波、传导阻滞及各种心律失常。特别是心绞痛发作时的 ST-T 动态改变：心绞痛时 ST 段水平形或下斜形压低，部分心绞痛发作时仅表现为 T 波倒置，而发作结束后 ST-T 改变明显减轻或恢复，即可做出明确诊断。值得注意的是，部分患者原有 T 波倒置，心绞痛发作时 T 波可变为直立（为正常化）。

2. 心电图运动试验 单用心电图运动试验诊断冠心病敏感性较低（约 75%）。在低发缺血性心脏病的人群中，假阳性率很高，尤其是无症状者。在年轻人和女性患者中假阳性率的发生率更高。心电图运动试验有 2 个主要用途：①缺血性心脏病的诊断和预后的判断。如果使用得当，心电图运动试验是可靠的、操作方便的危险分层方法。②对鉴别高危患者和即将行介入手术的患者特别有用。但在临床上应注意其适应证，以免出现危险。

3. 负荷心肌灌注显像 负荷心肌灌注显像是较心电图运动试验更准确的诊断缺血性心脏病的方法，可显示缺血心肌的范围和部位，其敏感性和特异性较心电图运动试验高。但对心电图运动试验已经诊断明确的高危者，负荷心肌灌注显像并不能提供更多的信息。对怀疑心电图运动试验假阳性或假阴性而静息心电图异常的患者有诊断价值。对考虑行冠状动脉介入治疗的多支血管病变患者，负荷心肌灌注显像有助于确定哪支血管为罪犯血管。对左心室功能障碍的患者，负荷心肌灌注显像可鉴别冬眠心肌，从而通过冠状动脉介入治疗获益。负荷心肌灌注显像的缺血范围与预后成正比。

4. 静息和负荷超声心动图 静息和运动时的左心室功能障碍预示患者预后不良。与负荷心肌灌注显像一样，负荷超声心动图是确诊缺血性心脏病特异性和敏感性较高的方法。负荷超声心动图有助于判断冬眠心肌所致的心功能障碍，而冬眠心肌功能可通过冠状动脉介入术得到改善。

（四）多层螺旋 CT

近年来应用多层螺旋 CT 增强扫描无创地显示冠状动脉的解剖结构的技术已逐渐成熟（后简称冠脉 CT）。目前常用的 64～256 层 CT，其对冠心病的诊断价值已得到国内外医学界的普遍认可。虽然冠状动脉导管造影（后简称冠脉造影）目前仍是诊断冠心病的金标准，但在下列方面有其明显不足。

（1）因临床症状和心电图改变而进行的冠脉造影阳性率不足 50%（冠状动

无明显狭窄或闭塞），有些医院甚至不足 20%。

（2）不少患者心存畏惧，不愿住院接受有创造影，且造影费用较高。虽然部分患者能够一次完成诊断和治疗的过程，但大多数患者却落得个"院白住，'罪'白受，钱白花"的结果。

（3）冠状动脉造影不能显示危险的类脂斑块，不能提出预警。这种斑块容易破裂，造成猝死（发病后 1h 甚至几分钟内死亡），几乎无抢救机会。患者生前从无相关症状，到出现的第 1 个"症状"就是猝死。

冠脉 CT 目前虽还不能完全代替冠脉造影。但冠脉 CT 能可靠地显示冠状动脉壁上的类脂斑块，及时应用调脂药可有效地将其消除，从而大大减少或防止心脏性猝死的风险。冠脉 CT 还能无创地对冠状动脉支架或搭桥手术后的患者进行复查，相当准确地了解有无再狭窄或闭塞。

冠状动脉重度钙化时判断其狭窄程度、对于心律失常患者如何获得好的图像以及辐射剂量较大是目前冠脉 CT 的最大不足。有资料显示，对 120 例患者的统计，冠状动脉正常或仅有 1~2 处病变的 70 例患者，冠脉 CT 对狭窄位置和程度诊断符合率可达 99.2%，仅 0.8% 的患者对狭窄程度的诊断不够准确。但对多发病变（冠状动脉明显狭窄达 5 处以上），诊断的准确率仅 88.4%，11.6% 的病例中冠脉 CT 对狭窄程度的诊断不够准确或对严重的钙化难以诊断。此类患者多有重度的冠脉钙化，临床上也有典型的症状或心肌梗死的病史。

冠脉 CT 的技术还在迅速发展，机型几乎年年出新。最新机型使检查过程简化，适应证增多（无须控制心率），屏气扫描时间缩短至 1~4s，射线剂量和对比剂用量均远低于冠脉造影，而且图像质量也不断提高。

（五）冠状动脉造影

冠状动脉造影是目前诊断冠心病的最可靠方法。适应证为：①临床及无创性检查不能明确诊断者；②临床及无创性检查提示有严重冠心病，进行冠状动脉造影，以选择做血运重建术，改善预后；③心绞痛内科治疗无效者；④需考虑做介入性手术者。尤其近年来多数患者采用经桡动脉途径，避免了患者术后必须卧床的需要，大大减轻了患者的痛苦。

（六）鉴别诊断

慢性稳定型心绞痛要与以下疾病相鉴别：①急性冠脉综合征；②其他疾病引起的心绞痛，如严重的主动脉瓣狭窄或关闭不全、风湿性冠状动脉炎、梅毒性主动脉炎、肥厚型心肌病、心肌桥病变等均可引起心绞痛；③肋间神经痛和肋软骨炎；④心脏神经症；⑤不典型疼痛还需与反流性食管炎等食管疾病、膈疝、消化性溃疡、肠道疾病、颈椎病等相鉴别。

三、治疗

（一）治疗目标与措施

稳定型心绞痛治疗主要有 2 个目标：①预防心肌梗死的发生和延长寿命；②缓

解心绞痛症状及减少发作频率以改善生活质量。第一个目标是最终目标。如果有数种策略可供选择，且都能够达到缓解心绞痛的效果，那么能否有效预防死亡将是其选择的主要依据。

对慢性稳定型心绞痛的治疗措施选择包括减少心血管病危险因素的生活方式改变、药物治疗以及血运重建3个方面。临床医师应根据患者个体情况的差异和伴随疾病的不同，而选择不同的治疗方案。

（二）改变生活方式

生活方式的改变是慢性稳定型心绞痛治疗的重要手段，因为它可以改善症状和预后，并且相对较经济，应该鼓励每个患者持之以恒。

1. 戒烟 吸烟是导致冠心病的主要危险因素，有研究表明，戒烟可使冠心病病死率下降36%，其作用甚至超过单独应用他汀、阿司匹林的作用。因此，应积极劝诫吸烟患者进行戒烟治疗。

2. 饮食干预 以蔬菜、水果、鱼和家禽作为主食。饮食干预是调脂治疗的有效补充手段，单独低脂饮食就可使血清中的胆固醇成分平均降低5%。改变饮食习惯（如摄入地中海饮食或鱼油中的高度不饱和脂肪酸）能增加其预防心绞痛的作用。

3. 控制体重 肥胖与心血管事件密切相关。目前还没有干预试验显示体重减轻可以减轻心绞痛的程度，但体重的减轻可以减少心绞痛发作频率，且可能改善预后。现今随着肥胖程度的增加（尤其是腹型肥胖），可出现以肥胖、胰岛素抵抗、脂质代谢紊乱、高血压为特征的代谢综合征，后者可导致心血管事件的增加。目前有新的治疗方法可减少肥胖和代谢综合征，大麻素（cannabinoid）1型受体拮抗药联合低热量饮食，可显著减轻体重和减少心血管事件危险因素，但其对冠心病肥胖患者的作用尚待证实。

4. 糖尿病 对所有糖尿病患者必须严格控制血糖，因其可减少长期并发症（包括冠心病）。一级预防试验及心肌梗死后的二级预防试验表明，强化降糖治疗可减少致残率和死亡率，且心肌梗死时血糖控制不佳提示预后不佳。

5. 适度运动 鼓励患者进行可以耐受的体力活动，因为运动可以增加运动耐量，减少症状的发生，运动还可以减轻体重，提高高密度脂蛋白浓度，降低血压、血脂，还有助于促进冠状动脉侧支循环的形成，可以改善冠心病患者的预后。值得注意的是，每个患者应该根据自身的具体病情制订符合自身的运动方式和运动量，最好咨询心脏科医生。

（三）药物治疗

以下将根据作用机制不同分述稳定型心绞痛内科治疗的药物。

1. 抗血小板治疗

（1）阿司匹林（aspirin，乙酰水杨酸）：可以抑制血小板在动脉粥样硬化斑块上的聚集，防止血栓形成，同时通过抑制血栓素 A_2（TXA_2）的形成，抑制 TXA_2 所致的血管痉挛。因此阿司匹林虽不能直接改善心肌氧的供需关系，但能预防冠状动脉内微血栓或血栓形成，有助于预防心脏事件的发生。稳定型心绞痛患者可采用小剂量 75～150mg/d。不良反应主要有胃肠道反应等。颅内出血少见，在上述剂量情况下发生率<0.1%/年。在长期应用阿司匹林过程中，应该选择最小的有效剂量，达到治疗目的和胃肠道不良反应方面的平衡。

（2）ADP 受体拮抗药：噻氯匹定（ticlopidine）250mg，1～2 次/天，或氯吡格雷（clopidogrel）首次剂量 300mg，然后 75mg/d，通过 ADP 受体抑制血小板内钙离子活性，并抑制血小板之间纤维蛋白原的形成。本类药物与阿司匹林作用机制不同，二者合用时可明显增强疗效，但合用不作为常规治疗；更趋向于短期使用，如预防支架后急性或亚急性血栓形成；或用于有高凝倾向，近期有频繁休息时心绞痛或反复出现心内膜下梗死者。氯吡格雷是一种可供选择的对胃黏膜没有直接作用的抗血小板药物，可用于不能耐受阿司匹林或对阿司匹林过敏的患者。

（3）肝素或低分子肝素：抗凝治疗主要为抗凝血酶治疗，肝素为最有效的药物之一。近年来，大规模的临床试验表明低分子肝素对降低心绞痛尤其是不稳定型心绞痛患者的急性心肌梗死发生率方面优于静脉普通肝素，故已作为不稳定型心绞痛的常规用药，而不推荐作为抗血小板药物用于稳定型心绞痛患者。

2. 抗心绞痛药物

（1）β 受体阻滞药：β 受体阻滞药通过阻断拟交感胺类的作用，一方面减弱心肌收缩力和降低血压而起到明显降低心肌耗氧量的作用；另一方面减慢心率，增加心脏舒张期时间，增加心肌供血时间，并且能防止心脏猝死。既能缓解症状又能改善预后。因此，β 受体阻滞药是稳定型心绞痛的首选药物。β 受体阻滞药应该从小剂量开始应用，逐渐增加剂量，使安静时心率维持在 55～60 次/分，严重心绞痛可降至 50 次/分。

普萘洛尔（propranolol）是最早用于临床的 β 受体阻滞药，用法 3～4 次/天，每次 10mg，其治疗高血压、心绞痛、急性心肌梗死已有 30 多年的历史，疗效十分肯定。但由于普萘洛尔是非选择性 β 受体阻滞药，在治疗心绞痛等方面现已逐步被 $β_1$ 受体选择性阻滞药所取代。目前临床上的常用制剂有美托洛尔（metoprolol，倍他乐克）12.5～50mg，2 次/天；阿替洛尔（atenolol）12.5～25mg，2 次/天；醋丁洛尔（acebutolol，醋丁酰心胺）200～400mg/d，分 2～3 次服；比索洛尔（bisoprolol，康可）2.5～10mg，1 次/天；噻利洛尔（celiprolol，噻利心安）200～400mg，1 次/天等。

β 受体阻滞药的禁忌证：心率<50 次/分、动脉收缩压<90mmHg、中重度心力衰竭、二度到三度房室传导阻滞、严重慢性阻塞性肺疾病或哮喘、末梢循环灌注不良、严重抑郁者等。

本类药可与硝酸酯类药物合用，但需注意：①与硝酸酯类制剂有协同作用，因而起始剂量要偏小，以免引起直立性低血压等不良反应；②停药时应逐渐减量，如突然停药有诱发心肌梗死的危险；③剂量应逐渐增加到发挥最大疗效，但应注意个体差异。

我国《慢性稳定型心绞痛诊断与治疗指南》指出，β 受体阻滞药是慢性稳定型心绞痛患者改善心肌缺血的最主要药物，应逐步增加到最大耐受剂量。当不能耐受

β受体阻滞药或疗效不满意时可换用钙通道阻滞药、长效硝酸酯类或尼可地尔。当单用β受体阻滞药疗效不满意时也可加用长效二氢吡啶类钙拮抗药或长效硝酸酯类，对于严重心绞痛患者必要时可考虑β受体阻滞药、长效二氢吡啶类钙拮抗药及长效硝酸酯类三药合用（需严密观察血压）。

（2）硝酸酯类制剂：硝酸酯类（nitrates）药物能扩张冠状动脉，增加冠脉循环的血流量，还通过对周围血管的扩张作用，减轻心脏前后负荷和心肌的需氧，从而缓解心绞痛。

硝酸酯类常见的不良反应是头晕、头痛、脸面潮红、心率加快、血压下降，患者一般可以耐受，尤其是多次给药后。第一次用药时，患者宜平卧片刻，必要时吸氧。轻度的反应可作为药物起效的指标，不影响继续用药。若出现心动过速或血压降低过多，则不利于心肌灌注，甚至使病情恶化，应减量或停药。

静脉滴注长时间用药可能产生耐受性，需增加剂量，或间隔使用，一般在停用10h以上即可复效。其他途径给药如含服等则不会产生耐受性。

临床上常用的硝酸酯类制剂有以下几种。

① 硝酸甘油（nitroglycerin，NTG）：是最常用的药物，一般以舌下含服给药。心绞痛发作时，立即舌下含化 $0.3 \sim 0.6mg$，$1 \sim 2min$ 见效，持续 $15 \sim 30min$。对约92%的患者有效，其中76%的患者在3min内见效。需要注意的是，诊断为稳定型心绞痛者，如果服用的硝酸甘油在10min以上才起作用，这种心绞痛的缓解可能不是硝酸甘油的作用，或者是硝酸甘油失效。

② 硝酸异山梨酯（isosorbide dinitrate，消心痛）：为长效制剂，3次/天，每次 $5 \sim 20mg$，服药后30min起作用，持续 $3 \sim 5h$；缓释制剂药效可维持12h，可用20mg，2次/天。单硝酸异山梨酯（isosorbide mononitrate），多为长效制剂，$20 \sim 50mg$，每天 $1 \sim 2$ 次。患青光眼、颅内压增高、低血压者不宜使用本类药物。

③ 长效硝酸甘油制剂：服用长效片剂，硝酸甘油持续而缓慢释放，口服30min后起作用，持续 $8 \sim 12h$，可每8h服1次，每次2.5mg。用2%硝酸甘油油膏或皮肤贴片（含 $5 \sim 10mg$）涂或贴在胸前或上臂皮肤而缓慢吸收，适用于预防夜间心绞痛发作。最近还有置于上唇内侧与牙龈之间的缓释制剂。

（3）钙通道阻滞药：钙通道阻滞药（calcium channel blockers，CCB），通过抑制钙离子进入细胞内，以及抑制心肌细胞兴奋-收缩耦联中钙离子的作用，抑制心肌收缩，减少心肌氧耗；扩张冠状动脉，解除冠状动脉痉挛，改善心肌供血；扩张周围血管，降低动脉压，减轻心脏负荷；还降低血液黏滞度，抗血小板聚集，改善心肌微循环。又因其阻滞钙离子的内流而有效防治心肌缺血再灌注损伤，保护心肌。钙通道阻滞药对冠状动脉痉挛引起的变异型心绞痛有很好的疗效，因为它直接抑制冠状动脉平滑肌收缩而使其扩张。

钙通道阻滞药与其他扩血管药物相似，有服药后颜面潮红、头痛、头胀等不良反应。一般1周左右即可适应，不影响治疗。少数患者发生轻度踝关节水肿或皮疹。部分病例可加重心力衰竭或引起传导阻滞，临床上应予以注意。维拉帕米和地尔硫草与β受体阻滞药合用时有过度抑制心脏的危险。因此，临床上不主张非二氢吡啶类钙通道阻滞与 β 受体阻滞药联用。停用本类药物时也应逐渐减量停服，以免发生冠状动脉痉挛。

钙通道阻滞主要分为二氢吡啶类与非二氢吡啶类。非二氢吡啶类包括地尔硫草与维拉帕米，它们在化学结构上并无相同之处。

二氢吡啶类举例如下。

① 硝苯地平（nifedipine，心痛定）：有较强的扩血管作用，使外周阻力下降，心排血量增加，反射性引起交感神经兴奋，心率加快，而对心脏传导系统无明显影响，故也无抗心律失常作用。硝苯地平一般用法：10～20mg，3 次/天。舌下含服 3～5min 后发挥作用，每次持续 4～8h，故为短效制剂。循证医学的证据表明，短效二氢吡啶类钙通道阻滞药对冠心病的远期预后有不利的影响，故在防治心绞痛的药物治疗中需避免应用。现有缓释制剂 20～40mg，1～2 次/天，能平稳维持血药浓度。

② 其他常用于治疗心绞痛的二氢吡啶类钙通道阻滞药有：尼群地平（nitrendipine）口服每次 10mg，1～3 次/天；尼卡地平（nicardipine）口服每次 10～30mg，3～4 次/天，属短效制剂，现有缓释片口服每次 30mg，2 次/天；氨氯地平（amLodipine）口服每次 5mg，每日 1 次，治疗 2 周疗效不理想可增至每日 1Omg。需要长期用药的患者，推荐使用控释、缓释或长效制剂。

非二氢吡啶类举例如下。

① 地尔硫草（diltiazem）：对冠状动脉和周围血管有扩张作用，抑制冠状动脉痉挛，增加缺血心肌的血流量，有改善心肌缺血和降低血压的作用。用法为口服每次 30～60mg，3 次/天。现有缓释胶囊，每粒 90mg，每天 1 次。尤其适用于变异型心绞痛。

② 维拉帕米（verapamil）：有扩张外周血管及冠状动脉的作用，此外还有抑制窦房结和房室结兴奋性及传导功能，减慢心率，降低血压，从而降低心肌耗氧的作用。口服每次 40mg，3 次/天。现有缓释片，每次 240mg，每日 1 次。

（4）钾通道激活药：主要通过作用于血管平滑肌细胞和心肌细胞的钾通道，发挥血管扩张、改善心肌供血和增强缺血预适应、保护心肌的作用。尼可地尔是目前临床上唯一使用的此类药物，具有硝酸酯类和钾通道开放的双重作用。但目前尚无证据表明钾通道激活药优于其他抗心绞痛药物、能明显改善冠心病预后。目前主要用于顽固性心绞痛的综合治疗手段之一。尼可地尔用法：每次口服 5～10mg，3 次/天。

（5）改善心肌能量代谢：在心肌缺血缺氧状态下，应用曲美他嗪（万爽力）抑制心肌内脂肪酸氧化途径，促使有限的氧供更多地通过葡萄糖氧化产生更多的能量，达到更早地阻止或减少缺血、缺氧的病理生理改变，从而缓解临床症状，改善预后。

3. 他汀类药物　近代药物治疗稳定型心绞痛的最大进展之一是他汀类药物的开发和应用。该类药物抑制胆固醇合成，增加低密度脂蛋白胆固醇（LDL-C）受体的肝脏表达，导致循环 LDL-C 清除增加。研究表明他汀类药物可降低 LDL-C 水平

20%～60%。应用他汀类药物后，冠状动脉造影变化所显示的管腔狭窄程度和动脉粥样硬化斑块消退程度相对较少，而患者的临床冠心病事件的危险性降低却十分显著。对此的进一步的解释是他汀类药物除了降低 LDL-C、胆固醇、三酰甘油水平和提高高密度脂蛋白胆固醇（HDL-C）水平外，还可能有其他的有益作用，包括稳定甚至缩小粥样斑块、抗血小板、调整内皮功能、改善冠状动脉内膜反应、抑制粥样硬化处炎症、抗血栓和降低血黏稠度等非调脂效应。

他汀类药物的治疗结果说明，对已确诊为冠心病的患者，经积极调脂后，可明显减慢疾病进展并减少以后心血管事件发生。慢性冠心病中许多是稳定型心绞痛患者，他汀类药物对减少心血管事件发生超过对冠状动脉造影显示的冠状动脉病变的改善。慢性稳定型心绞痛患者 LDL-C 水平应控制在 2.6mmol/L 以下。

4. 血管紧张素转化酶抑制药（ACEI） 2007 年中国《慢性稳定型心绞痛诊断与治疗指南》明确了 ACEI 在稳定型心绞痛患者中的治疗地位，将合并糖尿病、心力衰竭、左心室收缩功能不全或高血压的稳定型心绞痛患者应用 ACEI 作为Ⅰ类推荐（证据水平 A），将有明确冠状动脉疾病的所有患者使用 ACEI 作为Ⅱa 类推荐证据水平，并指出："所有冠心病患者均能从 ACEI 治疗中获益"。

（四）血运重建术

目前有两种疗效肯定的血运重建术用于治疗由冠状动脉粥样硬化所致的慢性稳定型心绞痛：经皮冠状动脉介入治疗（percutaneous coronary intervention，PCI）和外科冠状动脉旁路移植术（coronary artery bypass grafting，CABG）。对于稳定型心绞痛患者，冠状动脉病变越严重，越宜尽早进行介入治疗或外科治疗，能最大程度恢复改善心肌血供和改善预后而优于药物治疗。

根据现有循证医学证据，中国《慢性稳定型心绞痛诊断与治疗指南》指出，严重左主干或等同病变、3 支主要血管近端严重狭窄、包括左前降支（LAD）近端高度狭窄的 1～2 支血管病变，且伴有可逆性心肌缺血及左心室功能受损而伴有存活心肌的严重冠心病患者，行血运重建术可改善预后（减少死亡及心肌梗死）。糖尿病合并 3 支血管严重狭窄，无左前降支（LAD）近端严重狭窄的单、双支病变心源性猝死或持续性室性心动过速复苏存活者，日常活动中频繁发作缺血事件者，血运重建术有可能改善预后。对其他类型的病变只是为减轻症状或心肌缺血。因此，对这些患者，血运重建术应该用于药物治疗不能控制症状者，若其潜在获益大于手术风险，可根据病变特点选择冠状动脉旁路移植术（CABG）或经皮冠状动脉介入治疗（PCI）。

（五）慢性难治性心绞痛

药物和血运重建术，能有效改善大部分患者缺血性心脏病的病情。然而，有一部分患者尽管尝试了不同的治疗方法，仍遭受心绞痛的严重困扰。难治性的慢性稳定型心绞痛患者被认为是严重的冠心病引起的心肌缺血所致，在排除引发胸痛的非心脏性因素后，可以考虑其他治疗。慢性难治性心绞痛需要一种有效的最佳治疗方案，前提是各种药物都使用到个体所能耐受的最大剂量。其他可予考虑的治疗方法包括：①增强型体外反搏（EECP）；②神经调节技术（经皮电神经刺激和脊髓刺激）；③胸部硬脊膜外麻醉；④经内镜胸部交感神经阻断术；⑤星形神经节阻断术；⑥心肌激光打孔术；⑦基因治疗；⑧心脏移植；⑨调节新陈代谢的药物。

四、预防

对慢性稳定型心绞痛一方面要应用药物防止心绞痛再次发作，另一方面还应从阻止或逆转动脉粥样硬化病情进展、预防心肌梗死等方面综合考虑以改善预后。

第二节 不稳定型心绞痛

一、定义

临床上将原来的初发型心绞痛、恶化型心绞痛和各型自发性心绞痛广义地统称为不稳定型心绞痛（UAP）。其特点是疼痛发作频率增加、程度加重、持续时间延长、发作诱因改变，甚至休息时亦出现持续时间较长的心绞痛。含化硝酸甘油效果差，或无效。本型心绞痛介于稳定型心绞痛和急性心肌梗死之间，易发展为心肌梗死，但无心肌梗死的心电图及血清酶学改变。

不稳定型心绞痛是介于稳定型心绞痛和急性心肌梗死之间的一组临床心绞痛综合征。有学者认为除了稳定的劳力性心绞痛为稳定型心绞痛外，其他所有的心绞痛均属于不稳定型心绞痛，包括初发劳力性心绞痛、恶化劳力性心绞痛、卧位型心绞痛、夜间发作的心绞痛、变异型心绞痛、梗死前心绞痛、梗死后心绞痛和混合型心绞痛。如果劳力性心绞痛和自发性心绞痛同时发生在一个患者身上，则称为混合型心绞痛。

不稳定型心绞痛具有独特的病理生理机制及临床预后，如果得不到恰当及时的治疗，可能发展为急性心肌梗死。

二、病因及发病机制

目前认为有五种因素与产生不稳定型心绞痛有关，它们相互关联。

1. 冠脉粥样硬化斑块上有非阻塞性血栓　为最常见的发病原因，冠脉内粥样硬化斑块破裂诱发血小板聚集及血栓形成，血栓形成和自溶过程的动态不平衡过程，导致冠脉发生不稳定的不完全性阻塞。

2. 动力性冠脉阻塞　在冠脉器质性狭窄基础上，病变局部的冠脉发生异常收缩、痉挛导致冠脉功能性狭窄，进一步加重心肌缺血，产生不稳定型心绞痛。这种局限性痉挛与内皮细胞功能紊乱、血管收缩反应过度有关，常发生在冠脉粥样硬化的斑块部位。

3. 冠状动脉严重狭窄　冠脉以斑块导致的固定性狭窄为主，不伴有痉挛或血栓形成，见于某些冠脉斑块逐渐增大、管腔狭窄进行性加重的患者，或PCI术后再狭窄的患者。

4. 冠状动脉炎症 近年来研究认为斑块发生破裂与其局部的炎症反应有十分密切的关系。在炎症反应中感染因素可能也起一定作用，其感染物可能是巨细胞病毒和肺炎衣原体。这些患者炎症递质标志物水平检测常有明显增高。

5. 全身疾病加重的不稳定型心绞痛 在原有冠脉粥样硬化性狭窄基础上，由于外源性诱发因素影响冠脉血管导致心肌氧的供求失衡，心绞痛恶化加重。常见原因有：①心肌需氧增加，如发热、心动过速、甲状腺功能亢进症等；②冠脉血流减少，如低血压、休克；③心肌氧释放减少，如贫血、低氧血症。

三、临床表现

（一）症状

临床上不稳定型心绞痛可表现为新近（1个月内）发生的劳力性心绞痛，或原有稳定型心绞痛的主要特征近期内发生了变化，如心前区疼痛发作更频繁、程度更严重、时间也延长，轻微活动甚至在休息时也发作。少数不稳定型心绞痛患者可无胸部不适表现，仅表现为颌、耳、颈、臂或上胸部发作性疼痛不适，或表现为发作性呼吸困难，其他还可表现为发作性恶心、呕吐、出汗和不能解释的疲乏症状。

（二）体格检查

一般无特异性体征。心肌缺血发作时可发现反常的左心室心尖搏动，听诊有心率增快和第一心音减弱，可闻及第三心音、第四心音或二尖瓣反流性杂音。当心绞痛发作时间较长，或心肌缺血较严重时，可发生左心室功能不全的表现，如双肺底细小水泡音，甚至急性肺水肿或伴低血压。也可发生各种心律失常。

体格检查的主要目的是努力寻找诱发不稳定型心绞痛的原因，如难以控制的高血压、低血压、心律失常、梗阻性肥厚型心肌病、贫血、发热、甲状腺功能亢进症、肺部疾病等，并确定心绞痛对患者血流动力学的影响，如对生命体征、心功能、乳头肌功能或二尖瓣功能等的影响，这些体征的存在高度提示预后不良。

体格检查对胸痛患者的鉴别诊断至关重要，有几种疾病状态如得不到及时准确诊断，即可能出现严重后果。如背痛、胸痛、脉搏不整，心脏听诊发现主动脉瓣关闭不全的杂音，提示主动脉夹层破裂，心包摩擦音提示急性心包炎，而奇脉提示心脏压塞，气胸表现为气管移位、急性呼吸困难、胸膜疼痛和呼吸音改变等。

（三）临床类型

1. 静息心绞痛 心绞痛发生在休息时，发作时间较长，含服硝酸甘油效果欠佳，病程1个月以内。

2. 初发劳力性心绞痛 新近发生的严重心绞痛（发病时间在1个月以内），加拿大心脏病学会（CCS）的劳力性心绞痛分级（表7-1），Ⅲ级以上的心绞痛为初发型心绞痛，尤其注意近48h内有无静息心绞痛发作及其发作频率变化。

表 7-1　加拿大心脏病学会的劳力性心绞痛分级标准

分级	特点
Ⅰ级	一般日常活动例如走路、登楼不引起心绞痛,心绞痛发生在剧烈、速度快或长时间的体力活动或运动后
Ⅱ级	日常活动轻度受限,心绞痛发生在快步行走、登楼、餐后行走、冷空气中行走、逆风行走或情绪波动后活动
Ⅲ级	日常活动明显受限,心绞痛发生在路一般速度行走时
Ⅳ级	轻微活动即可诱发心绞痛,患者不能做任何体力活动,但休息时无心绞痛发作

3. 恶化劳力性心绞痛　既往诊断的心绞痛,最近发作次数频繁、持续时间延长或痛阈降低（CCS 分级增加Ⅰ级以上或 CCS 分级Ⅲ级以上）。

4. 心肌梗死后心绞痛　急性心肌梗死 24h 以后至 1 个月内发生的心绞痛。

5. 变异型心绞痛　休息或一般活动时发生的心绞痛,发作时 ECG 显示暂时性 ST 段抬高。

四、辅助检查

（一）心电图

不稳定型心绞痛患者中,常有伴随症状而出现的短暂的 ST 段偏移伴或不伴有 T 波倒置,但不是所有不稳定型心绞痛患者都发生这种 ECG 改变。ECG 变化随着胸痛的缓解而常完全或部分恢复。症状缓解后,ST 段抬高或降低,或 T 波倒置不能完全恢复,是预后不良的标志。伴随症状产生的 ST 段、T 波改变持续超过 12h 者可能提示非 ST 段抬高心肌梗死。此外临床表现拟诊为不稳定型心绞痛的患者,胸导联 T 波呈明显对称性倒置（≥0.2mV）,高度提示急性心肌缺血,可能系前降支严重狭窄所致。胸痛患者 ECG 正常也不能排除不稳定型心绞痛可能。若发作时倒置的 T 波呈伪性改变（假正常化）,发作后 T 波恢复原倒置状态;或以前心电图正常者近期内出现心前区多导联 T 波深倒,在排除非 Q 波性心肌梗死后结合临床也应考虑不稳定型心绞痛的诊断。

不稳定型心绞痛患者中有 75%～88% 的一过性 ST 段改变不伴有相关症状,为无痛性心肌缺血。动态心电图检查不仅有助于检出上述心肌缺血的动态变化,还可用于不稳定型心绞痛患者常规抗心绞痛药物治疗的评估以及是否需要进行冠状动脉造影和血管重建术的参考指标。

（二）心脏生化标记物

心肌肌钙蛋白:肌钙蛋白复合物包括 3 个亚单位,即肌钙蛋白 T（cTnT）、肌钙蛋白 I（cTnI）和肌钙蛋白 C（cTnC）,目前只有 cTnT 和 cTnI 应用于临床。约有 35% 不稳定型心绞痛患者显示血清 TnT 水平增高,但其增高的幅度与持续的时间与 AMI 有差别。AMI 患者 cTnT>3.0ng/mL 者占 88%,非 Q 波心肌梗死中仅占 17%,不稳定型心绞痛中无 cTnT>3.0ng/mL 者。因此,cTnT 升高的幅度和持续时间可作为不稳定型心绞痛与 AMI 的鉴别诊断之参考。

不稳定型心绞痛患者 cTnT 和 cTnI 升高者较正常者预后差。临床怀疑不稳定型心绞痛者 cTnT 定性试验为阳性结果者表明有心肌损伤（相当于 cTnT＞0.05μg/L），但如为阴性结果并不能排除不稳定型心绞痛的可能性。

（三）冠状动脉造影

目前仍是诊断冠心病的金标准。在长期稳定型心绞痛的基础上出现的不稳定型心绞痛常提示为多支冠脉病变，而新发的静息心绞痛可能为单支冠脉病变。冠脉造影结果正常提示可能是冠脉痉挛、冠脉内血栓自发性溶解、微循环系统异常等原因引起，或冠脉造影病变漏诊。

不稳定型心绞痛有以下情况时应视为冠脉造影强适应证：①近期内心绞痛反复发作，胸痛持续时间较长，药物治疗效果不满意者可考虑及时行冠状动脉造影，以决定是否急诊介入性治疗或行急诊冠状动脉旁路移植术（CABG）；②原有劳力性心绞痛近期内突然出现休息时频繁发作者；③近期活动耐量明显减低，特别是低于 Bruce Ⅱ级或 4METs 者；④梗死后心绞痛；⑤原有陈旧性心肌梗死，近期出现由非梗死区缺血所致的劳力性心绞痛；⑥严重心律失常、左心室射血分数（LVEF）＜40％或充血性心力衰竭。

（四）螺旋 CT 血管造影（CTA）

近年来，多层螺旋 CT 尤其是 64 排螺旋 CT 血管造影（CTA）在冠心病诊断中正在推广应用。螺旋 CTA 能够清晰显示冠脉主干及其分支狭窄、钙化、开口起源异常及桥血管病变。有资料显示，螺旋 CTA 诊断冠状动脉病变的灵敏度96.33％、特异度98.16％，阳性预测值97.22％，阴性预测值97.56％。其中对左主干、左前降支病变及大于75％的病变灵敏度最高，分别达到100％和94.4％。阴性者不能排除冠心病，阳性者应进一步行冠状动脉造影检查。另外，CTA 也可以作为冠心病高危人群无创性筛选检查及冠脉支架术后随访手段。

（五）其他

其他非创伤性检查包括运动平板试验、运动放射性核素心肌灌注扫描、药物负荷试验、超声心动图等，也有助于诊断。通过非创伤性检查可以帮助决定冠状动脉造影单支临界性病变是否需要做介入性治疗，明确缺血相关血管，为血运重建治疗提供依据。同时可以提供有否存活心肌的证据，也可作为经皮腔内冠状动脉成形术（PTCA）后判断有否再狭窄的重要对比资料。但不稳定型心绞痛急性期应避免做任何形式的负荷试验，这些检查宜放在病情稳定后进行。

五、诊断

（一）诊断依据

对同时具备下述情形者，应诊断不稳定型心绞痛。

① 临床新出现或恶化的心肌缺血症状表现（心绞痛、急性左心衰竭）或心电图心肌缺血图形。

② 无或仅有轻度的心肌酶（肌酸激酶同工酶）或 cTnT、cTnI 增高（未超过 2 倍正常值），且心电图无 ST 段持续抬高。应根据心绞痛发作的性质、特点、发作

时体征和发作时心电图改变以及冠心病危险因素等，结合临床综合判断，以提高诊断的准确性。心绞痛发作时心电图 ST 段抬高或压低的动态变化或左束支传导阻滞等具有诊断价值。

（二）危险分层

不稳定型心绞痛的诊断确立后，应进一步进行危险分层，以便于对其进行预后评估和干预措施的选择。

1. 中华医学会心血管分会关于不稳定型心绞痛的危险度分层　根据心绞痛发作情况，发作时 ST 段下移程度以及发作时患者的一些特殊体征变化，将不稳定型心绞痛患者分为高、中、低危险组（表 7-2）。

表 7-2　不稳定型心绞痛临床危险度分层

组别	心绞痛类型	发作时 ST 降低幅度/mm	持续时间 /min	cTnT 或 cTnI
低危险组	初发型心绞痛、恶化劳力型，无静息时发作	≤1	<20	正常
中危险组	1 个月内出现的静息心绞痛，但 48h 内无发作者（多数由劳力型心绞痛进展而来）或梗死后心绞痛	>1	<20	正常或轻度升高
高危险组	48h 内反复发作静息心绞痛或梗死后心绞痛	>1	>20	升高

注：1. 陈旧性心肌梗死患者其危险度分层上调一级，若心绞痛是由非梗死区缺血所致时，应视为高危险组。

2. 左心室射血分数（LVEF）<40%，应视为高危险组。

3. 若心绞痛发作时并发左心功能不全、二尖瓣反流、严重心律失常或低血压〔SBP≤12.0kPa（90mmHg）〕，应视为高危险组。

4. 当横向指标不一致时，按危险度高的指标归类。例如：心绞痛类型为低危险组，但心绞痛发作时 ST 段压低>1mm，应归入中危险组。

2. 美国 ACC/AHA 关于不稳定型心绞痛/非 ST 段抬高心肌梗死危险分层　见表 7-3。

表 7-3　ACC/AHA 关于不稳定型心绞痛/非 ST 段抬高心肌梗死的危险分层

危险分层	高危（至少有下列特征之一）	中危（无高危特点但有以下特征之一）	低危（无高、中危特点但有下列特点之一）
病史	近 48h 内加重的缺血性胸痛发作	既往 MI、外周血管或脑血管病，或 CABG，曾用过阿司匹林	近 2 周内发生的 CCS 分级 Ⅲ级或以上伴有高、中度冠脉病变可能者
胸痛性质	静息心绞痛>20min	静息心绞痛>20min，现已缓解，有高、中度冠脉病变可能性；静息心绞痛<20min，经休息或含服硝酸甘油缓解	无自发性心绞痛>20min，持续发作
临床体征或发现	第三心音、新的或加重的奔马律，左室功能不全（LVEF<40%），二尖瓣反流，严重心律失常或低血压〔SBP≤12.0kPa（90mmHg）〕或存在与缺血有关的肺水肿，年龄>75 岁	年龄>75 岁	

续表

危险分层	高危 （至少有下列特征之一）	中危（无高危特点 但有以下特征之一）	低危（无高、中危特点 但有下列特点之一）
ECG 变化	休息时胸痛发作伴 ST 段变化＞0.1mV；新出现 Q 波、束支传导阻滞；持续性室性心动过速	T 波倒置＞0.2mV，病理性 Q 波	胸痛期间 ECG 正常或无变化
肌钙蛋白监测	明显增高（cTnT 或 cTnI＞0.1μg/L）	轻度升高（即 cTnT＞0.01μg/mL，但＜0.1μg/L）	正常

六、鉴别诊断

在确定患者为心绞痛发作后，还应对其是否稳定做出判断。

与稳定型心绞痛相比，不稳定型心绞痛症状特点是短期内疼痛发作频率增加、无规律，程度加重、持续时间延长、发作诱因改变或不明显，甚至休息时亦出现持续时间较长的心绞痛，含化硝酸甘油效果差，或无效，或出现了新的症状如呼吸困难、头晕甚至晕厥等。

临床上，常将不稳定型心绞痛和非 ST 段抬高心肌梗死（NSTEMI）以及 ST 段抬高心肌梗死（STEMI）统称为急性冠脉综合征。

不稳定型心绞痛和非 ST 段抬高心肌梗死（NSTEMI）是在病因和临床表现上相似、但严重程度不同而又密切相关的两种临床综合征，其主要区别在于缺血是否严重到导致足够量的心肌损害，以至于能检测到心肌损害的标记物肌钙蛋白（cTnI、cTnT）或肌酸激酶同工酶（CK-MB）水平升高。如果反映心肌坏死的标记物在正常范围内或仅轻微增高（未超过 2 倍正常值），就诊断为不稳定型心绞痛，而当心肌坏死标记物超过正常值 2 倍时，则诊断为 NSTEMI。

不稳定型心绞痛和 ST 段抬高心肌梗死（STEMI）的区别，在于后者在胸痛发作的同时出现典型的 ST 段抬高并具有相应的动态改变过程和心肌酶学改变。

七、治疗

不稳定型心绞痛的治疗目标是控制心肌缺血发作和预防急性心肌梗死。治疗措施包括内科药物治疗、经皮冠状动脉介入治疗（PCI）和外科冠状动脉旁路移植手术（CABG）。

（一）一般治疗

对于符合不稳定型心绞痛诊断的患者应及时收住院治疗（最好收入监护病房），急性期卧床休息 1～3 天，吸氧，持续心电监测。对于低危险组患者留观期间未再发生心绞痛，心电图也无缺血改变，无左心衰竭的临床证据，留观 12～24h 期间未发现有 CK-MB 升高，cTnT 或 cTnI 正常者，可在留观 24～48h 后出院。对于中危或高危组的患者特别是 cTnT 或 cTnI 升高者，住院时间相对延长，内科治疗亦应强化。

（二）药物治疗

1. 控制心绞痛发作

（1）硝酸酯类：硝酸甘油主要通过扩张静脉、减轻心脏前负荷来缓解心绞痛发作。心绞痛发作时应舌下含化硝酸甘油，初次含硝酸甘油的患者以先含 0.5mg 为宜。对于已有含服经验的患者，心绞痛发作时若含 0.5mg 无效，可在 3～5min 后追加 1 次，若连续含硝酸甘油 1.5～2.0mg 仍不能控制疼痛症状，需应用强镇痛药以缓解疼痛，并随即采用硝酸甘油或硝酸异山梨酯静脉滴注，硝酸甘油的剂量以 5μg/min 开始，以后每 5～10min 增加 5μg/min，直至症状缓解或收缩压降低 1.3kPa（10mmHg），最高剂量一般不超过 80～100μg/min，一旦患者出现头痛或血压降低［SBP＜12.0kPa（90mmHg）］应迅速减少静脉滴注的剂量。维持静脉滴注的剂量以 10～30μg/min 为宜。对于中危险组和高危险组的患者，硝酸甘油持续静脉滴注 24～48h 即可，以免产生耐药性而降低疗效。

常用口服硝酸酯类药物：心绞痛缓解后可改为硝酸酯类口服药物。常用药物有硝酸异山梨酯（消心痛）和单硝酸异山梨酯。硝酸异山梨酯作用的持续时间为 4～5h，故以每日 3～4 次口服为妥，对劳力性心绞痛患者应集中在白天给药。单硝酸异山梨酯可采用每日 2 次给药。若白天和夜间或清晨均有心绞痛发作者，硝酸异山梨酯可每 6h 给药 1 次，但宜短期治疗以避免耐药性。对于频繁发作的不稳定型心绞痛患者口服硝酸异山梨酯短效药物的疗效常优于服用单硝酸异山梨酯类的长效药物。硝酸异山梨酯的使用剂量可以从 10mg/次开始，当症状控制不满意时可逐渐加大剂量，一般不超过 40mg/次，只要患者心绞痛发作时口含硝酸甘油有效，即是增加硝酸异山梨酯剂量的指征。若患者反复口含硝酸甘油不能缓解症状，常提示患者有极为严重的冠状动脉阻塞病变，此时即使加大硝酸异山梨酯剂量也不一定能取得良好效果。

（2）β受体阻滞药：通过减慢心率、降低血压和抑制心肌收缩力而降低心肌耗氧量，从而缓解心绞痛症状，对改善近、远期预后有益。

β受体阻滞药对不稳定型心绞痛患者控制心绞痛症状以及改善其近、远期预后均有好处，除有禁忌证外，主张常规服用。首选具有心脏选择性的药物，如阿替洛尔、美托洛尔和比索洛尔等。除少数症状严重者可采用静脉推注β受体阻滞药外，一般主张直接口服给药。剂量应个体化，根据症状、心率及血压情况调整剂量。阿替洛尔常用剂量为 12.5～25mg，每日 2 次；美托洛尔常用剂量为 25～50mg，每日 2～3 次；比索洛尔常用剂量为 5～10mg，每日 1 次，不伴有劳力性心绞痛的变异型心绞痛不主张使用。

（3）钙通道阻滞药：通过扩张外周血管和解除冠状动脉痉挛而缓解心绞痛，也能改善心室舒张功能和心室顺应性。非二氢吡啶类有减慢心率和减慢房室传导作用。常用药物有两类：①二氢吡啶类钙通道阻滞药：硝苯地平对缓解冠状动脉痉挛有独到的效果，故为变异型心绞痛的首选用药，一般剂量为 10～20mmg，每 6h 1 次，若仍不能有效控制变异型心绞痛的发作还可与地尔硫草合用，以产生更强的解除冠状动脉痉挛的作用，当病情稳定后可改为缓释和控释制剂。对合并高血压病者，应与 β 受体阻滞药合用。②非二氢吡啶类钙通道阻滞药：地尔硫草有减慢心率、降低心肌收缩力的作用，故较硝苯地平更常用于控制心绞痛发作。一般使用剂量为 30～60mg，每日 3～4 次。该药可与硝酸酯类合用，亦可与 β 受体阻滞药合用，但与后者合用时需密切注意心率和心功能变化。

如心绞痛反复发作，静脉滴注硝酸甘油不能控制时，可试用地尔硫草短期静脉滴注，使用方法为 5～15μg/(kg·min)，可持续静脉滴注 24～48h，在静脉滴注过程中需密切观察心率、血压的变化，如静息心率低于 50 次/分，应减少剂量或停用。

钙通道阻滞药用于控制下列患者的进行性缺血或复发性缺血症状：①已经使用足量硝酸酯类和 β 受体阻滞药的患者；②不能耐受硝酸酯类和 β 受体阻滞药的患者；③变异型心绞痛的患者。因此，对于严重不稳定型心绞痛患者常需联合应用硝酸酯类、β 受体阻滞药和钙通道阻滞药。

2. 抗血小板治疗 阿司匹林为首选药物。急性期剂量应在 150～300mg/d，可达到快速抑制血小板聚集的作用，3 天后可改为小剂量即 50～150mg/d 维持治疗，对于存在阿司匹林禁忌证的患者，可采用氯吡格雷替代治疗，使用时应注意经常检查血象，一旦出现明显白细胞或血小板降低应立即停药。

（1）阿司匹林：阿司匹林对不稳定型心绞痛治疗目的是通过抑制血小板的环氧化酶快速阻断血小板中血栓素 U 的形成。因小剂量阿司匹林（50～75mg）需数天才能发挥作用。故目前主张：①尽早使用，一般应在急诊室服用第一次；②为尽快达到治疗性血药浓度，第一次应采用咀嚼法，促进药物在口腔颊部黏膜吸收；③剂量 300mg，每日 1 次，5 天后改为 100mg，每日 1 次，很可能需终身服用。

（2）氯吡格雷：为第二代抗血小板聚集的药物，通过选择性地与血小板表面腺苷酸环化酶耦联的 ADP 受体结合而不可逆地抑制血小板的聚集，且不影响阿司匹林阻滞的环氧化酶通道，与阿司匹林合用可明显增加抗凝效果，对阿司匹林过敏者可单独使用。噻氯匹定的最严重副作用是中性粒细胞减少，见于连续治疗 2 周以上的患者，易出现血小板减少和出血时间延长，亦可引起血栓性血小板减少性紫癜，而氯吡格雷则不明显，目前在临床上已基本取代噻氯匹定。目前对于不稳定型心绞痛患者和接受介入治疗的患者多主张强化血小板治疗，即二联抗血小板治疗，在常规服用阿司匹林的基础上立即给予氯吡格雷治疗至少 1 个月，亦可延长至 9 个月。

（3）血小板糖蛋白Ⅱb/Ⅲa 受体抑制药：为第三代血小板抑制药，主要通过占据血小板表面的糖蛋白Ⅱb/Ⅲa 受体，抑制纤维蛋白原结合而防止血小板聚集。但其口服制剂疗效及安全性令人失望。静脉制剂主要有阿昔单抗和非抗体复合物替罗非班、拉米非班、珍米洛非班、西拉非班、来达非班等，其在注射停止后数小时作用消失。目前临床常用药物有盐酸替罗非班注射液，是一种非肽类的血小板糖蛋白Ⅱb/Ⅲa 受体的可逆性拮抗药，能有效地阻止纤维蛋白原与血小板表面的糖蛋白Ⅱb/Ⅲa 受体结合，从而阻断血小板的交联和聚集。盐酸替罗非班对血小板功能的抑制的时间与药物的血浆浓度相平行，停药后血小板功能迅速恢复到基线水平。在不稳定型心绞痛患者盐酸替罗非班静脉输注可分两步，在肝素和阿司匹林应用条件下，可先给以负荷量 $0.4\mu g/(kg\cdot min)$ 滴注 30min，而后以 $0.1\mu g/(kg\cdot min)$ 维持静脉点滴 48h。对于高度血栓倾向的冠脉血管成形术患者盐酸替罗非班两步输注方案为负荷量 $10\mu g/kg$ 于 5min 内静脉推注，然后以 $0.15\mu g/(kg\cdot min)$ 维持 16～24h。

3. 抗凝血酶治疗　目前临床使用的抗凝药物有普通肝素、低分子肝素和水蛭素，其他人工合成或口服的抗凝药正在研究或临床观察中。

(1) 普通肝素：是常用的抗凝药，通过激活抗凝血酶而发挥抗栓作用，静脉滴注肝素会迅速产生抗凝作用，但个体差异较大，故临床需化验部分凝血活酶时间（APTT）。一般将 APTT 延长至 60～90s 作为治疗窗口。多数学者认为，在 ST 段不抬高的急性冠状动脉综合征，治疗时间为 3～5 天，具体用法为 75U/kg，静脉滴注维持，使 APTT 在正常的 1.5～2 倍。

(2) 低分子肝素：低分子肝素是由普通肝素裂解制成的小分子复合物，分子量在 2500～7000。具有以下特点：抗凝血酶作用弱于肝素，但保持了抗凝血因子 Ⅹa 的作用，因而抗凝血因子 Ⅹa 和凝血酶的作用更加均衡；抗凝效果可以预测，不需要检测 APTT；与血浆和组织蛋白的亲和力弱，生物利用度高；皮下注射，给药方便；促进更多的组织因子途径抑制物生成，更好地抑制凝血因子Ⅱ和组织因子复合物，从而增加抗凝效果等。许多研究均表明低分子肝素在不稳定型心绞痛和非 ST 段抬高心肌梗死的治疗中起作用至少等同或优于经静脉应用普通肝素。低分子肝素因生产厂家不同而规格各异，一般推荐量按不同厂家产品以千克体重计算皮下注射，连用 1 周或更长时间。

(3) 水蛭素：是从药用水蛭唾液中分离出来的第一个直接抗凝血酶药，通过重组技术合成的是重组水蛭素。重组水蛭素理论上优点有：无需通过 AT-Ⅲ 激活凝血酶；不被血浆蛋白中和；能抑制凝血块黏附的凝血酶；对某一剂量有相对稳定的 APTT，但主要经肾脏排泄，在肾功能不全者可导致不可预料的蓄积。多数试验证实水蛭素能有效降低死亡与非致死性心肌梗死的发生率，但出血危险有所增加。

4. 抗血栓治疗的联合应用

(1) 阿司匹林加 ADP 受体拮抗药：阿司匹林与 ADP 受体拮抗药的抗血小板作用机制不同，一般认为，联合应用可以提高疗效。CURE 试验表明，与单用阿司匹林相比，氯吡格雷联合使用阿司匹林可使死亡和非致死性心肌梗死降低 20%，减少冠状动脉重建需要和心绞痛复发。

(2) 阿司匹林加肝素：RISC 试验结果表明，男性非 ST 段抬高心肌梗死患者使用阿司匹林明显降低死亡或心肌梗死的危险，单独使用肝素没有受益，阿司匹林加普通肝素联合治疗的最初 5 天事件发生率最低。目前资料显示，普通肝素或低分子肝素与阿司匹林联合使用疗效优于单用阿司匹林；阿司匹林加低分子肝素等同于甚至可能优于阿司匹林加普通肝素。

(3) 肝素加血小板 GPⅡb/Ⅲa 抑制药：PUR-SUTT 试验结果显示，与单独应用血小板 GPⅡb/Ⅲa 抑制药相比，未联合使用肝素的患者心血管事件发生率较高。目前多主张联合应用肝素与血小板 GPⅡb/Ⅲa 抑制药。由于两者连用可延长

APTT，肝素剂量应小于推荐剂量。

（4）阿司匹林加肝素加血小板 GPⅡb/Ⅲa 抑制药：目前，合并急性缺血的非 ST 段抬高心肌梗死的高危患者，主张三联抗血栓治疗，是目前最有效的抗血栓治疗方案。持续性或伴有其他高危特征的胸痛患者及准备做早期介入治疗的患者，应给予该方案。

5. 调脂治疗　血脂增高的干预治疗除调整饮食、控制体重、体育锻炼、控制精神紧张、戒烟、控制糖尿病等非药物干预手段外，调脂药物治疗是最重要的环节。近代治疗急性冠脉综合征的最大进展之一就是 β-羟基-β 甲基戊二酰辅酶 A（HMG-CoA）还原酶抑制药（他汀类）药物的开发和应用，该类药物除降低总胆固醇（TC）、低密度脂蛋白胆固醇（LDL-C）、三酰甘油（TG）和升高高密度脂蛋白胆固醇（HDL-C）外，还有缩小斑块内脂质核、加固斑块纤维帽、改善内皮细胞功能、减少斑块炎性细胞数目、防止斑块破裂等作用，从而减少冠脉事件，另外还能通过改善内皮功能减弱凝血倾向，防止血栓形成，防止脂蛋白氧化，起到了抗动脉粥样硬化和抗血栓作用。随着长期的大样本的实验结果出现，已经显示他汀类强化降脂治疗和 PTCA 加常规治疗可同样安全有效地减少缺血事件。所有他汀类药物均有相同的不良反应，即胃肠道功能紊乱、肌痛及肝损害，儿童、孕妇及哺乳期妇女不宜应用。临床常见他汀类药物及剂量见表 7-4。

表 7-4　临床常见他汀类药物及剂量

药物	常用剂量/mg	用法
阿托伐他汀(立普妥)	10～80	每天 1 次,口服
辛伐他汀(舒将之)	10～80	每天 1 次,口服
洛伐他汀(美将之)	20～80	每天 1 次,口服
普伐他汀(普拉固)	20～40	每天 1 次,口服
氟伐他汀(来适可)	40～80	每天 1 次,口服

6. 溶血栓治疗　国际多中心大样本的临床试验（TIMI Ⅲ B）业已证明采用 AMI 的溶栓方法治疗不稳定型心绞痛反而有增加 AMI 发生率的倾向，故已不主张采用。至于小剂量尿激酶与充分抗血小板和抗凝血酶治疗相结合是否对不稳定型心绞痛有益，仍有待临床进一步研究。

7. 不稳定型心绞痛出院后的治疗　不稳定型心绞痛患者出院后仍需定期门诊随诊。低危险组的患者 1～2 个月随访 1 次，中、高危险组的患者无论是否行介入性治疗都应 1 个月随访 1 次，如果病情无变化，随访半年即可。

不稳定型心绞痛患者出院后仍需继续服阿司匹林、β 受体阻滞药。阿司匹林宜采用小剂量，每日 50～150mg 即可，β 受体阻滞药宜逐渐增量至最大可耐受剂量。在冠心病的二级预防中阿司匹林和降胆固醇治疗是最重要的。降低胆固醇的治疗应参照国内降血脂治疗的建议，即血清胆固醇＞4.68mmol/L(180mg/dL) 或低密度脂蛋白胆固醇＞2.60mmol/L(100mg/dL) 均应服他汀类药物，并达到有效治疗的目标。血浆三酰甘油＞2.26mmol/L(200mg/dL) 的冠心病患者一般也需要服降低三酰甘油的药物。其他二级预防的措施包括向患者宣教戒烟、治疗高血压和糖尿病、控制危险因素、改变不良的生活方式、合理安排膳食、适度增加活动量、减少体重等。

八、影响不稳定型心绞痛预后的因素

1. 左心室功能 为最强的独立危险因素，左心室功能越差，预后也越差，因为这些患者的心脏很难耐受进一步的缺血或梗死。

2. 冠状动脉病变的部位和范围 左主干病变和右冠开口病变最具危险性，三支冠脉病变的危险性大于双支或单支者，前降支病变危险大于右冠或回旋支病变，近段病变危险性大于远端病变。

3. 年龄 是一个独立的危险因素，主要与老年人的心脏储备功能下降和其他重要器官功能降低有关。

4. 合并其他器质性疾病或危险因素 不稳定型心绞痛患者如合并肾衰竭、慢性阻塞性肺疾病、糖尿病、高血压、高血脂、脑血管病以及恶性肿瘤等，均可影响不稳定型心绞痛患者的预后。其中肾状态还明显与 PCI 术预后有关。

第三节 隐匿型冠心病

一、概述

（一）定义

隐匿型冠心病（latent coronary heart disease）又称无症状性心肌缺血或无痛性心肌缺血，是指有心肌缺血的客观证据（冠状动脉病变、心肌血流灌注及代谢、左心室功能、心电活动等异常），但缺乏胸痛或与心肌缺血相关的主观症状。由于心肌缺血可造成心肌可逆性或永久性损伤，可引起心绞痛、心律失常或猝死。因此，隐匿型冠心病作为冠心病的一个独立类型，越来越引起人们的重视。

（二）分型

本病有三种临床类型。

（1）患者有由冠状动脉狭窄引起心肌缺血的客观证据，但从无心肌缺血的症状。

（2）患者曾患心肌梗死，现有心肌缺血但无心绞痛症状。

（3）患者有心肌缺血发作但有时有症状，有时则无症状，此类患者临床最多见。心肌缺血而无症状的发生机制尚不清楚。

（三）临床特点

与其他类型的冠心病一样，隐匿型冠心病的演变过程包括：冠状动脉狭窄或闭

塞→局部心肌缺血→心脏舒张收缩功能异常→血流动力学异常→心电图改变→出现临床症状或无症状，并且在高危人群（如糖尿病、肾衰竭、高血压、高血脂、吸烟、肥胖、高龄、冠心病家族史等，特别是糖尿病患者）中的发生率明显增加。隐匿型冠心病与其他类型冠心病的主要不同之处在于其并无临床症状。其发作特点如下：①常发生在轻体力活动或脑力活动时，并且在心率不快的情况下发生；②发作持续时间比典型心绞痛长，几十分钟甚至 1h；③有昼夜节律性变化，多发生在上午 6～11 时。隐匿型冠心病在冠心病患者中非常普遍，由于缺乏有症状性心肌缺血的疼痛保护机制，所以比后者更具有潜在危险性，因此其早期诊断和治疗具有重要的临床意义。

二、诊断要点

诊断主要根据静息、动态或负荷试验的心电图检查，放射性核素心肌显像发现患者有心肌缺血改变，而又无其他原因可以解释，常伴有动脉粥样硬化的危险因素。进行选择性冠状动脉造影检查或再加做血管内超声显像可确立诊断。

鉴别诊断时主要考虑引起 ST 段和 T 波改变的其他疾病，如各种器质性心脏病、电解质失调、内分泌疾病和药物作用等。

近年来的基础与临床研究证明，有心肌缺血，不管有无症状，同样预后不良。因此，检出和防治心肌缺血与检出严重血管病变并进行血运重建同样重要。当前简便易行的方法是，对 30～40 岁以上的人群，每年定期做一次常规心电图检查，对疑似者可进一步做心电图负荷试验、24h 动态心电图、心脏彩超或放射性核素检查，必要时可考虑多层螺旋 CT 检查或进行冠状动脉造影术。

三、治疗

隐匿型冠心病在治疗原则上应与有症状的冠心病患者相同对待（详见冠心病其他各节）。因此首先必须采用各种防治动脉粥样硬化的措施。其次，减少无症状性心肌缺血的发作，可用的药物有硝酸酯类、钙通道阻滞药和 β 受体阻滞药。该类药物的疗效已被最近的一系列临床试验所证实。硝酸酯类药物疗效确切，而 β 受体阻滞药似乎优于钙通道阻滞药，但钙通道阻滞药可用于心率较慢的患者，因为在这种情况下冠状动脉的血管收缩可能是最主要的原因。联合用药效果更好。需要注意的是，对于上述第 3 型的隐匿型冠心病患者，治疗目标是减少总的心肌缺血，而非仅仅控制心绞痛症状。药物治疗后仍持续有心肌缺血发作者，应进行冠状动脉造影以明确病变的严重程度，并考虑进行血管再通术治疗。

第八章

心力衰竭

第一节 慢性心力衰竭

一、概述

慢性心力衰竭（chronic heart failure，CHF）也称慢性充血性心力衰竭（congestive heart failure，CHF），是由任何原因的初始心肌损伤（如心肌梗死、心肌病、血流动力学负荷过重、炎症等）引起心肌结构和功能的变化，最后导致心室泵血和（或）充盈功能低下的复杂临床综合征。在临床上主要表现为气促、疲劳和体液潴留，是一种进展性疾病，其发生率近年呈上升趋势。据 2006 年我国心血管病报告，我国心力衰竭患者有 400 万，心力衰竭患病率为 0.9%，其中男性为 0.7%，女性为 1.0%，且随着年龄增加，心力衰竭发病率增高。尽管心力衰竭的治疗水平有明显提高，但其病死率居高不下，住院心力衰竭患者 1 年和 5 年病死率分别为 30% 和 50%。

心力衰竭的进程主要表现为心肌重量、心室容量增加及心室形态改变（即心肌重构）。心肌重构的机制主要为神经内分泌激活，在初始的心肌损伤后，肾素-血管紧张素-醛固酮系统（RAAS）和交感神经系统兴奋性增高；多种内源性神经内分泌和细胞因子激活，促进心肌重构，加重心肌损伤和心功能恶化，进一步激活神经内分泌和细胞因子等，形成恶性循环。

根据临床症状及治疗反应，常将心力衰竭分为：①无症状性心力衰竭（silent heart failure，SHF）：指左心室已有功能障碍，左心室射血分数降低，但无临床"充血"症状的这一阶段，可历时数月至数年；②充血性心力衰竭：临床已出现典型症状和体征；③难治性心力衰竭（refractory heart failure，RHF）：指心力衰竭的终末期，对常规治疗无效。

根据发生的基本机制，心力衰竭分为：收缩性心力衰竭（systolic heart failure）和射血分数保留的心力衰竭（heart failure with preserved ejection fraction）。收缩性心力衰竭定义为左心室射血分数（LVEF）≤40%，大多数为缺血性心肌病且既往有过心肌梗死病史，其次为非缺血性心肌病如扩张型心肌病、瓣膜病等。射血分数保留的心力衰竭也称为舒张性心力衰竭，是由于左心室舒张期主动松弛能力受损和心肌顺应性降低，亦即僵硬度增加（心肌细胞肥大伴间质纤维化），导致左心室在舒张期的充盈受损，心搏量（即每搏量）减少，左心室舒张末期压增高而发生的心力衰竭。往往发生于收缩性心力衰竭前。既往心脏疾病主要为高血压、糖尿病、肥胖，以及冠心病。

二、CHF 的诊断

当首次接诊心力衰竭患者时，病史内容主要包括：心力衰竭的病因；评估疾病的进展和严重程度；评估容量状态。首先，弄清病因非常重要，病史询问应有针对性。考虑缺血性心肌病时，应询问既往有无心肌梗死、胸痛、动脉粥样硬化危险因素；考虑心肌炎或心肌病时，应询问近期有无病毒感染或上呼吸道感染史，有无家族性心肌病史；是否存在高血压病或糖尿病等。

对于初发的或已经确诊的心力衰竭患者，明确其心功能状态和运动耐力下降非常重要。需要仔细询问患者有无端坐呼吸（orthopnea）、夜间阵发性呼吸困难，此外，体重有无增加、下肢有无水肿等有助于了解水钠潴留状态。

（一）临床诊断

1. 左心衰竭的诊断

（1）症状：主要表现为肺循环淤血，表现为疲劳、乏力；呼吸困难（劳力性呼吸困难、夜间阵发性呼吸困难、端坐呼吸）。

（2）体征：心脏扩大，心率增快，奔马律，收缩期杂音，两肺底闻及湿啰音，继发支气管痉挛时，可闻及哮鸣音或干啰音。

（3）实验室检查：①胸部 X 线：肺门动脉和静脉均有扩张，肺门阴影范围和密度均有增加；②心电图：明确有无心肌缺血和心律失常；③超声心动图：了解左心室舒张末期内径（LVEDd）增大、LVEF 下降等。

2. 右心衰竭的诊断

（1）症状：胃肠道症状（食欲不振、恶心、呕吐、腹胀、便秘及上腹疼痛），肾脏症状（夜尿增多、肾功能减退），肝区疼痛（肝脏淤血肿大、右上腹饱胀不适、肝区疼痛），失眠、嗜睡、精神错乱。

（2）体征：颈静脉怒张，肝大与压痛（肝颈静脉回流征阳性），身体低垂部位出现对称性水肿。甚至出现胸腔积液，多见右侧胸腔积液，腹水，发绀，心包积液、营养不良、消瘦、恶病质。

（3）实验室检查：①胸部 X 线：以右心室和右心房增大为主；②超声：肝脏肿大明显；③静脉压升高：中心静脉压＞1.18kPa（12cmH_2O），肘静脉压＞1.37kPa（14cmH_2O）；④肝功异常：胆红素升高、GPT 升高。

3. 全心衰竭诊断　如果患者左、右心功能不全的表现同时存在，称为全心衰竭，但患者或以左心功能不全的表现为主，或以右心功能不全的表现为主。

4. 舒张性心力衰竭的诊断　①有典型心力衰竭的症状和体征；②LVEF 正常（＞45%），左心腔大小正常；③超声心动图有左心室舒张功能异常的证据，并可排除心瓣膜病、心包疾病、肥厚型心肌病、限制型（浸润型）心肌病等。

（二）心功能不全程度的判断

纽约心脏病协会（NYHA）分级法和 ACC/AHA 心力衰竭分期法对心力衰竭患者进行评估并指导治疗。

① NYHA 心功能分级

Ⅰ级：有心脏病，无明显活动受限。

Ⅱ级：一般体力活动出现心力衰竭症状。

Ⅲ级：轻微活动即出现心力衰竭症状。

Ⅳ级：静息时仍有心力衰竭症状。

② ACC/AHA 心力衰竭分期

A 期：有心力衰竭危险但无结构性心脏疾病和心力衰竭症状。

B 期：有结构性心脏疾病但无心力衰竭症状。

C 期：有结构性心脏疾病并既往或当前有心力衰竭症状。

D 期：顽固性心力衰竭需特殊治疗。

（三）BNP/NT-proBNP 在心力衰竭诊断中的作用

脑钠肽（BNP）和氨基末端 BNP 前体（NT-proBNP）的测定在心力衰竭诊断中的地位不断提高。2008 年中西方 BNP 专家共识指出，BNP 的作用已经得到所有重要指南的推荐，用于辅助诊断、分期、判定入院及出院治疗时机，以及判断患者发生临床事件的危险程度。

BNP 水平测定的意义如下。

（1）高 BNP 水平提示包括死亡在内的严重心脏事件。

（2）如果心力衰竭患者的 BNP 水平治疗后下降，患者的预后可得到改善。

（3）存在心源性呼吸困难患者的 BNP 水平通常高于 400ng/L。

（4）如果 BNP＜100ng/L，则不支持心力衰竭的诊断。

（5）如果 BNP 水平在 100～400ng/L 之间，医生必须考虑呼吸困难的其他原因，如慢性阻塞性肺病、肺栓塞以及心力衰竭的代偿期。

2009 年关于 NT-proBNP 临床应用中国专家共识出台，该共识指出 NT-proBNP 可以作为慢性心力衰竭的客观检测指标，采用双截点进行判别，其水平高于正常人和非心力衰竭患者，但增高程度不及急性心力衰竭。

三、CHF 的治疗

治疗策略从以前短期血流动力学/药理学措施转为长期的、修复性的策略，目的是改变衰竭心脏的生物学性质。治疗关键是阻断神经内分泌的过度激活，阻断心肌重构。

目标：改善症状、提高生活质量、防止和延缓心肌重构的发展，降低心力衰竭病死率和住院率。

（一）一般治疗

1. 去除诱因   预防、识别与治疗引起或加重心力衰竭的特殊事件，特别是感染；控制心律失常、纠正电解质紊乱及酸碱失衡；处理或纠正贫血、肾功能损害等其他临床合并疾病。

2. 监测体重   每天测定体重以早期发现液体潴留；通过体重监测调整利尿药剂量，了解心力衰竭控制情况。

3. 调整生活方式

（1）限钠：轻度心力衰竭患者 $2\sim3g/d$，中到重度心力衰竭患者 $<2g/d$；心力衰竭患者应全程限盐。

（2）限水：控制盐、水负荷是心力衰竭最基础的治疗。应尽量避免不必要的静脉输注。

（3）营养和饮食：低脂饮食，戒烟，肥胖患者应减轻体重；心脏恶病质者，给予营养支持，如清蛋白。

（4）休息和适度运动：失代偿期需卧床休息，多做被动运动以预防深部静脉血栓形成。临床情况改善后应鼓励患者在不引起症状的情况下，进行体力活动，但要避免用力的等长运动。

4. 心理和精神的治疗   压抑、焦虑和孤独在心力衰竭恶化中发挥重要作用，也是心力衰竭患者主要的死亡预后因素；给予情感干预，心理疏导；酌情应用抗抑郁药物可改善患者生活质量及预后。

5. 氧气治疗   氧疗用于急性心力衰竭，对慢性心力衰竭无应用指征。无肺水肿心力衰竭患者，氧疗可能导致血流动力学恶化。当心力衰竭伴夜间睡眠呼吸障碍者，夜间给氧可减少低氧血症的发生。

（二）基本药物治疗

药物治疗是心力衰竭治疗的基石。

1. 利尿药   是心力衰竭治疗的基础药物，通过抑制肾小管特定部位钠、氯重吸收，遏制心力衰竭时钠潴留，减少静脉回流、减低前负荷，从而减轻肺淤血，提高运动耐量。对存在液体潴留的心力衰竭患者，利尿药是唯一能充分控制液体潴留的药物，是标准治疗中必不可少的组成部分。

（1）利尿药的选择

① 袢利尿药（呋塞米）：是大部分心力衰竭患者的首选药物，适用于有明显液体潴留或伴肾功能受损患者；呋塞米剂量-效应呈线性关系，剂量不受限制。

② 噻嗪类（氢氯噻嗪）：用于有轻度液体潴留、伴高血压且肾功能正常的心力衰竭患者。在肾功能中度损害（肌酐清除率 $<30mL/min$）时失效；氢氯噻嗪 $100mg/d$ 已达最大效应，再增加剂量也无效。

由于利尿药可激活内源性神经内分泌因子活性，尤其是 RAAS，因此应与 ACEI（或 ARB）联合应用，可有较好协同作用。应用利尿药过程中应每天监测体重变化，这是最可靠监测利尿药效果、以及时调整利尿药剂量的指标。利尿药应用过程中出现低血压和氮质血症而无液体潴留，可能是利尿药过量、血容量减少所致，应减少利尿药剂量。

利尿药应用从小剂量开始，逐渐加量，直至尿量增加，以每天体重减轻 0.5~1.0kg 为宜。

（2）利尿药抵抗：心力衰竭进展和恶化时常需加大利尿药剂量，最终患者对大剂量无反应时，即出现利尿药抵抗。解决办法：静脉用药如呋塞米 40mg 静脉注射，继以微泵持续静脉注射（10~40mg/h）；2 种或 2 种以上利尿药联合应用；应用增加肾血流的药物，如短期应用小剂量多巴胺 2~5μg/（kg·min）。

2. 抗神经内分泌激活药物

（1）血管紧张素转化酶抑制剂（ACEI）：通过抑制 RAAS，竞争性阻断 AngⅠ转化为 AngⅡ，降低循环和组织的 AngⅡ水平；阻断 Ang（1-7）的降解，使其水平增加进一步起到扩血管及抗增生作用；同时作用于血管紧张素转化酶，抑制缓激肽的降解，提高缓激肽水平，缓激肽降解减少可产生扩血管的前列腺素生成增多和抗增生的效果。ACEI 是证实能降低心力衰竭患者病死率的第一类药物，也是循证医学证据最多的药物，是治疗心力衰竭的基石和首选药物。

① ACEI 应用方法：采用临床试验中所规定的目标剂量；如不能耐受，可应用中等剂量，或患者能够耐受的最大剂量；极小剂量开始，能耐受每隔 1~2 周剂量加倍。滴定剂量及过程需个体化，一旦达到最大耐受量即可长期维持应用；起始治疗后 1~2 周内应监测血压、血钾和肾功能，以后定期复查。如肌酐增高＜30%，为预期反应，不需特殊处理，但应加强监测。如肌酐增高 30%~50%，为异常反应，ACEI 应减量或停用；应用 ACEI 不必同时加用钾盐，或保钾利尿药。合用醛固酮受体拮抗药时，ACEI 应减量，并立即应用袢利尿药。如血钾＞5.5mmol/L 停用 ACEI。

② ACEI 应用要点：全部心力衰竭患者包括阶段 B（前临床心力衰竭阶段）和 LVEF＜45% 的患者，除有禁忌证或不能耐受，ACEI 需终身应用；突然撤除 ACEI 有可能导致临床状况恶化，应予避免；ACEI 症状改善往往出现于治疗后数周至数月；即使症状改善不显著，ACEI 仍可减少疾病进展的危险性；ACEI 与 β 受体阻滞药合用有协同作用；ACEI 治疗早期可能出现一些不良反应，但一般不影响长期应用；ACEI 一般与利尿药合用，如无液体潴留可单独应用，一般不需补充钾盐。

③ ACEI 禁忌证：严重血管性水肿、无尿性肾衰竭及妊娠女性。

以下情况须慎用：双侧肾动脉狭窄；血肌酐水平显著升高 [＞265.2μmol/L（3mg/dL）]；高钾血症（＞5.5mmol/L）；低血压 [收缩压＜12.0kPa（90mmHg）]，需经其他处理，待血流动力学稳定后再决定是否应用 ACEI；左心室流出道梗阻，如主动脉瓣狭窄、肥厚型心肌病等。

④ ACEI 不良反应：a. 在治疗开始几天或增加剂量时常见低血压；b. 肾功能恶化：重度心力衰竭 NYHA Ⅰ级、低钠血症者，易发生肾功能恶化。起始治疗后 1~2 周内应监测肾功能和血钾，以后需定期复查；c. 高钾血症：ACEI 阻止

RAAS 而减少钾的丢失，可发生高钾血症，肾功能恶化、补钾、使用保钾利尿药，尤其并发糖尿病时尤易发生高钾血症，严重者可引起心脏传导阻滞；d. 咳嗽：干咳，见于治疗开始的几个月内，需排除其他原因，尤其肺部淤血所致咳嗽。咳嗽不严重可以耐受者，鼓励继续使用 ACEI，如持续咳嗽，影响正常生活，可改用 ARB；e. 血管性水肿：较为罕见（<1%），可出现声带甚至喉头水肿等严重状况，危险性较大。多见于首次用药或治疗最初 24h 内。

（2）血管紧张素 Ⅱ 受体拮抗药（ARB）：理论上可阻断所有经 ACE 途径或非 ACE 途径生成的 AngⅡ 与 AT_1 受体结合，从而阻断或改善因 AT_1 受体过度兴奋导致的诸多不良作用；可能通过加强 AngⅡ 与 AT_2 受体结合发挥有益效应；对缓激肽代谢无影响，一般不引起咳嗽，但不能通过提高血清缓激肽浓度水平发挥可能的有利作用。近年 ARB 在心力衰竭治疗中的地位逐渐提高。

ARB 应用要点：ARB 可用于阶段 A（前心力衰竭阶段）患者，以预防心力衰竭的发生；亦可用于阶段 B（前心力衰竭阶段）、阶段 C（临床心力衰竭阶段）和阶段 D（难治性终末期心力衰竭阶段）患者，不能耐受 ACEI 者，可替代 ACEI 作为一线治疗，以降低病死率和并发症发生率；ARB 各种剂型均可考虑使用，其中坎地沙坦和缬沙坦证实可降低病死率和病残率的有关证据较为明确；ARB 应用中需注意的事项同 ACEI，如要监测低血压、肾功能不全和高钾血症等。

（3）β 受体阻滞药：慢性心力衰竭患者，肾上腺素能受体通路持续、过度激活对心脏有害。人体衰竭心脏去甲肾上腺素浓度足以造成心肌细胞损伤，且慢性肾上腺素能系统激活介导心肌重构，而 $β_1$ 受体信号转导的致病性明显大于 $β_2$、$α_1$ 受体。此为应用 β 受体阻滞药治疗慢性心力衰竭的根本基础。由于 β 受体阻滞药是负性肌力药，治疗初期对心功能有抑制作用，导致 LVEF↓；长期治疗（>3 个月时）则改善心功能，LVEF↑；治疗 4~12 个月，能降低心室肌重和容量、改善心室形状，提示心肌重构延缓或逆转。

① β 受体阻滞药应用要点：慢性收缩性心力衰竭，NYHAⅡ、Ⅲ 级病情稳定患者，及阶段 B、无症状性心力衰竭或 NYHAⅠ级的患者（LVEF<40%），除非有禁忌证或不能耐受外均需无限期终身使用 β 受体阻滞药；NYHAⅠ级心力衰竭患者，需待病情稳定（4d 内未静脉用药），已无液体潴留并体重恒定，达到"干重"后，在严密监护下应用。应在 ACEI 和利尿药基础上加用 β 受体阻滞药。

② β 受体阻滞药目标剂量或最大耐受量：清晨静息心率 55~60 次/分，不宜低于 55 次/分。β 受体阻滞药应用需监测低血压、液体潴留和心力衰竭恶化、心动过缓、房室传导阻滞及无力等不良反应，酌情采取相应措施。

③ 推荐应用琥珀酸美托洛尔、比索洛尔和卡维地洛。从极小剂量开始，每 2~4 周剂量加倍。症状改善常在治疗 2~3 个月后才出现，即使症状不改善，亦能防止疾病的进展；不良反应常发生在治疗早期，一般不妨碍长期用药。

④ β 受体阻滞药禁忌证：支气管痉挛性疾病、心动过缓（心率<60 次/分）、Ⅱ 度及以上房室传导阻滞（除非已安置起搏器）；心力衰竭患者有明显液体潴留，需大量利尿者，暂时不能应用，应先利尿，达到"干重"后再开始应用。

（4）醛固酮受体拮抗药：醛固酮有独立于 AngⅡ 和相加于 AngⅡ 的对心肌重构的不良作用，特别是对心肌细胞外基质。衰竭心脏中心室醛固酮生成及活化增加，且与心力衰竭严重程度成正比。短期使用 ACEI 或 ARB 均可降低醛固酮水平，但长期应用时醛固酮水平却不能保持稳定、持续的降低，即"醛固酮逃逸"。在 ACEI 基础上加用醛固酮受体拮抗药，进一步抑制醛固酮的有害作用，可望有更大的益处。

① 应用要点：适用于中、重度心力衰竭，NYHAⅢ～Ⅳ级患者；AMI 后并发心力衰竭且 LVEF＜40％患者亦可应用；螺内酯起始量 20mg/d，最大剂量为 60mg/d，隔日给予；应加用袢利尿药，停用钾盐，ACEI 减量；监测血钾和肾功能，血钾＞5.5mmol/L 即应停用或减量；螺内酯可出现男性乳房增生症，为可逆性，停药后消失。

② 醛固酮受体拮抗药禁忌证、慎用情况：高钾血症和肾功能异常，此两种状况列为禁忌，有发生此两种状况潜在危险的慎用。应用醛固酮受体拮抗药应权衡其降低心力衰竭死亡与住院的益处和致命性高钾血症的危险之间的利弊。

（5）神经内分泌抑制剂的联合应用

① ACEI 与 β 受体阻滞药：临床试验已证实两者有协同作用，可进一步降低 CHF 患者病死率，已是心力衰竭治疗的经典常规，应尽早合用。

② ACEI 与醛固酮受体拮抗药：醛固酮受体拮抗药的临床试验均是与以 ACEI 为基础的标准治疗作对照，证实 ACEI 加醛固酮受体拮抗药可进一步降低 CHF 患者死亡率。

③ ACEI 与 ARB：尚有争论，临床试验结论并不一致，目前大部分情况不主张合用。

④ ACEI、ARB 与醛固酮受体拮抗药：缺乏证据，可进一步增加肾功能异常和高钾血症的危险，不推荐联合应用。ACEI 与醛固酮受体拮抗药合用，优于 ACEI 与 ARB 合用。

3. 地高辛 是唯一被美国 FDA 确认能有效治疗 CHF 的洋地黄制剂。主要益处与指征是减轻症状与改善临床状况，对总病死率的影响为中性，在正性肌力药中是唯一长期治疗不增加病死率的药物，且可降低死亡和因心力衰竭恶化住院的复合危险。

（1）应用要点：主要目的是改善慢性收缩性心力衰竭患者的临床状况，适用于已应用 ACEI/ARB、β 受体阻滞药和利尿药治疗，而仍持续有症状的心力衰竭患者。重症患者上述药物可同时应用；适用于伴快速心室率的心房颤动患者，合用 β 受体阻滞药对运动时心室率增快的控制更有效；不推荐地高辛用于无症状的左心室收缩功能不全（NYHAⅠ级）的治疗；临床多采用固定维持剂量疗法，0.125～0.25mg/d。70 岁以上，肾功能减退者宜用 0.125mg 每天或隔天 1 次。

（2）不良反应：主要见于大剂量时，包括：①心律失常（期前收缩、折返性心律失常和传导阻滞）；②胃肠道症状（厌食、恶心和呕吐）；③神经精神症状（视觉异常、定向力障碍、昏睡及精神错乱）。常出现于血清地高辛药物浓度＞2.0μg/mL 时，也可见于地高辛水平较低时，特别在低钾血症、低镁血症、甲状腺功能减退时发生。

（3）地高辛禁忌证和慎用的情况：①伴窦房传导阻滞、二度或高度 AVB 患者，禁忌使用。除非已安置永久心脏起搏器；②AMI 后患者，特别是有进行性心肌缺血者应慎用或不用；③与能抑制窦房结或房室结功能的药物（如胺碘酮、β 受体阻滞药）合用时须谨慎；④奎尼丁、维拉帕米、胺碘酮、克拉霉素、红霉素等与地高辛合用时可使地高辛血药浓度增加，增加地高辛中毒的发生率，需谨慎，地高辛宜减量。

4. 其他

（1）血管扩张药：血管扩张药可使外周循环开放，周围血管阻力下降，降低后负荷；同时可不同程度扩张静脉，减少回心血量，降低前负荷，减轻肺淤血和肺毛细血管楔压（PCWP）；有利于心脏做功，改善血流动力学变化，缓解症状。不仅对急性左心力衰竭十分有效，而且对难治性和 CHF 也被证明有效。

（2）钙通道阻滞药（CCB）：缺乏 CCB 治疗心力衰竭的有效证据。当心力衰竭患者并发高血压或心绞痛需用 CCB 时，可选择氨氯地平。

（3）正性肌力药物的静脉应用：由于缺乏有效的证据并考虑到药物的毒性，对 CHF 者不主张长期间歇应用正性肌力药。阶段 D 患者可作为姑息疗法应用。心脏移植前终末期心力衰竭、心脏手术后心肌抑制所致的急性心力衰竭可短期应用 3～5d。

应用方法：多巴酚丁胺剂量为 $100～250\mu g/min$；多巴胺剂量为 $250～500\mu g/min$；米力农负荷量为 2.5～3mg，继以 $20～40\mu g/min$，均静脉给予。

（三）CHF 治疗流程

第一步：利尿药应用。对于所有伴液体潴留的 CHF 患者均应首先应用利尿药，直至处于"干重"状态。

第二步：ACEI 或 β 受体阻滞药。欧美指南均建议先用 ACEI，再加用 β 受体阻滞药。因为心力衰竭的临床试验几乎均是在 ACEI 的基础上加用 β 受体阻滞药并证实有效的。

第三步：联合应用 ACEI 和 β 受体阻滞药。这两种药物的联合可发挥协同作用，进一步改善患者预后，为"黄金搭档"。在 ACEI 不能耐受时改用 ARB 类。

第四步：其他药物应用。对于前三步治疗后效果不满意的患者，可考虑加用洋地黄制剂（地高辛）和醛固酮受体拮抗药等。

（四）非药物治疗

1. 心脏再同步化治疗 心脏再同步化治疗（cardiac resynchronization therapy, CRT）以其卓越的疗效逐渐成为一种 CHF 的有效治疗手段。大规模临床试验已证实，CRT 不但能改善 CHF 患者生活质量，还能降低病死率。

在最佳药物治疗基础上 NYHA Ⅲ～Ⅳ级，窦性心律，左心室射血分数≤35%；QRS 时限≥120ms 者；而 NYHA Ⅱ级者，则要求 QRS 时限≥150ms；心房颤动合并心力衰竭者，QRS 时限≥130ms 作为 CRT 治疗的推荐。

2. 埋藏式心脏复律除颤器（ICD）治疗 适应证：LVEF≤35％的心肌梗死 40d 以上患者，且 NYHA Ⅱ～Ⅲ级者；LVEF≤35％的非缺血性心肌病患者，且 NYHA Ⅱ～Ⅲ级者；LVEF≤30％的心肌梗死 40d 以上患者，且 NYHA Ⅰ级者；LVEF≤40％的心肌梗死患者，存在非持续性室性心动过速，且可为电生理诱发心室颤动或持续性室性心动过速者。ICD 治疗对于预期寿命不足 1 年者，不能带来临床获益。因此，准确估算患者的预期寿命对是否 ICD 治疗十分必要。

3. 心脏移植 可作为终末期心力衰竭的一种治疗方式，主要适用于无其他可选择治疗方法的重度心力衰竭患者。

（五）CHF 合并心律失常的治疗

心力衰竭常并发心律失常，包括室上性心律失常以 AF 最多见，以及室性心律失常。

处理要点：首先要治疗基本疾病、改善心功能、纠正神经内分泌过度激活；同时积极纠正其伴同或促发因素，如感染、电解质紊乱、心肌缺血、高血压、甲状腺功能亢进症等。

1. 室性心律失常 CHF 并发心脏性猝死占总死亡的 40％～50％，其中部分由快速室性心律失常引起，少数可能与缺血事件如 AMI、电解质紊乱、栓塞及血管事件有关。

β受体阻滞药用于心力衰竭可降低心脏性猝死率，单独或与其他药物联合可用于持续或非持续性室性心律失常；抗心律失常药物仅适用于严重、症状性 VT，胺碘酮可作为首选药物；无症状、非持续性室性心律失常（包括频发室早、非持续 VT）不建议常规或预防性使用除β受体阻滞药外的抗心律失常药物治疗（包括胺碘酮）；Ⅰ类抗心律失常药可促发致命性室性心律失常，增加病死率，应避免使用；胺碘酮可用于安置 ICD 患者以减少器械放电。

2. 合并房颤 CHF 患者的 10％～30％可并发 AF，并与心力衰竭互为因果，使脑栓塞年发生率达 16％。

治疗要点：CHF 伴 AF 者采用复律及维持窦性心律治疗的价值尚未明确，因而目前治疗的主要目标是控制心室率及预防血栓栓塞并发症。

β受体阻滞药、洋地黄制剂或两者联合可用于心力衰竭伴 AF 患者心室率控制，如β受体阻滞药禁忌或不能耐受，可用胺碘酮。胺碘酮可用于复律后维持窦性心律的治疗，不建议使用其他抗心律失常药物；有条件也可用多非利特；CHF 伴阵发或持续性 AF，或曾有血栓栓塞史患者，应给予华法林抗凝治疗。

（六）治疗效果的评估

根据患者的临床状况和心力衰竭生物学标志物（BNP/NT-proBNP）进行评估。

1. 临床状况的评估 根据患者心力衰竭的症状和体征（包括血压）、运动耐受性和生活质量有无改善，心脏大小如心胸比例及超声心动图测定的左心室舒张末与收缩末直径有无缩小、LVEF 和 6min 步行距离有无提高等进行判断。

2. BNP/NT-proBNP 测定　治疗后测定值应较基线降低≥30％。如与基线值相比较，其水平升高、不变或降幅较小，即便临床状况有所改善、心脏缩小、LVEF 有所提高，仍属于高危人群。

第二节　急性心力衰竭

一、概述

（一）定义

急性心力衰竭（acute heart failure，AHF）指由于急性发作的心功能异常而导致的以肺水肿、心源性休克为典型表现的临床综合征。发病前可以有或无基础心脏病病史，可以是收缩性或舒张性心力衰竭，起病突然或在原有慢性心力衰竭基础上急性加重。AHF 通常危及患者的生命，必须紧急实施抢救和治疗。

（二）病因和发病机制

任何原因导致的血流动力学负荷增加（如过多补液、过度劳力等）或心肌缺血、缺氧，导致心肌收缩力急性受损均可引起急性心力衰竭。急性心力衰竭可突然发作，也可以在原有心血管疾病基础上发生和（或）在慢性心力衰竭基础上急性失代偿。通常，冠心病、高血压是高龄患者发生 AHF 的主要病因，而年轻人中急性心力衰竭多是由扩张型心肌病、心律失常、先天性心脏病、心脏瓣膜病或心肌炎引起。同时，应特别注意甲状腺疾病、结缔组织疾病、中毒（包括药物、酒精、重金属或生物毒素）等病因。由于心脏血流动力学短期内快速异常，肺毛细血管压短期内急速增高，机体没有足够的时间发挥代偿机制，血管内液体渗入到肺间质和肺泡内形成急性肺水肿。肺水肿早期可因交感神经激活血压升高，但随着病情进展，血管反应减弱，血压逐步下降。

（三）临床表现

1. 症状　典型的临床表现为严重呼吸困难，如端坐呼吸，甚或站立，平卧后诱发或加重的咳嗽，干咳或有多量白痰、粉红色泡沫痰、咯血，吸气性肋间隙和锁骨上窝凹陷。情绪紧张、焦虑、大汗淋漓，极重的患者面色苍白、口唇青紫、四肢湿冷、末梢充盈不良、皮肤苍白和发绀。初起血压升高、脉搏快而有力，若未及时处理，20~30min 后则血压下降、脉搏细速，进入休克而死亡，部分患者表现为心搏骤停。

2. 体征　肺部听诊早期可闻及干性啰音和喘鸣音，吸气和呼气相均有窘迫，肺水肿发生后闻及广泛湿啰音和咕噜音；心率增快、舒张期奔马律、可闻及第三心音和肺动脉瓣第二音亢进。

（四）严重程度的评估

1. Killip 分级 用于急性心力衰竭严重性评价。分Ⅰ～Ⅳ级，Ⅰ级：无心力衰竭，无心功能失代偿症状。Ⅱ级：心力衰竭，有肺部中下野湿啰音、心脏奔马律，X线片示肺淤血。Ⅲ级：严重心力衰竭，明显肺水肿，满肺湿啰音。Ⅳ级：心源性休克，低血压（收缩压＜90mmHg）、面色苍白和发绀、少尿、四肢湿冷。

2. Forrester 分级 以临床特点和血流动力学特征分4级（图8-1）。

3. 临床严重程度分级 根据末梢循环和肺部听诊分4级（图8-1）。

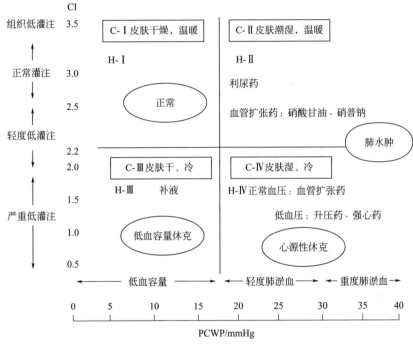

图 8-1 急性心力衰竭临床严重程度分级

CI—心脏指数；H-Ⅰ～H-Ⅳ—Forrester 分级；

C-Ⅰ～C-Ⅳ—临床严重程度分级；PCWP—肺毛细血管楔压

二、诊断思路

（一）急性与慢性心力衰竭的区别（表8-1）

表 8-1 急性与慢性心力衰竭的区别

特征	急性心力衰竭	失代偿性慢性心力衰竭	慢性心力衰竭
症状严重性	显著	显著	轻至重
肺水肿	常见	常见	罕见
外周水肿	罕见	常见	常见

续表

特征	急性心力衰竭	失代偿性慢性心力衰竭	慢性心力衰竭
体重增加	无到轻	常见	常见
总的体液容量负荷	不变或轻度增加	显著增加	增加
心脏扩大	不常见	多见	常见
心室收缩功能	降低正常或升高	下降	下降
室壁应力	升高	显著升高	升高
交感神经系统激活	明显	明显	轻到明显
RAAS 的激活	常增加	明显	轻到明显
可修复可纠正的病因病变	常见	偶见	偶见

（二）肺水肿的鉴别诊断

急性心源性肺水肿应与其他原因导致的肺水肿相鉴别（表 8-2）。常见的非心源性肺水肿有成人呼吸窘迫综合征（ARDS）、高原性肺水肿（HAPE）、神经源性肺水肿、麻醉剂过量引起的肺水肿、电复律后肺水肿等。

表 8-2　心源性与非心源性肺水肿的鉴别

项目	心源性肺水肿	非心源性肺水肿
病史	急性心脏事件	近期内急性心脏事件少见
临床检查	低血流状态：四肢冷，S_3 奔马律，心脏扩大，颈静脉怒张，爆裂声（湿性） 心电图：缺血/梗死	常有高血流状态：四肢温暖，脉搏有力，无奔马律，无颈静脉怒张，爆裂声（干性） 有其他相关疾病的临床表现
实验室检查	胸片：肺门分布阴影 心肌酶可能升高 PCWP>18mmHg 肺内分流小 水肿液蛋白/血清蛋白比率<0.5 BNP 明显升高	胸片：外周分布阴影 心肌酶常正常 PCWP<18mmHg 肺内分流大 水肿液蛋白/血清蛋白比率>0.7 BNP 常无明显升高

三、治疗措施

急性心力衰竭一旦发展为肺水肿甚或心源性休克，会在短期内危及患者的生命，抢救治疗要突出"急"字，其包含"及时、准确、系统"的概念。

（一）一般治疗

1. 体位　坐位、双腿下垂有利于减少回心血量，减轻心脏前负荷。

2. 氧疗　目标是尽量保持患者的血氧饱和度（SaO_2）在 $95\%\sim98\%$。方法：①鼻导管吸氧；②开放面罩吸氧；③CPAP 和 BiPAP：无创通气治疗能更有效地改善肺水肿患者的氧合，降低呼吸做功，减轻症状，减少气管插管的概率，降低死亡率；④气管插管机械通气治疗。

3. 镇静 AHF 时早期应用吗啡对抢救有重要意义。吗啡有强大的镇静作用，能够轻度扩张静脉和动脉，并减慢心率。多数研究表明，一旦建立起静脉通道，则立即静脉注射吗啡 3～5mg/次，视患者的症状和情绪，必要时可重复。但昏迷、严重呼吸道疾病患者不用。

（二）静脉注射血管扩张药的应用

1. 硝普钠 应用于严重心力衰竭，特别是急性肺水肿，有明显后负荷升高的患者。如高血压性 AHF、急性二尖瓣反流等，建议从小剂量起始静脉注射 [0.3µg/(kg·min)] 逐渐滴定上调剂量，可达 5µg/(kg·min) 甚或更高。应用时做好避光保存（用棕色或黑色管），以免化学分解产生氰酸盐，对严重肝肾功能异常的患者更要小心。

2. 硝酸甘油 更加适用于有急性冠状动脉综合征的重症心力衰竭患者，没有硝普钠对于冠状动脉血流的"窃血效应"。建议起始剂量为 0.14µg/(kg·min) 静脉注射，逐渐滴定上调可达 4µg/(kg·min)。紧急情况下，亦可先舌下含服或喷雾吸入硝酸甘油 400～500µg/次。

3. 重组人 BNP 是一种内源性激素，具有扩张血管、利尿利钠、有效降低心脏前后负荷、抑制 RAAS 和交感神经系统等作用，可以有效改善 AHF 患者的急性血流动力学障碍。通常的剂量为 1～2µg/kg 负荷量静脉注射，然后 0.01～0.03µg/(kg·min)，持续静脉注射。

血管扩张药能有效地扩张血管，增加心脏指数，降低肺动脉楔压，改善患者的症状。然而，静脉使用以上血管扩张药特别应注意其降低血压的问题，特别是在主动脉瓣狭窄的患者。通常 AHF 的患者的收缩压低于 90～100mmHg 时，应慎重使用，对已使用者血压下降至此时，则应及时减量，若进一步下降，则需停药。通常来说，患者的用药后平均血压较用药前降低 10mmHg 比较合适。对于肝肾功能不全、平时长期高血压的患者，更需注意血压不可较平时降低过多。

（三）静脉注射利尿药的应用

强效利尿药（袢利尿药）是 AHF 抢救时改善急性血流动力学紊乱的基石。常用的袢利尿药有：呋塞米、布美他尼、托拉塞米，具有强大的利尿利钠作用，能减轻心脏前后负荷，静脉注射还能够扩张血管，降低肺动脉楔压。肺淤血时，呋塞米 20～40mg/次口服，若症状改善不好，利尿效果不佳，增加剂量或静脉注射。肺水肿时，呋塞米 40～100mg/次负荷量静脉注射或 5～40mg/h 持续静脉滴注，每日总量小于 500mg。依据患者症状改善，调整剂量和用法。若有利尿药抵抗，可合用小剂量多巴胺或合用氢氯噻嗪。

利尿药抵抗指达到水肿完全消除前，利尿药作用下降和消失的现象。利尿药效果不佳可能与血容量不足、血压较基础水平下降过多、低钠低氯血症、低氧血症、低蛋白血症等有关，可通过纠正这些诱发因素、改变用药途径等纠正。还要注意过度利尿后引起的电解质紊乱、低血容量综合征。

（四）β 受体阻滞药的应用

目前，尚无在急性心力衰竭中应用 β 受体阻滞药治疗能够迅速改善症状的研究，通常认为是禁忌证。但是，一些研究证明，AMI 时应用 β 受体阻滞药能够缓解缺血导致的胸痛，缩小心梗面积。实际应用中对于严重 AHF、肺底部有啰音的患者应慎重使用 β 受体阻滞药。目前比较公认的药物有美托洛尔、比索洛尔、卡维地洛。

（五）正性肌力药物的应用

1. 强心苷 强心苷（包括洋地黄苷、地高辛和毛花苷 C），主要有正性肌力、降低交感神经活性、负性传导和频率的作用。一般而言，急性心力衰竭并非患者发生其应用指征，除非患者发生快速心房颤动。急性心力衰竭应使用其他合适的治疗措施（常为静脉给药），强心苷仅可作为长期治疗措施的开始阶段而发挥部分作用。AHF 时，若患者心率快、血压偏低，可静脉注射毛花苷 C 0.2～0.4mg/次，若患者为快速心房颤动，则可用 0.4mg/次，总量不宜超过 1.2mg。口服最常用的是地高辛 0.125～0.25mg/d。

2. 儿茶酚胺类 多巴酚丁胺起始剂量为 2～3μg/(kg·min) 持续静脉注射，根据血流动力学监测可逐渐增加至 15～20μg/(kg·min)；患者病情好转后，药物应逐渐减低剂量，每 2 天减少 2μg/(kg·min) 而停药，不可骤停。AHF 伴有低血压时，更宜选用多巴胺，起始剂量为 2～3μg/(kg·min)，有正性肌力、改善肾血流和尿量的作用。

3. 磷酸二酯酶抑制药（PDEI） PDEI 具有正性肌力和外周血管扩张作用，可降低肺动脉压、肺动脉楔压和增加心排血量。可增加室性心律失常的发生，且与剂量相关。通常有米力农和依诺昔酮。

4. 钙离子增敏药 左西孟旦是钙浓度依赖的钙离子增敏药，半衰期达 80h，可增加心排血量，降低 PCMP，降低血压。在与多巴酚丁胺的双盲对照试验中，北京阜外心血管病医院的经验显示，该药在 AHF 中应用时，应注意其降低血压的作用。通常不建议用于收缩压＜85mmHg 的患者。

5. 心肌糖苷类 此类药物不宜用于 AMI 心力衰竭的患者。应用指征是心动过速引起的心力衰竭，如通过应用 β 受体阻滞药未能控制心率的心房颤动患者。

（六）机械辅助治疗

1. 主动脉内球囊反搏（IABP） 尽早地应用于 AMI 严重低血压，甚或心源性休克的患者。IABP 可延长收缩压时间，增加动脉舒张压和冠状动脉灌注压，增加冠状动脉血流量 22%～52%，可起到辅助心脏功能的作用。

2. 体外膜氧合器（extracorporeal membrane oxygenerator，ECMO） 是一种临时性的部分心肺辅助系统，通过引流管将静脉血引流到体外膜氧合器内进行氧合，再经过另一根引流管将氧合血泵入体内（静脉或动脉），改善全身组织氧供，可以暂时替代肺的气体交换功能和心脏的泵功能。北京阜外心血管病医院已经对晚期和终末期心力衰竭、心源性休克、内科治疗无效的患者，成功应用该技术进行支持治疗，有效地维持了患者的心脏功能和血流动力学稳定，部分患者度过了危险期，成功撤机并逐渐恢复心脏功能，部分患者赢得了心脏移植的时间。

3. 左心辅助 适用于晚期终末期心力衰竭、心源性休克的患者。

4. 心脏移植 终末期心力衰竭，内科药物治疗效果不佳或无效，心源性休克内科治疗无效，在 ECMO 或左心辅助循环支持下，等待合适供体，尽早心脏移植。

（七）其他

1. 饮食和休息 急性期卧床休息，尽量减少体力活动，缓解后逐渐增加运动量。急性期若血压偏高或正常，则应保持液体出量大于入量，根据胸片肺水肿或淤血改善的情况调整。饮食不宜过多，不能饱餐，饱腹感在 $60\%\sim70\%$ 最佳，必要时可静脉补充营养，意即"质高量少"。缓解期亦应严格控制液体的摄入和出入量的平衡。

2. 预防和控制感染 感染是 AHF 发生，特别是慢性心力衰竭急性失代偿的重要原因和诱因，应积极预防和控制。

3. 保持水、电解质和酸碱平衡 内环境的稳定对于患者 AHF 的纠正，防止恶性心律失常的发生具有重要的意义，应特别注意。不仅要重视血钾的变化，同时要重视血低钠血症，限钠是有条件的，不要一味强调限钠。

4. 基础疾病和合并疾病的处理 如对缺血性心脏病应重视 β 受体阻滞药的正确使用，积极改善缺血发作是治疗的关键。对高血压引起的 AHF 一方面要积极降低血压，同时还应注意平时血压水平高的患者，不宜突然过度降压，一个"正常"的血压，可能对特定的患者就是低血压，导致肾灌注不足，发生肾衰竭。

（八）缓解期的治疗和康复

（1）加强基础心脏病治疗，如冠心病、高血压等的治疗。

（2）对于慢性心力衰竭的患者，要重视诱因的预防，防止反复发生急性失代偿。

（3）有计划地逐步康复锻炼。

总之，急性心力衰竭作为一种最严重的心血管综合征，其诊断和治疗必须强调整体观念，要系统地考虑患者的机体状况，这样才能获得良好的疗效。

第三节　舒张性心力衰竭

一、概述

（一）舒张性心力衰竭的定义

舒张性心力衰竭（diastolic heart failure，DHF）指有充血性心力衰竭典型的表现（肺循环和体循环淤血），有心力衰竭的实验室检查证据（如胸部 X 线、血BNP、左心室舒张末压改变），非心脏瓣膜病，静息时伴异常的舒张性功能不全而收缩功能正常或仅有轻微减低的一种病理状态。

舒张性心力衰竭与"左心室收缩功能代偿性心力衰竭"及"心力衰竭但左心室射血分数正常"的术语意义不全相同，后二者包括了急性二尖瓣反流、主动脉瓣反流和其他原因的循环充血状态。

（二）舒张性心力衰竭的病因与病理生理特点

舒张性心力衰竭占心力衰竭患者的 20％～60％，心室的顺应性降低是这种临床综合征的主要原因。左心室舒张性心功能不全时的主要功能异常是心室松弛性和顺应性降低（僵硬性增加）。年龄、高血压和冠心病是导致舒张性心力衰竭的主要原因。舒张性心力衰竭在老年女性中最常见，其中多数有高血压、糖尿病，并且常有冠状动脉疾病或心房颤动。年龄老化对心室充盈特征的影响比射血分数更大，年龄老化降低心脏和大血管弹性，导致收缩压升高和心肌硬度增加。舒张性心力衰竭还见于限制型心肌病、肥厚型心肌病（梗阻性和非梗阻性）、浸润型心肌病（如淀粉样变）、糖尿病心肌病等。急性舒张性心力衰竭常常由高血压加重及快速房颤引起。多数患者有可以发现的心脏器质性异常，包括左心室肥厚、心房扩张、二尖瓣环钙化、主动脉硬化或心肌瘢痕化。慢性舒张性心力衰竭患者与收缩性心力衰竭患者一样，表现为生活质量和劳动耐力的下降。舒张性心力衰竭的患病率和死亡率几乎可以与收缩性心力衰竭相当，频繁反复住院是舒张性心力衰竭患者的特征。

二、诊断思路

（一）诊断要点

（1）病史：老年、高血压、糖尿病、冠心病史、肥厚型心肌病病史、主动脉瓣狭窄、心脏淀粉样变性、限制型心肌病等。

（2）充血性心力衰竭的确切证据：临床症状和体征，实验室和影像学证据（胸部 X 线片心胸比率增大，血 BNP 升高，左心室充盈压增高等）。

（3）左心室收缩功能正常的客观证据：射血分数＞40％。

（4）左心室舒张性心功能不全的客观证据：松弛异常、充盈异常、顺应性异常。

（5）鉴别收缩性心力衰竭与舒张性心力衰竭（表 8-3）。

表 8-3　收缩性心力衰竭与舒张性心力衰竭的鉴别

鉴别点	收缩性心力衰竭	舒张性心力衰竭
病史		
冠心病	＋＋＋＋	＋
高血压	＋＋	＋＋＋＋
糖尿病	＋＋＋	＋
瓣膜病	＋＋＋＋	－
呼吸困难	＋＋	＋＋＋

鉴别点	收缩性心力衰竭	舒张性心力衰竭
体格检查		
心脏扩大	+++	+
心音减低	++++	+
第三心音奔马律	+++	+
第四心音奔马律	+	+++
高血压	++	++++
二尖瓣反流	+++	+
肺部啰音	++	++
水肿	+++	+
颈静脉怒张	+++	+
胸部 X 线检查		
心脏扩大	+++	+
肺充血	+++	+++
心电图		
低电压	+++	—
左心室肥厚	++	++++
Q 波	++	+
起声心动图		
射血分数低	++++	—
左心室扩大	++	+
左心室肥厚	++	++++

（6）应当努力排除其他可以导致类似表现的疾病（表 8-4）。

表 8-4　舒张性心力衰竭患者的鉴别诊断（需要排除的情况）

原发性瓣膜疾病	慢性肺疾病合并右心衰竭
心肌肉样瘤病、血色素沉着	与肺血管疾患有关的肺动脉高压
心包缩窄	心房黏液瘤
阶段性或可逆性左心室收缩功能不全	原因不明的舒张功能障碍
与高代谢状态有关的心力衰竭	肥胖
贫血、甲状腺功能亢进症、动静脉瘘	

（二）诊断标准

1. 美国心脏病学会和美国心脏病协会（AHA/ACC）建议的诊断标准　有典型的心力衰竭症状和体征，同时超声心动图显示患者左心室射血分数正常并且没有瓣膜疾病（如主动脉狭窄或二尖瓣反流）。

2. 欧洲心脏病协会工作组诊断标准 建议需同时满足以下的三个必要条件。

（1）充血性心力衰竭的症状和体征。

（2）左心室收缩功能正常或仅有轻度异常。

（3）左心室松弛、充盈、舒张期扩张能力异常或舒张期僵硬的证据。

（三）辅助检查

1. 超声心动图 可测定左心室舒张和收缩功能参数，观察室壁运动。射血分数一般认为50%以上为正常，≤40%是存在收缩功能不全。观察二尖瓣血流频谱、E/A、等容舒张时间（IVRT）、E峰减速时间（EDT）。

舒张功能不全的三种形式主要表现为：①早期松弛受损型：早期舒张功能异常是典型的心肌松弛受损的充盈模式，表现为E峰下降和A峰增高，E/A减小。②晚期限制型充盈异常：在某些严重的心脏病患者出现限制型充盈模式表现为E峰升高，E峰减速时间缩短，E/A显著增大。E峰升高是由于左心房压力增高导致舒张早期跨二尖瓣压差增大，E峰减速时间缩短是由于左心室顺应性降低，导致跨二尖瓣血流迅速下降。③中期假性正常化充盈：界于以上二者之间，表现为E/A和减速时间正常。松弛功能受损、假性正常化充盈和限制型充盈分别代表轻、中、重度舒张功能异常。

2. 心电图 可发现心房颤动及其他心律失常；心肌梗死、缺血征象；左心室肥厚征象。V_1导联P波终末电势（Ptf-V_1）负值增大。

3. 血浆心房肽和脑钠肽 高于正常血浆水平提示心力衰竭，而脑钠肽水平正常以及完全正常的舒张期充盈参数，则心力衰竭诊断可能性不大。

4. 胸片 肺淤血、肺水肿，心脏大小正常或心脏扩大。

5. 核医学检查 左心室射血分数正常，高峰充盈率、1/3充盈率、1/3充盈分数降低，高峰充盈时间和等容舒张时间延长，峰值射血率正常。

6. 心导管 可测定右心房压、肺动脉压和肺毛细血管楔压（PCWP）等血流动力学参数，肺毛细血管楔压反映左心房压和左心室舒张末压。可计算心排血量，鉴别限制型心肌病和缩窄性心包炎。

7. 冠脉造影 在心力衰竭患者应用指征如下：有心绞痛或其他缺血证据，而对适宜的抗缺血治疗无反应；考虑诊断特发性扩张型心肌病，需除外冠心病；慢性心力衰竭急性失代偿而对初始治疗无反应；病因不明的顽固性心力衰竭；有重度二尖瓣反流或主动脉瓣疾病证据。

三、治疗措施

（一）治疗原则

1. 基础治疗 主要目的在于祛除导致舒张性心力衰竭的诱因，控制对心室舒张产生重要影响的生理学因素（血压、心率、血容量和心肌缺血），从而改善舒张功能。同样，应当治疗那些引起舒张性心力衰竭的原发病，如冠状动脉疾病、高血压或心肌病。临床上，主要通过降低心脏充盈压来减轻症状，利尿药、吗啡、静脉用硝酸甘油在舒张性心力衰竭同样有效。无论左心室射血分数如何，有关应用抗凝血药和抗心律失常药物的建议，适用于所有心力衰竭患者。

2. 控制高血压 血压增高可以抑制心肌的舒张，而继发性心肌肥厚可以增加心室硬度。因此，必须根据已发表的指南（JNC7/中国高血压防治指南 2005）应用有效的抗高血压治疗来控制收缩压和舒张压。达标血压至少应当低于那些单纯高血压患者的标准（收缩压<130mmHg，舒张压<80mmHg）。

3. 血运重建治疗 由于心肌缺血可以损害心室的舒张功能，因此在有冠状动脉疾病并且有证据说明心肌缺血严重影响心脏功能的患者，应当考虑冠状动脉重建治疗。

4. 心律失常的治疗 由于心动过速可以缩短心室充盈时间和冠状动脉灌注，因此减慢心率的药物（如β受体阻滞药、地高辛和某些钙通道阻滞药）可以减轻舒张性心力衰竭患者的症状。由于舒张性心力衰竭患者可能对心房功能减退特别敏感，因此恢复心房颤动患者窦性心律可能对治疗有益。

5. 缓解充血症状 循环血容量是影响心室充盈压的一个重要因素，应用利尿药可以改善舒张性心力衰竭患者的呼吸困难。其他降低舒张期充盈压的药物包括硝酸酯类或阻断神经激素活化的药物如 ACEI。应当注意低血压反应，因为舒张性心力衰竭的老年人群对前负荷减少尤其敏感。

舒张性心力衰竭的治疗原则见表 8-5。

表 8-5 舒张性心力衰竭的治疗原则

缓解充血症状
　利尿药、硝酸酯类、ACEI 和 ARB、吗啡、限盐
高血压的治疗
　所有抗高血压药物
　减轻心肌肥厚与纤维化药物（ACEI、ARB、CCB、醛固酮受体拮抗药）
减轻心肌缺血
　降低心肌氧需求：β受体阻滞药、硝酸酯类、CCB
　改善心肌灌注：再血管化治疗
降低心率和改善舒张期充盈
　β受体阻滞药
　减慢心率的 CCB：维拉帕米、地尔硫
控制房颤的心室率和（或）转复维持窦性心律
　β受体阻滞药
　胺碘酮
　减慢心率的 CCB
　药物或电复律
　序列房室起搏
　窦房结消融和安装永久性起搏器
预防舒张性心力衰竭
　高血压、糖尿病、冠心病、肥胖和其他疾病的充分治疗

（二）2005 年美国心脏病学会和美国心脏病协会（AHA/ACC）治疗建议

AHA/ACC 对舒张性心力衰竭患者的治疗建议见表 8-6。

表 8-6　对舒张性心力衰竭患者的治疗建议（AHA/ACC）

建议	分类	证据级别
医师应当根据发表的指南控制收缩期和舒张期高血压	Ⅰ	A
医师应当控制心房颤动患者的心室率	Ⅰ	C
医师应当使用利尿药控制肺充血和周围性水肿	Ⅰ	C
冠状动脉疾病患者有症状性或可证实的心肌缺血对心脏舒张功能有不利影响时,最好行冠状动脉重建治疗	Ⅱ	C
心房颤动患者恢复并维持窦性心律可能有助于改善症状	Ⅱb	C
高血压患者应用β受体阻滞药、ACER/ARB 或钙通道阻滞药,可能有助于最大程度缓解症状	Ⅱb	C
应用洋地黄来最大程度减轻心力衰竭症状的价值,尚不清楚	Ⅱb	C

（三）2005 年欧洲心脏学会《慢性心力衰竭的诊断与治疗指南》

对于左心室收缩功能代偿性心力衰竭（preserved left ventricular ejection fraction，PLVEF)/舒张性心力衰竭患者的治疗原则：

（1）ACEI 可直接改善心脏松弛与扩张能力，并通过其抗高血压作用和逆转肥厚及纤维化的作用而发挥长期作用。

（2）有液体潴留时可能需要利尿药，但应慎用以防过度降低前负荷而减少每搏量和心排血量。

（3）β 受体阻滞药可用于减慢心率，增加舒张期。

（4）同 β 受体阻滞药一样，可应用维拉帕米类钙通道阻滞药，一些研究表明肥厚型心肌病患者应用维拉帕米可有功能方面的改善。

（5）大剂量的 ARB 可以减少住院率。

第九章 ▶▶

心脏瓣膜病

第一节 二尖瓣狭窄

一、病因和病理改变

临床上所见的二尖瓣狭窄（mitral stenosis），绝大多数都是风湿热的后遗病变，因二尖瓣狭窄而行人工瓣膜置换术的患者中，99％为风湿性二尖瓣狭窄。但有肯定的风湿热病史者仅占 60％；在少见病因中，主要有老年人的二尖瓣环或环下钙化以及婴儿及儿童的先天性畸形；更罕见的病因为类癌瘤及结缔组织病；有人认为，病毒（特别是柯萨奇病毒）也可引起慢性心脏瓣膜病，包括二尖瓣狭窄。淀粉样沉着可以发生在风湿性瓣膜病变的基础上并导致左心房灌注障碍。Lutembacher综合征为二尖瓣狭窄合并房间隔缺损。左心房肿瘤（特别是黏液瘤）、左心房内球瓣栓塞以及左心房内的先天性隔膜如三房心，也可引起左心房血流障碍，而与二尖瓣狭窄引起的血流动力学改变相似，但这些情况不属于二尖瓣器质性病变的范畴。风湿性心脏病患者中大约 25％为单纯二尖瓣狭窄，40％为二尖瓣狭窄合并关闭不全。二尖瓣狭窄的患者中约 2/3 为女性。

在风湿热病程中，一般从初次感染到形成狭窄，估计至少需要 2 年，一般常在 5 年以上的时间，多数患者的无症状期在 10 年以上。

风湿性二尖瓣狭窄的基本病理变化是瓣叶和腱索的纤维化和挛缩，瓣叶交界面相互粘连。交界粘连、腱索缩短，使瓣叶位置下移，严重者如漏斗状，漏斗底部朝向左心房，尖部朝向左心室。在正常人，血流可自由通过二尖瓣口，经乳头肌间和腱索间进入左心室。在风湿性二尖瓣狭窄的患者，腱索融合，瓣叶交界融合，造成血流阻塞，引起一系列病理生理改变。

正常二尖瓣口面积约 $4\sim6\mathrm{cm}^2$。当二尖瓣受风湿性病变侵袭后，随着时间的推移，瓣口面积逐渐缩小。瓣口面积缩小至 $1.5\sim2.0\mathrm{cm}^2$ 时，属轻度狭窄；$1.0\sim1.5\mathrm{cm}^2$ 时，属中度狭窄；$<1.0\mathrm{cm}^2$ 时属重度狭窄。

二、病理生理

二尖瓣狭窄时，基本的血流动力学变化是：在心室舒张期，左心房左心室之间出现压力阶差，即跨二尖瓣压差。轻度二尖瓣狭窄者，"压差"仅见于心室快速充盈期；严重狭窄者，"压差"见于整个心室舒张期。值得注意的是在同一患者，跨二尖瓣压差的高低还与血流速度有关。后者不仅决定于心排血量，还决定于心室率。心室率加快，舒张期缩短，左心房血经二尖瓣口流入左心室的时间缩减，难于充分排空。在心排血量不变的情况下，心室率增快，跨二尖瓣压差增大，左心房压力进一步升高。临床可见不少原来无症状的二尖瓣狭窄患者，一旦发生心房颤动，心室率增快时，可诱发急性肺水肿。流体力学研究证明，瓣口面积恒定的情况下，跨瓣压差是血流速度平方的函数，也就是说，流速增加一倍，跨瓣压差将增加三倍。

（一）左心房-肺毛细血管高压

瓣口面积大于 $2.0cm^2$ 时，除非极剧烈的体力活动，左心房平均压一般不会超过肺水肿的压力阈值（$25 \sim 30mmHg$），因此患者不会有明显不适。瓣口面积 $1.5 \sim 2.0cm^2$ 时，静息状态，左心房-肺毛细血管平均压低于肺水肿的压力阈值；但在中度活动时，由于血流加快，再加上心跳加快，心室舒张期缩短，二尖瓣两侧压差增大，左心房-肺毛细血管平均压迅速超过肺水肿的压力阈值，因此可出现一过性间质性肺水肿。活动停止，左心房-肺毛细血管压又迅速下降，肺间质内液体为淋巴回流所清除，肺水肿减轻或消失。这类患者，安静时无症状，但在较重的体力活动时，则表现出呼吸困难。

瓣口面积 $1.0 \sim 1.5cm^2$，左心房-肺毛细血管压持续在高水平，轻微活动，甚至休息时，也可能超过肺水肿的压力阈值，因此，患者常主诉劳力性气促和夜间阵发性呼吸困难。稍微活动，即可诱发急性肺泡性肺水肿。左心房-肺毛细血管高压期，心排血量大体正常，患者无明显疲乏感。

（二）肺动脉高压

二尖瓣狭窄患者肺动脉高压产生机制包括：①左心房压力升高，逆向传导致肺动脉压被动升高；②左心房高压，肺静脉高压触发反射性肺小动脉收缩；③长期而严重的二尖瓣狭窄导致肺小动脉壁增厚。从某种意义上说，肺血管的这些变化有一定的保护作用，因毛细血管前阻力增高，避免较多的血液进入肺毛细血管床，减少肺水肿的发生。然而，这种保护作用是以右心排血量减少为代价的。

随着肺动脉压力进行性增高，劳力性呼吸困难、夜间阵发性呼吸困难、急性肺水肿等表现会逐渐减轻。但右心室功能受损表现及心排血量减少的症状逐渐明显。

瓣口面积 $1.5 \sim 2.0cm^2$ 时，可有阵发性左心房-肺毛细血管高压，但肺动脉压一般不高。

瓣口面积 $1.0 \sim 1.5cm^2$，持续性左心房-肺毛细血管高压，肺动脉压也可以被动性升高。

瓣口面积 $<1.0cm^2$，肺动脉压主动性地、明显地升高，而左心房-肺毛细血管压略有下降，心排出量也下降。患者常诉疲乏无力，劳动耐量降低。

（三）左心房电活动紊乱

二尖瓣狭窄和风湿性心肌炎可引起左心房扩大、心房肌纤维化、心房肌排列紊乱。心房肌排列紊乱，进一步导致心房肌电活动传导速度快慢不一，不应期长短有别。由自律性增高或折返激动所形成的房性期前收缩，一旦落在心房肌易损期即可诱发心房颤动。心房颤动的发生与二尖瓣狭窄的严重程度、左心房大小、左心房压高低密切相关。开始时，心房颤动呈阵发性。心房颤动本身又可促进心房肌进一步萎缩，左心房进一步扩大，心房肌传导性和不应性差距更为显著，心房颤动逐渐转为持续性。

40％～50％症状性风湿性二尖瓣狭窄患者，合并有心房颤动。

二尖瓣狭窄早期，一般为窦性心律。

当瓣口面积 1.0～1.5cm^2，可发生阵发性心房颤动。心房颤动发作时，心室率快而不规则，心室舒张期短，每可诱发急性肺水肿。

当瓣口面积＜1.0cm^2，常为持久性心房颤动。因此，持久性心房颤动，多提示血流动力学障碍明显。

（四）心室功能改变

二尖瓣口面积＞1.0cm^2，左心房-肺毛细血管压升高，肺动脉压力也可被动性升高。但是，这种程度的肺动脉高压，不会引起明显的右心室肥厚，更不会引起右心室衰竭。二尖瓣口面积＜1.0cm^{2}时，肺动脉压主动性地、明显地升高，甚至超过体循环压水平。长期压力负荷增重，右室壁代偿性肥厚，继之右心室扩大，右心室衰竭。

Grash 等研究发现，约 1/3 的风湿性二尖瓣狭窄患者存在左心室功能异常，其原因尚有争议。一般认为，二尖瓣口狭窄，舒张期左心室充盈减少，前负荷降低，导致心排血量降低。Silverstein 则认为，风湿性炎症造成的心肌损害、心肌内在收缩力降低为其主要原因。临床上，行外科二尖瓣分离术后，左心室射血分数不能随二尖瓣口面积的扩大而增加，也支持 Silverstein 的观点。Holzer 则指出，二尖瓣狭窄时，心排血量降低与冠状动脉供血不足、心肌收缩力受损有关。还有人提出，二尖瓣狭窄时，右心室后负荷增重，收缩状态改变，可影响左心室功能。汤莉莉等对 20 例风湿性二尖瓣狭窄患者行球囊扩张术，术前及术后测定多种左心室功能指标，发现术前各项左心室功能降低主要与前负荷不足有关。这一结论与外科二尖瓣分离术所得结论相矛盾，其原因可能是外科手术中全麻开胸等多种因素改变了心肌收缩力以及心脏的前、后负荷的结果。

（五）血栓前状态出现

血栓前状态是指机体促凝和天然抗凝机制的平衡失调，具体地讲，是血管内皮细胞、血小板、血液抗凝、凝血、纤溶系统及血液流变等发生改变所引起的有利于血栓形成的病理状态。

血栓栓塞是二尖瓣狭窄的常见的、严重的并发症。据统计，该病血栓栓塞并发症的发生率约 20％，二尖瓣狭窄合并心房颤动时，血栓栓塞的危险性较窦性心律时提高 3～7 倍。有学者对 34 例二尖瓣狭窄患者的止血系统多项指标进行过研究，结果发现，这类患者止血系统多个环节发生异常，即存在着血栓前状态。其严重程度与二尖瓣口狭窄严重程度相关，合并心房颤动者较窦性心律者更为严重。

（六）心血管调节激素的改变

如前所述，随着二尖瓣狭窄的发生和发展，左心房压力逐渐增高，继之肺动脉压力升高，右心室负荷增重，最终将导致右心衰竭。这些血流动力学改变必然会启动机体一系列心血管调节激素的代偿机制。

1. 心钠素分泌的变化　近年来发现，心脏具有分泌心钠素的功能，在一些心血管疾病中，其分泌可发生程度不等的变化。Leddome 在狗的左心房放置一气囊，造成二尖瓣口的部分阻塞以模拟二尖瓣狭窄。研究结果显示血浆心钠素浓度随左心房压力升高而升高。Daussele 发现严重二尖瓣狭窄但不伴右心衰竭的患者，外周血心钠素浓度为正常人的 7～10 倍。多数学者（包括外国学者）认为二尖瓣狭窄时，血心钠素水平升高的主要原因是左心房压力升高刺激心房壁肌细胞分泌心钠素。Waldman 发现二尖瓣狭窄时，血心钠素水平不仅与左心房压力有关，而且与左心房容积和左心房壁张力有关。Malatino 通过对 24 例二尖瓣狭窄患者的研究发现，心房颤动组与窦性心律组相比，左心房内径较大，血心钠素水平较高；心房颤动组血心钠素水平与左心房压力高低无关。这一结果说明，心房快速颤动，心房容量增大，心房壁显著扩张是二尖瓣狭窄合并心房颤动患者血心钠素升高的主要原因。

二尖瓣狭窄患者血心钠素水平升高的意义在于：①促进水钠排泄；②抑制肾素-血管紧张素-醛固酮系统的分泌；③扩张肺动脉、降低肺动脉压或推迟肺动脉高压的发生；④降低交感神经兴奋性。

2. 肾素-血管紧张素-醛固酮系统的变化　二尖瓣狭窄时，肾素-血管紧张素-醛固酮系统（RAAS）随病程的变化而有不同的改变。早期，即左心房高压期，心肺压力感受器兴奋，交感神经活性减弱，血中肾素-血管紧张素-醛固酮系统水平降低。一旦肺动脉压力明显升高或右心衰竭出现，心排血量下降，重要脏器供血不足，交感神经及 RAAS 兴奋，相关心血管调节激素分泌增加，血中去甲肾上腺素、肾素、醛固酮水平升高。体外试验证明，心钠素与 RAAS 之间能够相互拮抗。但对二尖瓣狭窄患者的研究发现，血浆心钠素水平与 RAAS 的变化似乎相关性不大。Luwin 等发现，经皮二尖瓣球囊扩张（PB-MV）术后 10～60min，心钠素水平下降同时肾素、醛固酮水平上升；Ishikura 等报告，PB-MV 术前，心钠素水平显著升高，肾素、醛固酮水平也显著升高，血管紧张素Ⅱ水平无明显变化；术后，血心钠素水平显著下降，同时肾素、血管紧张素Ⅱ、醛固酮水平未见明显上升。

上述资料说明，二尖瓣狭窄患者，体内 RAAS 变化是很复杂的，可能受多种机制所控制。

3. 血管加压素分泌的变化　血管加压素由垂体分泌，左心房也有感受器，其分泌受血浆晶体渗透压和左心房容量双重调节。二尖瓣狭窄患者，左心房容量增加，左心房内感受器兴奋，血管加压素水平升高；PBMV 术后，左心房容量下降，血管加压素水平也降低。

三、临床表现

（一）症状

1. 呼吸困难 劳力性呼吸困难为最早期症状，主要由肺的顺应性减低所致。由于肺血管充血和间质水肿而使活动能力降低。日常活动时即有左心室灌注受阻和呼吸困难的患者，一般有端坐呼吸并有发生急性肺水肿的危险。后者可由劳累、情绪激动、呼吸道感染、性交、妊娠或快速房颤等而诱发。肺血管阻力显著升高的患者，右心室功能受损，致右心室排血受阻，因此，这类患者很少有突然的肺毛细血管压力升高，故反而较少发生急性肺水肿。由于二尖瓣狭窄是一种缓慢进展性疾病，患者可以逐渐调整其工作和生活方式，使之接近于静息水平，避免了呼吸困难发生。若行运动试验，方可客观判断心功能状态。

2. 咯血 可表现为下列几种形式。

（1）突然的咯血（有时称之为肺卒中），常为大量，偶可致命。系由于左心房压突然升高致曲张的支气管静脉破裂出血所造成，多见于二尖瓣狭窄早期，无肺动脉高压或仅有轻、中度肺动脉高压的患者；后期因曲张静脉壁增厚，咯血反而少见。

（2）痰中带血或咳血痰，常伴夜间阵发性呼吸困难，此与慢性支气管炎、肺部感染和肺充血或毛细血管破裂有关。

（3）粉红色泡沫痰，为急性肺水肿的特征，由肺泡毛细血管破裂所致。

（4）肺梗死，为二尖瓣狭窄合并心力衰竭的晚期并发症。咳血性痰是由于毛细血管有渗血和肺组织有坏死的缘故。

3. 胸痛 二尖瓣狭窄的患者中，约15%有胸痛，其性质有时不易与冠状动脉疾病所致的心绞痛相区别。有人认为可能是由于肺动脉高压以致肥大的右心室壁张力增高，同时由于心排血量降低致右心室心肌缺血所致，或继发于冠状动脉粥样硬化性狭窄，其确切机制尚不明。大多数患者通过成功的二尖瓣分离术或扩张术，胸痛症状可以得到缓解。

4. 血栓栓塞 为二尖瓣狭窄的严重并发症，约20%的患者在病程中发生血栓栓塞，其中15%～20%由此导致死亡。在开展抗凝治疗和外科手术以前，二尖瓣狭窄患者中约1/4死于血栓栓塞。血栓形成与心排血量减低、患者的年龄和左心耳的大小有关。此外，瓣膜钙质沉着可能是一危险因素，有10%的二尖瓣钙化的患者，在施行瓣膜分离术后发生栓塞。有栓塞病史的患者，在手术时左心房中常见不到血栓。发生栓塞者约80%有心房颤动。若患者发生栓塞时为窦性心律，则可能原有阵发性房颤或合并有感染性心内膜炎，或原发病为心房黏液瘤而并非是二尖瓣狭窄。栓塞可能是首发症状，甚至发生在劳力性呼吸困难以前。35岁以上的房颤患者，尤其是伴有心排血量降低和左心耳扩大者是发生栓塞最危险的因素，因此应该给予预防性的抗凝治疗。

临床所见约半数的栓塞发生在脑血管。冠状动脉栓塞可导致心肌梗死和（或）心绞痛，肾动脉栓塞可引起高血压。约25%的患者可反复发生或为多发性栓塞，偶尔左心房内有巨大血栓，似一带蒂的球瓣栓子，当变换体位时可阻塞左心房流出道或引起猝死。

5. 其他　左心房显著扩大、气管-支气管淋巴结肿大、肺动脉扩张可压迫左侧喉返神经，引起声嘶；此外，由于食管被扩张的左心房压迫可引起吞咽困难。发生右心衰竭者，常有纳差、腹胀、恶心、呕吐等消化系统症状，小便量亦少。

（二）体征

1. 望诊和触诊　严重二尖瓣狭窄可出现二尖瓣面容，特征是患者两颊呈紫红色。发生机制是，心排血量减低，周围血管收缩。二尖瓣狭窄，尤其是重度二尖瓣狭窄，心尖搏动往往不明显（左心室向后移位）。若能触及与第一心音（S_1）同时出现的撞击（tapping）感，其意义与 S_1 亢进等同，提示二尖瓣前内侧瓣活动性好。令患者左侧卧位，可在心尖区触及舒张期震颤。肺动脉高压时，胸骨左缘第2肋间触及肺动脉瓣震荡感，胸骨左缘触及右心室抬举感；当右心室明显扩大，左心室向后移位，右心室占据心尖区，易将右心室搏动误当为左心室搏动。

2. 听诊　二尖瓣狭窄，在心尖区多可闻及亢进的第一心音，它的存在提示二尖瓣瓣叶弹性良好，当二尖瓣瓣叶增厚或钙化，这一体征即告消失。随着肺动脉压增高，肺动脉瓣关闭音变响，传导也较广，甚至在主动脉瓣听诊区及心尖区可闻及；第二心音分裂变窄，最后变成单一心音。重度肺动脉高压，还可在胸骨左缘第2肋间闻及喷射音，吸气时减弱，呼气时增强；在胸骨左缘2～3肋间闻及肺动脉关闭不全的格-史（Graham-Steell）杂音；在胸骨左下缘闻及三尖瓣关闭不全的收缩期杂音以及右心室源性的第三心音和第四心音。

二尖瓣开瓣音（opening snap），在心尖区采用膜型胸件易于闻及，往往与亢进的 S_1 同时存在，二者均提示二尖瓣瓣叶弹性良好。钙化仅累及二尖瓣瓣尖，该音依然存在，但累及二尖瓣瓣体时，该音即消失。开瓣音与主动脉瓣关闭音之间的时距愈短，提示二尖瓣狭窄愈重；相反，则愈轻。

二尖瓣狭窄最具诊断价值的听诊是，在心尖区用钟形胸件听诊器听诊可闻及舒张期隆隆样杂音，左侧卧位尤易检出。该杂音弱时，仅局限于心尖区；强时，可向左腋下及胸骨左缘传导。杂音响度与二尖瓣狭窄轻重无关，但杂音持续时间却与之相关，只要左侧房室压力阶差超过 3mmHg，杂音即持续存在。轻度二尖瓣狭窄，杂音紧跟开瓣音之后出现，但持续时间短暂，仅限于舒张早期，但舒张晚期再次出现；严重二尖瓣狭窄，杂音持续于整个舒张期，若为窦性心律，则呈舒张晚期增强。二尖瓣狭窄舒张期隆隆样杂音在下述情况下可能被掩盖：胸壁增厚，肺气肿，低心排血量状态，右心室明显扩大，二尖瓣口高度狭窄。这种二尖瓣狭窄谓之"安静型二尖瓣狭窄"。对疑有二尖瓣狭窄的患者，常规听诊未发现杂音，可令患者下蹲数次，或登梯数次，再左侧卧位，并于呼气末听诊，可检出舒张期隆隆样杂音。

（三）辅助检查

1. X线检查　X线所见与二尖瓣狭窄的程度和疾病发展阶段有关，仅中度以上狭窄的病例在检查时方可发现左心房增大（极度左心房扩大罕见），肺动脉段突出，左支气管抬高，并可有右心室增大等。后前位心影如梨状，称为"二尖瓣型心"。主动脉结略小，右前斜位吞钡检查可发现扩张的左心房压迫食管，使其向后并向左移位，左前斜位检查易发现右心室增大。老年患者常有二尖瓣钙化，青壮年患者亦不少见，以荧光增强透视或断层 X 线检查最易发现二尖瓣钙化。肺门附近阴影增加，提示肺静脉高压所致的慢性肺淤血和肺间质水肿。

2. 心电图检查 轻度二尖瓣狭窄者，心电图正常。其最早的心电图变化为具特征性的左房增大的 P 波，P 波增宽且呈双峰型，称之为二尖瓣型 P 波（P Ⅱ ＞ 0.12s，Ptf-V$_1$≤−0.03mm·s，电轴在＋45°～−30°之间），见于 90％显著二尖瓣狭窄患者。随着病情发展，当合并肺动脉高压时，则显示右心室增大，电轴亦可右偏。病程晚期，常出现心房颤动。

3. 超声心动图检查 超声心动图对二尖瓣狭窄的诊断有较高的特异性，除可确定瓣口有无狭窄及瓣口面积之外，尚可帮助了解心脏形态，判断瓣膜病变程度及决定手术方法，对观察手术前后之改变及有无二尖瓣狭窄复发等方面都有很大价值。

超声诊断的主要依据如下。

（1）二维超声心动图：见二尖瓣前后叶反射增强，变厚，活动幅度减小，舒张期前叶体部向前膨出呈气球状，瓣尖处前后叶的距离明显缩短，开口面积亦变小。

（2）M 型超声心动图：二尖瓣前叶曲线上，舒张期正常的双峰消失，E 峰后曲线下降缓慢，EA 间凹陷消失，呈特征性城墙状。根据狭窄程度的不同，下降速度亦有差异，与此相应，E 峰后下降幅度即 EA 间垂直距离减小；二尖瓣前叶与后叶曲线呈同向活动；左心房扩大，右心室及右心室流出道变宽，有时还可发现左心房内有血栓形成。

（3）多普勒图像：舒张期可见通过二尖瓣口的血流速率增快。

（4）多普勒超声心动图运动试验：运动试验可用于某些二尖瓣狭窄患者，以了解体力活动的耐受水平，揭示隐匿的二尖瓣狭窄的相关症状。运动试验可与多普勒超声心动图相结合，以评价二尖瓣狭窄在运动时的血流动力学。多普勒超声心动图运动实验通常是在运动中止后静息状态下行多普勒检查。多普勒超声心动图主要用于下列情况：①证实无症状的二尖瓣狭窄，患者具有良好的运动能力，在强度和日常生活活动相等的工作负荷状态下可以无症状；②评价运动期间肺动脉收缩压；③对于那些有症状但静息状态下检查却只有轻度二尖瓣狭窄的患者，可用这种方法了解运动时血流动力学变化。

四、并发症

（一）心房颤动

见于重度二尖瓣狭窄的患者，左心房明显增大是心房颤动能持续存在的解剖基础；出现心房颤动后，心尖区舒张期隆隆样杂音可减轻，收缩期前增强消失。

（二）栓塞

常见于心房颤动患者，以脑梗死最为多见，栓子也可到达四肢、肠、肾脏和脾脏等处；右心房出来的栓子可造成肺栓塞或肺梗死；少数病例可在左心房中形成球瓣栓塞，这种血栓可占据整个左房容积的 1/4，若堵住二尖瓣口则可造成晕厥，甚至猝死。

（三）充血性心力衰竭或急性肺水肿

病程晚期有 50％～75％发生充血性心力衰竭，是导致死亡的主要原因，呼吸道感染为诱发心力衰竭的常见原因，在年轻女性患者中，妊娠和分娩常为主要诱因。急性肺水肿是高度二尖瓣狭窄的严重并发症，往往由于剧烈体力活动、情绪激动、感染、妊娠或分娩、快速房颤等情况而诱发，上述情况均可导致左心室舒张充盈期缩短和左心房压升高，因而使肺毛细血管压力增高，血浆易渗透到组织间隙或肺泡内，故引起急性肺水肿。

（四）呼吸道感染

二尖瓣狭窄患者，由于常有肺静脉高压、肺淤血，故易合并支气管炎和肺炎。临床上凡遇心力衰竭伴发热、咳嗽的患者时，即应考虑到合并呼吸道感染的可能，应及时给予抗生素治疗，以免诱发或加重心力衰竭。显著二尖瓣狭窄的患者，一般不易感染肺结核。

五、自然病程

由于介入治疗和外科治疗的飞速发展，使得了解二尖瓣狭窄以及其他类型瓣膜病的自然病程相当困难。仅有少数资料能提供二尖瓣狭窄病程信息。在温带地区，如美国和西欧，首次风湿热发生后 15～20 年才出现有症状的二尖瓣狭窄。从心功能 II 级进展为心功能 II～IV 级需 5～10 年；在热带和亚热带地区，病变进展速度相对较快。经济发展程度和种族遗传因素也可能起一定作用。如在印度，6～12 岁儿童即可患有严重的二尖瓣狭窄，但在北美和西欧，有症状的二尖瓣狭窄却见于 45～65 岁。Sagie 采用多普勒超声心动图对 103 例二尖瓣狭窄患者进行随访后指出，二尖瓣口面积减小速率为 $0.09 cm^2/$年。

外科治疗二尖瓣狭窄出现前的年代，有关二尖瓣狭窄自然病程的资料提示，症状一旦出现，预后不良，其 5 年存活率在心功能 III 级为 62％，IV 级为 15％。1996 年，Horstkotte 报告一组拒绝行手术治疗的有症状的二尖瓣狭窄患者，5 年存活率为 44％。

六、治疗

二尖瓣狭窄患者，可发生肺水肿、心力衰竭、心律失常以及血栓栓塞等并发症，已如前述。一般来说，二尖瓣狭窄患者，若未出现并发症，可不必治疗，但应防止受凉，注意劳逸结合，应用长效青霉素预防乙型溶血性链球菌感染；有并发症者，宜选择适当方式进行治疗。

二尖瓣狭窄的治疗方式分内科治疗和外科治疗两方面。此处介绍内科治疗部分，及外科治疗中的经皮球囊二尖瓣成形术。

1. β受体阻滞药　由于二尖瓣狭窄合并间质性肺水肿或肺泡性肺水肿的主要成因是二尖瓣口的机械性阻塞，二尖瓣跨瓣压差增大，左心房压力和肺静脉-肺毛细血管压力增高。二尖瓣跨瓣压差与心率、心排血量之间的关系是：压力阶差＝心排血量/(K×舒张充盈期)(K为一常数，包含二尖瓣口面积)。心排血量增加或舒张充盈期缩短可导致压力阶差上升。若能减慢心率及(或)降低心排出量，就可降低二尖瓣跨瓣压差，降低左心房、肺静脉-毛细血管压，减轻患者肺淤血症状。

1977年，Steven等对8例单纯二尖瓣狭窄呈窦性心律的患者进行了研究，用普萘洛尔2mg静脉注射，注射前及注射后10min测心率、肺小动脉楔压、左心室收缩压、左心室舒张压以及心排血量。结果显示心率下降(13.0±2.6)次/分(P<0.01)，心排血量下降(0.5±0.2)L/min(P<0.05)，二尖瓣跨瓣压差下降(7.1±1.6)mmHg(P<0.05)，肺小动脉楔压下降(6.9±1.2)mmHg(P<0.01)，左心室收缩压下降(5.1±2.6)mmHg(P>0.05)，左心室舒张末期压力无变化。

有学者也曾用普萘洛尔静脉注射抢救单纯二尖瓣狭窄合并急性肺水肿的患者，还曾用普萘洛尔口服治疗单纯二尖瓣狭窄合并慢性肺淤血的患者，疗效均非常满意。β受体阻滞药能有效地减慢窦房结冲动，因此可用于：①二尖瓣狭窄合并窦性心动过速；②二尖瓣狭窄合并窦性心动过速和急性肺水肿；③二尖瓣狭窄合并快速型室上性心律失常。

2. 钙通道阻滞药　如维拉帕米和地尔硫䓬，这两种药物均能直接作用于窦房结，减慢窦性频率；还可作用于房室结，延缓房室传导。但是这两种药物还能扩张周围血管，引起交感神经兴奋，间接地使窦性频率加快，房室结传导加速。因此，钙通道阻滞药对房室结和窦房结的净效应与剂量相关，为有效减慢窦性心律，延缓房室传导，常须用中等剂量或大剂量。由于用量较大，常发生诸如头痛、便秘、颜面潮红及肢体水肿等副作用。所以这种药物，多用做洋地黄的辅助用药，以减慢快速心房颤动患者的心室率。

3. 洋地黄制剂　对窦房结基本无直接作用，但能有效地抑制房室结，延缓房室传导。对二尖瓣狭窄、窦性心动过速合并肺水肿的患者，临床应用价值有限，甚至有人认为有害。对二尖瓣狭窄快速心房颤动合并肺水肿者，应用洋地黄制剂，疗效满意。

应该指出的是：洋地黄对静息状态下的快速心房颤动，能显著减慢心室率，在应激状态下，洋地黄控制心房颤动的心室率的能力较差。其原因在于：洋地黄减慢房室结传导的作用，主要是通过兴奋迷走神经实现的，在应激状态下，交感神经兴奋，房室传导加速，这种交感神经的兴奋作用超过迷走神经的抑制作用，因此心房颤动患者心室率难以减慢，为解决这一问题，可加用β受体阻滞药或钙通道阻滞药，辅助洋地黄控制应激状态下心房颤动患者的心室率。

4. 经皮球囊二尖瓣成形术　禁忌证包括：①左心房内血栓形成；②近期(3个月)内有血栓栓塞史；③中、重度二尖瓣关闭不全；④左心室附壁血栓；⑤右心房明显扩大；⑥心脏、大血管转位；⑦主动脉根部明显扩大；⑧胸、脊柱畸形。

第二节 二尖瓣关闭不全

一、病因和病理改变

二尖瓣包括瓣环、瓣叶、腱索和乳头肌，它们在功能上是一个整体。正常的二尖瓣功能，有赖于上述四成分的结构和功能的完整，其中任何一个或多个成分出现结构异常或功能障碍便可产生二尖瓣关闭不全（mitral regurgitation），当左心室收缩时，血液便可反流入左心房。以前风湿热、风湿性心瓣膜炎发生率很高，因此认为风湿性二尖瓣关闭不全极为常见，即使临床未发现伴有二尖瓣狭窄的二尖瓣关闭不全，若未查到其他病因，也认为是风湿性二尖瓣关闭不全。随着心脏瓣膜病手术治疗的开展及尸检资料的累积，对二尖瓣关闭不全的病因的认识也随着发生了变化。据报告，风湿性单纯性二尖瓣关闭不全占全部二尖瓣关闭不全的比例逐渐在减少。1972年，Seizer报告风湿性二尖瓣关闭不全占44%；1976年，Amlie报告占33%；1987年，Kirklin及中尾报告为3%～21%。非风湿性单纯性二尖瓣关闭不全的病因，以腱索断裂最常见，其次是感染性心内膜炎、二尖瓣黏液样变性、缺血性心脏病等。缺血性心脏病之所以造成二尖瓣关闭不全，其机制可能与左心室整体收缩功能异常、左心室节段性室壁运动异常以及心肌梗死后左心室重构等有关。

二尖瓣关闭不全的病因分类，见表9-1。

表9-1　二尖瓣关闭不全的病因分类

病损部位	慢性	急性或亚急性
瓣叶-瓣环	风湿性	感染性心内膜炎
	黏液样变	外伤
	瓣环钙化	人工瓣瓣周漏
	结缔组织疾病	
	先天性（如二尖瓣裂）	
腱索-乳头肌	瓣膜脱垂（腱索或乳头肌过长）	原发性腱索断裂
	乳头肌功能不全	继发性腱索断裂
		感染性心内膜炎或慢性瓣膜病变所致
		心肌梗死并发乳头肌功能不全或断裂
		创伤所致腱索或乳头肌断裂
心肌	扩张型心肌病	
	梗阻性肥厚型心肌病	
	冠心病	

（一）瓣叶异常

由于瓣叶受累所致的二尖瓣关闭不全，常见于慢性风湿性心瓣膜病，男性多于女性，其主要病理改变为慢性炎症及纤维化使瓣叶变硬、缩短、变形，或腱索粘连、融合、变粗等，病程久者可钙化而加重关闭不全。风湿性二尖瓣关闭不全的患者中，约半数合并二尖瓣狭窄。此外，结缔组织疾病、感染性心内膜炎、穿通性或非穿通性创伤均可损毁二尖瓣叶；心内膜炎愈合期二尖瓣尖的回缩也能引起二尖瓣关闭不全。

（二）瓣环异常

1. 瓣环扩张 成人二尖瓣环的周径约 10cm，在心脏收缩期，左心室肌的收缩可使瓣环缩小，这对瓣膜关闭起重要作用，因此，任何病因的心脏病凡引起严重的左心室扩张者，均可使二尖瓣环扩张，从而导致二尖瓣关闭不全。一般原发性瓣膜关闭不全比继发于二尖瓣环扩张引起的关闭不全严重些。

2. 瓣环钙化 在尸检中，二尖瓣环特发性钙化甚为常见。一般这种退行性变对心脏功能影响很小，严重的二尖瓣环钙化，则是引起二尖瓣关闭不全的重要原因。高血压、主动脉瓣狭窄和糖尿病以及马方综合征等，均可使二尖瓣环的钙化加速，并可使二尖瓣环扩张，因而更易造成二尖瓣关闭不全；此外，慢性肾衰竭和继发性甲状旁腺功能亢进症的患者，也易发生二尖瓣环钙化。严重钙化的患者，钙盐可能侵入传导系统，导致房室和（或）室内传导阻滞，偶尔钙质沉着扩展可达冠状动脉。

（三）腱索异常

这是引起二尖瓣关闭不全的重要原因。腱索异常可由下列原因引起，先天性异常、自发性断裂或继发于感染性心内膜炎、风湿热的腱索断裂。多数患者腱索断裂无明显原因，后叶腱索断裂较前叶腱索断裂多见，常伴有乳头肌纤维化，腱索断裂也可由创伤或急性左心室扩张引起。根据腱索断裂的数目和速度而引起不同程度的二尖瓣关闭不全，临床上可表现为急性、亚急性或慢性过程。

（四）乳头肌受累

任何妨碍乳头肌对瓣叶有效控制的因素，均可导致二尖瓣关闭不全。乳头肌是由冠状动脉的终末支供血，因此，对缺血很敏感，乳头肌血供的减少，可引起乳头肌缺血、损伤、坏死和纤维化伴功能障碍。唯乳头肌断裂在临床上罕见。若缺血呈一过性，乳头肌功能不全和二尖瓣关闭不全也呈一过性，且伴有心绞痛发作。若缺血严重而持久，引起慢性二尖瓣关闭不全。后内侧乳头肌的血供较前外侧少，故较易受缺血的影响。

引起乳头肌受累的原因，归纳起来有下列几种：①乳头肌缺血，常见者为冠心病；②左心室扩大，使乳头肌在心脏收缩时发生方位改变；③乳头肌的先天性畸形，如乳头肌过长、过短、一个乳头肌缺如等；④感染性心内膜炎时合并乳头肌脓肿，可引起急性瓣下二尖瓣关闭不全；⑤其他，如肥厚型心肌病、心内膜心肌纤维化、左心房黏液瘤、外伤等。

根据乳头肌受累的程度及速度，临床上可表现为急性二尖瓣关闭不全或慢性二尖瓣关闭不全的征象。

二、病理生理

二尖瓣关闭不全时，左心室排血可经两个孔道，即二尖瓣孔和主动脉瓣孔，因此排血阻力降低。在主动脉瓣打开之前，几乎半量的左心室血液先期反流左心房。反流量的多少，决定于二尖瓣孔的大小和左心室-左心房压力阶差。而二尖瓣孔的大小和左心室-左心房压力阶差又是可变的。左心室收缩压或者左心室-左心房压力阶差决定于周围血管阻力；正常二尖瓣环有一定弹性，其横截面可由多种因素调节，如前负荷、后负荷、心肌收缩力。当前负荷和后负荷增加，心肌收缩力降低，左心室腔扩大，二尖瓣环扩张，反流孔增大，反流量增加；当采用某些措施（如正性肌力药物、利尿药、血管扩张药）使左心室腔缩小，反流孔变小，反流量减少。

（一）左心室功能的变化

当急性二尖瓣关闭不全发生开始时，左心室以两种方式来代偿，一是排空更完全，二是增加前负荷。此时，左心室收缩末压降低，内径缩短，室壁张力明显下降，心肌纤维缩短程度和速率增加。当二尖瓣关闭不全持续而变为慢性二尖瓣关闭不全，特别是严重二尖瓣关闭不全时，左心室舒张末期容量增大，收缩末期容量恢复正常。根据 Laplace 定律（心肌张力与心室内压和心室半径乘积相关），由于左心室舒张末期容量增大，室壁张力增加至正常水平或超过正常水平，此谓严重二尖瓣关闭不全的慢性代偿阶段。左心室舒张末期容量增加，即前负荷增加，二尖瓣环扩大，二尖瓣关闭不全加重，即进入二尖瓣关闭不全引起二尖瓣关闭不全的恶性循环。在慢性二尖瓣关闭不全，左心室舒张末期容量及左心室质量均是增加的，左心室发生典型的离心性肥厚，肥厚的程度与扩大的程度不成比例。二尖瓣关闭不全，由于左心室后负荷降低，射血分数（EF）可以维持于正常水平或超过正常水平。

多数严重二尖瓣关闭不全患者，心功能代偿期可持续多年；部分患者，由于左心室长期容量超负荷，最终发生心肌失代偿，收缩末期容量，前负荷后负荷均增加，而射血分数和每搏出量降低。左心室功能失代偿者，神经内分泌系统激活，循环炎性因子增加，磷酸肌酸与三磷酸腺苷比例降低。

严重二尖瓣关闭不全患者，冠状动脉血流速度加快，而与主动脉瓣病变相比较，心肌氧耗量的增加并不显著，因为这类患者心肌纤维缩短程度和速度虽然增高，但这不是心肌氧耗量的主要决定因素，主要决定因素是室壁张力、心肌收缩力和心率，前者（平均左心室壁张力）实际是降低的，而后两者变化不大。因此，二尖瓣关闭不全的患者很少出现心绞痛。

反映心肌收缩力强弱的各种射血指标（如射血分数，左心室短轴缩短率）是与后负荷大小成反比的，二尖瓣关闭不全早期，上述射血指标增高。许多患者最终之所以有症状，是因为二尖瓣反流量大，左心室压和肺静脉压增高，而各种射血指标却无变化，甚至增高。也有部分患者，症状严重，提示左心室收缩功能严重减低，各种射血指标降至低于正常水平或正常低水平。即使二尖瓣关闭不全合并明显左心室衰竭，左心室射血分数及短轴缩短率仅有轻、中度降低。因此，当射血分数为正常低水平时，即提示左心室收缩功能受损。当射血分数中度减低（0.40～0.50），则提示左心室收缩功能严重受损，而且在二尖瓣矫治术后常难以逆转；当射血分数低于 0.35，提示左心室收缩功能极度受损，二尖瓣矫治术的风险很大，术后疗效不佳。

（二）左心房顺应性的变化

左心房顺应性是严重二尖瓣关闭不全患者血流动力学和临床表现的主要决定因素。依据左心房顺应性的差别，可将二尖瓣关闭分为三个亚组。

1. 左心房顺应性正常或降低组　该组左心房扩大不明显，左心房平均压显著增高，肺淤血症状突出。见于急性二尖瓣关闭不全，如腱索断裂、乳突肌头部梗死、二尖瓣叶穿孔（外伤或感染性心内膜炎）。数周、数月后左心房壁逐渐增厚，收缩力增强，排空更充分，左心房顺应性低于正常；急性二尖瓣关闭不全发生后 6～12 个月，肺静脉壁增厚，肺动脉壁也增厚，肺动脉血管阻力增加，肺动脉压力增高。

2. 左心房顺应性显著增高组　该组左心房明显扩大，左心房平均压正常或略高于正常。见于严重慢性二尖瓣关闭不全。这类患者，肺血管阻力和肺动脉压力正常或稍高于正常，常有心房颤动和心排血量减低的表现。

3. 左心房顺应性中度增高组　该组介于第一组和第二组之间，临床上最常见。见于严重二尖瓣关闭不全，左心房可有不同程度扩大，左心房平均压升高，肺静脉压力、肺血管阻力和肺动脉压力可能升高，心房颤动迟早也会发生。

三、临床表现

（一）症状

慢性二尖瓣关闭不全患者临床症状的轻重，取决于二尖瓣反流的严重程度、二尖瓣关闭不全进展的速度、左心房和肺静脉压高低、肺动脉压力水平以及是否合并有其他瓣膜损害和冠状动脉疾病等。

慢性二尖瓣关闭不全的患者在出现左心室衰竭以前，临床上常无症状。部分慢性二尖瓣关闭不全合并肺静脉高压或心房颤动患者可于左心室衰竭发生前出现症状。从罹患风湿热至出现二尖瓣关闭不全的症状，一般常超过 20 年。二尖瓣关闭不全的无症状期比二尖瓣狭窄长，急性肺水肿亦比二尖瓣狭窄少见，可能与左心房压较少突然升高有关，咯血和栓塞的病例远比二尖瓣狭窄少，而由于心排血量减少所致的疲倦、乏力则表现较突出。

轻度二尖瓣关闭不全的患者，可能终身无症状，多数患者仅有轻度不适感。但如有慢性风湿活动、感染性心内膜炎或腱索断裂，则可使二尖瓣关闭不全进行性加重，由低心排血量或肺充血引起的症状亦会逐渐明显，有时甚至发展为不可逆的左心衰竭。二尖瓣关闭不全的患者出现心房颤动时，虽会影响病程的进展，但不如二尖瓣狭窄时明显，可能因为二尖瓣关闭不全患者出现快速房颤时，不至于使左心房压明显升高之故。

严重二尖瓣关闭不全的患者，由于心排血量很低，因此患者有极度疲乏力、无力的感觉，活动耐力也大受限制，一旦左心衰竭，肺静脉压力升高，患者即可出现劳力性呼吸困难，亦可有夜间阵发性呼吸困难，进而可出现右心衰竭的征象，表现为肝脏淤血肿大、踝部水肿，甚至出现胸腔积液、腹水；合并冠状动脉疾病患者，可出现心绞痛的临床症状。

（二）体征

心界向左下扩大，心尖区出现有力的、局限性的收缩期搏动，亦表示左心室肥厚、扩张。二尖瓣瓣叶病变所致二尖瓣关闭不全，第一心音常减低。由于左心室排空时间缩短，主动脉瓣关闭提前，常可出现第二心音宽分裂。合并肺动脉高压时，肺动脉瓣关闭音增强。在左心室快速充盈期，流经二尖瓣口血流量增大、增速，常可在心尖部闻及左心室源性第三心音，有时伴有短促的舒张期隆隆性杂音。

二尖瓣关闭不全最重要的体征是心尖区收缩期杂音。多数患者，杂音在 S_1 后立即发生，持续于整个收缩期，超过甚至掩盖主动脉关闭音，该杂音响度稳定，呈吹风性，调较高，可向左腋下和左肩下放射，若为后外侧瓣病变，杂音还可向胸骨和主动脉瓣区放射，后者特别多见于二尖瓣后叶脱垂时。二尖瓣关闭不全杂音，不随左心室每搏输出量大小变化而变化，其强弱也与二尖瓣关闭不全的严重程度无关。某些患者，因左心室扩大、急性心肌梗死、人工瓣膜周漏、严重肺气肿、肥胖、胸廓畸形，虽有严重二尖瓣关闭不全，杂音很难听到，甚至完全听不到，此谓安静型二尖瓣关闭不全（silent mitral regurgitation）。

风湿性二尖瓣病，可表现为单纯二尖瓣狭窄、二尖瓣关闭不全，但更多表现为二尖瓣狭窄合并二尖瓣关闭不全。在二尖瓣狭窄合并二尖瓣关闭不全的患者，如果听诊发现心尖部 S_1 减低，又可闻及第三心音，说明以关闭不全为主；若发现心尖部 S_1 亢进，有明显开瓣音，收缩期杂音柔和而又短促，提示以狭窄为主。

（三）辅助检查

1. X 线检查 轻度二尖瓣关闭不全，X 线检查无明显异常发现，较严重者可有左心房增大及左心室增大。严重二尖瓣关闭不全者，可呈巨大左心房，有时可使食管向右、向后移位，并组成右心缘的一部分。若有心力衰竭或肺动脉高压存在，则出现右心室增大。透视下可见二尖瓣钙化，有时可见左心房收缩期搏动。有肺静脉高压时，可见 Kerley B 线。急性严重二尖瓣关闭不全常有肺水肿的征象，而左心房、左心室扩大不显著。左心室造影对二尖瓣关闭不全的诊断很有帮助，且能提示反流量的大小。

2. 心电图检查 轻度二尖瓣关闭不全者，心电图正常；较重者，主要示左心室肥大和劳损，当出现肺动脉高压后，可有左、右心室肥大或右心房肥大的表现。病程短者，多呈窦性心律，约 1/3 的慢性二尖瓣关闭不全者示心房颤动。窦性心律者，标准导联中 P 波可增宽并出现切迹，V_1 导联 Ptf 负值增大，提示左心房增大。

3. 超声心动图检查 对重症二尖瓣关闭不全的诊断准确率很高，轻症者因反流量小，心脏形态改变不显著，故较难肯定。超声诊断的主要依据如下。

（1）M 型图可示左心房、左心室增大及容量负荷过重的现象，有时可见瓣膜钙化。右心室及肺动脉干亦可能扩大或增宽。

（2）切面超声心动图上可见瓣叶增厚、反射增强，瓣口在收缩期关闭对合不佳。

（3）多普勒检查时，在左心房内可见收缩期血液返回所引起湍流。

（4）左心声学造影时，可见造影剂在收缩期由左心室返回左心房。

（5）腱索断裂时，二尖瓣可呈连枷样改变，在左心室长轴切面观可见瓣叶在收缩期呈鹅颈样钩向左心房，舒张期呈挥鞭样漂向左心室。

运动超声心动图可协助判断二尖瓣关闭不全的严重程度，了解运动期间血流动力学的异常改变，尤其对那些轻度二尖瓣关闭不全但有症状患者以及病情稳定而无症状的二尖瓣关闭不全患者，运动超声心动图可客观地评价其心功能状态。

4. 放射性核素检查　　超声心动图是诊断二尖瓣关闭不全最常用的影像学方法，但在下述情况下可进一步考虑门控血池核素造影或一期心血管造影：超声检查结果不甚满意；临床与超声诊断有出入；有必要更准确测定左心室射血分数。此外，通过该法还可测量左心室功能和反流分数；也可用于定期随访患者，若在随访期，静息射血分数进行性下降达正常值下限，或左心室舒张末期和（或）收缩末期容量进行增加，提示患者应考虑手术治疗。

四、自然病程

二尖瓣关闭不全的自然病史，取决于基本病因、反流程度及心肌功能状态。轻度二尖瓣关闭不全，可多年无症状，其中仅少数患者因感染性心内膜炎或腱索断裂而使病情加重。一般慢性风湿性二尖瓣关闭不全在诊断后的 5 年存活率为 80%，10 年存活率为 60%，但如已出现明显症状（心功能已达Ⅲ～Ⅳ级），则 5 年和 10 年存活率均明显降低，分别为 40% 和 15%。瓣膜脱垂综合征的病程大多为良性，寿命与正常人相近，但约有 15% 可进展为严重的二尖瓣关闭不全，若并发感染性心内膜炎或腱索断裂，则预后与急性二尖瓣关闭不全相同。

五、治疗

慢性瓣膜病由于相当时期内可无症状，因此，在诊断确立后仅需定期随访，内科治疗的重点是预防风湿热和感染性心内膜炎的发生，及适当限制体力活动。血管扩张药特别是减轻后负荷的血管扩张药，通过降低射血阻抗可减少反流量和增加心排出量，对急性二尖瓣关闭不全可产生有益的血流动力学效应，对于慢性二尖瓣关闭不全是否如此，目前尚无定论。洋地黄类药物对负荷过重的左心室具正性肌力作用，故控制本病的心力衰竭症状较二尖瓣狭窄者更适宜，对伴有心房颤动者更有效。

六、急性二尖瓣关闭不全

有关急性二尖瓣关闭不全的病因详见表 9-1。其中，最重要的是原发性腱索断裂、感染性心内膜炎致瓣膜毁损和腱索断裂、缺血性乳头肌功能不全或断裂、人工瓣功能不全。急性二尖瓣关闭不全也可发生在慢性二尖瓣关闭不全的病程中，使病情突然加重。

急性二尖瓣关闭不全多发生于左心房大小正常，房壁顺应性正常或降低的患者，当二尖瓣反流突然发生，左心房压、肺静脉压迅速升高，可引起急性肺水肿，甚至引起肺动脉压升高，右心衰竭。而左心室前向搏出量显著减少，收缩末期容量稍降低，但舒张末容量增加，压力升高。

（一）临床表现

1. 症状　突然发作呼吸困难，不能平卧。频频咳嗽，咳大量粉红色泡沫痰，伴极度乏力。

2. 体征　端坐位，精神紧张，全身大汗，皮肤青紫。听诊肺部满布哮鸣音或哮鸣音与湿性啰音混杂。重症者，可有血压下降，甚至发生心源性休克。心尖搏动位置大多正常。听诊心脏可发现心跳快速；第二心音宽分裂，左心室源性第三心音或第四心音；肺动脉瓣关闭音增强；心尖区可闻及收缩早期递减型杂音，呈吹风性，调低而柔和，传导方向视受累瓣膜不同而不同。

（二）辅助检查

1. X线检查　左心房、左心室不大，但有明显肺淤血或肺水肿。若发生于慢性二尖瓣关闭不全的基础上，则可见左心房、左心室扩大。

2. 心电图　一般为窦性心动过速，无左心房、左心室扩大表现。

3. 超声检查　左心房、左心室稍大；收缩期，二尖瓣闭合不全；有时可发现二尖瓣在整个心动周期内呈连枷样运动；多普勒超声检查可发现严重二尖瓣反流。

（三）治疗

吸氧，镇静，静脉给予呋塞米。内科治疗最重要的是使用血管扩张药，特别是静脉滴注硝普钠。该药可以扩张动脉系统，降低周围血管阻力，从而减轻二尖瓣反流；同时可扩张静脉系统，减少回心血量，缓解肺淤血。临床实践证明，硝普钠可以减轻症状，稳定病情，为下步手术治疗创造条件。急性二尖瓣关闭不全伴血压下降时，可同时使用正性肌力药，如多巴酚丁胺等；如有条件，应尽早应用主动脉内球囊反搏。

第三节　二尖瓣脱垂综合征

一、概述

1961年，Reid提出收缩中期喀喇音（click）和收缩晚期杂音均起源于心脏瓣膜。1963年，Barlow将收缩中期喀喇音、收缩晚期杂音、心电图 T 波改变和心室造影显示二尖瓣脱垂归纳为独特的综合征。以后人们称之为 Barlow 综合征，即二尖瓣脱垂综合征（mitral valve prolapse syndrome），又名听诊-心电图综合征、收缩中期喀喇音-收缩晚期杂音综合征、气球样二尖瓣综合征等。

目前认为，二尖瓣脱垂综合征是多种病因所造成的，在左心室收缩时二尖瓣叶部分或全部突向左心房，并同时伴有相应临床表现的一组综合征。

二尖瓣脱垂是一种最常见的瓣膜疾病。其患病率，根据受检人群及诊断标准的不同而异，文献报告的患病率为 0.4%～17%。

2002 年发表的 Framingham 心脏研究，采用新的超声诊断标准对人群进行检查，二尖瓣脱垂综合征患病率为 2.4%，女性患病率为男性 2 倍。

虽然大多数原发性二尖瓣脱垂综合征是散发的，但有少数研究显示其家族性聚集倾向。有一报道在 17 例肯定受累的先证者家庭中，近 50% 的第一代亲族呈现二尖瓣脱垂的超声心动图特征。本病还曾在几对孪生儿中发现。Framingham 首次检出 100 例二尖瓣脱垂病例中，30% 的人至少有 1 名亲戚也有二尖瓣脱垂。从现有资料看，大多数为垂直遗传，在二代或多代中有听诊异常，提示为常染色体显性遗传。

二、病因

二尖瓣脱垂综合征的病因至今尚未完全澄清。有人曾试图从病因角度将该病分为原发性二尖瓣脱垂和继发性二尖瓣脱垂（表 9-2）。

表 9-2　二尖瓣脱垂综合征病因分类

原发性	家族性
	非家族性
继发性	马方(Marfan)综合征
	风湿性心内膜炎
	冠心病
	扩张型心肌病
	特发性肥厚性主动脉瓣下狭窄
	心肌炎
	外伤
	甲状腺功能亢进症
	左房黏液瘤
	结节性动脉周围炎
	系统性红斑狼疮
	肌营养不良
	骨发生不全
	Ehlers-Danlos 综合征
	假性弹性纤维黄色瘤先天性心脏病(第 2 孔型房间隔缺损、室间隔缺损、动脉导管未闭、爱伯斯坦畸形、矫正型大血管转位)
	运动员心脏
	Turnrs 综合征
	Noonan 综合征
	先天性 Q-T 间期延长综合征

从二尖瓣脱垂综合征猝死者和瓣膜置换术者的病理检查发现，这类患者均有不同程度的瓣膜和腱索的黏液瘤样变性。由于原发性二尖瓣脱垂患者死亡数少，换瓣

者也不多，因此目前尚难确定是否大多数或所有原发性二尖瓣脱垂者均有瓣膜和腱索的黏液瘤样变性。

前已述及，部分患者有家族性发病倾向，常合并有骨骼异常和某些类型的先天性心脏病，因此应怀疑本综合征与胚胎期发育障碍有关。胚胎学研究业已证明，二尖瓣、三尖瓣、腱索、瓣环、房间隔、胸椎、肋骨和胸骨的发育均在胚胎的 35～42 天进行。因此这些成分的两种或两种以上异常并存就不足为怪了。

二尖瓣脱垂常与某些遗传性结缔组织疾病并存。其中最常见的是 Marfan 综合征和 Ehlers-Danlos 综合征。在一组研究中，35 例 Marfan 综合征患者，91％有二尖瓣脱垂；另一组 13 例典型 Marfan 综合征患者，超声证实 4 例有二尖瓣脱垂，尸检和组织学发现所有病例二尖瓣均有酸性黏多糖沉积所致的黏液瘤样改变。在Ⅳ型 Ehlers-Danlos 综合征一个家系 10 例患者中，经切面超声心动图证实 8 例有二尖瓣脱垂。Ⅲ型胶原异常是Ⅳ型 Ehlers-Danlos 综合征的基本生化缺陷。最近有人报告，19 例瓣膜替换术时切除的黏液样变性的二尖瓣，多种胶原含量增加，特别是Ⅲ型胶原。故在原发性二尖瓣脱垂与遗传性胶原合成障碍疾病所致的二尖瓣脱垂之间，瓣叶的超微结构基础是不同的。Marfan 综合征、Ehlers-Danlos 综合征等结缔组织疾病，由于二尖瓣、瓣环、腱索组织脆弱，容易引起二尖瓣脱垂。

心室与瓣叶大小之间正常的平衡关系失调可引起解剖学上的二尖瓣脱垂，这时，二尖瓣叶或腱索可无任何病理改变。左心室明显缩小或几何形状发生显著改变时，二尖瓣叶于收缩期不能保持正常的位置和形状，从而形成某种程度的脱垂，如特发性梗阻性肥厚型心肌病、继发孔房间隔缺损、直背综合征、漏斗胸等。风湿性心肌炎、病毒性心肌炎、扩张型心肌病、冠心病，由于左心室整体或节段性运动异常，也可引起二尖瓣脱垂。预激综合征患者，由于左心室激动顺序异常，也可引起二尖瓣脱垂。

Tomaru 曾对 42 例脱垂瓣叶的切除标本作了病理分析，发现脱垂瓣叶有慢性炎症者 22 例。病变主要表现为瓣叶结构有明显破坏，有弥漫性小血管增生和瘢痕形成，因而瓣叶的海绵组织层变窄甚至消失。有研究者据此称之为炎症后瓣叶脱垂。说明二尖瓣脱垂不仅可由黏液样变引起，也可由炎症后病变所致。

三、病理解剖

正常二尖瓣主要包括三层：第一，心房面层，含弹力纤维结缔组织；第二，中层，又称海绵组织层，含疏松的、黏液样的结缔组织；第三，心室面层，又称纤维质层，含浓密的胶原纤维。腱索也是由浓密的胶原纤维所构成，插入纤维质层。

原发性二尖瓣脱垂的基本病理改变是，海绵组织层组织含量增加（瓣叶肥大），侵入纤维质层，使之断裂；在纤维质层和腱索的连续部位胶原分解或发育不全，腱索分支点减少、附着点增加，排列杂乱无章，中央索呈退行性变，黏液样变性，腱索延长，位于腱索间的瓣膜节段脆弱、伸长，心室收缩时在压力的作用下异常地向左心房鼓出，但二尖瓣关闭尚属正常。瓣膜病理改变不是均一的，后瓣受累最重；瓣环发生黏液样变，周径扩大。

由于瓣叶、腱索和左心室内壁之间频繁接触摩擦，相应部位纤维增厚，即出现继发性摩擦病灶（friction lesion）。

在瓣叶，继发性摩擦病灶位于瓣叶间的接触处，局部纤维组织特别是胶原纤维沉积，细嫩的透明的瓣叶变为粗糙的不透明的瓣叶，形态也发生改变。尽管如此，前后叶交界处绝无粘连，这是区别于风湿性二尖瓣病的特征之一。

摩擦病灶也可出现于左心室心内膜面与腱索接触处。其开始病变为在与有关腱索相对应的心室内膜出现线状纤维增厚，后者可以扩展并汇合。病程后期，有关腱索也被融合于左心室内壁的纤维组织中。这样一来，腱索可以缩短。若左心室内膜有广泛的纤维化，纤维化组织也可出现少有的钙化现象。

四、病理生理

二尖瓣脱垂是一种慢性进行性病理过程。绝大多数无并发症的二尖瓣脱垂，其血流动力学正常。

多数报道认为二尖瓣脱垂患者心室活动呈高动力状态，射血分数增加。少数研究者发现，这类患者左心室有节段性收缩异常。偶有报道指出，左心室后基底段和膈段强烈收缩，前壁向内凹陷，后者似乎与二尖瓣脱垂相应腱索张力增高有关。

二尖瓣环呈中度或显著扩大，其周径可较正常大 2/3 以上。瓣环扩大本身就可影响瓣叶的正常关闭。

曾有少数报道，二尖瓣脱垂可同时伴有三尖瓣脱垂及右心室收缩功能异常。

五、临床表现

（一）症状

大多数二尖瓣脱垂患者无症状，只是在健康检查通过听诊或心电图有 T 波改变而被发现，实践证明，仅有收缩中期喀喇音而不伴收缩晚期杂音者多无明显症状。

常见症状有胸痛、心悸、呼吸困难、疲乏无力，头昏或晕厥，少数患者主诉焦虑和恐惧感。还有个别患者有神经精神症状。

胸痛发生率 40%～80%，多与劳力无关，部位局限而不向他处放射，性质如刀割样或撕裂样，可持续半小时、数天，硝酸甘油疗效差，个别患者胸痛呈典型心绞痛样。胸痛机制不明。

心悸见于半数以上病例。心悸的发生，可能与心律失常有关，但动态心电图检查发现，主观感觉心悸与记录到的心律失常之间相关性不高。

约 40%患者主诉呼吸困难。不论活动时还是静息状态下均如此。经仔细询问有这种主诉者，多诉说"气不够用"、"长吸一口气好些"，并非真正的呼吸困难。这种异常感觉可能与换气过度有关。

少数患者有黑矇和晕厥。Wigle 等报告 7 例晕厥者均为短阵心室颤动引起。但晕厥也可在无心律失常时出现，其中部分患者可能为脑栓塞引起的一过性脑缺血发作，栓子来自心房壁或二尖瓣叶。

（二）体征

在体征方面，二尖瓣脱垂患者最重要的表现为体型、胸廓和脊柱以及心脏听诊的异常发现。

这类患者，多为无力体型。胸廓和脊柱常有异常，如正常脊柱胸段后曲消失（直背综合征）、脊柱侧弯以及漏斗胸等。

听诊心脏时可能发现包括收缩中期或晚期喀喇音、收缩期杂音和第一心音改变。其中，以喀喇音和杂音尤为重要，是二尖瓣脱垂综合征特征性标志。这类患者听诊发现变化甚大，时有时无，时强时弱。有的患者既有收缩中期喀喇音又有收缩晚期杂音，另一些患者可能只有收缩中期喀喇音或只有收缩晚期杂音。因此应多次听诊、多体位听诊。Fontana 等强调至少需要在四个体位进行听诊，如仰卧位、左侧卧位、坐位和立位。

收缩中晚期喀喇音，为收缩期的高调的额外音，持续时间短暂，在心尖部和胸骨左缘近二尖瓣处最易闻及。喀喇音可以缺如，可呈单个或多个，多发生于收缩中期和晚期，偶尔发生于收缩早期。多个喀喇音可酷似心包摩擦音，这可解释为何过去易将二尖瓣脱垂综合征误诊为心包炎。经选择性左心室造影和心脏超声检查证明，喀喇音出现的时间正好与脱垂二尖瓣叶活动达最高峰的时间相一致，此时瓣叶腱索结构突然被拉紧而产生振动，所以，曾被称之为"腱索拍击音"或瓣叶"帆样拍击"现象。由于收缩期喀喇音与喷血无关，因此又称为非喷射性喀喇音。喀喇音出现时间可随左心室舒张末期容量及几何形态改变而改变，可提前也可错后。

收缩期杂音为一种高调、柔和的吹风性杂音，常紧跟喀喇音之后，也可在喀喇音稍前出现，因此，位于收缩中晚期，也可呈全收缩期。杂音为递增型，也可为递增-递减型，常超越第二心音的主动脉瓣成分。收缩期杂音是由二尖瓣脱垂、瓣口不能紧密闭合而使血液反流所致。杂音的最佳听诊部位在心尖区。和喀喇音一样，其发生时间也随左心室舒张末期容量变化而变化，既可提前也可错后，可增强也可减弱。少数患者，可间歇闻及收缩期"喘息"（systolic whoop）音或"吼鸣"（honk）音。心尖部喘息音或吼鸣音是一种高频乐音，传导广泛并常伴震颤。其产生的可能机制是，由于脱垂瓣叶震荡，或从一侧脱垂瓣叶边缘漏出的非对称性血流冲击另一侧瓣叶所致。

心尖部第一心音的强度可有不同变化，这与二尖瓣脱垂发生的时间及特点有关。第一心音增强，提示二尖瓣呈早期脱垂或全收缩期脱垂。第一心音正常，提示二尖瓣中晚期脱垂。第一心音减弱，提示腱索断裂，二尖瓣呈连枷样脱垂。第一心音之所以增强，是由于喀喇音和第一心音几乎同时发生；第一心音之所以减弱，是由于二尖瓣关闭时，瓣叶不能很好弥合。

二尖瓣脱垂综合征的动态听诊（dynamic auscultation）详见表 9-3。

二尖瓣脱垂综合征的听诊表现可因为某些生理性措施和药物的影响使其发生时间、持续时间、响度明显改变，这一特点对于该综合征的诊断价值很大。其发生基础是左心室舒张末期容量的改变，凡能降低左心室射血阻力、减少静脉回流、加快心率、增加心肌收缩力的药物或生理性措施，均可使左心室舒张末期容量减少，腱

表 9-3　二尖瓣脱垂综合征的动态听诊

方法	喀喇音出现时间	收缩期杂音		
		出现时间	持续时间	响度
运动	↑	↑	↑	↑
站立	↑	↑	↑	↑
蹲踞	↓	↓	↓	↓
等长握拳	↓	↓	↓	↓
Valsalva 动作（屏气）	↑	↑	↑	↑
Valsalva 动作（呼气）	↓	↓	↓	↓
亚硝酸异戊酯吸入	↑	↑	↑	↑
去氧肾上腺素滴入	↓	↓	↓	↓
异丙肾上腺素滴入	↑	↑	↑	↑
普萘洛尔	↓	↓	↓	↓

注：↑表示提前，延长，增强；↓表示后移，缩短，减弱。

索与左心室长轴相比相对过长，瓣叶较接近于脱垂位置，左心室收缩一开始，二尖瓣瓣叶即迅速达到最大脱垂，因此喀喇音和杂音提前发生，并靠近第一心音。相反，凡能增加左心室舒张末期容量的药物和生理性措施，均能使二尖瓣叶脱垂延迟发生，喀喇音和杂音则错后出现，并靠近第二心音。

一般来说，如果杂音出现时间后移，说明二尖瓣反流程度减轻，那么，杂音响度减轻，持续时间缩短。但是，某些措施却可引发矛盾性表现，如吸入亚硝酸异戊酯时，左心室舒张末期容量减少，杂音提前发生，持续时间延长，但由于左心室压力下降，反流减少，杂音减轻。相反，静脉滴入去氧肾上腺素时，杂音发生延迟、持续时间缩短、杂音却增强。对二尖瓣脱垂综合征的诊断来说，了解各种生理性措施和药物对杂音发生时间的影响比对杂音响度的影响更为重要。

值得注意的是，不少经选择性左心室造影或超声检查证实有二尖瓣脱垂的患者，听诊时甚至动态听诊时完全无异常，此即所谓"隐匿性二尖瓣脱垂"。这类患者发生率究竟多高，尚未确定。据 Framingham 对 2931 例患者调查，经 M 型超声心动图证实有二尖瓣脱垂者中，不到 15% 的可听到喀喇音和（或）杂音。这个报告是否可靠，不少人提出质疑。因为 M 型超声心动图本身对二尖瓣脱垂的诊断标准须进一步审订。

最后，需要提及的是，除二尖瓣脱垂能产生收缩中期喀喇音外，还有三尖瓣脱垂、心房间隔瘤、心腔内肿瘤、肥厚型心肌病以及胸膜-心包疾病，应该注意鉴别。

六、辅助检查

（一）心电图

大多数经心脏听诊和心脏超声检查证实有二尖瓣脱垂而无症状的患者，心电图检查都为正常；少数无症状患者及许多有症状患者，心电图检查时有异常发现，尤其是吸入亚硝酸异戊酯及运动期间更为明显。这些心电图异常，多属非特异性的。

最常见的心电图异常是 ST-T 改变，表现 Ⅱ、Ⅲ、aVF、$V_{4\sim6}$ 导联 T 波低平或倒置，可伴有 ST 段抬高或压低。这些表现可随体位变化而变化，还随时间推移而变化。ST-T 改变的发生率随各组选择病例的不同而不同，占 30%～50%。心电图改变的机制可能是：二尖瓣叶和（或）腱索张力增高，乳头肌和心内膜应激，发生相对性缺血。

二尖瓣脱垂综合征的患者，可发生多种心律失常，其中以室性期前收缩最常见。这里，特别应指出的是，二尖瓣脱垂综合征患者，常有阵发性室上性心动过速。Kligfield 认为这与这类患者预激综合征发生率高有关。在一般人群，有室上性心动过速发作史者仅 20% 有旁道存在；但在二尖瓣脱垂又有室上性心动过速发作史的患者中，60% 有旁道存在。而且旁道总在左侧。上述事实说明，二尖瓣脱垂合并阵发性室上性心动过速的患者，必须进一步做心脏电生理检查。

Bekheit 等通过研究发现，二尖瓣脱垂患者心电图上常有 Q-T 间期延长，这可能是室性心律失常的发生机制之一。

（二）动态心电图

二尖瓣脱垂综合征者进行动态心电图监测时，85% 患者可检出频发性室性期前收缩，50% 可检出短暂性室性心动过速，30% 可检出室上性心律失常。心律失常的出现与性别、年龄、瓣膜脱垂程度、喀喇音有无、ST-T 改变、Q-T 间期延长与否等因素无明显相关性。

动态心电图监测时，偶可检出窦性心动过缓、窦性停搏、窦房传导阻滞及不同程度的房室传导阻滞。

（三）运动心电图

二尖瓣脱垂综合征患者运动心电图常呈异常，但冠脉造影正常。运动对心电图的影响报道不一。例如，在一组有心绞痛史的二尖瓣脱垂患者，50% 于亚极量或极量运动试验时，出现缺血性 ST 段压低，这种 ST 段压低与心律失常的检出无关；另一组病情相似，但静息心电图有 ST-T 改变和严重心律失常，运动心电图却无 ST 段压低。原有静息心电图 ST-T 波改变中，部分于运动时可转为正常，另一部分却在运动时变得更为明显，更为广泛；原无 ST-T 改变的患者，运动时可发生 ST-T 改变。

运动试验时，75% 以上二尖瓣脱垂综合征患者可检出心律失常，特别是室性心律失常。一般来说，心律失常出现于运动终末，心率减慢时。

（四）X 线表现

胸部骨骼异常为二尖瓣脱垂综合征患者最常伴随的 X 线征象（60%～70%），大多数为直背、漏斗胸或胸椎侧突。

无并发症的二尖瓣脱垂患者，心影多为正常。合并二尖瓣关闭不全者，可有左心房和左心室扩大。

（五）负荷闪烁显像（stress scintigraphy）

对于某些既有胸痛又有心电图异常的二尖瓣脱垂患者，为除外冠心病合并二尖瓣脱垂，心电图运动试验固然有些帮助，但采用负荷闪烁显像检查更有价值。若检查结果阴性，即无运动诱发的局限性心肌缺血，则可排除冠心病；但阳性结果，则无鉴别诊断价值。

七、并发症

绝大多数二尖瓣脱垂综合征患者不会发生严重并发症。只有少数患者可发生进行性二尖瓣关闭不全、心律失常、心脏性猝死、感染性心内膜炎、体循环栓塞等严重并发症。

（一）进行性二尖瓣关闭不全

进行性二尖瓣关闭不全在二尖瓣脱垂综合征的患者中确切发生率尚不明确。Pocock 组患者随访时间 10～15 年，进行性二尖瓣脱垂发生率为 15％，既有喀喇音又有收缩期杂音的患者较仅有喀喇音的患者进行性二尖瓣关闭不全的发生率高。严重二尖瓣关闭不全多见于 50 岁以上男性二尖瓣脱垂综合征患者。

二尖瓣关闭不全呈进行性加重的机制：①二尖瓣叶退行性变和腱索延长呈进行性加重，致使二尖瓣脱垂加重；②二尖瓣环呈进行性扩大，早期阶段这种扩大属原发性（即与左心室腔与左心房腔大小无关）扩大，随之而来的是继发性（即与二尖瓣关闭不全所致的左心室和左心房扩张相关）扩大；③自发的或因某种应激所致腱索断裂；④感染性心内膜炎。后两者常使二尖瓣反流突然加重。

进行性二尖瓣关闭不全的结果是左心房、左心室扩大，左心衰竭。

（二）心律失常

早期一些报告认为二尖瓣脱垂综合征的患者中，室上性和室性心律失常的发生率较高。动态心电图记录发现，二尖瓣脱垂综合征的患者，室性期前收缩发生率为 50％～80％；频发或复杂性室性期前收缩 30％～50％；持续性和非持续性室性心动过速 10％～25％。这类患者，室上性心律失常也相当常见；阵发性室上性心动过速发生率最高，少数患者可表现为窦房结功能不全，不同程度的房室传导阻滞以及各种束支和分支传导阻滞。

Framingham 调查时，采用 M 型超声心动图和动态心电图对 179 名无二尖瓣脱垂者和 61 例有二尖瓣脱垂者进行对比研究，发现二尖瓣脱垂患者复杂或频发室性期前收缩发生率较高，但与无二尖瓣脱垂者比较，统计学上无显著差异。

二尖瓣脱垂综合征患者室性心律失常发生率，运动时增高，休息时降低。Boudoulas 发现，室性心律失常发生率与尿中儿茶酚胺浓度明显相关；情绪不良时，室性心律失常频繁发生。这些事实均证明，室性心律失常与神经体液因素有着密切联系。另外，也有人认为脱垂瓣膜过度牵拉腱索，激惹心肌，也是室性心律失常发生的机制之一。

室上性心动过速的基础是存在房室结双通道或房室旁道。近年来，有关二尖瓣脱垂综合征与预激综合征并存的报告颇多，但它的发生机制不同于过去概念，认为并非由于二尖瓣黏液样变性破坏引起，而是由于旁道的存在改变了心室肌的电-机械活动顺序，导致二尖瓣脱垂。二尖瓣脱垂后期患者，可出现心房颤动，这多由于进行性二尖瓣关闭不全，血流动力学改变，左心房扩大所致。

（三）心脏性猝死

心脏性猝死与二尖瓣脱垂之间的关系尚未完全弄清。二尖瓣脱垂综合征的患者，可发生心脏性猝死。猝死可发生于运动中，也可发生于睡眠时，可有先兆症状，也可无先兆症状。有明确家族史者、严重二尖瓣关闭不全者、有复杂室性心律失常者及有 Q-T 间期延长者，猝死的危险较大。

猝死的直接原因多为心室颤动，Boudoulas 报告 9 例二尖瓣脱垂合并猝死者，8 例记录到心室颤动。也有个别报告猝死是由病态窦房结综合征或完全性房室传导阻滞引起。

尽管这类患者可以发生心脏性猝死，但发生率相当低。Devereux 组 387 例二尖瓣脱垂者中，4 例发生猝死。

（四）感染性心内膜炎

Corrigall 等经对照研究证实，二尖瓣脱垂综合征患者易于发生感染性心内膜炎，其发生率为对照组的 5～8 倍。临床报告说明，不论有无收缩期杂音都可能发生感染性心内膜炎，有收缩期杂音者、瓣叶增厚者、脱垂严重者更易于发生。

有学者报告 25 例二尖瓣脱垂合并感染性心内膜炎患者，除 1 例的诊断仅根据患者具有清楚的喀喇音和收缩期杂音外，所有患者都是以超声心动图、心血管造影或病理检查确诊的。17 例于感染性心内膜炎发生前 2～49 年就有心脏杂音史。血培养结果以甲型链球菌最多，其次是 D 组链球菌、金黄色葡萄球菌等。

二尖瓣脱垂综合征之所以易于发生感染性心内膜炎与脱垂加于二尖瓣的应力，以及二尖瓣关闭不全时，血液由左心室高速射向左心房有关。

（五）体循环栓塞

Barnett 等收集众多文献说明，二尖瓣脱垂综合征是一过性脑缺血或脑卒中病因之一。许多神经科文献也证明了这一点。45 岁以上脑卒中患者中，50％～70％有二尖瓣脱垂；45 岁以下的患者，二尖瓣脱垂发现率为 40％。

栓塞除发生于脑动脉外，还可发生于视网膜动脉、冠状动脉及其他体动脉。

二尖瓣脱垂综合征患者之所以易发生体循环栓塞，原因尚未澄清。可能由于瓣膜肥大、增厚、表层出现裂隙，有利于血小板聚集。Steele 研究证明，二尖瓣脱垂综合征患者的血小板活性是增强的。

八、病程经过

有关二尖瓣脱垂综合征自然病史报告不多，Zuppiroli 曾对经超声心动图检查证实的 316 例患者进行前瞻性研究，随访时间（102±32）个月。随访期间 29 例发生 33 种严重或致死性并发症，每年总发生率为 1.2％；心脏性死亡 6 例（0.2％）；

体循环栓塞 7 例（0.3％）；行二尖瓣置换者 11 例（0.4％）。Avierinos 等报告（2002）一组 833 例二尖瓣脱垂综合征患者，平均随访 10 年，19％死亡，20％发生与二尖瓣脱垂相关事件（如心力衰竭、心房颤动、脑血管事件、动脉血栓栓塞、感染性心内膜炎）。高龄、男性、存在全收缩期杂音是死亡和心血管并发症的独立预测指标。

一般认为，绝大多数二尖瓣脱垂综合征患者预后良好，可多年无症状，病情长期稳定。少数患者可发生进行性二尖瓣关闭不全，而且多见于瓣膜显著肥大、瓣叶增厚的年龄较大的男性患者。罕有发生心脏性猝死者，这类患者死前多有严重二尖瓣关闭不全或 Q-T 间期延长，或级别较高的室性心律失常。感染性心内膜炎发生率也相当低，而且多可采取措施加以防范。但体循环栓塞也并非少见，表现为一过性脑缺血发作、脑梗死、黑矇、视网膜动脉阻塞，瓣膜肥大而又增厚的患者易于发生，应注意预防。

九、诊断

关于二尖瓣脱垂综合征的诊断标准，尚未完全统一。这里引用 Perloff 诊断标准，以供参考。该标准分为肯定诊断标准和可疑诊断标准。

（一）肯定诊断标准

具有下述一项或多项即可确诊为二尖瓣脱垂。

1. 心脏听诊　心尖部闻及收缩中晚期喀喇音和收缩晚期杂音或者仅在心尖部闻及吼鸣音。

2. 二维超声心动图

（1）心室收缩时，二尖瓣叶明显向心房侧移位，而且瓣叶结合点位于或高于（≥2mm）二尖瓣环平面。

（2）心室收缩时，二尖瓣叶呈轻中度向心房侧移位，同时应伴有腱索断裂或多普勒超声显示二尖瓣反流，或二尖瓣环扩大。

3. 心脏听诊加上超声心动图　超声检查时，心室收缩期，二尖瓣叶呈轻中度向左房侧移位，同时应伴有下述之一者。

（1）心尖部可闻及明显的收缩中晚期喀喇音。

（2）年轻人心尖部可闻及收缩晚期杂音或全收缩期杂音。

（3）收缩晚期吼鸣音。

（二）可疑诊断标准

下述各项只能作为诊断二尖瓣脱垂综合征的怀疑线索，而不能作为确诊的依据。

1. 心脏听诊　心尖部可闻及响亮第一心音以及全收缩期杂音。

2. 二维超声心动图

（1）心室收缩时，二尖瓣后叶呈轻中度向左心房侧移位。

（2）心室收缩时，二尖瓣前、后叶呈中度向左心房侧移位。

3. 超声心动图加上病史　心室收缩时，二尖瓣叶呈轻中度向左心房侧移位，同时伴有下述条件之一者。

（1）年轻人有局灶性神经症状发作史或一过性黑矇病史。

（2）按肯定诊断标准确诊的二尖瓣脱垂综合征患者的第一代亲属。

在二尖瓣脱垂综合征的诊断方面，超声心动图占有十分重要的地位。超声检查时，应十分准确地了解瓣环与瓣叶的相对关系。许多研究表明，二尖瓣环并不是一平面结构，而是前后缘靠近左房侧，内外侧结合部靠近左室侧，构成所谓"马鞍"样形态。二维超声心动图检查时，在心尖四腔图上，瓣环连线位置较左心长轴切面瓣环连线的位置低，靠近左心室，故诊断的假阳性率高。近年发展的三维超声心动图和四维超声心动图，能重建二尖瓣装置的马鞍形立体结构，直接显示瓣环和瓣叶的解剖关系，对正确诊断二尖瓣脱垂、重新评价其诊断标准可能有较大价值。

十、治疗

二尖瓣脱垂综合征的治疗包括下述四个方面。

（一）指导并安慰患者

无明显并发症的二尖瓣脱垂患者，一般预后良好，无须特别治疗，可每 2～4 年在门诊随访一次。心尖部有收缩期杂音者，每年门诊随访一次。应给患者作耐心说服教育工作，安慰患者，消除顾虑。

（二）对症治疗

因为许多症状缺乏器质性改变的基础，如心悸、胸痛、眩晕等。对此，除向患者说明病情外，可考虑使用镇静药，也可用 β 受体阻滞药如美托洛尔等。

（三）预防并发症

1. 感染性心内膜炎　对于确诊为二尖瓣脱垂的患者，是否一律应采取预防感染性心内膜炎的措施，一直存在着争议。因为这种患者感染性心内膜炎的发生率仅 5/10 万人口，所以预防感染性心内膜炎的措施仅适用于：①超声证实二尖瓣叶肥大而且增厚者；②心尖部有明显收缩期杂音者；③易于发生菌血症者（如有药瘾者）。

2. 心律失常和心脏性猝死　前已述及，这类患者可以发生猝死，猝死最常见的原因是心律失常。心律失常的发现常有赖于动态心电图监测。下述患者应考虑行动态心电图监测：①常规心电图存在心律失常者；②常规心电图存在 Q-T 间期延长者；③常规心电图有 ST-T 改变者；④从事特殊职业者（如飞行员、高空作业工人）。

根据动态心电图所发现的心律失常类型和恶性程度，选择药物如美托洛尔、苯妥英钠、奎尼丁及胺碘酮等。极个别患者甚至要埋植心脏转复除颤器。

3. 进行性二尖瓣关闭不全　目前尚缺乏有效的预防措施。

4. 体循环栓塞　有体循环栓塞史的患者，可用抗凝药及血小板聚集抑制药，防止再次发生栓塞。

（四）治疗并发症

1. 感染性心内膜炎　治疗原则同一般感染性心内膜炎。若血流动力学改变明显，或者因瓣膜上有赘生物存在而反复发生栓塞者，应考虑换瓣手术。

2. 心律失常　根据心律失常类型及复杂程度，选择适合的抗心律失常药物，如美托洛尔、苯妥英钠、胺碘酮等。

3. 体循环栓塞　可选用抗凝药和血小板聚集抑制药，但是近期发生的脑梗死，这类药物应用宜谨慎。

第四节　主动脉瓣狭窄

一、病因和病理改变

主动脉瓣狭窄（aortic stenosis）的病因主要有三种，即先天性病变、炎症性病变和退行性病变。单纯性主动脉瓣狭窄，极少数为炎症性，多为先天性或退行性，而且多见于男性。

（一）先天性主动脉瓣狭窄

先天性主动脉瓣狭窄，可来源于单叶瓣畸形，双叶瓣畸形，也可来源于三叶瓣畸形。单叶瓣畸形，可引起严重的先天性主动脉瓣狭窄，是导致婴儿死亡的重要原因之一。

双叶瓣畸形本身不引起狭窄，但先天性瓣膜结构异常致紊流发生，损伤瓣叶，进而纤维化、钙化、瓣膜活动度逐渐减低，最后造成瓣口狭窄。这一过程常需数十年，因此此型狭窄多见于成人。部分双叶瓣畸形患者，也可表现为单纯先天性主动脉瓣关闭不全，或者既有狭窄又有关闭不全。双叶瓣畸形患者，常伴有升主动脉扩张，主动脉根部扩张也可引起主动脉瓣关闭不全。

三叶瓣畸形表现为三个半月瓣大小不等，部分瓣叶交界融合。虽然三叶瓣畸形主动脉瓣的功能可能终身保持正常，但不少患者，由于瓣叶结构异常，紊流发生，导致瓣膜纤维化、钙化，最终也可出现瓣口狭窄。

（二）炎症性主动脉瓣狭窄

引起炎症性主动脉瓣狭窄的病因主要为风湿热，其他少见病因如系统性红斑狼疮、风湿性心脏病等。主动脉瓣受风湿热侵袭后，主动脉瓣交界粘连，融合，瓣叶挛缩，变硬，瓣叶表面可有钙化沉积，主动脉瓣口逐渐缩小。风湿性主动脉瓣狭窄常同时有关闭不全，而且总是与二尖瓣病并存。

（三）退行性主动脉瓣狭窄

与年龄相关的退行性（钙化性）主动脉瓣狭窄现已成为成年人最常见的主动脉瓣狭窄。Otto 等报告，65 岁以上的老年人中退行性钙化性主动脉瓣狭窄的发生率为 2%，主动脉瓣硬化（超声表现为主动脉瓣叶不规则增厚）但无明显狭窄的发生率为 29%。一般认为后者为一种早期病变。退行性病变过程包括有增生性炎症、脂类聚集、血管紧张素转化酶激活、巨噬细胞和 T 淋巴细胞浸润，最后骨化，该过程类似于血管钙化。瓣膜钙化呈进行性发展，起初仅发生于瓣叶与瓣环交界处，继之累及瓣膜，使之僵硬，活动度减低。

退行性钙化性主动脉瓣狭窄，常与二尖瓣环钙化并存，二者具有相同的易患因素，这些易患因素也同时是血管壁粥样硬化的易患因素，包括低密度脂蛋白胆固醇升高、糖尿病、吸烟、高血压等。回顾性研究提示，长期应用他汀类药物，可使退行性钙化主动脉瓣狭窄进展减缓。前瞻性试验研究也证实了这一结论。

二、病理生理

正常主动脉瓣口面积为 $3\sim4cm^2$。当瓣口面积缩小至 $1.5\sim2.0cm^2$ 为轻度狭窄；$1.0\sim1.5cm^2$ 为中度狭窄；$<1.0cm^2$ 为重度狭窄。主动脉瓣狭窄的基本血流动力学特征是左心室前向射血受阻。一般来说，只有当主动脉瓣口面积缩小至正常的 1/3 或更多时，才会对血流产生影响。随着瓣口面积缩小，狭窄程度加重，心肌细胞肥大，左心室呈向心性肥厚，左心室游离壁和室间隔厚度增加，舒张末期左心室腔内径缩小。

由于主动脉瓣狭窄在若干年内呈进行性加重，为维持同样的心排血量，左心室腔内收缩压代偿性上升，收缩期跨主动脉瓣压差增大，左心室射血时间延长。

主动脉瓣重度狭窄时，反映左心室收缩功能的各种指标可能保持在正常范围内，但却有明显的舒张功能异常，表现为左心室壁顺应性减低，左心室壁松弛速度减慢，左心室舒张末期压力升高；左心房增大，收缩力增加。

左心室肥厚，室壁顺应性降低，舒张末期压力上升。随之而来的是左心房压、肺静脉压和肺毛细血管压力升高。反映这种左心室舒张功能异常的临床表现是劳力性呼吸困难。病程的早期阶段，即在左心室舒张功能减低的时候，收缩功能仍保持正常。随着时间的推移，收缩功能也逐渐下降，反映收缩功能的各项指标如心排血量、射血分数、射血速率相继减低，收缩末期容积稍增加，左心室腔轻度增大，左心室舒张压和左心房压进一步升高。

左心室一旦显著肥厚，心房对心室充盈的重要性就更为突出。心房收缩，可使左心室舒张末期压提高至 $20\sim35mmHg$，即使无左心室收缩功能或舒张功能不全时也是如此。但是，左心房平均压升高却不甚明显，因而不会引起肺淤血或劳力性呼吸困难。这类患者，一旦出现心房颤动，说明左心室舒张压和左心房压显著升高，极易发生急性肺水肿。

左心室心内膜下心肌，在正常情况下就易于发生缺血、缺氧，在有显著的心室壁向心性肥厚时，情况更是如此。之所以如此，原因有多种：①左心室肥厚，氧耗增加；②血管增长，尤其是毛细血管的增长不能与心肌肥厚同步进行；③从心肌毛细血管到肥大心肌细胞之间的弥散距离增大；④收缩时间延长，一方面使收缩期张力-时间曲线乘积增大，氧耗增加；另一方面使舒张期缩短，冠状动脉灌注减少，供氧减少；⑤左心室舒张末期压力升高妨碍心内膜下心肌灌注；⑥心肌内压力升高，也限制了收缩期及舒张期的冠状动脉血流；⑦主动脉腔内压力减低，冠状动脉灌注压下降。因此，某些严重的主动脉瓣狭窄的患者，虽无冠状动脉疾病，也可发生心绞痛或心肌梗死。

还有一种较少见的情况是，主动脉瓣狭窄的患者，由于肥厚的室间隔妨碍了右心室向肺动脉射血，肺动脉-右心室收缩压差增大，此即所谓 Bernheim 现象。

三、临床表现

出生后即发现主动脉瓣区收缩期杂音，以后又持续存在，提示为先天性主动脉瓣狭窄。

发现非先天性的心脏杂音，提示获得性主动脉瓣狭窄。晚发心脏杂音患者，又有风湿热病史，提示风湿性主动脉瓣狭窄；单纯主动脉瓣狭窄而又缺乏风湿热病史患者，90％以上为非风湿性主动脉瓣狭窄；70 岁后，出现主动脉瓣区收缩期杂音，提示退行性钙化性病变。

（一）症状

主动脉瓣狭窄患者，无症状期长，有症状期短。无症状期，3％～5％患者可因心律失常猝死。有症状期，突出表现为所谓三联征，即心绞痛、晕厥和心力衰竭。未经手术治疗患者，三联征出现，提示预后不良，有心绞痛者，平均存活 5 年；有晕厥者，平均存活 3 年；有心力衰竭者，平均存活 2 年。预期寿限一般不超过 5 年。此期，也有 15％～20％发生猝死。

1. 心绞痛　对于重度主动脉瓣狭窄来说，这是一种最早出现又是最常见（50％～70％）的症状。与典型心绞痛所不同的是，这种患者的心绞痛发生于劳力后的即刻而不是发生在劳力当时；含服硝酸甘油也能迅速缓解疼痛，但易于发生硝酸甘油晕厥。

心绞痛产生的原因有三：①心肌氧耗增加。心肌氧耗决定于左心室收缩压和收缩时间的乘积。主动脉瓣狭窄患者，这两项参数皆增高，因而氧耗增高。②50％主动脉瓣狭窄患者可合并冠状动脉粥样硬化性狭窄。③极少数患者，主动脉瓣上钙化性栓子脱落后引起冠状动脉栓塞。

2. 晕厥　发生率为 15％～30％。多发生于劳力当时，也可发生于静息状态下。晕厥发生前，多有心绞痛病史。也有部分患者，并无典型晕厥发生，只表现为头晕、眼花或晕倒倾向，此谓之近晕厥（near syncope）。近晕厥与晕厥具有同样的预后意义。

晕厥发生的机制可能为：①劳力期间，全身小动脉发生代偿性扩张，此时心脏不能随之增加心排血量；②劳力期间，并发室性心动过速或心室颤动；③劳力期间，并发房性快速性心律失常或一过性心脏传导阻滞。

3. 左心衰竭　表现为劳力性呼吸困难、端坐呼吸、夜间阵发性呼吸困难，乃至急性肺水肿。左心衰竭之所以发生，开始阶段是由于左心室舒张功能不全，以后又有左心室收缩功能不全的参与。

此外，严重主动脉瓣狭窄的患者，可发生胃肠道出血，部分原因不明，部分可能由于血管发育不良，特别是右半结肠的血管畸形所致，较常见于退行性钙化性主动脉瓣狭窄。主动脉瓣置换术后一般出血可停止。年轻的主动脉瓣畸形患者较易发生感染性心内膜炎；钙化性主动脉瓣狭窄可发生脑栓塞或身体其他部位的栓塞，如视网膜动脉栓塞可引起失明。

疾病晚期可出现各种心排血量降低的临床表现，如疲倦、乏力、周围性发绀等，最后亦可发展至右心衰竭乃至全心衰竭。偶尔，右心衰竭先于左心衰竭，此可能由于 Bernheim 现象所致。

（二）体征

1. 动脉压　主动脉瓣明显狭窄者，脉压一般小于 50mmHg，平均为 30～40mmHg，收缩压极少超过 200mmHg。但是，合并主动脉瓣关闭不全者以及老年患者的收缩压可达 180mmHg，脉压可达 60mmHg。因此不能单凭动脉脉压来预测狭窄的严重程度。

2. 颈动脉搏动　主动脉瓣狭窄患者，颈动脉搏动减弱或消失。如果将触诊颈动脉与听诊心脏结合起来，可以发现颈动脉搏动上升缓慢，搏动高峰紧靠主动脉瓣关闭音（A_2）或与 A_2 同时发生。颈动脉搏动消失或者只有收缩期震颤，提示极严重的主动脉瓣狭窄。主动脉瓣狭窄合并关闭不全，或者合并动脉硬化者，颈动脉搏动可以正常。

3. 主动脉瓣关闭音　主动脉瓣狭窄，A_2 延迟或减低，因此在心底部只听到单一第二心音；也可出现第二心音的反常分裂。

4. 主动脉瓣喷射音　在主动脉瓣狭窄的患者中，年龄越轻，越可能闻及主动脉瓣喷射音；年长患者，多半不能闻及。这种喷射音多发生在心尖部，其存在与否与主动脉瓣关闭音的响度密切相关。A_2 减低，多无喷射音；A_2 正常，多有喷射音。

5. 主动脉瓣狭窄性杂音　这种杂音的特征是：响亮、粗糙，呈递增、递减型，在胸骨右缘第 1～2 肋间或胸骨左缘听诊最清楚，可向颈动脉，尤其是右侧颈动脉传导，10% 主动脉瓣狭窄患者，收缩期杂音最响部位在心尖部，特别是老年患者或者合并有肺气肿的患者易于发生这种情况。一般来说，杂音愈响，持续时间愈长，高峰出现愈晚，提示狭窄程度愈重。主动脉瓣狭窄患者，出现左心衰竭时，由于心排血量减少，杂音响度减低，甚至消失，隐匿性主动脉瓣狭窄可能是顽固性心力衰竭的原因，应该注意搜寻。

四、实验室检查

（一）心电图

心电图的序列变化能较准确地反映"狭窄"的病程经过和严重程度：①轻度狭窄，心电图多属正常；②中度狭窄，心电图正常，或者 QRS 波群电压增高伴轻度 ST-T 改变；③重度狭窄，右胸前导联 S 波加深，左胸前导联 R 波增高，在 R 波增高的导联 ST 段压低、T 波深倒置。心电轴多无明显左偏。偶尔，心电图呈"微性梗死"图形，表现为右胸导联 R 波丢失。

心电图变化，还具有一定的预后意义。在主动脉瓣狭窄而发生猝死患者中，70％患者心电图呈现左心室肥厚伴 ST-T 改变，只 9％的患者心电图正常。如果一系列心电图上，左心室肥厚呈进行性加重，提示狭窄性病变在加重。

主动脉瓣狭窄患者，不论病情轻重，一般为窦性心律。如果出现心房颤动，年龄较轻者，提示合并有二尖瓣病变；年龄较长者，说明病程已属晚期。如前所述，这类患者，特别是同时有二尖瓣环钙化者，可出现各种心脏传导阻滞，其中以一度房室传导阻滞和左束支传导阻滞最常见，三度房室传导阻滞较少见。

（二）X 线检查

主动脉瓣狭窄患者，心影一般不大。但心形略有变化，即左心缘下 1/3 处稍向外膨出。

75％～85％患者可呈现升主动脉扩张，扩张程度与狭窄的严重性相关性差，显著扩张提示主动脉瓣二尖瓣畸形或者合并有关闭不全。主动脉结正常或轻度增大。部分患者可见主动脉瓣钙化，35 岁以上的患者，透视未见主动脉瓣明显钙化可排除严重主动脉瓣狭窄。

左心房呈轻度增大。如果左心房明显扩大，提示二尖瓣病变、肥厚性主动脉瓣狭窄，或者主动脉瓣狭窄程度严重。

（三）超声心动图检查

可显示主动脉瓣开放幅度减小（常小于 15mm），开放速度减慢，瓣叶增厚，反射光点增大提示瓣膜钙化；主动脉根部扩大，左心室后壁及室间隔呈对称性肥厚，左心室流出道增宽。二维超声心动图可以发现二叶、三叶主动脉瓣畸形，如有瓣膜严重钙化、瓣膜活动度小、左心室肥厚三项同时存在，则提示主动脉瓣狭窄严重。

多普勒超声可测定心脏及血管内的血流速度，通过测定主动脉瓣口血流速度可计算出最大跨瓣压力阶差，亦可计算出主动脉瓣口面积，此结果与通过心导管测定的数字有良好的相关性。若将多普勒超声与放射性核素心血管造影联合检查，则计算出的主动脉瓣口面积的准确度更大。

（四）导管检查

对于 35 岁以上的患者，特别是具有冠心病危险因素的患者，应加作冠状动脉造影，以了解有无冠心病伴存。这类患者，不宜行左心室造影。

（五）磁共振显像

可了解左心室容量、左心室质量、左心室功能。也可对主动脉瓣狭窄严重程度作定量评价。

五、治疗

（一）无症状期

对于无症状的主动脉瓣狭窄患者，内科治疗包括：①劝告患者避免剧烈的体力活动；②各种小手术（如镶牙术、扁桃体摘除术等）术前，选用适当的抗生素以防止感染性心内膜炎；③风湿性主动脉瓣狭窄可考虑终生应用磺胺类药物或青霉素，预防感染性心内膜炎；④一旦发生心房颤动，应及早行电转复，否则可导致急性左心衰竭。

（二）有症状期

1. 手术治疗　凡出现临床症状者，即应考虑手术治疗。

2. 主动脉瓣球囊成形术　这是 20 世纪 80 年代狭窄性瓣膜病治疗的一个进展，其优点在于无需开胸、创伤小、耗资低，近期疗效与直视下瓣膜分离术相仿。经 30 多年临床实践证明，该治疗方法有许多不足之处，诸如多数患者术后仍有明显的残余狭窄，主动脉瓣口面积增加的幅度极为有限，远期再狭窄发生率及死亡率均很高，因此应用受到限制。

第五节　主动脉瓣关闭不全

一、病因和病理变化

主动脉瓣关闭不全（aortic regurgitation）可因主动脉瓣本身的病变（原发性主动脉瓣关闭不全）和升主动脉的病变或主动脉瓣环扩张（继发性主动脉瓣关闭不全）所引起，根据发病情况又分为急性和慢性两种，临床上以慢性主动脉瓣关闭不全较多见，也是本节的重点。其病因分类详见表 9-4。

表 9-4　主动脉瓣关闭不全的病因分类

病损	慢性	急性或亚急性
瓣膜病变（原发性）	风湿性	感染性心内膜炎
	退行性钙化性	外伤性
	先天性	自发性脱垂或穿孔
	二叶式主动脉	
	室间隔缺损伴主动脉瓣受累	
	主动脉瓣穿孔	
	瓣膜脱垂综合征	
	结缔组织疾病	
	系统性红斑狼疮	
	类风湿关节炎	
	强直性脊柱炎	
升主动脉病变（继发性）	年龄相关的退行性变	急性主动脉夹层
	主动脉囊性中层坏死	急性主动脉炎
	二叶式主动脉瓣	
	主动脉夹层	

主动脉瓣本身病变引起主动脉瓣关闭不全的常见病因有：风湿性心脏病、先天性畸形及感染性心内膜炎等。

风湿性心脏病所致的主动脉瓣关闭不全，系由风湿性主动脉瓣炎后瓣叶缩短、变形所引起，常伴有程度不等的主动脉瓣狭窄和二尖瓣病变，以男性多见。老年退行性钙化性主动脉瓣狭窄中75%合并有关闭不全（一般为轻度）。先天性主动脉瓣关闭不全，常见于二叶式主动脉瓣；偶尔，瓣膜呈筛网状发育不全，可引起单纯关闭不全。虽然先天性主动脉瓣穿孔是常见畸形，但因它发生在主动脉瓣关闭线上方，因而罕有显著的主动脉瓣反流。此外，高位室间隔缺损亦可使主动脉瓣受累。

因单纯性主动脉瓣关闭不全而行主动脉瓣置换术的患者中，50%以上为继发于主动脉显著扩张的主动脉瓣关闭不全。升主动脉扩张的病因为主动脉根部病变，后者包括与年龄相关的退行性主动脉扩张、主动脉囊性中层坏死（单纯性或与Marfan综合征并存）、二叶式主动脉瓣相关性主动脉扩张、主动脉夹层、成骨不全、梅毒性主动脉炎、Behcet综合征和体循环高血压等。

二、病理生理

正常时，主动脉与左心室在舒张期的压力相差悬殊，如存在主动脉瓣关闭不全，则在舒张期即可有大量血液反流入左心室，致使左心室舒张期容量逐渐增大，左心室肌纤维被动牵张。如左心室扩张与容量扩大相适应，则左心室舒张末期容量（LVEDV）虽增加，而左心室舒张末期压（LVEDP）不增高，扩张程度在 Starling 曲线上升段，可以增强心肌收缩力。加之，由于血液反流，主动脉内阻抗下降，更有利于维持左心室泵血功能，故能增加左心室搏出量。随后，左心室发生肥厚，室壁厚度与左心室腔半径的比例和正常相仿，因此得以维持正常室壁张力。由于 LVEDP 不增加，左心房和肺静脉压也得以保持正常，故多年不发生肺循环障碍。随着病情的进展，反流量必然越来越大，甚至达心搏出量的80%，左心室进一步扩张、心壁肥厚，心脏重量可增加至1000g以上，心脏之大（"牛心"），为其他心脏病所少见。此时，患者在运动时通过心率增快、舒张期缩短和外周血管扩张，尚可起到部分代偿作用。但长期的容量负荷过重，必然导致心肌收缩力减弱，继之心搏出量减少，左心室收缩末期容量和舒张末期容量均增大，LVEDP 升高，当后者逆传至左心房、肺静脉时，就可引起肺淤血或发生急性肺水肿。此外，主动脉瓣关闭不全达一定程度时，主动脉舒张压即会下降，致冠状动脉灌注减少；左心室扩大，室壁增厚，心肌氧耗量增加。两者共同促成心肌缺血加重。左心功能不全，最后亦可发展至右心功能不全。

三、临床表现

（一）症状

慢性主动脉瓣关闭不全患者，可能耐受很长时间而无症状。轻症者一般可维持20年以上。

1. 呼吸困难　最早出现的症状是劳力性呼吸困难，表示心脏储备功能已经降低，随着病情的进展，可出现端坐呼吸和夜间阵发性呼吸困难。

2. 胸痛　患者常诉胸痛，可能是由于左心室射血时引起升主动脉过分牵张或心脏明显增大所致。心绞痛比主动脉瓣狭窄少见。夜间心绞痛的发作，可能是由于休息时心率减慢，舒张压进一步下降，使冠状动脉血流减少之故；亦有诉腹痛者，推测可能与内脏缺血有关。

3. 心悸　左心室明显增大者，由于心脏搏动增强，可致心悸，尤以左侧卧位或俯卧位时明显，室性期前收缩伴完全性代偿间歇后的一次收缩可使心悸感更为明显。情绪激动或体力活动引起心动过速时，也可感心悸。由于脉压显著增大，患者常感身体各部位有强烈的动脉搏动感，尤以头颈部为甚。

4. 晕厥　罕见出现晕厥，但当快速改变体位时，可出现头晕或眩晕。

（二）体征

颜面较苍白，头随心搏摆动。心尖搏动向左下移位，范围较广。心界向左下扩大。心底部、胸骨柄切迹、颈动脉可触到收缩期震颤，颈动脉搏动明显增强。

主动脉瓣关闭不全的主要体征为：主动脉瓣区舒张期杂音，为一高音调递减型哈气样杂音，最佳听诊区取决于有无显著的升主动脉扩张。原发性者在胸骨左缘第3～4肋间最响，可沿胸骨左缘下传至心尖区；继发性者，由于升主动脉或主动脉瓣环可有高度扩张，故杂音在胸骨右缘最响。轻度关闭不全者，此杂音柔和、高调，仅出现于舒张早期，只在患者取坐位前倾、呼气末才能听到；较重关闭不全时，杂音可为全舒张期且粗糙；在重度或急性主动脉瓣关闭不全时，由于左心室舒张末期压高至几乎与主动脉舒张压相等，故杂音持续时间反而缩短。有时由于大量急速反流可致二尖瓣提前关闭，而出现中、晚期开瓣音。如杂音带音乐性质，常提示瓣膜的一部分翻转、撕裂或穿孔。主动脉夹层分离有时也出现这种音乐性杂音，可能是由于舒张期近端主动脉内膜通过主动脉瓣向心室脱垂或中层主动脉管腔内血液流动之故。

严重主动脉瓣关闭不全时，在主动脉瓣区常有收缩中期杂音，向颈部及胸骨上凹传导，为极大量心搏量通过畸形的主动脉瓣膜所致，并非由器质性主动脉瓣狭窄所引起。反流明显者，在心尖区可听到一低调柔和的舒张期隆隆性杂音，称为Austin-Flint杂音，其产生机制为：①从主动脉瓣反流入左心室的血液冲击二尖瓣前叶，使其震动并被推起，以致当左心房血流入左心室时产生障碍，出现杂音；②主动脉瓣反流血与由左心房流入的血液发生冲击、混合，产生涡流，引起杂音，因为在置换了Star-Edwards球瓣患者并无可开合的瓣叶，也可听到此杂音。听到此杂音时，应注意与器质性二尖瓣狭窄所引起的舒张期杂音相鉴别。吸入亚硝酸异戊酯后，因反流减少，此杂音即减弱。左心室明显增大者，由于乳头肌向外侧移位，在心尖区可闻及全收缩期杂音。主动脉瓣关闭不全，心尖区S_1正常或减低；A_2可正常或增强（继发性），也可减低或缺失（原发性）。可在胸骨左缘闻及收缩早期喷射音，此与大量左心室血流喷入主动脉，主动脉突然扩张而振动有关。若在心尖区听到第三心音奔马律，提示左心室功能减退。

重度主动脉瓣关闭不全可致主动脉舒张压下降，根据直接测压，主动脉瓣关闭不全的舒张压最低可至 30～40mmHg。如舒张压＜50mmHg，提示为严重主动脉瓣关闭不全。收缩压正常或升高，脉压增大。可出现周围血管征，如水冲脉（water-hammer）、"枪击音"（pistol shot sound）、毛细血管搏动及股动脉收缩期与舒张期双重杂音（Duroziez 征），有的患者其头部随心搏摆动（De-Musset 征）。

（三）辅助检查

1. X 线检查 左心室增大，升主动脉扩张，呈"主动脉型"心脏。透视下见主动脉搏动明显增强，与左心室搏动配合呈"摇椅样"搏动。病情严重者，左心房亦显示扩大。如为继发性主动脉瓣关闭不全，可见升主动脉高度扩大或呈瘤样突出。在 Valsalva 动作下作逆行性升主动脉根部造影，大致可以估计关闭不全的程度，如造影剂呈喷射样反流仅见于瓣膜下，提示为轻度；如左心室造影剂密度大于主动脉者，提示为重度；如造影剂已充填整个左心室但密度低于主动脉，提示为中度关闭不全。荧光增强透视，有时可见主动脉瓣及升主动脉钙化。

2. 心电图检查 常示左心室肥厚劳损伴电轴左偏；左心室舒张期容量负荷过重可显示为：Ⅰ、aVL、$V_{3～6}$ 等导联 Q 波加深以及 V_1 出现小 r 波，左胸导联 T 波可高大直立，也可倒置。晚期左心房也可肥大。如有心肌损害，可出现室内传导阻滞及左束支传导阻滞等改变。超声心动图检查对主动脉瓣关闭不全有肯定的诊断价值，不但可以观测房室大小及主动脉的宽度，而且也可提示主动脉瓣的改变。慢性主动脉瓣关闭不全可见左心室腔及其流出道与升主动脉根部内径增大，如左心室代偿良好，尚可见室间隔、左心室后壁及主动脉搏动增强；二尖瓣前叶舒张期可有快速振动。二维超声心动图可见主动脉关闭时不能合拢，有时也可出现扑动。多普勒超声可见主动脉瓣下方舒张期涡流，其判断反流程度与心血管造影术有高度相关性。

3. 超声心动图检查 可帮助判断病因，如可显示二叶式主动脉瓣、瓣膜脱垂、破裂及升主动脉夹层等病变，还可显示瓣膜上的赘生物。

4. 放射性核素心血管造影 结合运动试验可以测定左心室收缩功能，判断反流程度，和心导管检查时心血管造影术比较，有良好的相关性，此法用于随访有很大的实用价值。

四、预后

Bonow 等报告一组患者，患有严重主动脉瓣关闭不全，但无症状，左心室射血分数正常。经 10 年随访，45％以上患者仍保持无症状且有正常左心室功能。美国 ACC/AHA 曾在关于瓣膜性心脏病处理指南中指出：①无症状主动脉瓣关闭不全患者，若左心室收缩功能正常，那么每年症状性左心室功能不全发生率不足 60％，无症状左心室功能不全发生率不足 3.5％，猝死发生率不足 0.2％；②无症状主动脉瓣关闭不全患者，若左心室收缩功能减低，每年将有 25％患者出现心力衰竭症状；③有症状主动脉瓣关闭不全，年死亡率超过 10％。

一般来说，与主动脉瓣狭窄患者一样，一旦出现症状，病情常急转直下。心绞痛发生后，一般可存活 4 年；心力衰竭发生后，一般可存活 2 年。Dujardin 等对未经手术治疗的主动脉瓣关闭不全患者长期随访证明，心功能Ⅲ～Ⅳ级组 4 年存活率约 30％。

五、治疗

1. 随访 轻中度主动脉瓣关闭不全，每 1～2 年随访一次；重度主动脉瓣关闭不全，若无症状且左心室功能正常，每半年随访一次。随访内容包括临床症状，超声检查左心室大小和左心室射血分数。

2. 预防感染性心内膜炎 只要有主动脉瓣关闭不全，不论严重程度如何，均有指征应用抗生素类药物以预防感染性心内膜炎。

3. 应用血管扩张药 慢性主动脉瓣关闭不全伴有左心室扩大但收缩功能正常者，可以应用血管扩张药，如口服肼屈嗪、尼群地平、非洛地平和血管紧张素转化酶抑制药等。已有不少的随机性、前瞻性研究证明，上述药物具有良好的血流动力学效应。但是，有症状的慢性主动脉瓣关闭不全者，应首选主动脉瓣置换术，若患者不宜或不愿行手术治疗，也可应用血管扩张药。

第六节 三尖瓣狭窄

一、病因和病理

三尖瓣狭窄（tricuspid stenosis）几乎均由风湿病所致，少见的病因有先天性三尖瓣闭锁、右心房肿瘤及类癌综合征。右心房肿瘤的临床特征为症状进展迅速，类癌综合征更常伴有三尖瓣反流。偶尔，右心室流入道梗阻可由心内膜心肌纤维化、三尖瓣赘生物、起搏电极及心外肿瘤引起。

风湿性三尖瓣狭窄几乎均同时伴有二尖瓣病变，在多数患者中主动脉瓣亦可受累。尸检资料提示，风湿性心脏病患者中大约 15％有三尖瓣狭窄，但临床能诊断者大约仅 5％。

风湿性三尖瓣狭窄的病理变化与二尖瓣狭窄相似，腱索有融合和缩短，瓣缘融合，形成一隔膜样孔隙，瓣叶钙化少见。

三尖瓣狭窄也较多见于女性，可合并三尖瓣关闭不全或与其他任何瓣膜的损害同时存在。右心房明显扩大，心房壁增厚，也可出现肝脾大等严重内脏淤血的征象。

二、病理生理

当运动或吸气使三尖瓣血流量增加时，右心房和右心室的舒张期压力阶差即增大。若平均舒张期压力阶差超过 5mmHg 时，即足以使平均右心房压升高而引起体静脉淤血，表现为颈静脉充盈、肝大、腹水和水肿等体征。

三尖瓣狭窄时，静息心排血量往往降低，运动时也难以随之增加，这就是为什么即使存在二尖瓣病，左心房压、肺动脉压、右心室收缩压却正常或仅轻度升高的原因。

三、临床表现

（一）症状

三尖瓣狭窄致低心排血量引起疲乏，体静脉淤血可引起消化道症状及全身不适感，由于颈静脉搏动的巨大"a"波，使患者感到颈部有搏动感。虽然患者常同时合并有二尖瓣狭窄，但二尖瓣狭窄的临床症状如咯血、夜间阵发性呼吸困难和急性肺水肿却很少见。若患者有明显的二尖瓣狭窄的体征而无肺淤血的临床表现时，应考虑可能同时合并有三尖瓣狭窄。

（二）体征

主要体征为胸骨左下缘低调隆隆样舒张中晚期杂音，可伴舒张期震颤，可有开瓣拍击音。增加体静脉回流方法可使之更明显，呼气及 Valsalva 动作屏气期使之减弱。风湿性者常伴二尖瓣狭窄，后者常掩盖本病体征。

三尖瓣狭窄常有明显体静脉淤血体征，如颈静脉充盈、有明显"a"波，吸气时增强，晚期病例可有肝大、腹水及水肿。

（三）辅助检查

1. X 线检查　主要表现为右心房明显扩大，下腔静脉和奇静脉扩张，但无肺动脉扩张。

2. 心电图检查　P_{II}、V_1 电压增高（$>0.25mV$）；由于多数三尖瓣狭窄患者同时合并有二尖瓣狭窄，故心电图亦常示双房肥大。

3. 超声心动图检查　其变化与二尖瓣狭窄时观察到的相似，M 型超声心动图常显示瓣叶增厚，前叶的射血分数斜率减慢，舒张期与隔瓣呈矛盾运动，三尖瓣钙化和增厚；二维超声心动图对诊断三尖瓣狭窄较有帮助，其特征为舒张期瓣叶呈圆顶状、增厚、瓣叶活动减低、开放受限。

四、诊断及鉴别诊断

根据典型杂音、右心房扩大及体循环淤血的症状和体征，一般即可做出诊断。对诊断有困难者，可行右心导管检查，若三尖瓣平均跨瓣舒张压差大于 2mmHg，即可诊断为三尖瓣狭窄。应注意与右心房黏液瘤、缩窄性心包炎等疾病相鉴别。

五、治疗

限制钠盐摄入及应用利尿药，可改善体循环淤血的症状和体征。严重三尖瓣狭窄（舒张期跨三尖瓣压差$>5mmHg$，瓣口面积$<2.0cm^2$），应考虑手术治疗。由于几乎总合并有二尖瓣病，两个瓣膜病变应同期进行矫治。

第七节 三尖瓣关闭不全

一、病因和病理

三尖瓣关闭不全（tricuspid regurgitation）罕见于瓣叶本身受累，而多由肺动脉高压致右心室扩大、三尖瓣环扩张引起，常见于二尖瓣狭窄及慢性肺源性心脏病。一般来说，当肺动脉收缩压超过 55mmHg，即可引起功能性三尖瓣关闭不全。少见者如风湿性三尖瓣炎后瓣膜缩短变形，常合并三尖瓣狭窄；先天性如艾伯斯坦畸形；亦可见于感染性心内膜炎所致的瓣膜毁损，三尖瓣黏液性退变致脱垂，此类患者多伴有二尖瓣脱垂，常见于 Marfan 综合征；亦可见于右心房黏液瘤、右心室心肌梗死及胸部外伤后。

后天性单纯性三尖瓣关闭不全可发生于类癌综合征，因类癌斑块常沉着于三尖瓣的心室面，并使瓣尖与右心室壁粘连，从而引起三尖瓣关闭不全，此类患者多同时有肺动脉瓣病变。三尖瓣关闭不全时常有右心房、右心室明显扩大。

二、病理生理

三尖瓣关闭不全引起的病理生理变化与二尖瓣关闭不全相似，但代偿期较长；病情若逐渐进展，最终可导致右心室、右心房扩大，右心室衰竭。肺动脉高压显著者，病情发展较快。

三、临床表现

（一）症状

三尖瓣关闭不全合并肺动脉高压时，方才出现心排血量减少和体循环淤血的症状。

三尖瓣关闭不全合并二尖瓣疾病患者，肺淤血的症状可由于三尖瓣关闭不全的发展而减轻，但乏力和其他心排血量减少的症状可更为加重。三尖瓣关闭不全若不伴肺动脉高压，患者可长期无症状。

（二）体征

主要体征为胸骨左下缘全收缩期吹风性杂音，吸气及压迫肝脏后可增强；如不伴肺动脉高压，杂音见于收缩早期，有时难以闻及。当反流量很大时，有第三心音及三尖瓣区低调舒张中期杂音。颈静脉脉波图 V 波增大；可扪及肝脏搏动。瓣膜脱垂时，在三尖瓣区可闻及非喷射性喀喇音。其体循环淤血体征与右心衰竭相同。

四、辅助检查

1. X线检查 可见右心室、右心房增大。右心房压升高者，可见奇静脉扩张和胸腔积液；有腹水者，横膈上抬。透视时可看到右心房收缩期搏动。

2. 心电图检查　无特征性改变，可示右心室肥厚劳损，右心房肥大；并常有右束支传导阻滞。

3. 超声心动图检查　可见右心室、右心房、三尖瓣环扩大；上下腔静脉增宽及搏动；二维超声心动图声学造影可证实反流，多普勒超声可判断反流程度。

4. 右心导管检查　当超声检查尚难得出明确结论性意见，或临床判断与超声检查有矛盾时可考虑行右心导管检查。做该检查时，无论三尖瓣关闭不全病因如何，均可发现右心房压和右心室舒张末压升高；右心房压力曲线可见明显 V 波或 C-V 波，而无 X 谷。若无上述发现，可排除中重度三尖瓣关闭不全。随着三尖瓣关闭不全程度加重，右心房压力波形愈来愈类似于右心室压力波形。令患者深吸气，右心房压力不像正常人那样下降，而是升高或者变化不大，是三尖瓣关闭不全的特征性表现。若肺动脉或者右室收缩压高于 55mmHg，提示三尖瓣关闭不全为继发性（或功能性）；若肺动脉或右室收缩压低于 40mmHg，说明三尖瓣关闭不全为原发性，即三尖瓣本身或其支持结构病变。

五、诊断

根据典型杂音，右心室、右心房增大及体循环淤血的症状和体征，一般不难做出诊断。但应与二尖瓣关闭不全、低位室间隔缺损相鉴别。超声心动图声学造影及多普勒超声可确诊，并可帮助作出病因诊断。

六、治疗

三尖瓣关闭不全若不伴肺动脉高压，一般无症状，无需手术治疗；若伴肺动脉高压，可行三尖瓣环成形术，后者为目前广泛应用的术式，实践证明疗效良好。

某些严重的原发性三尖瓣关闭不全可能需行人工瓣膜置换术。鉴于三尖瓣位人工机械瓣发生血栓栓塞的风险大，因此多采用生物瓣，生物瓣的优势是无需长期抗凝治疗，而且耐久性也不错（可达 10 年以上）。

第八节　肺动脉瓣疾病

一、病因和病理

原发性肺动脉狭窄，最常见的是先天性肺动脉瓣狭窄，可合并房间隔缺损或主动脉骑跨；可继发或伴发漏斗部狭窄。风湿性心脏病多累及多个瓣膜；其他少见的病因有右心感染性心内膜炎后粘连、类癌综合征、Marfan 综合征等。

肺动脉瓣关闭不全，多由肺动脉高压引起的肺动脉干根部扩张所致，常见于二尖瓣狭窄，亦可见于房间隔缺损等左至右分流先天性心脏病。罕见的病因有风湿性单纯肺动脉瓣炎、Marfan 综合征、先天性肺动脉瓣缺如或发育不良，感染性心内膜炎引起瓣膜毁损、瓣膜分离术后或右心导管术损伤致肺动脉瓣关闭不全。

二、病理生理

肺动脉瓣狭窄时，右心室收缩压升高，右心室肥大；肺动脉压正常或偏低，收缩期肺动脉瓣两侧出现压力阶差。在严重狭窄时，其跨瓣压力阶差可高达240mmHg。狭窄愈重，右心衰竭的临床表现出现愈早。如合并先天性房间隔缺损等左至右分流先天性心脏病，则右至左分流出现较早。

肺动脉瓣关闭不全不伴肺动脉高压者，由于反流发生于低压低阻力的小循环，故血流动力学改变通常不严重。若瓣口反流量增大可致右心室容量负荷增加，引起右心室扩大、肥厚，最后导致右心衰竭。伴发肺动脉高压、出现急性反流或反流程度重者，病情发展较快。

三、临床表现

轻中度肺动脉瓣狭窄，一般无明显症状，其平均寿命与常人相近；重度狭窄者，运动耐力差，可有胸痛、头晕、晕厥、发绀。主要体征是肺动脉瓣区响亮、粗糙、吹风样收缩期杂音，肺动脉瓣区第二心音（P_2）减弱伴分裂，吸气后更明显。肺动脉瓣区喷射音表明瓣膜无重度钙化，活动度尚可。先天性重度狭窄者，早年即有右心室肥厚，可致心前区隆起伴胸骨旁抬举性搏动。持久发绀者，可伴发杵状指（趾），但较少见。

不伴肺动脉高压的单纯肺动脉瓣关闭不全，右心室前负荷虽有所增加，但患者耐受良好，可多年无症状。伴肺动脉高压的肺动脉瓣关闭不全，其临床症状多为原发疾病所掩盖，这种继发性肺动脉瓣关闭不全通常伴有右心室功能不全发生，前者可使后者进一步加重。主要体征为肺动脉瓣区舒张早期递减型哈气样杂音，可下传至第4肋间。伴肺动脉高压时，肺动脉瓣区第二心音亢进、分裂。反流量大时，三尖瓣区可闻及收缩期前低调杂音（右侧 Austin-Flint 杂音）。如瓣膜活动度好，可听到肺动脉喷射音。

四、辅助检查

1. X线检查　肺动脉瓣疾病者示右心室肥厚、增大。单纯狭窄者，肺动脉干呈狭窄后扩张，肺血管影稀疏；肺动脉瓣关闭不全伴肺动脉高压时，可见肺动脉段及肺门阴影尤其是右下肺动脉影增大。

2. 心电图检查　示右心室肥厚劳损、右心房增大，肺动脉瓣狭窄者，常有右束支传导阻滞。

3. 超声检查　肺动脉瓣狭窄，超声心动图检查可发现右心房、右心室内径增大，右心室壁肥厚，室间隔与左心室后壁呈同向运动；肺动脉干增宽；肺动脉瓣增厚，反光增强，开放受限，瓣口开放面积缩小；采用多普勒超声技术可测量跨肺动脉瓣的压力阶差。

肺动脉瓣关闭不全，若有肺动脉高压，超声检查除可发现原发病表现外，还可发现肺动脉增宽，右心室肥厚，扩大；若无肺动脉高压，右心室改变相对较轻。采用多普勒超声技术可半定量测定肺动脉瓣口反流量。

五、诊断及鉴别诊断

根据肺动脉瓣区典型收缩期杂音、震颤及肺动脉瓣区第二心音减弱可作出肺动脉瓣狭窄的诊断。借助二维超声心动图及右心室 X 线造影，可帮助鉴别肺动脉瓣狭窄、漏斗部狭窄及瓣上狭窄。

根据肺动脉瓣区舒张早期杂音，吸气时增强，可作出肺动脉瓣关闭不全的诊断。多普勒超声图像可帮助与主动脉瓣关闭不全的鉴别。

六、治疗

肺动脉瓣狭窄者，当静息跨瓣压力阶差达 40mmHg 以上时，可作直视下瓣膜分离术或切开术，或行经皮球囊瓣膜成形术，但以后者为首选。

无肺动脉高压的肺动脉瓣关闭不全，患者通常无症状，无需治疗。有肺动脉高压的肺动脉瓣关闭不全，治疗包括：①酌情治疗原发病（如二尖瓣狭窄、房间隔缺损、室间隔缺损）；②治疗肺动脉高压，可使用血管扩张药（包括血管紧张素转化酶抑制药）；③治疗右心室衰竭。

第十章

心律失常

一、心律失常的发生机制

心脏电活动的形成源于特殊心肌细胞的内在节律性。自律性是指心肌细胞能够在没有外来刺激的情况下按一定节律重复去极化达到阈值，从而自发地产生动作电位的能力。心房和心室的工作细胞在正常状态下不具有自律性，特殊传导系统的细胞［特殊传导系统包括窦房结、房室结区、希氏束、束支及浦肯野纤维网系统（图10-1）］却具有自律性，故被称作起搏细胞。在病理状态下，特殊传导系统之外的心肌细胞可获得自律性。

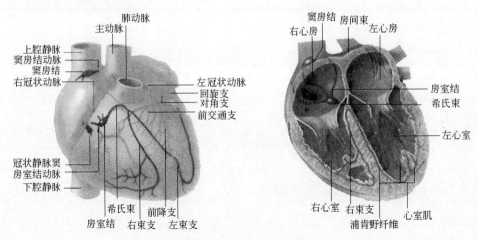

图 10-1 心脏传导系统

特殊传导系统中自律细胞的自律性是不同的。正常情况下，窦房结细胞的自动节律性最高（约100次/分），浦肯野纤维网的自律性最低（约25次/分），而房室结（约50次/分）和希氏束（约40次/分）的自律性依次介于二者之间。整个心脏总是依照在当时情况下自律性最高的部位所发出的节律性兴奋来进行活动。正常情况下，窦房结是主导整个心脏兴奋和搏动的正常部位，故称为正常起搏点；特殊传导系统中的其他细胞并不表现出它们自身的自律性，只是起着传导兴奋的作用，故称为潜在起搏点。某些病理情况下，窦房结的兴奋因传导阻滞而不能控制其他自律组织的活动，或窦房结以外的自律组织的自律性增高，心房或心室就受当时情况下自律性最高的部位发出的兴奋节律支配而搏动，这些异常的起搏部位就称为异位起搏点。

（一）激动形成的异常

窦房结或其他组织（包括特殊传导系统和心肌组织）的异常激动形成会导致心律失常。可导致心律失常的主要异常激动包括自律性异常（包括窦房结、特殊传导系统中的潜在起搏细胞、心房或心室肌细胞的异常自律性）和触发活动。

1. 窦房结自律性异常

（1）窦房结自律性增高：正常情况下，窦房结的自律性高低主要受自主神经系统的调控。交感神经刺激作用于起搏细胞的 β_1 肾上腺素能受体，使起搏离子流通道的开放增加，起搏离子内流增多，4 期除极的斜率增大。因此，窦房结 4 期除极达到阈值的时间较正常缩短，自律性因而增高。另外，交感神经的刺激增加电压敏感性 Ca^{2+} 通道的开放概率（起搏细胞中，Ca^{2+} 组成了 0 期去极化电流），从而使阈电位水平负向移动（降低），舒张期除极到达阈电位的时间因而提前。总之，交感神经的活动通过使阈电位阈值负值加大、起搏离子流增加而提高窦房结的自律性（图 10-2）。

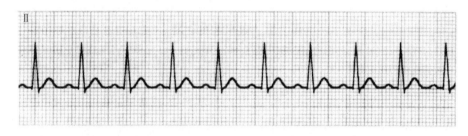

图 10-2　窦性心动过速

（2）窦房结自律性降低：生理情况下，交感神经刺激减弱和副交感神经活性增强可降低窦房结的自律性。胆碱能刺激经迷走神经作用于窦房结，减少起搏细胞离子通道的开放概率。这样，起搏离子流及 4 期除极的斜率都会下降，细胞自发激动的频率减低。此外，由于 Ca^{2+} 通道开放概率减低，阈电位向正向移动（升高）。而且，胆碱能神经的刺激增加了静息状态下 K^+ 通道开放概率，使带正电荷的 K^+ 外流，细胞的最大舒张电位负值增加。起搏离子流的减少、细胞最大舒张电位负值增加及阈电位负值降低共同作用的最终结果是细胞自发激活速率降低，心率减慢（图 10-3）。

2. 逸搏心律

当窦房结受到抑制使激动发放的频率降低时，特殊传导通路中的潜在起搏点通常会发出激动。由于窦房结的频率降低而使潜在起搏点引发的一次激动称作逸搏；连续的逸搏，称为逸搏心律。逸搏心律具有保护性作用，当窦房结

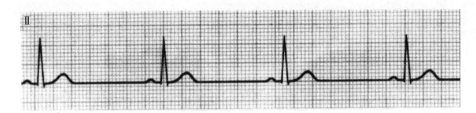

图 10-3　窦性心动过缓

的激动发放受损时，可确保心率不会过低。心脏的不同部位对副交感（迷走）神经刺激的敏感性不同。窦房结和房室结的敏感性最强，心房组织次之，心室传导系统最不敏感。因此，轻度副交感神经的刺激会降低窦房结的频率，起搏点转移至心房的其他部位；而强烈的副交感神经的刺激将抑制窦房结和心房组织的兴奋性，可导致房室结的传导阻滞，并出现室性逸搏心律（图 10-4）。

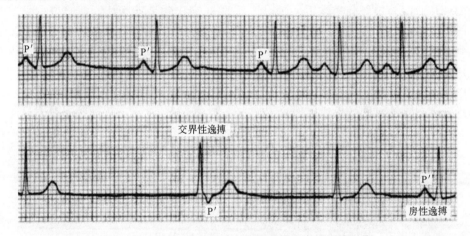

图 10-4　窦性心动过速、交界性逸搏、房性逸搏心律

3. 潜在起搏点自律性增高　潜在起搏点控制激动形成的另一种方式是其自发的除极速率快于窦房结，这种情况称为异位搏动或期前收缩（异位搏动与逸搏的区别在于前者先于正常节律出现，而后者则延迟出现并中止窦性心动过缓所造成的停搏）。连续发生的异位搏动称作异位节律。多种不同的情况都会产生异位节律，例如，高浓度的儿茶酚胺会提高潜在起搏细胞的自律性，如其除极化的速率超过窦房结，就会发生异位节律；低氧血症、缺血、电解质紊乱和某些药物中毒（如洋地黄）的作用也会导致异位搏动的出现（图 10-5）。

4. 异常自律性　多种病理因素会导致特殊传导系统之外通常不具有自律性的心肌细胞获得自律性并自发除极，其表现与来自特殊传导系统的潜在起搏细胞所发出的激动相类似。如果这些细胞的去极化速率超过窦房结，它们将暂时取代窦房结，成为异常的节律起源点。这种异位节律起源点也像窦房结一样具有频率自适应性，因此，频率不等、心动过速开始时频率逐渐加快，而终止时频率逐渐减慢、可被其他比其频率更快的节律所夺获是自律性心律失常的重要特征（图 10-6）。

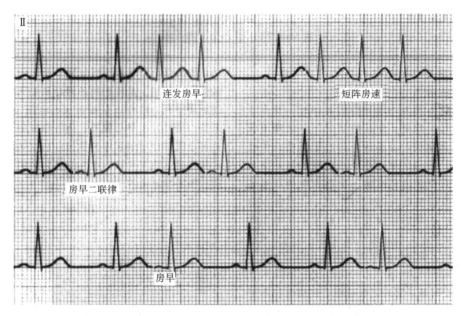

图 10-5　房性期前收缩（房早）及房性心动过速（房速）

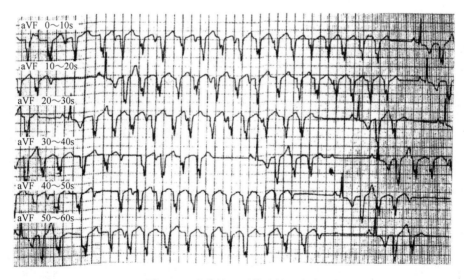

图 10-6　自律性（无休止性）室速

　　由于普通心肌细胞没有或仅有少量激活的起搏细胞离子通道，所以通常没有起搏离子流。各种病理因素是如何使这些细胞自发除极的原因尚不十分清楚，明确的是，当心肌细胞受到损伤，它们的细胞膜通透性将增加，这样，它们就不能维持正常的电离子浓度梯度，细胞膜的静息电位负值变小（即细胞部分去极化）；当细胞膜的负值小于 60mV，非起搏细胞就可逐渐产生 4 期除极化。这种缓慢的自发除极大概与慢钙电流和通常参与复极的某亚组 K^+ 离子通道的关闭有关。

5. 触发活动　触发活动可视为一种异常的自律性，其产生的根本原因是后除极。在某些情况下，动作电位能够触发异常除极，引起额外的心脏搏动或快速性心律失常。这与自律性升高时出现的自发活动不同，这种自律活动是由前一个动作电位所激发的。根据激发动作电位的时间不同，后除极可分为两种类型：①早后除极发生于触发动作电位的复极期（图 10-7）；②延迟后除极紧随复极完成之后（图 10-8）。两种后除极到达阈电位都会触发异常的动作电位。

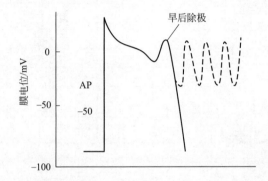

图 10-7　触发活动早后除极发生于触发动作电位（AP）完全复极之前。反复的后除极（虚线）引起连续、快速的触发动作电位，导致心动过速

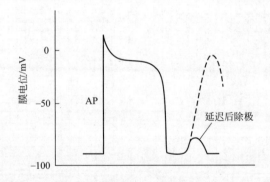

图 10-8　触发活动延迟后除极发生于触发动作电位（AP）完全复极之后。如果延迟后除极到达阈电位，触发可扩布的动作电位

早后除极打断正常的复极过程，使膜电位向正电位方向移动。早后除极可发于动作电位的平台期或快速复极期。某些药物的治疗和先天性长 Q-T 间期综合征时，动作电位时程（心电图上 Q-T 间期）延长，较易发生早后除极。早后除极触发的动作电位可自我维持并引起连续除极，从而表现为快速性心律失常（图 10-9），连续的早后除极可能是尖端扭转型心动过速的机制。

延迟后除极紧随复极完成之后发生，最常见于细胞内高钙的情况，如洋地黄中毒或明显的儿茶酚胺刺激。与早后除极一样，延迟后除极达到阈电位就会产生动作电位。这种动作电位也可自我维持并导致快速性心律失常，例如，洋地黄中毒引起的多种心律失常就是延迟后除极所致（图 10-10）。

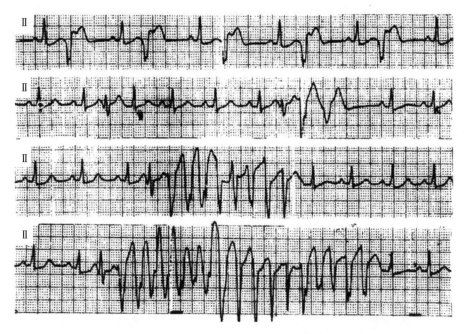

图 10-9 早后除极所致室性期前收缩（早搏）及其诱发的室性心动过速

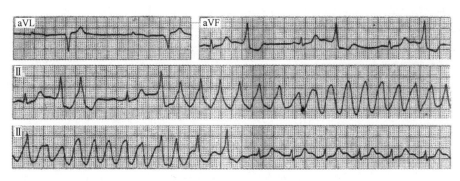

图 10-10 延迟后除极所致室性早搏及其诱发的室性心动过速

（二）激动传导异常

1. 传导障碍 传导障碍主要表现为传导速度减慢和传导阻滞。

发生传导障碍的主要机制有以下几种。

（1）组织处于不应期：不应期是心肌电生理特性中十分重要的概念。冲动在心肌细胞中发生连续性传导的前提条件是各部位组织在冲动抵达之前，脱离不应期而恢复到应激状态，否则冲动的传导将发生延迟（适逢组织处于相对不应期）或阻滞（适逢组织处于有效不应期）。不应期越短，越容易发生心律失常，反之亦然；不应期越不均一，越容易发生心律失常；相对不应期越长，越容易发生心律失常；有效不应期越长，越不易发生心律失常。抗心律失常药物的作用机制：延长不应期，使不应期均一化，缩短相对不应期，延长有效不应期。如图 10-11 所示：在 R_3、R_5

的 T 波上可见一提前出现的房性 P 波，因其落入前次心动周期的绝对不应期未能下传，R_5 的 T 波上的房性 P 波未下传之后接之而来的房性 P 波也不能下传，从而可证明后面的 P 波落在前一房性期前收缩隐匿性传导所形成的绝对不应期内，这种情况不能误认为房室传导阻滞。

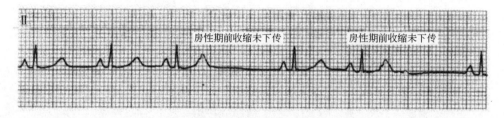

图 10-11　房性期前收缩未下传，交界区隐匿性传导

（2）递减传导：当冲动在传导过程中遇到心肌细胞舒张期膜电位尚未充分复极时，由于"静止期"电位值较低，0 相除极速度及振幅都相应减少，引起的激动也较弱，其在冲动的传导中所引起的组织反应性也将依次减弱，即传导能力不断降低，致发生传导障碍。不均匀传导是指十分邻近的传导纤维之间传导速度明显不同，此时，激动传导的总效力下降，也可造成传导阻滞的发生。

2. 传导途径异常　正常情况下，心房和心室之间仅能通过房室结-希氏束-浦肯野纤维（房室结-希氏束系统）进行房室或室房传导。多种原因可出现额外的传导路径，比如功能性电传导差异所致的房室结双径路（图 10-12）、先天原因所致的房室旁路（如预激综合征，图 10-13）、瘢痕所致的多条径路等，激动在各个径路的传导及其在各径路之间的折返都可造成心律失常。

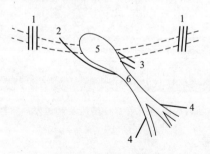

图 10-12　房室旁路示意图

1—Kent 束；2—房-希室束；3—结室纤维；4—分支室纤维；5—房室结；6—希氏束

旁路可将激动绕经房室结直接传导至心室。由于旁路提前激动了心室，心电图上显示缩短的 PR 间期和 delta 波。

3. 折返及折返性心律失常　冲动在传导过程中，途经解剖性或功能性分离的两条或两条以上径路时，一定条件下，冲动可循环往复，即形成折返性激动。折返激动是心律失常的重要发生机制，尤其是在快速性异位搏动或异位性心律失常的发生中占有非常重要的地位。临床常见的各种阵发性心动过速、心房扑动或颤动、心室

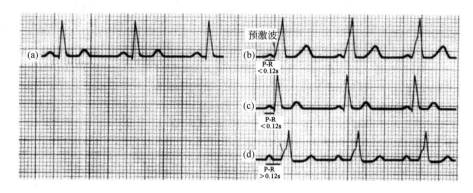

图 10-13 预激综合征

（a）房室正常传导；（b）经 Kent 束传导的预激综合征；（c）经 James 束传导的预激综合征；

（d）经 Mahaim 束传导的预激综合征。PRI—PR 间期

扑动或颤动，其发生机制及维持机制往往都是折返激动。折返激动的形成需如下条件。

（1）折返径路：存在解剖或功能上相互分离的径路是折返激动形成的必要条件。如图 10-14（a）所示：冲动由 A 点向 B 点传播时，有左（α）和右（β）两条径路可循，其 α 和 β 两条径路既可顺向传导，亦可逆向传导。如果两者的传导性能相同，则由 A 点传导的冲动同时沿两条径路传导到 B 点，如此便不会形成折返激动。上述解剖性或功能性折返径路可以存在于心脏不同部位：①窦房结和其周围的心房组织之间；②房室结或其周围组织内；③希氏束内纵向分离；④希氏束和束支之间；⑤浦肯野纤维网及其末梢与心肌连接处；⑥房室结-希氏束系与旁路之间或旁路与旁路之间。

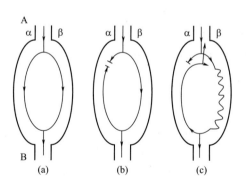

图 10-14 折返径路

（a）α 和 β 两条径路传导能力相同，同时传导至 B 处；（b）α 径路发生阻滞，A 处激动经 β 径路

传导至 B 处；（c）α 径路发生阻滞，β 径路发生传导延缓，逆向经 α 径路传导，形成折返

（2）单向阻滞：一般情况下，心脏传导组织具有前向和逆向的双向传导。但在某些生理或病理情况下，心脏某部分传导组织只允许激动沿一个方向传导，而沿另

一个方向传导时则不能通过，这种情况称为单向传导或单向阻滞。生理性、先天性单向阻滞在临床上比较常见。折返环的两条径路中若一条发生单向阻滞，则为对侧顺向传导的冲动经此路径逆向传导提供了条件［图 10-14（b）］。

（3）缓慢传导：如冲动在对侧径路中发生延缓，延缓的时间足以使发生单向阻滞部位的组织恢复应激性，则可以形成折返激动［图 10-14（c）］。

（4）折返激动：循折返环运行一周所需的时间（折返周期）长于折返环路任一部位组织的不应期，只有这样，折返激动在其环行传导中才能始终不遇上处于不应状态的组织，折返激动才可持续存在，阵发性室上性心动过速即是此种机制所致心动过速之典型（图 10-15）。

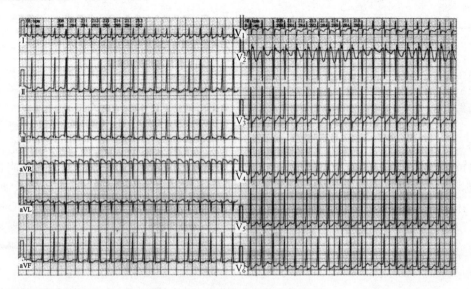

图 10-15　阵发性室上性心动过速

二、心律失常的分类

心律失常的分类方法较多，根据其发生机制，分为激动形成异常和激动传导异常两大类。

（一）激动形成异常

1. 窦性心律失常　①窦性心动过速；②窦性心动过缓；③窦性心律不齐；④窦性停搏；⑤病态窦房结综合征。

2. 异位心律

（1）被动性异位心律：①逸搏（房性、房室交界区性、室性）；②逸搏心律（房性、房室交界区性、室性）。

（2）主动性异位心律：①期前收缩（房性、房室交界区性、室性）；②阵发性心动过速（房性、房室交界区性、房室折返性、室性）；③心房扑动、心房颤动；④心室扑动、心室颤动。

（二）激动传导异常

1. 生理性传导异常 生理性传导异常干扰、干扰性房室分离、差异性传导。

2. 病理性阻滞

（1）窦房传导阻滞：一度、二度、三度窦房传导阻滞，二度窦房传导阻滞还可以分为Ⅰ型和Ⅱ型。

（2）房内传导阻滞。

（3）房室传导阻滞：一度房室传导阻滞；二度房室传导阻滞：分为Ⅰ型、Ⅱ型；三度房室传导阻滞。

（4）束支传导阻滞：右束支传导阻滞；左束支传导阻滞；左前分支传导阻滞；左后分支传导阻滞。

3. 传导途径的异常 预激综合征。

三、心律失常的诊断

（一）临床表现

1. 病史 心律失常的诊断应从详尽采集病史入手。让患者客观描述发生心悸等症状时的感受。病史通常能提供对诊断有用的线索：①心律失常的存在及其类型：年轻人，曾有晕厥发作，体检正常，心电图提示预激综合征，如果心动过速快而整齐，突然发作与终止，可能系房室折返性心动过速（AVRT）；如果心率快而不整齐，可能是预激综合征合并心房颤动。老年人，曾有晕厥发作，如果心室率快应怀疑室性心动过速；如果心室率慢应怀疑病态窦房结综合征（SSS）或完全性房室传导阻滞。②心律失常的诱发因素：烟、酒、咖啡、运动及精神刺激等。由运动、受惊或情绪激动诱发的心肌通常由儿茶酚胺敏感的自律性或触发性心动过速引起；静息时发作的心悸或患者因心悸而从睡眠中惊醒，可能与迷走神经有关，如心房颤动的发作。③心律失常发作的频繁程度、起止方式：若心悸能被屏气、Valsalva 动作或其他刺激迷走神经的方式有效终止，则提示房室结很有可能参与了心动过速的发生机制。④心律失常对患者造成的影响、产生症状或存在潜在预后意义：这些特征能帮助临床医师了解明确诊断和实施治疗的迫切性，如一个每日均有发作，且发作时伴有近似晕厥或严重呼吸困难的患者和一个偶尔发作且仅伴有轻度心悸症状的患者相比，前者理应得到更迅速的临床评估。

2. 体格检查 在患者发作有症状的心律失常时，对其进行体格检查通常是有启迪作用的。很明显，检查心率、心律和血压是至关重要的。检查颈动脉的压力和波型可以发现心房扑动时颈静脉的快速搏动或因完全性房室传导阻滞或室速而导致的房室分离。此类患者的右心房收缩发生在三尖瓣关闭时，可产生大炮 α 波（canon wave）。第一心音强度不等有相同的提示意义。

按压颈动脉窦的反应对诊断心律失常提供了重要的信息。颈动脉窦按摩通过提高迷走神经张力，减慢窦房结冲动发放频率和延长房室结传导时间与不应期，可对某些心律失常的及时终止和诊断提供帮助。其操作方法是：患者取平卧位，尽量伸展颈部，头部转向对侧，轻轻推开胸锁乳突肌，在下颌角处触及颈动脉搏动，先以手指轻触并观察患者反应。如无心率变化，继续以轻柔的按摩手法逐渐增加压力，持续约 5s。严禁双侧同时施行。老年患者颈动脉窦按摩偶尔会引起脑梗死。因此，事前应在颈部听诊，如听到颈动脉嗡鸣音应禁止施行。窦性心动过速对颈动脉窦按摩的反应是心率逐渐减慢，停止按摩后恢复至原来水平。房室结参与的折返性心动过速的反应是可能心动过速突然终止。心房颤动与扑动的反应是心室率减慢，后者房率与室率可呈（2~4）：1 比例变化，随后恢复原来心室率，但心房颤动与扑动依然存在。鉴于诊治心律失常的方法已有长足进展，故目前按压颈动脉窦的方法已经极少使用。

（二）实验室和器械检查

1. 心电图　心电图是诊断心律失常最重要的一项无创伤性检查技术。应记录 12 导联心电图，并记录清楚显示 P 波导联的节律条图以备分析，通常选择 V_1 或 Ⅱ 导联。系统分析应包括：P 波是否存在，心房率与心室率各多少，两者是否相等；PP 间期与 PR 间期是否规律，如果不规律关系是否固定；每一心室波是否有相关的 P 波，P 波是在 QRS 波之前还是 QRS 波后，PR 或 RP 间期是否恒定；P 波与 QRS 波形态是否正常，各导联中 P 波、QRS 波与 PR 间期、QT 间期是否正常等。

2. 动态心电图　动态心电图（Holter ECG monitoring）检查通过 24h 连续心电图记录可能记录到心悸与晕厥等症状的发生是否与心律失常有关，明确心律失常或心肌缺血发作与日常活动的关系以及昼夜分布特征，协助评价药物疗效、起搏器或埋藏式心脏复律除颤器的疗效以及是否出现功能障碍。

不同的 Holter 记录可为各种特殊的检查服务。多次重复记录的 24h 心电图对于明确是否有房性期前收缩触发的心房颤动，进而是否需要进行电生理检查或导管消融术很有必要。12 导联动态心电图对于需要在行射频消融术前明确室性心动过速的形态或诊断心房颤动消融灶导致的形态一致的房性期前收缩方面是很有用的。目前绝大多数的 Holter 系统尚可提供有关心率变异性的数据。

3. 事件记录　若患者心律失常间歇发作且不频繁，有时难以用动态心电图检查发现。此时，可应用事件记录器（event recorder），记录发生心律失常及其前后的心电图，通过直接回放或经电话（包括手机）或互联网将实时记录的心电图传输至医院。尚有一种记录装置可埋植于患者皮下一段时间，装置可自行启动、检测和记录心律失常，可用于发作不频繁、原因未明而可能系心律失常所致的晕厥病例。

4. 运动试验　患者在运动时出现心悸症状，可进行运动试验协助诊断。运动能诱发各种类型的室上性和室性快速性心律失常，偶尔也可诱发缓慢性心律失常。但应注意，正常人进行运动试验，亦可发生室性期前收缩。临床症状与运动诱发出心律失常时产生的症状（如晕厥、持续性心悸）一致的患者应考虑进行负荷试验。负荷试验可以揭露更复杂的心律失常，诱发室上性心律失常，测定心律失常和活动的关系，帮助选择抗心律失常治疗和揭示致心律失常反应，并可能识别一些心律失常机制。

5. 食管心电图 食管心电图（图 10-16）是一种有用的非创伤性诊断心律失常的方法。解剖上左心房后壁毗邻食管，因此，插入食管电极导管并置于心房水平时，能记录到清晰的心房电位，并能进行心房快速起搏或程序电刺激。

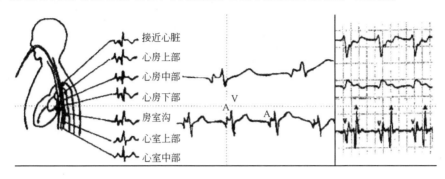

接近心脏
心房上部
心房中部
心房下部
房室沟
心室上部
心室中部

图 10-16 食管心电图

食管心电图结合电刺激技术可对常见室上性心动过速发生机制的判断提供帮助，如确定是否存在房室结双径路。房室结折返性心动过速能被心房电刺激诱发和终止。食管心电图能清晰地识别心房与心室电活动，便于确定房室分离，有助于鉴别室上性心动过速伴室内差异性传导与室性心动过速。食管快速心房起搏能使预激图形明显化，有助于不典型的预激综合征患者确诊。应用电刺激诱发与终止心动过速，可协助评价抗心律失常药物疗效。食管心房刺激技术亦用于评价窦房结功能。此外，快速心房起搏，可终止药物治疗无效的某些类型室上性折返性心动过速。

需要指出的是，食管心电图由于记录部位的局限，对于激动的起源部位尚不能做出准确的判断，仍应结合常规体表心电图才能更好地发挥其特点。此外，食管心电图描记后，根据心动过速的发生原因还可以立即给予有效的治疗。因此，应该进一步确立和拓宽食管心电图在临床上的地位与作用。

6. 心脏电生理检查 心脏电生理检查时通常把电极导管放置在右房侧壁上部和下部、右室心尖部、冠状静脉窦和希氏束区域（图 10-17），辅以 8～12 通道以上多导生理仪同步记录各部位电活动，包括右心房、右心室、希氏束、冠状窦（反映左心房、左心室的电活动）。与此同时，应用程序电刺激和快速心房或心室起搏，测定心脏不同组织的电生理功能。

（1）电极导管的放置和记录

① 右心房：通常采用下肢静脉穿刺的方式，将记录电极经下腔静脉系统放置在右心房内。右心房后侧壁高部与上腔静脉交界处（称为高位右心房，HRA）是最常用的记录和刺激部位。

② 右心室：与右心房电极类似，右心室电极也多采用下腔静脉途径。右心室心尖部（RVA）是最易辨认的，在此处进行记录和刺激的重复性最高。

③ 左心房：左心房电活动的记录和起搏较难。因冠状静脉窦围绕二尖瓣走行，故通常采用将电极导管放置在冠状静脉窦（CS）内的方式间接记录或起搏左心房。

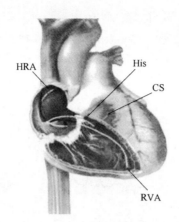

图 10-17　心脏电生理检查

HRA—高位右房；His—希氏束；CS—冠状静脉窦；RVA—右室心尖部

采用自颈静脉穿刺的途径较易将电极导管成功送入位于右心房内后方的冠状静脉窦口。

④ 希氏束：位于房间隔的右心房侧下部，冠状静脉窦的左上方，卵圆窝的左下方，靠近三尖瓣口的头侧。将电极导管经下肢静脉穿刺后送入右心房，在三尖瓣口贴近间隔处可以记录到希氏束电图。希氏束电图由一组波群组成，其中心房电位波以 A 代表，希氏束电位波以 H 代表，心室电位波由 V 代表。

（2）常用的程序刺激方式及作用：程序刺激是心电生理检查事先设定的刺激方式。应用不同方式、不同频率的心腔内刺激，以体表心电图与心腔内心电图对其进行同步记录，观察心脏对这些刺激的反应。常用的刺激部位为右心房上部的窦房结区域（HRA）及右心室心尖部（RVA）。常用的刺激方式包括频率逐渐递增的连续刺激和联律间期逐渐缩短的期前刺激。

连续刺激是以周长相等的刺激（S_1）连续进行（S_1S_1），持续 10～60s 不等。休息 1min 后，再以较短的周长（即较快的频率）再次进行 S_1S_1 刺激，如此继续进行，每次增加刺激频率 10 次/分，逐步增加到 170～200 次/分，或出现房室传导阻滞时为止。

期前刺激是指在自身心律或基础起搏心律中引入单个或多个期前收缩（期前）刺激。常见的方式为 S_1S_2 刺激，即释放出一个期前刺激。先由 S_1S_1 刺激 8～10 次，称为基础刺激或基础起搏，在最后一个 S_1 之后发放一个期前的 S_2 刺激，使心脏在定律搏动的基础上发生一次期前搏动。逐步更改 S_2 的联律间期，便可达到扫描刺激的目的。如果在感知心脏自身的 8～10 个 P 波或 QRS 波后发放一个期前刺激，形成在自身心律的基础上出现一次期前搏动，则称为 S_2 刺激。

心脏电生理检查主要用于明确心律失常的起源处及其发生机制，并根据检查的结果指导进一步的射频消融治疗，是导管射频消融术中的一个必要环节。此外，心脏电生理检查还可应用于评估患者将来发生心律失常事件的可能性，评估埋藏式心脏复律除颤器对快速性心律失常的自动识别和终止功能，以及通过起搏的方式终止持久的室上性心动过速和心房扑动等。

第二节 心律失常的遗传基础

一、概述

心肌细胞的基本功能包括机械活动（心肌收缩）和电学活动（动作电位，AP）。只有这两种活动都正常时才能完成心脏的兴奋收缩耦联，保证心脏正常搏动。电活动发生异常后就会引起心律失常。代表心肌细胞电学活动性质的动作电位分为 5 个时相（期），每个时相的形成由不同的离子流负载：0 相期主要由钠离子电流（I_{Na}）的内流引起细胞的去极化；1 相期是钾离子（I_{to}）的快速外流；2 相期则主要由钾离子外流（I_{Kr}、I_{Kur} 等）和钙离子内流（I_{Ca}）之间的平衡来实现，亦称平台期；3 相期是由钾离子的快速外流（I_{Ka}、I_{Kr}、I_{Kl} 等）形成；4 相期的形成主要由钾离子外流（I_{Kl}）因及其对应 AP 时相的关系（图 10-18）。

形成离子流的物质基础是位于心肌细胞膜上的离子通道蛋白，而由这些离子通道及其相关蛋白等结构或功能异常引起的心律失常称为离子通道病（ion channelopathy），亦称原发性心电疾病（primary electrical disease）。在 2013 年版最新的《遗传性原发性心律失常综合征诊断与治疗的专家共识》（以下简称专家共识）中，这类疾病被称作遗传性原发心律失常综合征，主要指无器质性心脏病的一类以心电紊乱为主要特征的疾病，包括长 QT 综合征（LQTS）、短 QT 综合征（SQTS）、Brugada 综合征（BrS）、儿茶酚胺敏感型多形性室性心动过速（CPVT）、早期复极综合征（ER）、进行性心脏传导疾病（PCCD）、特发性室颤（IVF）、不明原因猝死综合征（SUDS）和婴儿猝死综合征（SUDI）、家族性特发性房颤（AF）等。

最初发现的致病基因多由编码心肌细胞上各主要离子通道亚单位的基因突变引起，如常见的 LQTS 主要亚型 LQT1～3 就分别由编码钾离子通道的基因 KCNQ1、KCNH2 以及编码钠通道的基因 SCN5A 引起，故称"离子通道病"；但后来随着研究的进一步深入，发现还有一些非离子通道的编码基因突变也可以引起这类疾病，如引起 LQT4 的基因是锚定蛋白 B，编码核孔蛋白的 NUP155 基因突变可以引起房颤等，但离子通道病这个名词概念还是被继续沿用了下来。

二、离子通道病多数是单基因遗传病

该类疾病绝大多数为单基因遗传，以常染色体显性遗传最为常见，可表现为多种恶性快速性心律失常（如多形性室速、尖端扭转型室性心动过速、室颤等）或缓慢性心律失常（如病态窦房结综合征、房室传导阻滞等）。多数离子通道病有遗传异质性（genetic heterogeneity），即由不同的遗传缺陷造成同样表型的现象。

另外，同一个基因上的不同突变又可引起不同的疾病表型，比如 SCN5A 上的不同突变可引起像 LQT3、Brugada 综合征（BrS）、房室传导阻滞和单纯室性心动

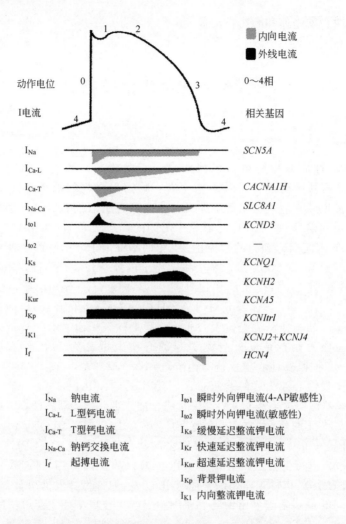

图 10-18　心室肌细胞跨膜动作电位的除极 0 相和复极 1、2、3、4
相对应的离子流及其调控基因；负向为内向电流；正向为外向电流

过速/室颤等不同表型的结果，表明基因发生不同突变后引起心律失常表型的机制是很复杂的。这种现象还不止发生在 *SCN5A*，已知的还有 *KCNQ*（可引起 LQT1、房颤、SQTS2）、*KCNH2*（可引起 LQT2、SQTS1、CPVT）、*KCNJ2*（引起 LQT7、SQTS3）等。

　　按照致病基因的种类及其功能，目前引起各种离子通道病的基因可分为以下几种：①离子通道基因：如钾离子通道基因（*KCNQ1*、*KCNH2*、*KCNE1*、*KCNE2*、*KCNJ2*）、钠离子通道基因（*SCN5A*）和钙离子通道基因（*RyR2*、*CASQ2* & *CaV1.2*）、起搏电流（I_f）通道基因（*HCN4*）、编码 KATP 通道 Kir6.1 亚单位的基因 *KCNJ8* 等。②胞浆通道相互作用蛋白基因：如编码与 Kv 通道亚单位相互作用蛋白（Kv-channel-interacting protein 2，KChIP2），作为 Kv 通道的 β

亚单位起作用；编码与 KCNQ1 相互作用的 yo-tiao 蛋白的 *AKAP9* 基因；编码 α-1 互生蛋白的 *SNTA1* 基因和 *nNOS*、*PMCA4b*、*SCN5A* 相互作用。③细胞骨架蛋白基因（锚蛋白 B）。④缝隙连接蛋白基因（*CX40* 及 *CX43*）。⑤编码核孔蛋白的基因（*NUP155*）。⑥钙调蛋白基因。⑦编码心房利尿钠肽的基因（*NPPA*）。

三、各种离子通道病的遗传学基础

（一）长 Q-T 综合征（long QT syndrome，LQTS）

长 QT 综合征指具有心电图上 QT 间期延长，T 波异常，易产生室性心律失常，尤其是尖端扭转型室速（TdP）、晕厥和猝死的一组综合征。已发现的致病基因见表 10-1。

表 10-1　长 QT 综合征的分子遗传学

突变基因	染色体上座位	表型及综合征	编码蛋白和亚基	影响的离子流、功能及异常	占目前所有检出突变的百分数
KCNQ1	11p15.5	LQTS1，SIDS	Kv7.1，α	I_{Ks} ↓　KvLQT1	34%
KCNH2	7q35	LQTS2，SIDS	Kv11.1，α	I_{Kr} ↓　HERG	40%
SCN5A	3p21	LQTS3，SIDS	Nav1.5，α	I_{Na} ↑	11%
ANK2	4q25	LQTS4，ABS	锚蛋白-B	$I_{Na,K}$ ↓　I_{NCX} ↓	3%
KCNE1	21q22.1	LQTS5	Mink，β	I_{Ks} ↓	5%
KCNE2	21q22.1	LQTS6，SIDS	MiLP1，β	I_{Kr} ↓	1.6%
KCNJ2	17q23	LQTS7，ATS	Kir2.1，α	I_{K1} ↓	4%
CACNA1C	12p13.3	LQTS8，TS	Cav1.2，α	I_{Ca-L} ↑	罕见
CAV3	3p25	LQTS9，SIDS	小凹蛋白-3	I_{Na}	
SCN4B	11q23	LQTS10	Nav1.5，β4	I_{Na} ↑	罕见
AKAP9	7q21-q22	LQTS11	激酶 A 锚蛋白	I_{Ks} ↓	罕见
SNTA1	20q11.2	LQTS12	α-互生蛋白	I_{Na} ↑	罕见
KCNE3	11q13.411q23	LQT13	IsK，β3	I_{Ks} ↓	罕见
KCNJ5	12p12	LQT14＋AF	Kir3.4	I_{KAch} ↓	罕见
ALG10B (KCRJ)	14q31	LQT15 diLQT	葡萄糖基转移酶	I_{Kr} ↓ 修饰	未知
CALM1	2p21	LQT16	钙调蛋白	C 末端钙结合环的钙结合力 ↓	罕见
CALM2	7q21.3	LQT17	钙调蛋白	C 末端钙结合环的钙结合力 ↓	罕见
ACN9		LQT18 (diLQT)	葡萄糖合成蛋白		未知
KCNQ1	11p15.5	JLNS1	Kv7.1，α	I_{Ks} ↓　K_vLQT1	罕见
KCNE1	21q22.1	JLNS2	Mink，β	I_{Ks} ↓	罕见

注：I_{Ks}：缓慢延迟整流钾电流；I_{Kr}：快速延迟整流钾电流；I_{Na}：钠电流；I_{Ca-L}：L 型钙电流；diLQTS：药物引起的 LQTS。

已知这种疾病的原因是患者从出生就携带了某些基因水平的变异，导致心脏心肌细胞里一些细微的改变，虽然超声心动图显示心脏结构正常，但心脏的功能异常可在心电图上表现出来。目前已经发现了 18 个 LQTS 致病基因，其中 *KCNQ1*（LQT1）、*KCNH2*（LQT2）及 *SCN5A*（LQT3）为最常见的致病基因，约占遗传性 LQTS 患者的 80%。对患者进行基因检测时，发现已知 18 个基因突变的阳性检出率为 80%～85%。也就是说，目前的技术水平还不能保证给所有的 LQTS 患者检测出他们的致病基因，只有其中的 80%～85% 可以通过专门的检测机构获得确切的致病基因信息。

由于 LQTS 的遗传方式多为常染色体显性遗传，所以在一个患者身上发现突变后，其突变遗传给后代的概率大约是 50%。理论上讲，通过孕期的早期基因筛查还是可以检测出胎儿是否携带有其亲代的基因突变的，然后孕妇可以根据情况选择是否需要终止妊娠。只是限于各种原因，目前真正能够实施该项检测的机构还很少。

LQTS 中还有一种比较罕见的亚型同时伴有耳聋，称为 Jervell-Lange-Nielsen 综合征（JLNS），是以两位最先发现该病的医生的名字命名的。这种有耳聋表型的 LQTS 患病率更低，约为百万分之一。致病基因为 *KCNQ1* 和 *KCNE1*。其遗传方式为常染色体隐性遗传，即父母双方各带一个或者相同或者不同的突变，然后同时把突变传给了子代。这种情况下子代的患病率理论值为 25%。由于患者携带两个突变的累加效应，通常这种亚型的患者临床症状更严重，发生致命性心脏事件的概率也更高。

药物引起的长 QT 综合征（drug-induced LQTS，diLQTS）是临床上最常见的获得性 LQTS。通常与抗心律失常药、抗组胺药和抗精神病药有关。这些药物被证明通过延长 QT 间期，导致 TdP。占所有处方量的 2%～3%。大多数导致 QT 间期延长的药物阻滞心肌细胞延迟整流钾电流快速成分（I_{Kr}），类似 *HERG* 基因突变所导致的 LQT2。1%～8% 的患者接受 QT 间期延长药物会表现出 QT 间期延长或发展为 TdP。因为 QT 间期延长易感者容易出现快速室性心律失常如 TdP 和室颤（VF），所以该种心律失常的病死率可以高达 10%～17%。因此药物相关的长 QT 综合征是过去几十年里已上市药物撤出市场的最常见原因。尽管这种不良反应在人群中相对少见（小于十万分之一），QT 间期延长也不总是诱发 TdP。其他因素如心力衰竭、心室肥厚、女性、低钾血症、隐性长 QT 间期（存在基因突变而 QT 间期仍在正常范围）、猝死家族史等影响心脏的复极稳定性，也与药物诱发的 TdP 有关。现在已经发现了两个真正与 diLQTS 有关的基因：*ALG10B* 和 *ACN9*（表 10-1）。

在临床实践中，避免药物致 QT 间期延长应该注意如下几点：不使用超过推荐剂量；对已存在危险因素的患者减少使用剂量；避免已知延长 QT 间期的药物联合使用；药物诱发 TdP 的幸存患者和猝死者家族成员进行可能的基因筛查，了解是否存在隐性 LQTS 等。

目前对 LQTS 进行基因检测的专家共识推荐建议如下。

（1）以下情况推荐进行 LQT1～LQT3（*KCNQ1*、*KCNH2*、*SCN5A*）的基因检测：基于病史、家族史及心电图（ECG）表型［静息 12 导联 ECG 和（或）运动或儿茶酚胺应激试验］心脏病专家高度怀疑 LQTS 的患者；无症状的特发性 QT 间期延长者（其中青春前期 QTe＞480ms 或成人 QTe＞500ms，排除继发性 QT 间期延长因素，如电解质异常、药物因素、心肌肥厚、束支传导阻滞等）（Ⅰ类推荐）。

（2）以下情况可以考虑进行 LQT1～LQT3 基因检测：无症状特发性 QT 间期延长者，其中青春前期 QTe＞460ms，成人 QTe＞480ms（Ⅱb 类推荐）。

（3）已在先证者发现 LQTS 致病基因突变者，推荐其家族成员及相关亲属进行该特定突变的检测（Ⅰ类推荐）。

（4）对药物诱发 TdP 的先证者应考虑行基因检测（Ⅱb 类推荐）。

（5）如果 LQT1～LQT3 突变检测阴性，但有 QTe 间期延长，应该考虑基因再评价，包括重复基因检测或进行其他更多致病基因检测（Ⅱb 类推荐）。

（二）短 QT 间期综合征（short QT syndrome，SQTS）

SQTS 是以短 QT 间期、发作性心室颤动（室颤）和（或）室性心动过速及心脏性猝死为特征，心脏结构正常的一组心电紊乱综合征。已发现的致病基因有：*KCNH2*（SQT1）、*KCNQ1*（SQT2）、*KCNJ2*（SQT3）、*CACNAJC*（SQT4）、*CACNB2b*（SQT5）。

最新的 SQTS 的诊断标准如下：①若有 QTe≤330ms，则诊断 SQTS。②若有 QTc＜360ms，且存在下述一个或多个情况，可以诊断 SQTS：有致病突变、SQTS 家族史、年龄≤40 岁发生猝死的家族史，无器质性心脏病室速或室颤（VT/VF）的幸存者。对 SQTS 进行基因检测的专家共识建议如下。

（1）基于病史，家族史以及 ECG 表型，临床高度怀疑 SQTS 的患者，可以考虑检测 *KC-NH2*、*KCNQ1* 及 *KCNJ2* 基因（Ⅱb 类推荐）。

（2）推荐家族成员及其他相关亲属进行特定突变位点检测（Ⅰ类推荐）。

（三）Brugada 综合征（Brugada syndrome，BrS）

符合下列情况之一者可以诊断 BrS：①位于第 2 肋间、第 3 肋间或第 4 肋间的右胸 V_1、V_2 导联，至少有一个导联记录到自发或由Ⅰ类抗心律失常药物诱发的 1 型 ST 段抬高≥2mm；②位于第 2 肋间、第 3 肋间或第 4 肋间的右胸 V_1、V_2 导联，至少有一个导联记录到 2 型或 3 型 ST 段抬高，并且Ⅰ类抗心律失常药物激发试验可诱发 1 型 ST 段 ECG 形态。

BrS 的主要特征为心脏结构及功能正常，右胸导联 ST 段抬高，伴或不伴右束支传导阻滞及因室颤所致的心脏性猝死。BrS 呈常染色体显性遗传，但有 2/3 的患者呈散在发病。到目前为止已经发现 7 个 BrS 的致病基因，分别是编码心脏钠离子通道 α、β 亚单位的 *SCN5A* 和 *SCN1b*，钠通道调节因子 *GPDIL*，编码钙通道的 α、β 亚单位的 *CACNA1C* 和 *CACNB2b*，编码 I_{to} 通道的 β 亚单位的 *KCNE3*，编

码 I_{kr} 通道的 *KCNH2* 基因。我国目前共有 10 个 SCN5A 突变位点报道。

对 BrS 进行基因筛查的专家共识建议如下。

（1）推荐家族成员及其他相关亲属进行特定突变检测（Ⅰ类推荐）。

（2）基于病史、家族史以及 ECG 表现［静息 12 导 ECG 和（或）药物激发试验］，临床怀疑 BrS 的患者进行 SCN5A 基因检测（Ⅱa 类推荐）。

（3）不推荐孤立的 2 型或 3 型 BrS ECG 表现个体进行基因检测（Ⅲ类推荐）。

（四）儿茶酚胺敏感型多形性室性心动过速（catechola-minergic polymorphic ventricular tachycardia，CPVT）

CPVT 是一种少见但严重的遗传性心律失常，常表现为无器质性心脏病个体在交感兴奋状态下发生双向室性心动过速（bVT）或多形性室性心动过速（pVT），可发展为室颤，引起患者晕厥，甚至猝死。在静息状态时可无明显临床症状。CPVT 发病年龄平均为 8 岁，一部分人首次晕厥发作可以到成年出现。大约 30% CPVT 患者 10 岁前发病，60% 患者 40 岁以前至少有 1 次晕厥事件发作。

目前已发现的与 CPVT 相关的基因有 3 个：兰尼丁受体（ryanodine receptor2，*RYR2*）、集钙蛋白（calsequestrin2，*CASQ2*）和钙调蛋白 1（calmodulin1，*CALM1*）（在已知 2 个 CPVT 致病基因中，约 65% 先证者存在 *RYR2* 突变，3%～5% 为 *CASQ2* 突变。65% 诊断为 CPVT 患者基因筛查为阳性。由于 *RYR2* 基因非常大，目前大部分的文献报道仅提供覆盖关键区域外显子检测。基因检测阳性和阴性先证者的治疗无差别，但对家族成员的处理具有重要价值。鉴于猝死可能是 CPVT 的首发症状，对 CPVT 先证者的其他所有家庭成员早期进行 CPVT 相关基因检测，有助于对他们在出现症状前进行诊断、合理的遗传咨询以及开始 β 受体阻滞药治疗。另外，因为 CPVT 发病年龄小而且与部分 SIDS 发生有关，所以对先证者有 CPVT 突变的其他家族成员，出生时应进行特定突变位点基因检测，以便对基因检测阳性的个体尽早给予 β 受体阻滞药治疗。

目前对 CPVT 进行基因筛查的专家共识建议如下。

（1）CPVT1（*RYR2*）和 CPVT2（*CASQ2*）的基因检测推荐：基于病史、家族史，以及运动或儿茶酚胺应激诱发的 ECG 阳性表型，具有 CPVT 临床证据的患者，都推荐进行上述基因检测（Ⅰ类推荐）。

（2）家族成员及其他相关亲属行特定突变检测（Ⅰ类推荐）。

（五）心房颤动（AF）

心房颤动是一种房性心动过速，心电图表现 P 波消失，代之为小 f 波，频率为 350～600 次/分。AF 多见于老年人或伴有基础性疾病者，但也有少数特发性房颤有家族性，已发现的致病基因有 9 个：*KCNQ1*、*KCNE2*、*KCNJ2*、*KCNH2*、*SCN5A*、*KCNA5*、*NPPA*、*NUP155*、*GJA5*，但还没有一个致病基因代表≥5% 的 AF，因此目前不推荐对 AF 患者进行基因检测，也不推荐行 SNP 基因分型。推荐家族性 AF 到专门的研究中心诊治。

（六）进行性心脏传导疾病（progressive cardiac conduction disease, PCCD）

PCCD 又称 Lenegre 病，为传导系统的退行性纤维化或硬化的改变呈进行性加重，常从束支传导阻滞逐渐发展为高度或三度房室传导阻滞，传导阻滞严重时患者发生晕厥或猝死的概率较高。PCCD 呈常染色体显性遗传，隐性遗传及散发病例少见。已发现的致病基因有 *SCN5A*、*TRPM4*、*SCN1B*。目前报道的与 PCCD 相关的 *SCN5A* 突变有 30 个，其中仅与 PCCD 相关的突变有 11 个，与 Brugada 综合征重叠的突变有 19 个，而 *SCN1B* 上有两个突变与 PCCD 有关。PCCD 患者分层基因检测应该包括 *SCN5A*、*SCN1B* 和 *TRPM4* 基因。

对 PCCD 进行基因筛查的专家共识建议如下。

（1）在先证者发现 PCCD 致病基因突变后，推荐在家族成员及其他相关亲属中检测该突变（Ⅰ类推荐）。

（2）对于孤立性 PCCD 或伴有先天性心脏病的 PCCD，尤其存在 PCCD 阳性家族史时，基因检测可以考虑作为诊断性评价的一部分（Ⅱb 类推荐）。

其他还有一些与遗传相关的心律失常，如早期复极综合征、特发性室颤、不明原因猝死综合征等，关于这些疾病虽然也有一些基因学证据发现，但只能解释极少数该类患者的病因，因此在此暂不详述。

第三节 期 前 收 缩

期前收缩是指起源于窦房结以外的异位起搏点而与基本心律中其他搏动相比在时间上过早发生的搏动，又称过早搏动，简称早搏。几乎 100% 的心脏病患者和 90% 以上的正常人均可发生，是临床上最常见的心律失常。

一、病因

1. 生活习惯　过多的茶、烟、咖啡或腹内胀气、便秘、过度疲劳、紧张或忧虑等精神刺激或情绪波动常常是发生期前收缩的诱因。

2. 神经反射　特别是通过胃肠道的感受器所激发的神经反射更为常见。当运动或饱餐使心率加快，随后在休息时心率又逐渐减慢时容易出现。亦有人在卧床，准备入睡之际发生。

3. 药物　如麻黄碱、肾上腺素、异丙肾上腺素亦可诱发期前收缩。器质性心脏病患者，特别是心脏力代偿失调发生了心力衰竭时，期前收缩往往增多。服用强心药如洋地黄制剂后，心力衰竭得到控制，期前收缩减少或消失。若在继续服用洋地黄制剂过程中，反而引起更多的室性期前收缩，甚至发生二联律，这往往是洋地黄过量或中毒的结果。

4. 手术或操作　心脏手术过程中特别是当手术进行到直接机械性刺激心脏传导

系统时，期前收缩几乎是不可避免的。此外，在左、右心脏导管检查术、冠状动脉造影术中，当导管尖端与心室壁，特别是与心室间隔接触时，或注射造影剂时，都往往引起各式各样的心律失常，其中期前收缩便是最常见的一种。此外，胆道疾病、经气管插管的过程中亦容易发生期前收缩。

5. 各种器质性心脏病 尤其是慢性肺部疾病、风湿性心脏病、冠心病、高血压心脏病等，房性期前收缩更加常见。一组多中心临床研究提供的 1372 例 65 岁以上老年人大样本资料，经 24h 动态心电图检测，发现房性期前收缩检出率为 97.2%，而超过连续 3 次以上的室上性心动过速几乎占一半。90% 以上的冠心病、扩张型心肌病患者可出现室性期前收缩。二尖瓣脱垂患者常见频发和复杂的室性期前收缩，如果伴有二尖瓣关闭不全造成的血流动力学损害、心源性晕厥病史、频发的室性期前收缩则提示可能有猝死的危险。而且，无论何种原因所致的心力衰竭，均常发生室性心律失常，频发室性期前收缩的发生率可达 80% 以上，40% 可伴短暂阵发性室性心动过速，常成为心力衰竭患者发生猝死的主要原因。

二、产生机制

1. 折返激动 折返激动是指心脏内某一部位在一次激动完成之后并未终结，仍沿一定传导途径返回到发生兴奋冲动的原发部位，再次兴奋同一心肌组织并引起二次激动的现象。在折返激动中，如果折返一次即为折返性期前收缩。由折返激动形成的期前收缩其激动来自基本心律的起搏点而并非来自异位起搏点，折返激动是临床上最常见的期前收缩发生原理。环行折返或局灶性微折返如折返途径相同则期前收缩形态一致；如折返中传导速度一致，则期前收缩与前一搏动的配对时间固定。

2. 并行心律 心脏内有时可同时有两个起搏点并存，一个为窦房结，另一个为异位起搏点，但其周围存在着完全性传入阻滞，因而不受基本心律起搏点的侵入，使两个起搏点能按自身的频率自动除极互相竞争而激动心房或心室。因异位起搏点的周围同时还有传出阻滞，故异位起搏点的激动不能任何时候都可以向四周传播，只有恰遇周围心肌已脱离不应期，才能以零星期前收缩的形式出现，若异位起搏点周围的传出阻滞消失，可形成并行心律性心动过速。并行心律是异位起搏点兴奋性增高的一种特殊形式，是产生期前收缩的一个重要原因。

3. 异位起搏点的兴奋性增高 ①在某些条件下，如窦性冲动到达异位起搏点处时，由于韦金斯基现象，使该处阈电位降低及舒张期除极坡度改变而引起期前收缩；②病变心房、心室或浦肯野纤维细胞膜对不同离子通透性改变，使快反应纤维转变为慢反应纤维，舒张期自动除极因而加速，自律性增强，而产生期前收缩。

三、分类

根据异位搏动发生部位的不同，可将期前收缩分为窦性期前收缩、房性期前收缩、房室交界性期前收缩和室性期前收缩，其中以室性期前收缩最为常见，房性期前收缩次之，房室交界性期前收缩比较少见，窦性期前收缩极为罕见。

描述期前收缩心电图特征时常用到下列术语。

1. 联律间期（coupling interval）　指异位搏动与其前窦性搏动之间的时距，折返途径与激动的传导速度等可影响联律间期长短。房性期前收缩的联律间期应从异位 P 波起点测量至其前窦性 P 波起点，而室性期前收缩的联律间期应从异位搏动的 QRS 波起点测量至其前窦性 QRS 波起点。

2. 代偿间歇（compensatory pause）　当期前收缩出现后，往往代替了一个正常搏动，其后就有一个较正常窦性心律的心动周期为长的间歇，叫作代偿间歇。由于房性异位激动，常易逆传侵入窦房结，使其提前释放激动，引起窦房结节律重整，因此房性期前收缩大多为不完全性代偿间歇。而交界性和室性期前收缩，距窦房结较远不易侵入窦房结，故往往表现为完全性代偿间歇。在个别情况下，若一个室性期前收缩发生在舒张期的末尾，可能只激动了心室的一部分，另一部分仍由窦房结下传的激动所激发，这便形成了室性融合波。

3. 插入性期前收缩　指插入在两个相邻正常窦性搏动之间的期前收缩。

4. 单源性期前收缩　指期前收缩来自同一异位起搏点或有固定的折返径路，其形态、联律间期相同。

5. 多源性期前收缩　指在同一导联中出现 2 种或 2 种以上形态及联律间期互不相同的异位搏动。如联律间期固定，而形态各异，则称为多形性期前收缩，其临床意义与多源性期前收缩相似。

6. 频发性期前收缩　依据出现的频率可人为地分为偶发性和频发性期前收缩。目前一般将≤10 次/小时（≤5 次/分）称为偶发性期前收缩，≥30 次/小时（5 次/分）称为频发性期前收缩。常见的二联律（bigeminy）与三联律（trigeminy）就是一种有规律的频发性期前收缩。前者指期前收缩与窦性心搏交替出现；后者指每 2 个窦性心搏后出现 1 次期前收缩。

四、临床表现

由于患者的敏感性不同，可无明显不适或仅感心悸、心前区不适或心脏停搏感。高血压、冠心病、心肌病、风湿性心脏病病史的询问有助于了解期前收缩原因，指导治疗。询问近期内有无感冒、发热、腹泻病史有助于判断是否患急性病毒性心肌炎。洋地黄类药物、抗心律失常药物及利尿药的应用有时会诱发期前收缩的发生。

五、体检发现

除原有基础心脏病的阳性体征外，心脏听诊时可发现在规则的心律中出现提早的心跳，其后有一较长的间歇（代偿间歇），提早出现的第一心音增强、第二心音减弱，可伴有该次脉搏的减弱或消失。

六、心电图检查

1. 房性期前收缩心电图表现　①期前出现的异位 P 波，其形态与窦性 P 波不同；②PR 间期＞0.12s；③大多为不完全性代偿间歇，即期前收缩前后两个窦性 P 波的间距小于正常 PP 间距的两倍（图 10-19），某些房性期前收缩的 PR 间期可以延长，如异位。P 波后无 QRS-T 波，则称为未下传的房性期前收缩；有时 P 波下传心室引起 QRS 波群增宽变形，多呈右束支传导阻滞图形，称房性期前收缩伴室内差异性传导。

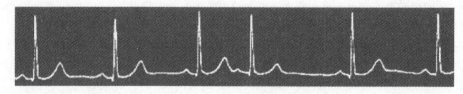

图 10-19　房性期前收缩

2. 房室交界性期前收缩心电图表现　①期前出现的 QRS-T 波，其前无窦性 P 波，QRS-T 波形态与窦性下传者基本相同；②出现逆行 P 波（P 波在Ⅱ、Ⅲ、aＶF 导联倒置，aVR 导联直立），可发生于 QRS 波群之前（PR 间期＜0.12s）或 QRS 波群之后（RP 间期＜0.20s），或者与 QRS 波相重叠；③大多为完全性代偿间歇（图 10-20）。

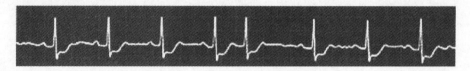

图 10-20　房室交界性期前收缩

3. 室性期前收缩心电图表现　①期前出现的 QRS-T 波前无 P 波或无相关的 P 波；②期前出现的 QRS 波形态宽大畸形，时限通常＞0.12s，T 波方向多与 QRS 波的主波方向相反；③往往为完全性代偿间歇，即期前收缩前后的两个窦性 P 波间距等于正常 PP 间距的两倍（图 10-21）。

室性期前收缩（室早）显著变形增宽，QRS 波＞160ms，常强烈提示存在器质性心脏病。室性期前收缩的配对间期多数固定，配对间期多变的室性期前收缩可能为室性并行心律。过早出现的室性期前收缩，靠近前一心动周期 T 波的顶峰上，称为 R on T 现象，易诱发室颤或室性心动过速，特别当心肌缺血、电解质紊乱及其他导致室颤阈值下降的情况时，R on T 现象具有较大危险性（表 10-2）。

七、诊断

根据体表心电图或动态心电图形态，房性期前收缩和室性期前收缩的诊断不难确定。临床上还需要对期前收缩进行危险分层，区分生理学和病理性期前收缩，尤其是对室性期前收缩要判断其对预后的影响。

房性期前收缩可见于正常健康人和无心脏病患者，但正常健康人频发性房性期前收缩极为少见。房性期前收缩多见于器质性心脏病患者。当二尖瓣病变、甲状腺

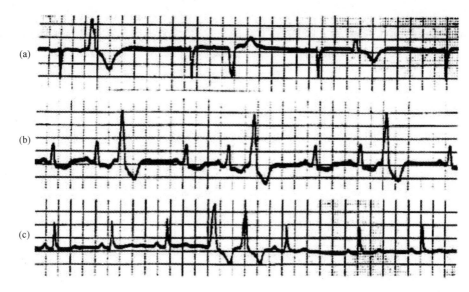

图 10-21　室性期前收缩

（a）多源性室性早搏；（b）三联律；（c）成对的室性早搏

表 10-2　室性前期收缩的 Lown 分级

分级	心电图特点
0	无室性期前收缩
1	偶发，单一形态室性期前的收缩＜30 次/小时
2	频发，单一形态室性期前收缩≥30 次/小时
3	频发的多形性室性期前收缩
4A	连续的，成对的室性期前收缩
4B	连续的事≥3 次的室性期前收缩
5	R on T 现象

功能亢进、冠心病和心肌病中发生频发性房性期前收缩时，特别是多源性期前收缩时，常是要发生心房颤动的先兆。以下房性期前收缩可能与器质性心脏病有关，常提示为病理性期前收缩：①频发持续存在的房性期前收缩；②成对的房性期前收缩；③多形性或多源性房性期前收缩；④房性期前收缩二联律或三联律；⑤运动之后房性期前收缩增多；⑥洋地黄应用过程中出现房性期前收缩。

八、治疗

期前收缩分为功能性和病理性两类，功能性期前收缩一般不需要特殊治疗，病理性期前收缩则需要及时进行处理，否则可能引起严重后果，甚至危及生命。了解和掌握功能性和病理性期前收缩的鉴别知识，及时进行判断，这对于疾病的预防和治疗具有重要意义。

1. 功能性期前收缩 在中青年人中并不少见，大多数查不出病理性诱因，往往是在精神紧张、过度劳累、吸烟、酗酒、喝浓茶、饮咖啡后引起的，一般出现在安静或临睡前，运动后期前收缩消失，功能性期前收缩一般不影响身体健康，经过一段时间，这种期前收缩大多会不治而愈，故无需治疗，但平时应注意劳逸结合，避免过度紧张和疲劳，思想乐观，生活有规律，不暴饮暴食、过量饮酒，每天进行适当的体育锻炼。

2. 病理性期前收缩 患心肌炎、冠状动脉粥样硬化性心脏病、风湿性心脏病、甲亢性心脏病、二尖瓣脱垂及洋地黄中毒时，也常出现期前收缩，这属于病理性期前收缩。常见于下列情况：发生于老年人或儿童；运动后期前收缩次数增加；原来已确诊为心脏病者；心电图检查除发现期前收缩外，往往还有其他异常心电图改变。对于病理性期前收缩，应高度重视，需用药治疗，如果出现严重的和频繁发作的期前收缩，最好住院进行观察和治疗。

3. 功能性和器质性室性期前收缩的鉴别

（1）QRS 波群时间：若心肌本身无病变，则不论心室异位起搏点在心室何处，QRS 波群时间均不会超过 0.16s。更宽大的 QRS 波群常提示心肌严重受累，这样的室性期前收缩是器质性的。

（2）QRS 波群形态：异位起搏点位于右室前壁（或室间隔前缘）和心底部的室性期前收缩，多属于功能性的。

（3）QRS 波群形态结合 ST-T 改变：这是由 Schamroch 提出的鉴别方法（表 10-3）。

表 10-3　Schamroch 功能性和器质性室性期前收缩的比较法

心电图特点	功能性室性期前收缩	器质性室性期前收缩
QRS 波振幅	≥20mm	<10mm
QRS 波时间	<0.14s	>0.14s
粗钝切迹	无	常见
ST 段等电位线	ST 段起始部无等电位线	有
T 波	不对称，与 QRS 波反向	对称、高尖、与 QRS 波同向

（4）运动负荷试验：一般认为休息时有室性期前收缩，运动时消失者多属于功能性；运动时出现且为频发，则器质性的可能性大。

4. 房性期前收缩 应积极治疗病因，必要时可选用下列药物治疗：①β受体阻滞药，如普萘洛尔（心得安）；②维拉帕米（异搏定）；③洋地黄类，适用于伴心力衰竭而非洋地黄所致的房性期前收缩，常用地高辛 0.25mg，1 次/日；④奎尼丁；⑤苯妥英钠 0.1g，3 次/日；⑥胺碘酮。前两类药物对低血压和心力衰竭患者忌用。

5. 房室交界性期前收缩的治疗 与房性期前收缩相同，如无效，可试用治疗室性期前收缩的药物。

6. 室性期前收缩的治疗 室性期前收缩的临床意义可参考以下情况判断并予以

重视：①有器质性心脏病基础，如冠状动脉疾病（冠心病）、急性心肌梗死、心肌病、瓣膜疾病等；②心脏功能状态，如有心脏扩大、左心室射血分数低于40%或充血性心力衰竭；③临床症状，如眩晕、黑矇或晕厥先兆等；④心电图表现，如室性期前收缩呈多源、成对、连续≥3个出现，或在急性心肌梗死或QT间期延长基础上发生的R on T现象。治疗室性期前收缩的主要目的是预防室性心动过速、心室颤动和心脏性猝死。

室性期前收缩的治疗对策如下：①无器质性心脏病的患者，室性期前收缩并不增加其死亡率，对无症状的孤立的室性期前收缩，无论其形态和频率如何，无需药物治疗。②无器质性心脏病的患者，但室性期前收缩频发引起明显心悸症状，影响工作和生活者，可酌情选用美西律、普罗帕酮，心率偏快、血压偏高者可用β受体阻滞剂。③有器质性心脏病，伴轻度心功能不全（左心室射血分数40%～50%），原则上只处理心脏病，不必针对室性期前收缩用药，对于室性期前收缩引起明显症状者可选用普罗帕酮、美西律、莫雷西嗪、胺碘酮等。④急性心肌梗死早期出现的室性期前收缩可静脉使用利多卡因、胺碘酮。⑤室性期前收缩伴发心力衰竭、低钾血症、洋地黄中毒、感染、肺源性心脏病等情况时，应首先治疗上述病因。

7. 室性期前收缩的经导管射频消融治疗 导管消融术的出现极大地改变了心律失常临床治疗模式，使得心律失常的治疗从姑息性的控制转向微创性的根治术。经过十余年的发展，已经成为绝大多数快速性心律失常的一线治疗。

对于有明显临床症状、药物治疗无效或患者不能耐受、无伴发严重器质性心脏病的频发室性期前收缩患者，可考虑经导管射频消融。根据患者室性期前收缩发生时的体表心电图可以初步诊断室性期前收缩的起源部位在左心室或右心室，经激动标测结合起搏标测，可确定消融部位。目前还可以结合三维电解剖标测手段（Carto，Ensite3000），提高消融治疗成功率。

射频消融的适应证选择可参考下列条件：①心电图及动态心电图均证实为频发单形性室性期前收缩，室性期前收缩稳定，而且频发，24h动态心电图显示同一形态的室性期前收缩通常超过1万次以上，或占全天心律的8%以上；②有显著的临床症状，心理治疗加药物治疗无效或药物有效但患者不能耐受长期药物治疗或者不愿意接受药物治疗者；③因频发室性期前收缩伴心悸、乏力症状和（或）精神恐惧，明显影响生活和工作者；④因频发室性期前收缩影响到学习或就业安排，有强烈根治愿望。

射频消融的禁忌证：①偶发室性期前收缩；②多源性室性期前收缩；③器质性心脏病所致室性期前收缩。

室性期前收缩导管射频消融特点：①室性期前收缩多起源于右心室流出道；②多采用起搏标测；③无期前收缩时不宜进行标测和消融；④消融成功率高，并发症少。

九、室性期前收缩的并发症

本病会诱发室性心动过速、心室颤动，在严重的情况下还会导致心脏性猝死。

1. 室性心动过速　室性心动过速是指起源于希氏束分叉处以下的 3～5 个以上宽大畸形 QRS 波组成的心动过速，与阵发性室上性心动过速相似，但症状比较严重，小儿烦躁不安、苍白、呼吸急促，年长儿可诉心悸、心前区疼痛，严重病例可有晕厥、休克、充血性心力衰竭等，发作短暂者血流动力学的改变较轻，发作持续 24h 以上者则可发生显著的血流动力学改变，体检发现心率增快，常在 150 次/分以上，节律整齐，心音可强弱不等。

2. 心室颤动（VF）　是由于许多相互交叉的折返电活动波引起，其心电图表现为混乱的记录曲线，VF 常可以致死，除非用直流电除颤（用胸部重击或抗心律失常药物除颤难以奏效）。

3. 心脏性猝死　猝死指平素健康或病情已基本恢复或稳定者，突然发生意想不到的非人为死亡，大多数发生在急性发病后即刻至 1h 内，最长不超过 6h 者，主要由于原发性心室颤动、心室停搏或电机械分离，导致心脏突然停止有效收缩功能。

第四节　心 房 颤 动

一、病因及发病机制

凡能够引起窦房结损伤、缺血、心肌病变或心房压增高、心房扩大的各种疾病均可发生心房颤动（atrial fibrillation，AF），是人类最常见的心律失常类型之一。青年人最常见的病因是风湿性心脏病，尤其是二尖瓣狭窄；老年人则常见于老年退行性心脏瓣膜病；还可见于心肌病、心肌炎、缩窄性心包炎、甲状腺功能亢进症、先天性心脏病、预激综合征、冠心病等，亦可见于洋地黄中毒患者。部分阵发性心房颤动可见于正常人或无明确原因，反复发作，又称之为孤立性心房颤动或特发性心房颤动。在使用洋地黄过程中，若心房颤动伴室内差异性传导，提示洋地黄用量不足；若心房颤动出现室性期前收缩，心室率慢而节律齐，常提示中毒。其发生是由于心房内存在多个折返环，多发的环行激动使心房失去有效的收缩，而表现为心房颤动。其他机制，如心房内多个起搏点自律性增高尚未得到证实。心房颤动开始时，常表现为阵发性、反复发作，持续时间延长而转变为持续性或永久性房颤。

二、临床要点

1. 症状与体征　心率慢者可无症状，或自觉心跳不规则；心室率快者可有心悸、疲乏、虚弱、头晕、无力、恶心、面色苍白等症状；严重二尖瓣狭窄者可诱发急性肺水肿。体征可有：①动脉脉搏和心搏完全不规则。②心脉率不一致而表现为脉短细，心率越快则脉短细越明显。③听诊心音强弱不等。

2. 心电图表现

（1）各导联 P 波消失，代之以形态、振幅、间期完全不一的基线波动（f 波），频率为 350～600 次/分，心室律绝对不齐，即 RR 间期绝对不等，一般在 120～180 次/分，不超过 200 次/分，QRS 波群一般呈室上性。f 波在心电图上可能相当显著，类似不纯性扑动，也可能非常细小，甚至看不到。一般来说，f 波愈粗大，频率愈低；f 波愈纤细，频率愈高。

（2）心房颤动伴室内差异性传导：心房颤动时，下传的心室搏动其 QRS 波群可以正常或宽大，宽大的 QRS 波群可由于同时存在束支传导阻滞、预激综合征或时相性室内差异性传导引起：心房颤动，由于室率多快速而不规则，常有 Ashman 现象，故比心房扑动更易产生室内差异性传导，而形成宽大畸形的 QRS 波群。QRS 波群多呈右束支传导阻滞图形（占 90%），其起始向量多与正常心搏一致，偶可呈左束支传导阻滞图形。前一个心动周期愈长，"联律间期"愈短，则 QRS 波群增宽愈显著，同时无代偿间歇。

（3）心房颤动伴房室传导阻滞

① 心房颤动伴 Ⅱ 度房室传导阻滞：出现不同程度的房室交界性或室性逸搏，发生在比较固定的长间歇后。RR 间期虽长短不一，但不规则中有规律，如渐短突长或渐长突长的类文氏现象。心房颤动时 f 波频率为 350～600 次/分。生理性干扰、隐匿性传导是机体的保护性反应，也可造成长 RR 间期，不能单凭 RR 间期长短决定 AVB 的存在。

② 心房颤动伴 Ⅲ 度房室传导阻滞：心房颤动时，心电图示 RR 间期相等即说明合并 Ⅲ 度 AVB。根据起搏点部位，QRS 时间、频率不一，心室律可表现为非阵发性或阵发性结性心动过速，也可表现为阵发性或非阵发性室性心动过速。室性逸搏心律使 QRS 宽大畸形。

（4）预激综合征伴心房颤动：①心房颤动常为阵发性。②心室率较快，常大于 200 次/分，节律完全不规则。③QRS 波群时间取决于下传途径，由异常路径下传时，QRS 宽大畸形，可有典型预激综合征图形，较为常见。由正常径路下传时，QRS 波群正常，此时如伴有室内差异性传导，可使 QRS 波宽大畸形，易被误认为心房颤动沿旁路下传；也可在心电图上呈现"手风琴"现象，QRS 波群宽大与正常相间出现。

三、诊断关键

1. 诊断 主要依据临床和心电图表现。

2. 病情危重指标 心房颤动发生后可为持续性，但也有阵发性者，而后反复发作呈持续型心房颤动。心房颤动时，由于心房失去有效收缩，使心室舒张期充盈不良，故心输出量减少 25%～30%，可诱发或加重心力衰竭，尤其当心室率过快时更易发生。心房颤动发生后可能导致心房内血栓形成，尤其是二尖瓣狭窄的患者，当左心房极度增大或心室率很快时心房内更易形成血栓，血栓脱落造成动脉栓塞的发生率达 41% 左右。孤立性心房颤动一般预后良好，但需预防发生栓塞。预激综合征伴心房颤动由于心室率极快，可引起严重血流动力学异常，甚至心室颤动和猝死。

3. 鉴别诊断

（1）心房颤动合并室内差异性传导与心房颤动合并室性心动过速：①前者心室节律绝对不齐，心室率极快时可基本规则；后者多基本规则（RR 间期相差 0.01～0.04s）。②前者 QRS 波多呈三相型，呈右束支传导阻滞图形，偶可呈左束支传导阻滞图形，QRS 波群时间<0.14s，易变性大；后者多呈单相性 QRS 波群，QRS 波群时间可>0.16s，易变性小（除非是多源性室上性心动过速）。③前者宽大畸形的 QRS 波群的配对间期多不固定；后者则固定，并且与室性期前收缩的配对时间相等。④前者无代偿间歇，后者有类代偿间歇。⑤前者无室性融合波，后者可有室性融合波及心室夺获。

（2）心房颤动合并预激综合征与心房颤动合并室性心动过速：①前者心室率多超过 180 次/分；后者常小于 180 次/分。②前者心室节律不规则，R-R 间期相差可超过 0.03～0.10s；后者心室节律可稍有不均匀或完全均匀。③前者 QRS 波群形态宽大畸形，起始部分可见预激波；后者 QRS 波群很少呈右束支传导阻滞图形，无预激波。④前者无心室夺获，后者可有心室夺获。⑤前者发作前后心电图可见到预激综合征图形，而后者可能有室性期前收缩。

（3）心房颤动合并室内差异性传导与心房颤动合并室性期前收缩：①合并室内差异性传导多发生在心室率较快时，而合并室性期前收缩多发生在心室率较慢时。②合并室内差异性传导时，QRS 波群多呈右束支传导阻滞图形，起始向量与基本心率相同；合并室性期前收缩时，QRS 波群常出现 QR、QR 或 RS 形，波形模糊、有切迹，常在 QRS 波群起始部分已很明显。③合并室内差异性传导时，宽大畸形的 QRS 波群多紧随在长 RR 间期后发生（即 Ashman 现象或称长-短周期），而后者无此规律。④心房颤动合并室内差异性传导无固定的配对间期，而合并室性期前收缩多有固定的配对间期。⑤合并室内差异传导时，QRS 波群畸形程度可有很大差别，QRS 波群时间可大于 0.12s，也可小于 0.12s；而合并室性期前收缩时，QRS 波群如果有多种形态，都是典型的室性期前收缩波形，QRS 波群时间均大于 0.12s。⑥心房颤动合并室内差异性传导时其后多无类代偿间歇，而合并室性期前收缩其后多有类代偿间歇。

四、治疗关键

治疗分为两个方面。

1. 转复房颤　目前主张同步直流电转复，转复后用胺碘酮或奎尼丁维持窦性心律，胺碘酮维持率高且死亡率较低，被推荐为首选药物。也可用奎尼丁或胺碘酮行药物转复。转复的禁忌证为心房颤动持续时间过长（超过 6 个月），心房较大或合并严重心肌损害的器质性心脏病。

2. 控制心室率　是治疗的主要目的之一，可减轻症状，增加心排血量。适用于不适宜行心房颤动转复者或转复前心室率较快者，常用药物有洋地黄类，无严重心肌功能不全者也可使用 β 受体阻滞药或维拉帕米。

3. 抗凝治疗　β受体阻滞药和钙通道阻滞药是心房颤动时控制心室率的一线药物。

第五节 室上性心动过速

室上性心动过速（室上速，SVT）是最常见的一种心动过速，其电生理机制也是认识得最清楚的。根据电生理分类，SVT 由房室结折返、房室折返和房性心动过速组成。本文主要针对狭义上的室上速，即房室结折返性心动过速和房室折返性心动过速的电生理机制及射频消融进行简单介绍。

一、房室结折返性心动过速（AVNRT）

AVNRT 的电生理基础是房室结双径路。房室结双径路被认为是房室结传导功能性纵向分离的电生理现象，可能与房室结的复杂结构形成了非均一性的各向异性有关。

1. 房室结双径路的诊断　典型的房室结双径路表现为：在高位右房的 S_1S_2 刺激中，当 S_1S_2 缩短 10～20ms，而出现 A_2H_2 突然延长 50ms 以上，即出现房室传导的跳跃现象。若跳跃值仅 50ms，诊断应慎重。此时若同时伴有心房回波或诱发 SVT，且能除外隐匿性旁路和房内折返；或连续两个跳跃值都是 50ms，则可诊断。

当高位右房的 S_1S_2 刺激无跳跃现象，应加做以下检查。当出现下述表现时，亦可诊断。

（1）心房其他部位（如冠状窦）S_1S_2 刺激出现跳跃现象。

（2）RVA 的 S_1S_2 刺激出现 V_2A_2 的跳跃现象。快慢型 AVNRT 患者常有此现象。

（3）给 S_2S_3 刺激，或刺激迷走神经，或给予阿托品、异丙肾上腺素、腺苷三磷酸等药物后，出现跳跃现象，或诱发出 AVNRT。

此外，若观察到以下现象，也是诊断房室结双径路的证据。

（1）窦性心律或相似频率心房起搏时，发现长短两种 PR 或 AH 间期，二者相差在 50ms 以上。

（2）心房或心室期前刺激，偶尔观察到双重反应（1∶2 传导），前者表现为 1 个 A_2 后面有两个 V_2；后者为 1 个 V_2 后有两个 A_2。

（3）心房或心室快速起搏，房室结正传或逆传出现 3∶2 以上的文氏传导时，观察到 AH 或 VA 间期出现跳跃式延长，跳跃值在 50ms 以上。

2. AVNRT 的类型与电生理特性　虽然房室结双径路是 AVNRT 的电生理基础，但要形成 AVNRT，还需要快径路与慢径路在不应期与传导速度上严格地匹配。这就是为什么临床上没有 SVT 的病例，电生理检查中，25% 可以出现房室结双径路现象的原因。根据快慢径路在 AVNRT 中传导方向的不同，可以分为两型：慢快型和快慢型。

（1）慢快型：又称常见型，占 AVNRT 的 95％。它的电生理特点是正传发生在慢径路，而逆传发生在快径路。由于快速的逆传，使心房的激动发生在心室激动的同时，或稍后，或稍前。因此，心电图上逆行 P 波大多数重叠在 QRS 波中（占 48％）或紧随其后（占 46％），少数构成 QRS 波的起始部（占 2％）。在心内电生理记录可以发现，逆传心房激动呈中心型，最早激动出现在房室交界区［即记录希氏束电图（HBE）的部位］；HBE 的 AH＞HA 间期，VA＜70ms，甚至为负值。

（2）快慢型：又称少见型，仅占 AVNRT 的 5％。它的电生理特点是正传发生在快径路，逆传发生在慢径路，因而逆 P 波远离 QRS 波，而形成长的 RP 间期。心内电生理检查，逆传心房激动也是中心型，但最早激动点是冠状静脉窦（CS）口；HBE 的 AH＜HA 间期。此时，需与房性心动过速、慢传导的隐匿性房室旁路参与的房室折返性心动过速（即 PJRT）相鉴别。

3. AVNRT 诊断要点

（1）常见型 AVNRT

① 房性、室性期前刺激，或用引起房室结正向文氏周期的频率进行心房起搏，可诱发和终止。

② 心房程序刺激，房室结正向传导出现跳跃现象。

③ 发作依赖于临界长度的 AH 间期，即慢径路一定程度的正向缓慢传导。

④ 逆向性心房激动最早点在房室连接区，HBE 的 VA 间期为－40～＋70ms。

⑤ 逆行 P 波重叠在 QRS 波中，或紧随其后，少数构成 QRS 波的起始波。

⑥ 心房、希氏束与心室不是折返所必需。兴奋迷走神经可减慢，然后终止 SVT。

（2）少见型 AVNRT

① 房性、室性期前刺激，或用引起房室结逆向文氏周期的频率进行心室起搏，可诱发和终止。

② 心室程序刺激，房室结逆向传导出现跳跃现象。

③ 发作依赖于临界长度的 HA 间期，即慢径路一定程度的逆向缓慢传导。

④ 逆向性心房激动最早点在 CS 口。

⑤ 逆行 P 波的 RP 间期长于 PR 间期。

⑥ 心房、希氏束和心室不是折返所必需，兴奋迷走神经可减慢并终止 SVT，且均阻滞于逆向传导的慢径路。

4. AVNRT 的心电图表现

（1）慢快型 AVNRT 的心电图有以下表现

① P 波埋于 QRS 波中。各导联无 P 波，但由于 P 波的记录与辨认有时非常困难，因而仅凭心电图判断有无 P 波常常难以做到。

② SVT 时的心电图与窦性心律时比较，常常可以发现 QRS 波群在 Ⅱ、Ⅲ、aVF 导联多 1 个 S 波（假 S 现象），在 V_2 导联多 1 个 r′波（假 r′现象），这两种现象虽然出现率不太高，但诊断的可靠性相当高。

③ 若各导联有 P 波，RP 间期＜80ms，与 AVRT 的区别在于后者的 RP 间期

＞80ms。当 RP 间期在 80ms 左右时，诊断应谨慎，因二者在此范围中有重叠。

（2）快慢型 AVNRT 的心电图表现与房速（AT）和 PJRT 一样，仅凭心电图无法区分。此外，由于 AVNRT 多见于女性，女：男约为 7：3，因而仅凭心电因诊断男性患者为 AVNRT 应谨慎。

5. AVNRT 的鉴别诊断 AVNRT 需要与间隔部位起源的房速（AT）或间隔部旁路参与的房室折返性心动过速（AVRT）以及加速性结性心律失常相鉴别。

（1）心动过速时心房与心室激动的时间关系：V-A 间期＜65ms 可排除 AVRT，但不能区别开 AVNRT 和 AT。

（2）室房传导特征：心室程序刺激无递减传导特性，强烈提示有房室旁路，但如有明确递减传导特性，不能排除慢旁路的存在。

（3）希氏束旁刺激：刺激方法是以较高电压（脉宽）刺激希氏束旁同时夺获心室肌和希氏束或右束支（HB-RB），然后逐渐降低电压，使起搏只夺获心室肌，不夺获 HB-RB，观察心房激动顺序，刺激信号至 A 波（SA）以及 HA 间期变化。如 SA 间期和心房激动顺序均不变，提示房室旁路逆传；如 SA 间期延长，HA 间期不变，而且心房激动顺序也不变，提示无房室旁路，激动经房室结逆传；如心房激动顺序不同提示既有旁路也有房室结逆传。

（4）心动过速时希氏束不应期内心室期前刺激（RS2 刺激）：希氏束不应期内心室期前刺激影响心房激动（使心房激动提前或推后）或终止心动过速时未夺获心房，均提示房室之间除房室结之外还有其他连接，即房室旁路，但刺激部位远离旁路时会有假阴性。

（5）心室超速起搏可以拖带心动过速，并有 QRS 融合波者提示 AVRT。

以上几个方面的检查有助于 AVNRT 与 AVRT 的鉴别，在排除 AVRT 之后，间隔部起源心动过速的鉴别主要集中在房性心动过速与 AVNRT 之间。如心室超速起搏不夺获心房常提示为房性心动过速，若能夺获心房，但停止心室起搏后心房激动呈 A-A-V 关系也提示心动过速为房性心动过速。非间隔起源房速易于鉴别，心房激动顺序呈偏心性，区别于不同类型的 AVNRT。

6. 典型 AVNRT 的消融 慢径消融治疗 AVNRT 的成功率高，房室传导阻滞发生率低，已成为 AVNRT 的首选治疗方法。不同类型 AVNRT 均可通过慢径消融取得成功，消融可以通过解剖定位或慢径电位指导完成，而目前最常用的方法是将两种方法结合，通过解剖法首先进行初步定位，之后结合心内电图标测，寻找关键的靶点。

解剖定位指导的消融方法：首先将标测消融导管送至心室，慢慢向下并回撤导管至 CS 口水平，之后回撤并顺时针旋转使消融导管顶端位于 CS 口和三尖瓣环之间，并稳定贴靠，局部心内电图呈小 A，大 V 波，在（0.25：1）～（0.7：1）之间，A 波通常碎裂、多幅。

慢径电位指导的消融方法：心内电图指导下的慢径消融是指将标测导管置于 CS 口和三尖瓣环之间，标测所谓的慢径电位区域作为消融靶点。Jackman 和 Haissaguerre 分别介绍了两种不同形态的慢径电位。Jackman 等描述的慢径电位是一种尖锐快波，窦性心律时位于小 A 波终末部，通常只能在 CS 口周围＜5mm 的直径范围内记录到。Haissaguerre 等描述的慢径电位是一种缓慢、低频、低幅波，在 CS 口前面的后间隔或中间隔区域可以记录到。

消融终点：①房室结前传跳跃现象消失，并且不能诱发 AVNRT；②房室结前传跳跃现象未消失，跳跃后心房回波存在或消失，但在静脉滴注异丙肾上腺素条件下不能诱发心动过速；③消融后新出现的持续性一度或一度以上房室传导阻滞。

消融成功标准：①房室结前传跳跃现象消失，并且不能诱发 AVNRT；②房室结前传跳跃现象未消失，跳跃后心房回波存在或消失，但在静脉滴注异丙肾上腺素条件下不能诱发心动过速；③消融后无一度以上房室传导阻滞。

二、房室折返性心动过速（AVRT）

AVRT 的电生理机制是由于房室间存在附加旁路，导致电兴奋在心房、心脏传导系统、心室和房室旁路所组成的大折返环中做环形运动；因此，AVRT 的解剖学基础是房室旁路。房室旁路的产生是由于胚胎发育时，二尖瓣环和三尖瓣环这两个纤维环未能完全闭合，在未闭合处便出现心房肌与心室肌相连，即房室旁路。左前间隔处是主动脉瓣环与二尖瓣环间的纤维连续（亦称心室膜）、二尖瓣环在此处不会发生不闭合。因而，除此处之外，二尖瓣环与三尖瓣环的任何部位都能出现房室旁路。

1. 房室旁路的电生理特性　如前所述，房室旁路的组织学本质是普通心肌，因而它的电生理特性与心房肌和心室肌基本相同，而与心脏传导系统不同。其与房室结传导特性的区别在于，前者表现为全或无传导，而后者是递减传导（亦称温氏传导），即房室旁路的传导时间不随期前刺激的提前而延长，而房室结呈现明显延长。这是鉴别是否存在房室旁路的最根本的电生理依据。

房室旁路的传导方向，可以是双向，也可以是单向。单向中，大多数为仅有逆向传导，少数为仅有正向传导，这可能是由于旁路的心室端电动势大于心房端的缘故。旁路的传导可以持续存在，也可以间断存在。当旁路有双向传导时，患者表现为典型的预激综合征：窦性心律时的心电图有 δ 波（心室预激），且有 SVT 发作。当旁路仅有正向传导时，患者表现为仅有心室预激，而无 SVT（此时临床不应诊断预激综合征，应诊断为心室预激）。当旁路仅有逆向传导时，患者无心室预激，而仅有 SVT（此时临床最好采用隐匿性房室旁路的诊断而不用隐匿性预激综合征的诊断，因为患者没有心室预激）。当旁路存在时，是否发生 SVT，还取决于旁路的不应期、传导速度与房室结是否匹配。一般来说，正传不应期旁路长于房室结，而逆传不应期旁路则短于或等于房室结。这正是 AVRT 中大多数为顺向型，极个别是逆向型的原因。

在间歇性预激中，患者表现为一段时间心电图有 δ 波，一段时间 δ 波消失。这有两种可能：①旁路的正向传导呈间歇性；②旁路的正传实际上始终存在，但由于旁路位于左侧，当房室结传导较快时，δ 波过小而误认为 δ 波消失；当房室结传导较慢时，δ 波加大而显现。另外，δ 波也可表现为与心跳按一定比例出现，多数为

2：10 这是由于旁路的正传不应期过长所致。

所谓隐匿性预激也有两种情况，一种是隐匿性旁路，一种是左侧显性旁路，但由于房室结正传始终较快，δ 波太小而误认为是隐匿性预激，后者在刺激迷走神经或注射腺苷三磷酸后就表现为显性预激。

根据近年电生理的研究，无一人能证实 James 束（即房结束）的存在。心电图中 PR 间期＜0.12s 而无 SVT 者，实际上都是房室结传导过快。所谓 L-G-L 综合征（PR 间期＜0.12s，且有 SVT 发作），实际上是房室结传导过快伴 AVNRT或 AVRT。因此，James 束实际上可能并不存在，只是根据心电图无 δ 波的短 PR间期的一种推论而已。

另一种特殊旁路 Mahaim 束，以往根据心电图有 δ 波，但 PR 间期＞0.12s 推论它应该是结室束或束室束。但近年电生理研究和射频消融术已证实，结室束或束室束是极少见的，它大多数是连接于右心房与右束支远端之间的房束旁路，但它的传导特性不是全或无的，而具有一定程度的递减传导。它一般只有正传而无逆传，因而多引起逆向型房室折返性心动过速。从电生理特性和组织学考虑，Mahaim 束实际上是异常存在的发育不健全的副房室传导系统。

还有一种特殊的慢传导的隐匿性旁路，其逆传十分缓慢，当冲动经旁路、心房抵达房室结时，房室结不应期已过，又可使冲动下传。因而，这种患者的 SVT 十分容易发作且不易终止，故称为持续性交界性心动过速（PJRT）。虽然发作时心电图类似于房性心动过速或 AVNRT，但实质上仍是 AVRT。据近年来电生理研究和射频消融术的结果，PJRT 的旁路大多数位于冠状静脉窦口附近，与房室结双径路的慢径路位置相同，因而还需与快慢型 AVNRT 鉴别。少数也可位于其他部位，如前间隔或游离壁。

总之，就大多数的房室旁路而言，其全或无传导特性明显地有别于房室结的显著递减性传导特性。但对于少数特殊旁路或少数房室结传导能力过强者，这种传导特性的区别变得很不明显，对于这些个别患者在进行心电生理检查和射频消融术时，应特别注意仔细鉴别，以免误判。

2. AVRT 的类型

（1）顺向型 AVRT（O-AVRT）：此型 AVRT 是以房室传导系统为前传支，房室旁路为逆传支的房室间大折返。其发生的条件为：房室旁路的前传不应期长于房室结，而逆传不应期短于房室结，而且房室传导系统（主要是房室结）的前传速度较慢。由于大多数旁路的不应期都有上述特点，而房室结的前传速度与不应期又能受自主神经影响而满足上述条件，因此，95％的 AVRT 都是顺向型的，由于隐性旁路只能逆传，因而它参与的 AVRT 必然都是顺向型的。

（2）逆向型 AVRT（A-AVRT）：A-AVRT 是少见的房室折返性心动过速，发生于房室旁路有前向传导功能的患者。电生理检查中经心房和心室刺激均能诱发和终止这种房室折返性心动过速。心动过速的前传支为显性房室旁路，由此引起心室激动顺序异常而显示宽大畸形的 QRS 波，结合心腔内各部位电图的特点易与 O-AVRT 合并功能性束支传导阻滞和室性心动过速鉴别。目前电生理研究和射频消融结果均证实 A-AVRT 患者常存在多条房室旁路，而且心动过速的前传支和逆传支由不同部位的房室旁路构成。

（3）持续性交界性心动过速（PJRT）：PJRT 实际上是一种特殊的房室折返性心动过速，具有递减传导性能的房室旁路参与室房传导是心动过速的电生理基础。PJRT 的 P 波或 A 波远离 QRS 波或 V 波，而位于下一个心室激动波之前，与部分房性心动过速和少见型房室结折返性心动过速有某些相似之处，消融前进行鉴别诊断甚为重要。

① 鉴别室房传导途径：心室多频率或不同 S_1S_2 间期刺激时其室房之间没有 H 波，这一特点说明室房传导不是沿 AVN-HPS 途径传导。因此观察 H 波清楚的 HBE 导联在心室刺激时无逆传 H 波，提示存在房室旁路室房传导。

② 比较心房顺序：心室刺激或心动过速的心房激动顺序异常无疑可确定心动过速的性质。房室慢旁路仅少数位于左、右游离壁，多数位于间隔区（尤其是冠状静脉窦口附近）。因此应在冠状静脉窦口附近详细标测，寻找到最早心房激动部位有助于诊断。

③ 心动过速与 H 波同步刺激心室是否改变心房激动周期（AA 间期）：房性心动过速或房室结折返性心动过速，与 H 波同步刺激心室因恰逢希氏束不应期而不能逆传至心房，故 AA 间期不受影响。如为房室折返性心动过速，则于希氏束不应期刺激心室仍能逆传至心房，并使 AA 间期改变。由于 PJRT 系房室慢旁路逆向传导，因此心室刺激可使 AA 间期缩短或延长。

（4）多旁路参与的 AVRT：多条房室旁路并不少见，约占预激综合征患者的 10%。电生理检查中，出现下述情况提示存在多条旁路：①前传的 δ 波在窦性心律、房颤或不同心房部位起搏时，出现改变；②逆向心房激动有两个以上最早兴奋点；③顺向型 AVRT 伴间歇性前传融合波；④前传预激的位置与顺向型 AVRT 时逆传心房的最早激动位置不符合；⑤逆向型 AVRT 的前传支为间隔旁路（因为典型的逆向型 AVRT 的前传支都是游离壁旁路）和（或）逆向型 AVRT 的周长明显短于同一患者的顺向型 AVRT 的周长。

在多旁路参与的 AVRT 中，各条旁路所起的作用可能是不同的：可以是两种顺向型 AVRT，以其中一条为主，另一条为辅，也可是仅一种顺向型 AVRT，另一条旁路只是旁观者，当主旁路被阻断后，次旁路才参与形成 AVRT。以上情况是最常见的多旁路情况。有时两条旁路可以是一条作为前传支，另一条作为逆传支，形成不典型的逆向型 AVRT。

遇到多旁路患者应进行详尽的电生理检查。若进行射频消融术，应首先阻断引起 AVRT 或 δ 波明显的旁路；然后，在情况变得比较简单后，再确定另一条旁路的位置并消融。

3. 左侧房室旁路消融术　左侧旁路包括左游离壁（简称左壁）、左后间隔和极少数左中间隔旁路。左壁旁路，特别是左侧壁旁路最常见，而且操作也较其他部位的旁路简单。

大多数左侧旁路消融术采取左心室途径，即经股动脉左室二尖瓣环消融，又称为逆主动脉途径。

(1) 股动脉置鞘：常选取右侧股动脉穿刺置入鞘管，鞘管内径应比大头导管外径大 1F。股动脉置入鞘管后应注意抗凝，常规注射肝素 3000～5000IU，手术延长 1h 应补充肝素 1000IU。

(2) 导管跨瓣：大头导管经鞘管进入动脉逆行至主动脉弓处应操纵尾端手柄，使导管尖端弯曲成弧，继续推送导管至主动脉瓣上，顺时针轻旋并推进导管，多数病例中能较容易地跨过主动脉瓣进入左心室。

(3) 二尖瓣环标测：导管进入左心室后，应在右前斜位透视，使导管尖端位于二尖瓣环下并接触瓣环。局部电图记录到清楚的 A 波和高大的 V 波，提示大头导管尖端从心室侧接触瓣环。进一步操作可在右前斜或左前斜透视下标测二尖瓣环的不同部位。

(4) 有效消融靶点：放电消融 10s 内可阻断房室旁路，延长放电 30s 以上可完全阻断房室旁路的部位为有效消融靶点。

靶电图的识别：靶电图是指大头电极在放电成功部位（即"靶点"）双极记录到的心内电图。从二尖瓣环不同部位的横截面得知，在游离壁部位心房肌紧靠房室环而且与其他组织相比，所占比例较大，而在左后间隔部位，心房肌距房室环较远，所占比例也较少。因此，游离壁部位的靶电图，A 波较大，其与 V 波振幅之比应为 (1∶4)～(1∶2)；而左后间隔部位的靶电图，A 波较小，A∶V 约为 (1∶6)～(1∶4)，甚至刚能见到 A 波就能成功。对于显性旁路，除了 A 波达到上述标准外，A 波还应与 V 波相连，二者间无等电位线。此外，记录到旁路电位，V 波起始点早于体表心电图的 QRS 波起始点，亦是可供参考的靶电图标准。隐匿性旁路与显性旁路逆传功能的标测，可采用窦-室-窦标测法。前后窦性心律的靶电图，其 A 波大小应达到上述标准；中间心室起搏的靶电图，V 波应与其后的 A 波相连，二者间无等电位线。

(5) 放电消融旁路：当靶电图符合上述标准后，即可试消融 10s。显性旁路在窦性心律下放电，同时注意体表心电图 δ 波是否消失。由于左侧旁路绝大多数为 A 型预激，因而最好选择 V₁ 导联进行观察。δ 波消失时，原有的以 R 波为主的图形立即变成以 S 波为主的图形，变化十分明显，容易发现。也可以观察冠状静脉窦内电图，当 δ 波消失时，原来相连的 A 波与 V 波立即分开，二者之间出现距离，这种变化也十分明显，容易发现。隐匿性旁路一般采用在心室起搏下放电，起搏周长多用 400ms，频率过快可能引起大头电极移位。试放电中注意观察冠状静脉窦内电图，VA 逆传但不能保持 1∶1，或虽然是 1∶1，但 V 波与 A 波间距离突然加大都表明放电成功。试消融成功后，继续加强消融 60s 以上。

(6) 穿间隔左房途径：利用房间隔穿刺术，可建立股静脉至左房途径达到于二尖瓣心房侧消融左游离壁房室旁路的目的。完成心腔内置管和消融前电生理评价后，进行房间隔穿刺术，大头导管再经鞘管进入左房进行消融。

(7) 并发症：左侧旁路消融术的并发症发生率为 0.86%～4%。可分为三大类型：①血管穿刺所致并发症，股动脉损伤最常见；②瓣膜损伤和心脏穿孔；③与射频消融直接有关的并发症。

4. 右壁旁路消融术要点

（1）由于房室环在透视下无标志，只能依据靶电图来判定大头电极是否在瓣环的心房侧。靶电图的标准为：A 波与 V 波紧密相连，二者振幅之比为（1∶3）～（2∶3）。显性预激的靶电图在实际观察中，最大的困难是不易确定哪个成分是 A 波，哪个成分是 V 波。正确的方法是同步记录冠状静脉窦内电图，将靶电图与之对照，凡在冠状静脉窦内电图 A 波之前的为靶电图 A 波成分，与 A 波同时发生的为靶电图 V 波成分。

（2）由于大头电极在显性旁路附近记录到的电图区别不大，只有相互比较才能看出。因此，在经验不足时，最好用两根大头导管在旁路附近做交替标测：固定二者之中记录的 V 波较早的导管，移动 V 波较晚的导管，直到找不到 V 波更早的位置。隐匿性旁路应采用前述的窦-室-窦标测法。一旦确定旁路位置，最好在荧光屏上做标记，并保持电极头与患者体位不变。操纵大头导管的方法一般是先将大头电极送至房室环的心室侧，并保持在标记的旁路处，观察着记录的心内电图缓慢后撤，待 A 波振幅够大时停止后撤，然后利用轻微旋转大头导管来控制大头电极位于瓣环房侧，顺钟向旋转可使大头电极略向心室方向移动，逆钟向旋转则向心房方向移动。

（3）由于大头电极在房室环心房侧都难以紧贴心内膜，故输出功率应增大，一般选用 30～35W，甚至可增至 50W。若在放电过程中出现 δ 波时隐时现的情况，说明大头电极不稳定，此时术者应用手指稳住导管，同时加大输出功率，延长放电时间。最好能更换新的加硬导管，提高稳定度，使 δ 波在放电的 10s 内消失，且无时隐时现的情况。

5. 旁路阻断的验证方法与标准

（1）前传阻断：体表心电图 δ 波消失和心内电图的 A 波与 V 波之间距离明显加大。

（2）逆传阻断：相同频率的心室起搏，消融前 1∶1 逆传在消融后再不能保持，或虽然保持 1∶1 逆传，但 V 波与逆传 A 波间的距离明显加大。判断有困难时，加做心室程序刺激，室房逆传由消融前的全或无传导变为消融后的递减传导。

显性旁路必须同时达到上述（1）（2）两条，隐匿性旁路只需达到第（2）条即可。

第六节　室性心动过速

室性心动过速（ventricular tachycardia，室速）是指起源于希氏束以下水平的左、右心室或心脏的特殊传导系统的快速性心律失常，是急诊科和心内科医师经常面临的临床问题。室速包括多种机制和类型，其中一些类型对患者无特殊损害，而另一些则可能直接威胁患者生命。

室速常发生于各种器质性心脏病患者。最常见为冠心病，特别是曾有心肌梗死的患者。其次是心肌病、心力衰竭、心瓣膜疾病等，其他病因包括代谢障碍、电解质紊乱、长 QT 间期综合征等，偶可发生在无器质性心脏病者。

一、临床表现

室速的临床症状取决于发作时的心室率、持续时间、基础心脏病变和心功能状况等。非持续性室速的患者可无明显症状。持续性室速常伴有明显血流动力学障碍与心肌缺血。临床症状包括低血压、气促、晕厥等。

二、分型

1. 根据心动过速时 QRS 波形态分类

（1）单形室速：室速的 QRS 波形态一致。

（2）多形性室速：有多个不同 QRS 波形态的室速。

2. 根据室速持续时间分类

（1）持续性室速：发作时间超过 30s，需药物或电复律终止。

（2）非持续性室速：能够在 30s 内自行终止的室速。

（3）室速风暴：24h 发作至少 3 次以上的持续性室速，需要电复律才能终止。

3. 根据室速的机制分类

（1）瘢痕折返性室速：起源于心肌的瘢痕区的室速，并具有折返性室速的电生理特征。

（2）大折返性室速：折返环的范围较广，为数厘米。

（3）局灶性室速：有最早起源点，且由此激动点向四周传播。其机制包括自律性机制、触发机制和小折返机制。

（4）特发性室速：指发生在无明显器质性心脏病患者中的室速。

三、发病率

无明显基础心脏疾病人群的非持续性室速患病率较低，为 $1\%\sim3\%$，且无显著性别差异。在冠心病患者中，非持续性室速的发作取决于疾病的不同时期。经冠状动脉造影证实心肌缺血的慢性冠心病患者约 5% 发生非持续性室速。其他结构性心脏病也可导致室速发病率明显增加，肥厚型心肌病为 $20\%\sim28\%$，左心室肥厚患者为 $2\%\sim12\%$，非缺血性扩张型心肌病患者可高达 80%。

四、心电图特征

室速的心电图特征为：①3 个或 3 个以上的室性期前收缩连续出现；②QRS 波群形态畸形，时限超过 0.12s；ST-T 波方向与 QRS 波群主波方向相反；③心室率通常为 $100\sim250$ 次/分；心律规则，但亦可略不规则；④心房独立活动与 QRS 波群无固定关系，形成室房分离，偶尔个别或所有心室激动逆传夺获心房；⑤通常发作突然开始；⑥心室夺获与室性融合波：室速发作时少数室上性激动可下传心室，产生心室夺获，表现为在 P 波之后，提前发生一次正常的 QRS 波群。室性融合波的 QRS 波群形态介于窦性与异位心室搏动之间，其意义为部分夺获心室。心室夺获与室性融合波的存在对确立室性心动过速诊断提供重要依据。

需要注意的是，非持续性的宽 QRS 波心动过速也可能是室上性心动过速伴差异性传导。Brugada 四步法是临床常用的判断宽 QRS 波心动过速性质的流程，具有较高的敏感性和特异性：①若所有胸前导联均无 RS 波形，诊断为室速，否则进入第 2 步；②若任一胸前导联 RS 波谷时限＞100ms，诊断为室速，否则进入第 3 步；③存在房室分离诊断为室速，否则进入第 4 步；④QRS 波呈右束支传导阻滞型（V_1、V_2 导联呈 R、QR、RS 型，H 导联呈 QR、QS 或 R/S＜1），QRS 波呈左束支传导阻滞型（V_1、V_2 导联的 R 波＞30ms 或 RS 时限＞60ms，V 导联呈 QR、QS 型），诊断为室速。

Vereckei 等提出的新的宽 QRS 波心动过速 4 步法鉴别流程让人耳目一新，该法使宽 QRS 波心动过速的鉴别诊断进一步简化，尤其适合急诊应用。aVR 单导联鉴别宽 QRS 波心动过速的 4 步新流程内容包括：①QRS 波起始为 R 波时诊断室速，否则进入第 2 步；②QRS 波起始 r 波或 q 波的时限＞40ms 为室速，否则进入第 3 步；③QRS 波呈 QS 形态时，起始部分有顿挫为室速，否则进入第 4 步；④QRS 波的 V_i/V_t 值≤1 为室速，V_i/V_t 值＞1 为室上速。

五、发生机制

室速发生的机制包括局灶性室速和瘢痕相关性折返。局灶性室速有一个最早发生室性激动的起源点，激动从该部位向各处传导。自律性、触发活动或微折返为其发生基础。瘢痕相关性折返是指具有折返特征的、起源于某个通过心电特征或心肌影像学确认的心肌瘢痕区的心律失常。瘢痕相关性折返是由瘢痕区域的折返所造成的。室速的机制决定着标测和确定消融靶点策略选择。对于特发性室速来说，局灶性起源或折返通路的关键位置通常只处于很小的范围内，散在的损伤即可消除室速；对于瘢痕相关性室速来说，消融切断室速的关键峡部。

六、治疗

1. 非持续性短暂室速　无器质性心脏病患者发生非持续性短暂室速，如无症状或血流动力学影响，处理的原则与室性期前收缩相同；有器质性心脏病的非持续性室速应考虑治疗。主要针对病因治疗，抗心律失常药物亦可以选用。

2. 持续性室速　无论有无器质性心脏病，均应给予治疗。

（1）若患者无显著的血流动力学障碍，终止室速发作首选利多卡因，其次胺碘酮、普鲁卡因胺、普罗帕酮（心律平）、苯妥英钠、嗅苄胺等，均应静脉使用。首先给予静脉注射负荷量：①利多卡因 50～100mg；②胺碘酮 150～300mg；③普罗帕酮 70mg，选择其中之一，继而静脉持续滴注维持。

（2）若患者有显著的血流动力学障碍如低血压、休克、心绞痛、充血性心力衰竭或脑血流灌注不足的症状，终止室速发作首选直流电复律。

3. 室性心动过速的导管消融治疗　近十几年来，导管消融被证实是特发性室速和室性期前收缩唯一有效的根治方法，且随着三维标测系统的发展和灌注消融导管等技术的出现，在多中心临床试验中也显示出导管消融明显减少或消除结构性心脏病室速的反复发作。室性心动过速导管消融的适应证见表 10-4。

表 10-4　室性心动过速导管消融的适应证

结构性心脏病患者(包括既往心肌梗死、扩张型心肌病、致心律失常性右心室心肌病/发育不良)

推荐室速导管消融：

1. 有症状的持续单形性室速，包括 ICD 终止的室速，若使用抗心律失常药物治疗后以及抗心律失常药物不耐受或不接受者

2. 非短暂可逆原因所致的室速或室速风暴时

3. 频发可引起心室功能障碍的室性期前收缩或室速的患者

4. 束支折返性或束支间折返性室速

5. 抗心律失常治疗效果欠佳的反复发作的持续多形性室速和室颤，存在可标测消融的疑似触发灶

考虑导管消融：

1. 患者至少发作一次室速，使用过至少一种 Ⅰ 类或 Ⅱ 类抗心律失常药物

2. 既往心肌梗死患者，反复发作室速，左心室射血分数<30％，预期寿命超过 1 年，适合选择胺碘酮以外治疗

3. 既往心肌梗死而残存左心室射血分数尚可(>35％)的血流动力学能耐受的室速者，即使抗心律失常药物治疗失败无结构性心脏病患者

推荐特发性室速患者导管消融：

1. 造成严重症状的单形性室速

2. 抗心律失常药物疗效欠佳、不耐受或不接受药物治疗的单形性室速患者

3. 抗心律失常治疗效果欠佳的反复发作的持续多形性室速和室颤(电风暴)，存在可标测消融的疑似触发灶室速导管

消融的禁忌证

1. 存在活动的心室内血栓(可考虑行心外膜消融)

2. 非导致及加重心室功能不全的无症状室早和(或)单形性室速

3. 由短暂可逆原因所致的室速，如急性缺血、高钾血症或药物引起的尖端扭转型室速

导管消融治疗旨在破坏室速产生或维持的病理性基质、关键折返环。对心动过速起源进行定位的技术主要依据为大多数室速为心内膜下起源。对室速进行定位的方法包括：通过分析室速发作时心电图的形态、心内膜激动顺序标测、心内膜起搏标测、瘢痕区标测、以及孤立电位标测。

根据室速发作时标准 12 导联心电图的 QRS 波形态，能够分辨或识别室速的起源。根据心肌梗死的部位、室速的束支传导阻滞形态、QRS 波额面电轴、胸前导联的演变形式等，能够显著缩小分析室速起源的范围。室速消融的步骤为：第一步，选择血管途径，右心室起源的室速经静脉途径，左心室起源室速经动脉逆行途径或穿刺房间隔途径；第二步诱发室速；第三步进行标测和消融；第四步进行检验，判断心律失常是否能再被诱发。

4. 埋藏式心脏复律除颤器（ICD）治疗　目前植入 ICD 已成为治疗室性快速性心律失常最有效的方法之一，能够成功地预防心脏性猝死，降低心血管疾病死亡率（表 10-5）。

表 10-5　室性心动过速植入 ICD 的适应证

推荐 ICD 治疗的室速：

1. 非可逆性原因引起的室颤或血流动力学不稳定的持续性室速所致的心搏骤停

2. 伴有器质性心脏病的自发的持续性室性心动过速，无论血流动力学是否稳定

3. 原因不明的晕厥，在心电生理检查时能诱发有血流动力学显著改变的持续性室速或室颤

4. 心肌梗死所致非持续室速，LVEF<40%且心电生理检查能诱发出室颤或持续性室速

考虑 ICD 治疗的室速：

1. 心室功能正常或接近正常的持续性室速

2. 服用 β 受体阻滞药期间发生晕厥和（或）室速的长 QT 间期综合征

3. 儿茶酚胺敏感型室速，服用 β 受体阻滞药后仍出现晕厥和（或）室速

不推荐 ICD 治疗的室速：

1. 合并预激综合征的房性心律失常、右心室或左心室流出道室速、特发性室速，或无器质性心脏病的分支相关性室速，经手术或导管消融可治愈者

2. 没有器质性心脏病，由完全可逆病因导致的室性快速性心律失常（如电解质紊乱、药物或创伤）

七、特殊类型的室性心动过速

（一）加速性心室自主节律

加速性心室自主节律亦称缓慢性室速，其发生机制与自律性增加有关。心电图通常表现为连续发生 3～10 个起源于心室的 QRS 波群，心率常为 60～110 次/分。心动过速的开始与终止呈渐进性，跟随于一个室性期前收缩之后，或当心室起搏点加速至超过窦性频率时发生。由于心室与窦房结两个起搏点轮流控制心室节律，融合波常出现于心律失常的开始与终止时，心室夺获亦很常见。

本型室速常发生于心脏病患者，特别是急性心肌梗死再灌注期间、心脏手术、心肌病、风湿热与洋地黄中毒。发作短暂或间歇。患者一般无症状，亦不影响预后。通常无需抗心律失常治疗。

（二）尖端扭转型室速

尖端扭转型室速（torsade de pointes）是多形性室性心动过速的一个特殊类型，因发作时 QRS 波群的振幅与波峰呈周期性改变，宛如围绕等电位线连续扭转而得名，频率 200～250 次/分。其他特征包括：QT 间期通常超过 0.5s，U 波显著。当室性期前收缩发生在舒张晚期、落在前面 T 波的终末部可诱发此类室速。此外，在长-短周期序列之后亦易引发尖端扭转型室速。尖端扭转型室速亦可进展为心室颤动和猝死。临床上，无 QT 间期延长的多形性室速亦有类似尖端扭转的形态变化，但并非真的尖端扭转，两者的治疗原则完全不同。

本型室速的病因可为先天性、电解质紊乱（如低钾血症、低镁血症）、抗心律失常药物（如 ⅠA 类或Ⅲ类）、吩噻嗪和三环类抗抑郁药、颅内病变、心动过缓（特别是三度房室传导阻滞）等。

应努力寻找和去除导致 QT 间期延长的病因和停用有关药物。ⅠA 类或Ⅲ类抗心律失常药物可使 QT 间期更加延长，故不宜应用。亦可使用临时心房或心室起

搏。起搏前可先试用异丙肾上腺素或阿托品。利多卡因、美西律或苯妥英钠等常无效。先天性长 QT 间期综合征治疗应选用 β 受体阻滞药。对于基础心室率明显缓慢者，可起搏治疗，联合应用 β 受体阻滞药。药物治疗无效者，可考虑左颈胸交感神经切断术，或植入 ICD 治疗。

第七节 病态窦房结综合征

病态窦房结综合征（sick sinus syndrome，SSS）简称病窦，又称窦房结功能障碍（sinus node dysfunction），是因窦房结及其周围组织病变，或者由于各种外在因素导致窦房结冲动形成或传导障碍而产生的多种心律失常临床症候群。临床中多见于老年患者，其表现形式多样。可急性产生，或缓慢形成；病程迁延或间歇出现。

一、病因

病窦的病因较为复杂，一般可分为以下几种。

（1）心脏疾病：冠心病、心肌炎、心包炎、心肌病、先天性心脏病、传导系统退行性病变等。

（2）内分泌或系统性疾病：淀粉样变性、血色病、硬皮病、系统性红斑狼疮、甲状腺功能减退症等。

（3）药物或电解质紊乱：β 受体阻滞药、钙通道阻滞药、抗心律失常药物及交感神经阻滞药（可乐定、甲基多巴）、高钾血症及高钙血症等。

（4）自主神经系统紊乱：迷走神经张力增高、血管迷走性晕厥及颈动脉高敏综合征等。

（5）其他：外伤、手术及导管消融等。

二、临床表现

可见于任何年龄，老年人多见。起病隐匿，发展缓慢，病程可长达数年甚至数十年。早期多无症状，当心率缓慢影响了主要脏器如心脏、脑部供血时，则可引发明显的临床症状。

脑部供血不足时可以出现头晕、记忆力减退、一过性黑矇、近似晕厥或晕厥。严重者可出现抽搐乃至猝死。心脏方面多表现为心悸，部分患者可出现心力衰竭或心绞痛。骨骼肌供血不足时则可出现四肢乏力、肌肉酸痛等症状，常因不突出而被忽略。

三、心电图表现

可有多种心电图表现，其中以严重而持久的窦性心动过缓最为常见，同时多伴发快速性心律失常，特别是心房颤动。部分患者也可并发房室传导阻滞或室内阻滞。表现如下。

（1）窦性心动过缓：心率常小于 50 次/分，运动时心率亦不能相应提高，多低于 90 次/分（图 10-22）。

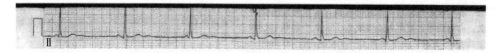

图 10-22　显著窦性心动过缓伴交界性逸搏

（2）窦性停搏：心电图上表现为 P 波脱落和较长时间的窦性静止，其长间歇与基础窦性心动周期不成倍数关系，多伴交界性或室性逸搏（图 10-23）。

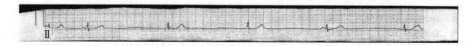

图 10-23　窦性停搏；缓慢的交界性自主心律，部分伴窦性夺获；
不完全性干扰性房室分离

（3）窦房传导阻滞：理论上可分为三度，但一度和三度窦房传导阻滞体表心电图上不能诊断，故临床上仅见于二度窦房传导阻滞。二度窦房传导阻滞可分为：莫氏 Ⅰ 型和莫氏 Ⅱ 型。其中莫氏 Ⅰ 型的特点为：PP 间期逐渐缩短，直至一次 P 波脱落；P 波脱落前的 PP 间期最短；长的 PP 间期短于最短 PP 间期的 2 倍；P 波脱落后的 PP 间期长于脱落前的 PP 间期。莫氏 Ⅱ 型的特点为：PP 间期不变，可见一个长的 PP 间期；长的 PP 间期与基础 PP 间期之间存在倍数关系（图 10-24）。

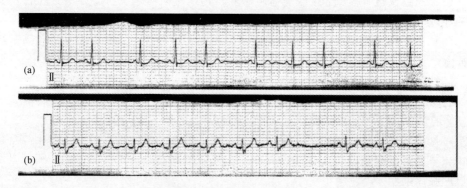

图 10-24　窦房传导阻滞
(a) 二度 Ⅰ 型窦房传导阻滞；(b) 二度 Ⅱ 型窦房传导阻滞

（4）心动过缓-心动过速综合征（bradycardia-tachycardia syndrome）简称慢-快综合征：在窦性心动过缓的基础上，可伴有阵发性心房颤动、心房扑动或室上性心动过速。在心动过速终止时，伴有一个较长的间歇。此类患者中，晕厥常见。心电图特点为：在窦性心动过缓的基础上，间歇出现阵发性房颤、房扑或室上性心动过速；心动过速终止时，窦性心律恢复缓慢状态，可出现窦性停搏、房性或交界性逸搏甚至室性逸搏心律（图 10-25）。严重者可反复发作晕厥或发生猝死。此型应

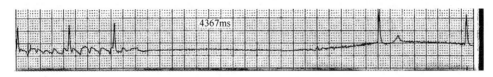

图 10-25 房颤后伴长 RR 间期 4367ms,伴交界性逸搏

与心动过速-心动过缓综合征相鉴别。在后者,基础窦房结功能正常,在心动过速(阵发性房颤、房扑或室上性心动过速)终止时,可出现较长的间歇;患者甚至出现一过性黑矇或晕厥。

(5)合并其他部位阻滞:在缓慢的窦性心律基础上,可伴发心脏其他部位的阻滞,如房室结、束支或室内传导阻滞。合并房室传导阻滞时,部分学者将其称为"双结病变"。心电图特点为:在缓慢窦性心律基础上(符合病窦标准),合并出现下列情况:如 PR 间期 0.24s;无诱因出现二度或二度以上房室传导阻滞;完全性右束支、左束支或室内传导阻滞等。

四、实验室检查

病窦的患者往往起病隐匿,发展缓慢。早期多无相关的临床症状而容易被漏诊,也有部分患者因症状间歇发作,难以捕捉而给临床诊断带来困难,因此需要通过各种实验室手段来检测窦房结的功能,以帮助临床诊断及鉴别诊断。这些手段包括以下几种。

(一)体表心电图

常规的体表心电图检查,对于临床十分必要。它可提供非常有用的临床线索及诊断价值,但因心电图记录时间短暂,若患者间歇发作,则容易漏诊或忽略一过性心律失常。

(二)动态心电图

动态心电图是评判窦房结功能是否正常的有效检测方法。它比常规体表心电图记录的时间更长,可持续记录 24h、48h 甚至 72h,因而可捕捉到间歇出现的缓慢性窦性心律失常,如窦性停搏或窦房传导阻滞等,并证实这些心律失常与临床症状之间的关系,也可提供其他一些心电图信息,如 ST-T 改变。

(三)心电监测系统

对于临床症状不突出或间歇发作的患者,即便应用了动态心电图,有时亦难以捕捉到一过性心律失常,因而有必要使用记录时间较长或实时的心电监测系统,包括电话监测心电图和植入式 Holter 检查。这种情况下,心电监测系统可能更为有效。

(四)运动负荷试验

在评判窦房结功能状态时,除了强调检测其自律性高低的同时,还应注意其在运动状态下心率的变化能力即心率的变异性是否正常。运动负荷试验检查的目的就是根据运动后的心率增加能否达到预计心率,通常采用根据年龄计算最大心率的

Bruce 方案。运动后的最大心率大于 120 次/分，则可排除病窦；若运动后的最大心率小于 90 次/分，则提示窦房结功能低下。

（五）药物试验

包括阿托品和异丙肾上腺素试验。通常情况下，静脉注射阿托品 2mg（或 0.04mg/kg，不超过 3mg）后，分别记录注射后 1min、2min、3min、4min、5min、10min、15min、20min、30min 时的心电图，计算最小心率和最大心率。若最大心率低于 90 次/分，则认为窦房结功能低下。如试验中或试验后出现了窦性停搏、窦房传导阻滞或交界性逸搏，则可明确病窦的诊断。由于该方法较为简单且容易实施，故在基层医院应用较为广泛。但需注意的是，该方法诊断病窦的特异性不高，因而存在一定的假阳性率，分析时应谨慎。

临床上，部分学者提出也可静脉应用异丙肾上腺素检测窦房结功能。具体方法是：每分钟静脉滴注异丙肾上腺素 1～4μg，观察心率变化。如出现频发或多源室性期前收缩、室性心动过速或异丙肾上腺素剂量已达 4μg/min，而最大心率仍未达到 100 次/分时，则可考虑窦房结功能低下。

（六）固有心率测定

有学者提出应用普萘洛尔和阿托品同时阻断交感神经和迷走神经后，就可使窦房结自身的内在特性显露。具体方法为：给予受试者经静脉滴注 0.2mg/kg 的普萘洛尔（心得安），滴注速度为 1mg/min，10min 后再在 2min 内静脉推注 0.04m/kg 的阿托品，观察 30min 内的心率。窦房结固有心率与年龄相关。也可用校正的回归方程大致推算受试者窦房结固有心率的正常值。预计固有心率（IHRp）＝118.1－（0.57×年龄），其 95% 的可信区间为计算值的 14%（小于 45 岁）或 18%（大于 45 岁）。若低于此值则提示窦房结功能低下。

（七）心脏电生理检查

心脏电生理检查包括食管和心内电生理检查。可测定窦房结恢复时间（sinus nodal recovery time，SNRT）和窦房传导时间（sinoatrial conduction time，SACT）。其原理为窦房结细胞的自律性具有超速抑制的作用，超速抑制的刺激频率越快，对窦房结的抑制越明显。故当心房的超速刺激终止后，最先恢复的应是窦性节律。从最后一个心房刺激信号开始至第一个恢复的窦性 P 波之间的距离，被称为窦房结恢复时间。它反映了窦房结细胞的自律性高低。试验的方法为：停用可能影响检查结果的心血管活性药物如拟交感胺类药物、氨茶碱和阿托品类制剂以及抗心律失常类药物至少 5 个半衰期以上。在受试者清醒空腹状态下，插入食管或心内电极导管，待心率稳定后，用快于自身心率 20 次/分的频率开始刺激，逐渐增加刺激的频率。每次刺激至少持续 30s，两次刺激间隔至少 1min，终止刺激后观察窦性节律的恢复情况。正常成人的 SNRT＜1500ms，若大于此值则提示窦房结功能低下。为排除自身心率的影响，也可采用校正的窦房结恢复时间（CSNRT），即用测量的 SNRT 减去基础窦性周期，CSNRT 正常值应小于 550ms。

窦房传导时间的计算方法较为复杂，临床上有 Strass 和 Narula 两种方法。

Strass 法具体方法为：应用 RS2 刺激即每感知 8 个自身窦性 P 波后，发放一个房性期前收缩刺激。在 Ⅱ 区反应内记录和测量窦性基础周长（A_1A_1）、期前收缩联律间期（A_1A_2）和回复周期（A_2A_3），Ⅱ 反应＝不完全代偿间期（$A_1A_1＋A_2A_3<2A_1A_1$）。Narula 法是取一个平均的窦性周长（记录 10 次基础窦性周长取其平均值），然后用略快于基础窦性频率 5～10 次/分的频率连续刺激心房（连续发放 8～10 个刺激脉冲），停止刺激后测量。SNRT 的正常值通常小于 120ms。

（八）直立倾斜试验

对疑似血管迷走性晕厥特别是心脏抑制型的患者，也可考虑行直立倾斜试验。

五、诊断

由于病窦是一多种心律失常组合的临床症候群，因而必须结合患者的临床症状、心电图及电生理检查结果综合考虑。若能证实临床症状如头晕、一过性黑矇及晕厥与缓慢性窦性心律失常密切相关，则可确定病窦的诊断。

六、治疗

（一）病因治疗

部分患者病因明确，如服用抗心律失常药物、电解质紊乱及甲状腺功能减退等，这些均可通过纠正其病因而使窦房结功能恢复。

（二）对症治疗

对于症状轻微或无症状的患者，可随访观察而无需特殊处理。对于部分症状不明显且不愿接受起搏器治疗的患者，也可给予提高心率的药物如抗胆碱能制剂阿托品、山莨菪碱和 β 受体激动药异丙肾上腺素、沙丁胺醇（舒喘灵）和氨茶碱等。

（三）起搏治疗

对于临床症状明显的病窦患者，起搏治疗具有十分重要的作用。需要强调的是，起搏治疗的主要目的在于缓解因心动过缓引发的相关临床症状和提高患者的生活质量。起搏器植入的适应证应有严格的指征，对于临床症状明显且其病因不可逆转或需要服用某些抗心律失常药物控制快速性心律失常的病窦患者均可考虑植入心脏永久起搏器治疗。起搏器植入治疗时，应优先选择生理性起搏模式的起搏器如 AAIR、AAI、DDD 或 DDDR 型起搏器。已有研究证实，心室起搏可增加病窦患者发生房颤的概率。此外，心室起搏特别是心尖部起搏由于心室激动顺序的异常和血流动力学的异常均可影响患者的心脏功能，而引发心脏的病理生理改变，因此临床中应尽量避免或减少心室起搏。

第八节　房室传导阻滞

房室传导阻滞是指窦房结发出冲动，在从心房传到心室的过程中，由于生理性或病理性的原因，在房室交界处受到部分或完全、暂时性或永久性的阻滞。房室传导阻滞可发生在心房内、房室结、希氏束以及左束支或右束支等不同的部位。根据阻滞程度不同，可分为一度、二度和三度房室传导阻滞。三种类型的房室传导阻滞其临床表现、预后和治疗有所不同。

一度房室传导阻滞为房室间传导时间延长，但心房冲动全部能传到心室；二度房室传导阻滞为部分心房冲动不能传至心室；三度房室传导阻滞则全部心房冲动均不能传至心室，故又称为完全性房室传导阻滞。

一、病因

本病常作为其他疾病的并发症出现，如急性下壁心肌梗死、甲状腺功能亢进症、预激综合征等都可以引起本病。

（1）以各种原因的心肌炎症最常见，如风湿性、病毒性心肌炎和其他感染。

（2）迷走神经兴奋，常表现为短暂性房室传导阻滞。

（3）药物不良反应可能导致心率减慢，如地高辛、胺碘酮、普罗帕酮等，多数房室传导阻滞在停药后消失。

（4）各种器质性心脏病，如冠状动脉粥样硬化性心脏病、风湿性心脏病及心肌病。

（5）高钾血症、尿毒症等。

（6）特发性传导系统纤维化、退行性变等。

（7）外伤、心脏外科手术或介入手术及导管消融时误伤或波及房室传导组织时可引起房室传导阻滞。

二、分型说明

按阻滞部位常分为房室束分支以上与房室束分支以下阻滞两类，其病因、临床表现、发病规律和治疗各不相同。还可按病程分为急性和慢性房室传导阻滞；慢性还可分为间断发作与持续发作型。也可按病因分为先天性与后天性房室传导阻滞；或按阻滞程度分为不全性与完全性房室传导阻滞。从临床角度看，按阻滞部位和阻滞程度分型不但有利于分析阻滞的病因、病变范围和发展规律，还能指导治疗，因而比较切合临床实际。

三、临床表现

不同程度的房室传导阻滞，其临床表现各不相同。①一度房室传导阻滞，症状不明显，听诊发现第一心音减弱、低钝；②二度房室传导阻滞，临床症状与心室率快慢有关，心室脱落较少时，患者可无症状或偶有心悸，如心室脱落频繁可有头晕、胸闷、心悸、乏力及活动后气急，严重时可发生晕厥，听诊有心音脱落；③三度房室传导阻滞，症状取决于心室率及原有心功能，常有心悸、心跳缓慢感、乏力、气急、眩晕，心室率过慢、心室起搏点不稳定或心室停搏时，可有短暂的意识丧失，心室停搏超过 15s 时可出现晕厥、抽搐和发绀，即阿-斯综合征发作。迅速恢复心室自主心律时，发作可立即中止，神志也立即恢复，否则可导致死亡。听诊心率每分钟 30～40 次、节律规则，第一心音强弱不等，脉压增大。

房室束分支以上阻滞，大多表现为一度或二度Ⅰ型房室传导阻滞，病程一般短暂，少数持续。阻滞的发展与恢复有逐步演变过程，突然转变的少见。发展成三度时，心室起搏点多在房室束分支以上（QRS 波形态不变），这些起搏点频率较高，35～50 次/分（先天性房室传导阻滞时可达 60 次/分），且较稳定可靠，因而患者症状较轻，阿-斯综合征发作少见，死亡率低，预后良好。

房室束分支以下传导阻滞（三分支传导阻滞），大多先表现为单支或二束支传导阻滞，而房室传导正常。发展为不完全性三分支传导阻滞时，少数人仅有交替出现的左束支或右束支传导阻滞而仍然保持正常房室传导，多数有一度、二度Ⅰ型、二度Ⅱ型或三度房室传导阻滞，下传的心搏仍保持束支传导阻滞的特征。早期房室传导阻滞可间断发生，但阻滞程度的改变大多突然。转为三度房室传导阻滞时，心室起搏点在阻滞部位以下（QRS 波群畸形），频率慢（28～40 次/分），且不稳定，容易发生心室停顿，因而症状较重，阿-斯综合征发作常见，死亡率高，预后差。

四、体表心电图表现

房室传导阻滞可发生在窦性心律或房性、交界性、室性异位心律时。冲动自心房向心室方向传导阻滞（前向传导或下传阻滞）时，心电图表现为 PR 间期延长，或部分甚至全部 P 波后无 QRS 波群。冲动自心室向心房传导阻滞（后向传导或逆传阻滞）时，则表现为 RP 间期延长或部分 QRS 波群后无逆传 P 波。以下主要介绍前向阻滞的表现，后向阻滞的相应表现可以类推。

（一）一度房室传导阻滞

每个 P 波后均有 QRS 波群，但 PR 间期在成人超过 0.20s，老年人超过 0.21s，儿童超过 0.18s。诊断一度逆传阻滞的 RP 间期长度目前尚无统一标准。

应选择标准导联中 P 波起始清楚、QRS 波群以 Q 波起始的导联测量 PR 间期，以最长的 PR 间期与正常值比较。PR 间期明显延长时，P 波可隐伏在前一个心搏的 T 波内，引起 T 波增高、畸形或切迹，或延长超过 PP 间距，而形成一个 P 波越过另一个 P 波传导。后者多见于快速房性异位心律。显著窦性心律不齐伴一度房室传导阻滞时，PR 间期可随其前的 RP 间期的长或短而相应地缩短或延长。

（二）二度房室传导阻滞

间断出现 P 波后无 QRS 波群（亦称心室脱漏）。QRS 波群形态正常或呈束支传导阻滞型畸形和增宽。P 波与 QRS 波群可呈规则的比例（如 5 : 4、3 : 1 等）或不规则比例。

二度房室传导阻滞的心电图表现可分两型：①莫氏Ⅰ型（又称文氏现象）PR 间期不固定，心室脱漏后第一个 PR 间期最短，以后逐次延长，但较前延长的程度逐次减少，最后形成心室脱漏。脱漏后第一个 PR 间期缩短，如此周而复始。RR 间距逐次缩短，直至心室脱漏时形成较长的 RR 间距。P 波与 QRS 波群比例大多不规则。不典型的文氏现象并不少见，可表现为：心室脱漏前一个 PR 间期较前明显延长，导致脱漏前一个 RR 间期延长；由于隐匿传导而使脱漏后第一个 PR 间期不缩短；或在文氏周期中出现交界性逸搏或反复搏动，从而打乱典型的文氏现象。②莫氏Ⅱ型 PR 间期固定，可正常或延长，QRS 波群呈周期性脱落，房室传导比例可为 2∶1、3∶1、3∶2 等。

（三）高度房室传导阻滞

二度Ⅱ型房室传导阻滞中，房室呈 3∶1 以上比例传导，称为高度房室传导阻滞。

（四）近乎完全性房室传导阻滞

绝大多数 P 波后无 QRS 波群，心室基本由房室交界处或心室自主心律控制，QRS 波群形态正常或呈束支传导阻滞型畸形增宽。与完全性房室传导阻滞的不同点在于，少数 P 波后有 QRS 波群，形成一个较交界处或心室自主节律提早的心搏，称为心室夺获。心室夺获的 QRS 波群形态与交界性自主心律相同，而与心室自主心律不同。

（五）三度或完全性房室传导阻滞

全部 P 波不能下传心室，P 波与 QRS 波群无固定关系，PP 和 RR 间距基本规则。心室由交界处或心室自主心律控制，前者频率 35～50 次/分，后者 35 次/分左右或以下。心室自主心律的 QRS 波群形态与心室起搏点部位有关。在左束支起搏，QRS 波群呈右束支传导阻滞型；在右束支起搏，QRS 波群呈左束支传导阻滞型。在心室起搏点不稳定时，QRS 波群形态和 RR 间距多变。心室起搏点自律功能暂停则引起心室停搏，心电图上表现为一系列 P 波。

完全性房室传导阻滞时偶有短暂超常传导表现。心电图表现为一次交界性或室性逸搏后出现一次或数次 P 波下传至心室的现象，称为韦金斯基现象，其发生机制为逸搏作为对房室传导阻滞部位的刺激，可使该处心肌细胞阈电位降低，应激性增高，传导功能短暂改善。

由三分支传导阻滞引起的房室传导阻滞的心电图表现有以下类型：①完全性三分支阻滞：完全性房室传导阻滞，心室起搏点在房室束分支以下或心室停顿；②不完全性三分支阻滞：一度或二度房室传导阻滞合并二分支传导阻滞；一度或二度房室传导阻滞合并单分支传导阻滞；交替出现的左束支传导阻滞和右束支传导阻滞，合并一度或二度房室传导阻滞。

五、心内电图表现

（一）一度房室传导阻滞

以 A-H 间期延长（房室结内传导阻滞）最为常见，H-V 间期延长且 V 波形态异常（三分支传导阻滞）较少见。其他尚可表现为 P-A 间期延长、H 波延长、H 波分裂和 H-V 间期延长但 V 波形态正常。

（二）二度房室传导阻滞

Ⅰ型大多数表现为 A-H 间期逐次延长，直至 A 波后无 H 波，且 H-V 间期正常（房室结内传导阻滞）；极少表现为 H-V 间期逐次延长，直至 H 波后无 V 波，而 A-H 间期正常（三分支传导阻滞）。Ⅱ型以部分 H 波后无 V 波而 A-H 间期固定（三分支传导阻滞）最为多见；表现为部分 A 波后无 H 波而 H-V 间期固定的情况（房室结内传导阻滞）少见。

（三）三度房室传导阻滞

可表现为 A 波后无 H 波而 H-V 关系固定，A 波与 H 波间无固定关系（房室结内传导阻滞）或 A-H 关系固定、H 波后无固定的 V 波，V 波畸形。

六、诊断

根据典型心电图改变并结合临床表现，不难做出诊断。为估计预后并确定治疗，尚需区分生理性与病理性房室传导阻滞、房室束分支以上传导阻滞和三分支传导阻滞，以及阻滞的程度。

个别或少数心搏的 PR 间期延长，或个别心室脱漏，多由生理性传导阻滞引起，如过早发生的房性期前收缩、交界性期前收缩、心室夺获、反复心搏等。室性期前收缩隐匿传导引起的 PR 间期延长（冲动逆传至房室结内一定深度后中断，未传到心房，因而不见逆传 P 波；但房室结组织则因传导冲动而处于不应期，以致下一次冲动传导迟缓）也属生理性传导阻滞。此外室上性心动过速的心房率超过 180 次/分时伴有的一度房室传导阻滞，以及心房颤动由于隐匿传导引起的心室律不规则，均为生理性传导阻滞的表现。生理性传导阻滞的另一种表现——干扰性房室分离，应与完全性房室传导阻滞引起的房室分离仔细鉴别。前者心房率与心室率接近而心室率大多略高于心房率；后者心室率慢于心房率。

三分支传导阻滞的诊断应结合病史、临床表现和心电图分析，有条件时辅以希氏束电图。不完全性三分支传导阻滞的心电图表现中，除交替出现左束支和右束支传导阻滞可以肯定诊断外，其他几种都可能是房室束分支以上和以下多处阻滞的组合。

一度房室传导阻滞或二度 2:1 房室传导阻滞时，如全部或未下传的 P 波埋在前一个心搏的 T 波中，可分别被误诊为交界性心律或窦性心动过缓。二度房室传导阻滞形成的长间歇中可出现 1～2 次或一系列交界性逸搏，打乱房室传导规律，甚至呈类似三度房室传导阻滞的心电图表现，仔细分析可发现 P 波一次未下传，与 QRS 波群干扰分离的现象。

七、治疗原则

房室束分支以上传导阻滞形成的一至二度房室传导阻滞，并不影响血流动力学状态者，主要针对病因治疗。房室束分支以下传导阻滞者，不论是否引起房室传导阻滞，均必须结合临床表现和阻滞的发展情况，慎重考虑起搏治疗的适应证。

（一）病因治疗

如解除迷走神经过高张力、停用有关药物、纠正电解质紊乱等。各种急性心肌炎、心脏直视手术损伤或急性心肌梗死引起的房室传导阻滞，可试用肾上腺皮质激素治疗，氢化可的松 100～200mg 加入 500mL 液体中静脉滴注，但心肌梗死急性期应慎用。

（二）增快心率和促进传导

1. 药物治疗

（1）拟交感神经药物：常用异丙肾上腺素，能选择性兴奋心脏正位起搏点（窦房结），并能增强心室节律点的自律性及加速房室传导。对心室率在 40 次/分以下或症状显著者可以选用。每 4h 舌下含 5～10mg，或麻黄碱口服，每次 0.03g，3～4 次/天。预防或治疗房室传导阻滞引起的阿-斯综合征发作，宜用 0.5～2mg 溶于 5％葡萄糖溶液 250～500mL 中静脉滴注，控制滴速使心室率维持在 60～70 次/分，过量不仅可明显增快心房率而使房室传导阻滞加重，而且还能导致严重室性异位心律。

（2）阿托品：每 4h 口服 0.3mg，适用于房室束分支以上的阻滞，尤其是迷走神经张力过高所致的阻滞，必要时肌内或静脉注射，每 4～6h 注射 0.5～1.0mg。

（3）碱性药物：碳酸氢钠或乳酸钠有改善心肌细胞应激性、促进传导系统心肌细胞对拟交感神经药物反应的作用，5％碳酸氢钠或 11.2％乳酸钠 100～200mL 静脉滴注，尤其适用于高钾血症或伴酸中毒时。

2. 阿-斯综合征的治疗

（1）心脏按压、吸氧。

（2）0.1％肾上腺素 0.3～1mL，肌内注射，必要时亦可静脉注射。2h 后可重复一次。亦可与阿托品合用。

（3）心室颤动者改用异丙肾上腺素 1～2mg 溶于 10％葡萄糖溶液 200mL 中静脉滴注。必要时用药物或电击除颤。

（4）静脉滴注乳酸钠或碳酸氢钠 100～200mL。

（5）对反复发作者，合用地塞米松 10mg，静脉滴注，或以 1.5mg，每日 3～4 次口服，可控制发作。但房室传导阻滞仍可继续存在。其发作可能为：①增强交感神经兴奋，加速房室传导；②降低中枢神经对缺氧的敏感性，控制其发作；③加速心室自身节律。

对节律点极不稳定，反复发作阿-斯综合征者，节律点频率不足以维持满意的心排血量，肾、脑血流量减少者，可考虑采用人工心脏起搏器。

3. 人工心脏起搏治疗 心室率缓慢并影响血流动力学状态的二度至三度房室传导阻滞，尤其是阻滞部位在房室束分支以下，并发生在急性心肌炎、急性心肌梗死或心脏手术损伤时，均有用临时起搏治疗的指征。安装永久起搏器前，或二度Ⅱ型至三度房室传导阻滞患者施行麻醉或外科手术时，临时起搏可保证麻醉或手术诱发心室停搏时患者的安全，并可预防心室颤动的发生。

植入永久性心脏起搏器的适应证如下。

（1）伴有临床症状的任何水平的高度或完全性房室传导阻滞。

（2）束支-分支水平传导阻滞，间歇发生二度Ⅱ型房室传导阻滞，且有症状者。

（3）房室传导阻滞，心室率经常低于 50 次/分，有明显临床症状，或是间歇发生心室率低于 40 次/分，或由动态心电图显示有长达 3s 的 RR 间期（房颤患者长间歇可放宽至 5s），虽无症状，也应考虑植入永久起搏器。

4. 禁用抑制心肌的药物　如普萘洛尔（心得安）、奎尼丁及普鲁卡因胺等。

第十一章

心肌病

心肌病（myocardial disease）是指除心脏瓣膜疾病、冠状动脉粥样硬化性心脏病、高血压性心脏病、肺源性心脏病、先天性心脏病及甲状腺功能亢进性心脏病以外的一组以心肌组织病变为主要表现的心脏病。

1995 年世界卫生组织和国际心脏病学会联合会（WHO/ISFC）将心肌病定义为伴有心功能不全的心肌疾病，分为原发性和继发性两类。原发性（原因不明）心肌病包括扩张型、肥厚型、限制型、致心律失常型及未定型心肌病。2008 年欧洲心脏病学会（ESC）将心肌病定义为非冠心病、高血压病、心脏瓣膜疾病、先天性心脏病引起的心脏结构和功能异常的心肌疾病。该指南指出以往分类的不足，建议在原分类基础上将各型再分为家族性/遗传性和非家族性/非遗传性。我国心肌病诊断及治疗建议组 2007 年制定的《心肌病诊断及治疗建议》仍建议我国临床医师将心肌病分为扩张型、肥厚型、限制型、致心律失常型和未定型。继发性心肌病（特异性）指酒精性、糖尿病性、风湿性心肌病和以心肌炎症为主的心肌炎。

据统计，住院患者中，心肌病（即原发性）占心血管疾病的 0.6%～4.3%，近年来，心肌病有增加趋势。

第一节 病毒性心肌炎

心肌炎（myocarditis）是指各种病原微生物、免疫反应或理化因素所致的以心肌细胞坏死和间质炎性细胞浸润为主的心肌炎症性疾病。病毒性心肌炎（viral myocarditis，VMC）是临床较为常见的心血管疾病之一，指嗜心肌细胞病毒感染（尤其是柯萨奇 B 组病毒）所致的以心肌非特异性间质性炎症为主要病变的心肌炎。

一、病因和发病机制

绝大多数心肌炎是由病毒感染所致。估计病毒感染的人群中，心脏受累者为 2%～5%。几乎所有的人类病毒感染均可累及心脏，其中肠道病毒最常见，而肠道病毒中最常见的是柯萨奇 B 组 2～5 型和 A 组 9 型病毒。其次还有埃可病毒、腺病毒、巨细胞病毒、疱疹病毒、流感病毒、肝炎病毒、人类免疫缺陷病毒等。

病毒性心肌炎的发病机制尚不明确，目前认为发病机制可能为：①病毒的直接作用，包括急性及持续病毒感染引起的直接心肌损害；②病毒介导的免疫损伤作用，以 T 细胞免疫为主；③多种细胞因子和一氧化氮等介导的心肌损害和微血管损伤。这些变化均可导致心脏结构和功能受损。

二、病理

病理改变缺乏特异性。病变范围大小不等，可为弥漫性或局限性。病变重者肉眼可见心肌松弛，呈灰色或黄色，心腔扩大，病变轻者肉眼检查无明显异常，仅在显微镜下有所发现。心肌损伤为主者可见心肌细胞变性、坏死和肿胀等，间质损害为主者可见心肌纤维间与血管周围结缔组织炎性细胞浸润，以单核细胞为主，累及瓣膜时可见赘生物，偶见附壁血栓和心包积液。

三、临床表现

病毒性心肌炎的发病年龄老幼皆可，但以年轻人多见，男女比例无明显差异。临床表现取决于病变的广泛程度和部位。轻者可无症状，重者可发生猝死。

50% 以上患者在发病前 1～3 周有上呼吸道或消化道病毒感染的前驱症状，如发热、寒战、倦怠、头痛、咽痛、乏力等感冒样症状或纳差、恶心、呕吐、腹泻等胃肠道症状，提示病毒感染。也有部分患者症状较轻，未引起注意，需仔细追问病史。

病毒性心肌炎在临床上可分为五型。

（1）亚临床型：病毒感染后无自觉症状，仅在体检时心电图示 ST-T 改变、房性期前收缩和室性期前收缩，数周后心电图改变消失或遗留心律失常。

（2）轻症自限型：病毒感染 1～3 周后出现轻度心前区不适、心悸，而无心脏扩大和心力衰竭表现。心电图示 ST-T 改变、各种期前收缩，肌酸激酶（CK）及同工酶（CK-MB）、肌钙蛋白 I 或肌钙蛋白 T 升高，经治疗可恢复。

（3）隐匿进展型：病毒感染后有一过性心肌炎表现，数年后心脏逐渐扩大，发展为扩张型心肌病。

（4）急性重症型：病毒感染后 1～2 周内出现心悸、胸痛、呼吸困难等，伴心动过速、室性心律失常、心力衰竭甚至心源性休克。病情凶险，可于数日内因泵衰竭或严重心律失常死亡。

（5）猝死型：多于活动中猝死，死前无心脏病表现，尸检证实急性病毒性心肌炎。

体格检查可有心浊音界正常，也可暂时性扩大，心率增快或减慢。心率增快与体温不相称。可出现各种心律失常，以室性期前收缩最常见，其次是房室传导阻滞，此外，心房颤动、心房扑动等均可出现。心律失常是首先引起注意的临床表现，是猝死的原因之一。心脏听诊可有心尖区第一心音减弱或分裂，时有舒张期奔马律和第三心音、第四心音，心尖区可能有收缩期吹风样杂音或舒张期杂音。重症者可有心力衰竭的表现，出现心力衰竭的体征。

四、实验室和辅助检查

1. 血液生化检查 外周血白细胞可增多，红细胞沉降率（血沉）增快，C反应蛋白增高。部分患者血清肌钙蛋白 T、肌钙蛋白 I、肌酸激酶及同工酶、乳酸脱氢酶、谷草转氨酶增高，反映心肌损伤或坏死。近年来，国内外研究认为血清肌钙蛋白（cTnI、cTnT）是诊断心肌损伤的高敏感性、高特异性心肌损伤指标，一般在发病后 2～4h 开始升高，维持 2～3 周降至正常，少数可持续 2～3 个月。

2. 病原学检查 包括病毒分离、病毒基因检测、免疫学测定。下列情况提示病毒感染：①急性期从心内膜、心肌、心包或心包穿刺液中检测出病毒、病毒基因片段或病毒蛋白抗原；②间隔两周的两次血清病毒中和抗体滴度升高 4 倍以上，或一次高达 1∶640，病毒特异性 IgM≥1∶320，说明近期有病毒感染。

3. 心电图 可见各种心律失常，如窦性心动过速、窦性心动过缓、室性期前收缩、房室传导阻滞、室内传导阻滞、心房颤动等。其次，可见 ST-T 改变、QT 间期延长、QRS 波低电压等。严重心肌损害时可出现病理性 Q 波，需与心肌梗死鉴别。

4. 胸部 X 线 约 1/4 患者心脏不同程度扩大，严重者可见肺淤血或肺水肿征象。

5. 超声心动图 正常或不同程度的心脏扩大，节段性或弥漫性室壁运动减弱，可见附壁血栓或心包积液。

6. 磁共振成像 心肌炎在 MRI 加权图上主要表现为局灶性信号增强，提示心肌组织内炎症病灶和水肿，而 T1 加权图上无明显改变。具有敏感性高、无创、可重复性等特点，但特异性不高。

7. 心内膜心肌活检 心肌间质炎性细胞浸润伴有心肌细胞坏死和（或）心肌细胞变性。应用取得的心肌标本进行病毒基因探针原位杂交及原位反转录酶-聚合酶链式反应（RT-PCR），用于病因诊断。

五、诊断和鉴别诊断

检查结果缺乏特异性，确诊困难。目前，诊断主要依据患者的前驱感染症状、心脏相关表现、心肌损伤、心电图异常以及病原学检测结果进行综合分析，并排除其他疾病后做出诊断。心内膜心肌活检及基因检测可确诊。诊断时，应除外甲状腺功能亢进症、二尖瓣脱垂综合征、β 受体功能亢进、风湿性心肌炎、中毒性心肌炎、冠心病、结缔组织病、代谢性疾病等。

六、治疗

1. 一般治疗 急性期应卧床休息，减轻心脏负荷。一般卧床 2 周，3 个月内不参加重体力活动；严重心律失常和（或）心力衰竭者需卧床休息 4 周，半年内不参加体力活动。进食易消化、富含维生素和蛋白质的食物。出现心功能不全者需吸氧并限制钠盐摄入。

2. 抗病毒治疗　α-干扰素具有抗病毒、调节免疫作用。可用 α-干扰素 100 万～300 万 U，每日 1 次肌内注射，2 周为 1 疗程。此外，黄芪也有抗病毒、调节免疫、改善心功能的作用。病毒感染后易并发细菌感染，早期可酌情考虑应用抗生素。

3. 心肌保护治疗　维生素 C 能清除体内过多的氧自由基、防止脂质过氧化，从而减轻心肌损伤。对于重症心肌炎的患者，可用维生素 C 5g 加入 5% 葡萄糖 250mL 中静脉滴注，每日 1 次，疗程 1～2 周。辅酶 Q_{10} 是心肌细胞线粒体氧化呼吸链中的必需酶，具有稳定细胞膜、改善心肌细胞能量代谢作用，用法为辅酶 Q_{10} 10mg，每日 3 次口服，疗程 1 个月。曲美他嗪也有改善心肌能量代谢的作用，用法为曲美他嗪 20mg，每日 3 次口服，疗程 1 个月。

4. 免疫抑制治疗　病毒性心肌炎患者一般不考虑应用糖皮质激素治疗。但是，对于心肌炎早期出现严重并发症，如严重心律失常、心源性休克、心力衰竭或证实存在免疫介导的心肌损伤者，可短期应用糖皮质激素。其作用机制可能是抑制炎症和水肿、消除变态反应、减轻毒素对心肌的损害。

5. 对症治疗　心力衰竭者，应首选利尿药和血管扩张药。因病毒性心肌炎患者存在心肌受损，应谨慎使用洋地黄，选择作用快、排泄快的洋地黄制剂，小剂量使用。心律失常在急性期常见，炎症恢复后可自行缓解，心律失常的治疗同其他原因所致的心律失常。对于完全性房室传导阻滞者，可安装临时心脏起搏器，短期应用地塞米松 10mg，每日 1 次静脉滴注，3～7 天仍不能恢复者植入永久性心脏起搏器。

6. 抗心律失常治疗　多数病毒性心肌炎患者以心律失常就诊，最常见的心律失常是期前收缩，绝大部分预后良好。通常，如果患者有期前收缩而无明显不适症状，可观察。如果期前收缩频发或多源且伴有相关症状者，应给予抗心律失常药物治疗。

7. 血管紧张素转化酶抑制药（ACEI）和血管紧张素 II 受体阻滞药（ARB）　ACEI/ARB 通过多途径发挥心肌保护作用，可用于心肌炎的恢复期。

七、预后

本病的预后与患者的免疫状态、心肌损伤程度和范围、有无内环境紊乱、治疗是否及时、是否并发细菌感染等有关。绝大多数患者经积极治疗后康复，少数遗留心律失常，极少数因严重心律失常、急性心力衰竭、心源性休克而死亡。约 10% 的患者发展为扩张型心肌病。

第二节　扩张型心肌病

扩张型心肌病（dilated cardiomyopathy，DCM）是以左心室、右心室或双侧心室扩大和心肌收缩功能障碍为特征的心肌病，常伴有心力衰竭和心律失常，是心肌病中最常见的类型。我国扩张型心肌病发病率为（13～84）/10 万，可见于各个年龄段，以 20～50 岁高发，男性多于女性（约 2.5：1）。病死率较高，死亡原因多为心力衰竭和严重心律失常。

一、病因和发病机制

病因可为特发性、家族遗传性、病毒性和（或）免疫性、酒精/中毒性等。30％～50％的扩张型心肌病有基因突变和家族遗传背景。近年来认为持续病毒感染可能是心肌细胞损害和免疫介导心肌损伤的重要原因。此外，一些特异性心肌病，如围生期心肌病、酒精性心肌病、抗癌药物所致心肌病、代谢性心肌病和神经内分泌性心肌病的主要临床表现与扩张型心肌病相似，提示这些因素也可能参与本病的发病过程。

二、病理

心腔普遍增大，以左心室扩大为著，室壁变薄，心腔内可有附壁血栓，多发生在心尖部，血栓脱落可致肺栓塞或周围动脉栓塞。心肌纤维化常见，常累及左心室心内膜下心肌。心脏的起搏传导系统可受侵。瓣膜、冠状动脉通常是正常的。本病的心肌显微镜检查缺乏特异性。光镜下可见心肌细胞肥大、变性，伴有不同程度的纤维化和少量炎性细胞浸润。电镜下可见肌纤维溶解、断裂，心肌细胞的线粒体肿胀和嵴断裂。

三、病理生理

心肌细胞肥大、变性、纤维化导致心肌收缩力下降，早期由于反射性神经内分泌激活，通过心率加快维持正常的心排血量，后期出现左心室排空受限、左心室舒张末期压力升高、心脏射血减少、心腔扩大等不同程度的左心衰竭；心腔扩大可导致瓣环扩大，瓣叶无法对合而出现瓣膜关闭不全；由于心肌收缩力减弱、室壁运动减弱，容易形成附壁血栓，血栓脱落可造成栓塞；由于心腔内压力增大和心肌组织的广泛病变，心肌内部容易发生折返和异常电活动，导致心律失常发生。

四、临床表现

各个年龄均可发病，但以中年居多，初诊年龄多在 30～50 岁之间。起病多缓慢。一部分患者无自觉症状，仅在体检时被发现心腔扩大、心功能损害，而无心力衰竭的临床表现。一段时间后，症状逐步出现，这一时间有时可长达 10 年以上。症状以心力衰竭为主，大多数患者表现为不同程度的劳力性呼吸困难、心悸、乏力等左心衰竭的表现，也可有肝大、腹胀、周围水肿等右心衰竭的表现。常合并各种心律失常，部分患者发生栓塞或猝死。

体格检查主要为心力衰竭的表现，主要为心界扩大（呈"球形心"）；常听到第三心音或第四心音，心率快时呈奔马律，主要与心肌病变心肌顺应性下降有关；心尖部或三尖瓣区可出现由相对性二尖瓣或三尖瓣关闭不全所致的全收缩期吹风样杂音，心功能改善后杂音可减轻。双肺底湿啰音，可有肝大、下垂部位水肿、胸腔积液和腹水。血压正常或稍低，脉压减小。

五、辅助检查

1. 心电图　可见 P 波增高或双峰，QRS 波低电压，多数导联有 ST-T 改变，少数可见病理性 Q 波，部位多在前间隔（V_1、V_2）导联，为心肌纤维化所致。常见各种心律失常，如心房颤动、室性心律失常、房室传导阻滞和束支传导阻滞等。

2. 胸部 X 线　心影增大，晚期呈"球形心"。可伴肺淤血征和胸腔积液。

3. 超声心动图　早期心脏轻度扩大，后期各心腔明显扩大，以左心室为著，伴左心室流出道增宽。室壁运动普遍减弱，左心室射血分数（LVEF）减少，瓣膜一般无增厚、钙化、粘连，但瓣膜运动减低，运动曲线呈"钻石样"改变，瓣环扩大可导致相对性二尖瓣、三尖瓣关闭不全。附壁血栓多发生在左心室心尖部。

4. 磁共振检查　表现为左心室容积增大，射血分数、短轴缩短率降低。Gd-DTPA 增强后 T_1 加权图上有局灶异常高信号，且射血分数与心肌异常高信号显著相关。

5. 放射性核素检查　放射性核素血池扫描可见左心室容积增大，左心室射血分数降低。放射性核素心肌显影表现为室壁运动弥漫减弱，可见散在、灶性放射性减低。

6. 心导管检查和心血管造影　血流动力学无特征性变化，可有左心室舒张末期压力增高。冠状动脉造影和左心室造影有助于与冠心病鉴别。中老年发病首先要排除冠状动脉粥样硬化所致的缺血性心肌病。心肌病患者冠状动脉造影多无异常，心室造影可见心腔扩大，室壁运动减弱，射血分数减少。

7. 心内膜心肌活检　可见心肌细胞肥大、变性、间质纤维化等。对诊断扩张型心肌病虽缺乏特异性，但有助于与特异性心肌病和急性心肌炎鉴别。

六、诊断与鉴别诊断

本病缺乏特异性诊断标准，临床表现为心脏扩大、心律失常、收缩性心力衰竭的患者，如超声心动图证实有心腔扩大、室壁运动弥漫减弱、射血分数减少，即应考虑本病可能，但需排除各种病因引起的器质性心脏病，如冠状动脉造影除外缺血性心肌病，通过病因、病史及相关辅助检查排除病毒性心肌炎、风湿性心脏瓣膜疾病及各种特异性心肌病等。

七、治疗

治疗原则是保护心功能、改善症状、提高生存率和生存质量。

1. 预防病毒感染　部分病例由病毒性心肌炎演变而来，因此，预防病毒感染很重要。对早期的患者应积极寻找有无病毒感染的病史，就医时病毒感染是否还继续存在，有无其他的致病因素，并进行针对性处理。

2. 治疗心力衰竭

（1）一般治疗：注意休息、避免过度劳累和感染、低盐饮食等。呼吸道感染常为诱发和加重的因素，应积极预防和治疗。

（2）β受体阻滞药：大规模循证医学证据表明，β受体阻滞药如美托洛尔、比索洛尔、卡维地洛等能提高患者的生存率，其可能机制是：心力衰竭时持续的交感神经兴奋和血中儿茶酚胺水平增高使β受体密度下调，后者反过来使机体交感神经兴奋性增高和分泌更多的儿茶酚胺，引起心肌细胞缺血、坏死、心律失常，同时激活肾素-血管紧张素-醛固酮系统，加重心力衰竭进展。长期口服β受体阻滞药可使心肌内β受体密度上调，恢复对儿茶酚胺的敏感性，从而阻断恶性循环，延缓病情进展，改善心功能和预后。病情稳定后，从小剂量开始使用β受体阻滞药，能耐受者2～4周剂量加倍，直至达到目标剂量或最大耐受量（清晨静息心率55～60次/分）。如美托洛尔 12.5～200mg/d，比索洛尔 1.25～10mg/d，卡维地洛 6.25～50mg/d。

（3）ACEI 和 ARB：ACEI 能改善心力衰竭时血流动力学状态和神经内分泌的异常激活，从而保护心肌，提高患者生存率。所有无禁忌证（指药物过敏、低血压、无透析保护的严重肾功能损害、双侧肾动脉狭窄、高钾血症等）者都应积极使用。ACEI 不能耐受者换用 ARB。用法是以血压不低于 90/60mmHg 为限，从小剂量开始逐渐增至最大耐受剂量，长期使用。常用药物有：福辛普利 10～40mg/d，培哚普利 2～4mg/d，氯沙坦 50～100mg/d 等。

（4）利尿药和扩血管药物：均可改善症状。利尿药一般从小剂量开始，如氢氯噻嗪 25mg/d 或呋塞米 20mg/d，逐渐增加剂量至尿量增加，每日体重减轻 0.5～1.0kg。扩血管药物也应小剂量开始，避免低血压。

（5）洋地黄：易发生洋地黄中毒，应用剂量宜偏小，地高辛 0.125mg/d。

（6）其他正性肌力药：长期口服可增加患者的死亡率，不主张使用，但重症心力衰竭者其他药物效果差时可短期（3～5天）静脉使用非洋地黄类正性肌力药，如多巴酚丁胺和米力农，以改善症状，度过危险期。

3. 抗心律失常治疗　控制诱发室性心律失常的可逆因素，如纠正心力衰竭、纠正低钾血症和低镁血症、抑制神经内分泌的激活、预防洋地黄及其他药物的毒副作用等。此外，应用胺碘酮 200mg/d 对预防猝死有一定作用。对于药物不能控制的严重心律失常、LVEF<30%、临床状况较好、预期预后较好的患者，可考虑植入埋藏式心脏复律除颤器（ICD），预防猝死。

4. 抗栓治疗　对于有栓塞风险且无阿司匹林禁忌的患者可口服阿司匹林 100mg/d 预防血栓形成。对于已有附壁血栓和发生血栓栓塞的患者应长期抗凝，如应用华法林，但需监测国际标准化比值（INR），使 INR 保持在 2～3 之间。

5. 改善心肌代谢　辅酶 Q_{10} 是心肌细胞呼吸链中的必需酶，参与氧化磷酸化和能量生成，具有改善心肌能量代谢、抗氧自由基和膜稳定作用。通常辅酶 Q_{10} 10mg，每日 3 次。维生素 C 具有抗氧自由基和脂质过氧化作用。曲美他嗪能保护心肌细胞在缺血、缺氧环境下的能量代谢，防止细胞内 ATP 水平的下降，维持细胞处于稳态。用法：曲美他嗪 20mg，每日 3 次，口服。

6. 心脏再同步化治疗　对于心电图 QRS 波>120ms 合并左束支传导阻滞的患

者，可植入三腔（双心室）起搏器实施心脏再同步化治疗（cardiac resynchronization therapy，CRT）。

7. 中医药治疗 鉴于病毒感染、免疫损伤可能是扩张型心肌病发生发展的重要原因，而黄芪等具有抗病毒、调节免疫作用，可试用黄芪治疗扩张型心肌病。

8. 外科手术 反复发生严重心力衰竭、内科治疗无效的患者，可考虑心脏移植。也可试行左心室减容成形术，切除部分扩大的左心室同时置换二尖瓣，以减轻或消除二尖瓣反流，改善心功能，但疗效尚不肯定。左心机械辅助循环是将左心的血液通过机械装置引入主动脉，减少心室做功，以维持全身循环，适用于晚期扩张型心肌病、等待有限心脏供体及不能进行心脏移植的患者。

第三节 肥厚型心肌病

肥厚型心肌病（hypertrophic cardiomyopathy，HCM）是以心肌非对称性肥厚、心室腔变小、左心室充盈受阻、舒张期顺应性下降为特征的心肌病。我国患病率 180/10 万，以 30～50 岁多见，临床病例中男多于女，女性患者症状出现早且较重。本病常为青年猝死的原因。

一、病因

属于常染色体显性遗传病，50％的患者有明显家族史，心肌肌节收缩蛋白基因突变是主要的致病因素。已证实 15 个基因及 400 余种突变与肥厚型心肌病相关。还有人认为儿茶酚胺分泌增多、原癌基因表达异常、细胞内钙调节异常、高血压、高强度运动等，均为肥厚型心肌病的促进因子。

二、病理

特征性改变是不对称性室间隔增厚，也可为均匀肥厚型、心尖肥厚型、左心室前侧壁肥厚型、左心室后壁肥厚型和右心室肥厚型等，心室腔变小，常伴有二尖瓣肥厚。光镜下见心肌细胞肥大、形态特异、排列紊乱，局限性或弥漫性间质纤维化，尤以左心室室间隔改变显著。冠状动脉多无异常，但心肌壁内小冠状动脉可有管壁增厚，管腔变小。电镜下可见肌纤维排列紊乱，线粒体肿胀，溶酶体增多。

2003 年美国心脏病学会/欧洲心脏病学会（ACC/ESC）专家共识将肥厚型心肌病分为：①梗阻性肥厚型心肌病，安静状态下左心室腔与主动脉瓣下压力阶差≥30mmHg；②隐匿梗阻性肥厚型心肌病，安静时压力阶差＜30mmHg，负荷运动时压力阶差≥30mmHg；③非梗阻性肥厚型心肌病，安静和负荷状态下压力阶差均＜30mmHg。

三、病理生理

一方面，肥厚的室间隔在心室收缩时突向左心室流出道造成流出道梗阻，使左心室射血阻力增加，心排血量减少，引起低血压和脑供血不足的表现（如头晕、晕厥等）；左心室收缩末期残余血量增多，左心室舒张末期压力、舒张末期容积增高，左心室代偿性肥大，最后失代偿，进而引起肺淤血、肺动脉高压、左心衰竭的一系列临床表现。由于收缩期血流经过流出道狭窄处时的漏斗效应（指快速血流产生的负压），吸引二尖瓣前叶前移，使其靠近室间隔，既加重左心室流出道梗阻，也造成二尖瓣关闭不全。

另一方面，肥厚的心肌使室壁僵硬度增加，左心室顺应性下降，心室充盈受阻，心室壁内血液供应减少，导致心室舒张功能减低。

四、临床表现

临床表现因分型不同而差异很大。部分患者可无自觉症状，仅在体检或猝死时才被发现。常见症状有：①心悸，由于心室功能的改变或发生各种心律失常引起；②心绞痛，由于肥厚的心肌需血量增多，冠状动脉供血相对不足或舒张期冠状动脉血流灌注减少所致；③劳力性呼吸困难，多发生在劳累后，由于左心室舒张末期压力增高，进而肺淤血所致；④乏力、低血压、头晕、晕厥，由于左心室流出道梗阻，左心室顺应性减低而充盈不佳，导致体循环供血不足，尤其是脑供血不足所致；⑤晚期可出现心力衰竭、各种心律失常。本病成人死亡原因多为猝死，而猝死原因多为室性心律失常，特别是心室颤动等。

体格检查随病变的范围和程度不同而有差别。轻者体征不明显。常见的阳性体征有心浊音界向左扩大，胸骨左缘中下段或心尖区内侧闻及较粗糙的递增、递减型喷射性收缩期杂音，可伴震颤，为左心室流出道狭窄所致。凡能改变左心室容量和射血速度的因素都可使杂音的响度发生改变，如增强心肌收缩力药物（用洋地黄类药物、静脉滴注异丙肾上腺素）、体力劳动、硝酸甘油（同时扩张静脉，减少静脉回流）、Valsalva 动作（增加胸腔压力，减少回心血量，使左心室容量减少，心肌射血加快加强）及取站立位，均可使杂音增强。相反，使用 β 受体阻滞药、取下蹲位、下肢被动抬高、紧握拳时，使心肌收缩力下降或伴左心室容量增加，均可使杂音减弱。约 50％患者在心尖区可听到收缩中晚期或全收缩期吹风样杂音，为二尖瓣关闭不全的表现。第二心音可呈反常分裂，是由于左心室射血受阻，主动脉瓣延迟关闭所致。可闻及第三心音或第四心音。

五、辅助检查

1. 心电图 常见左心室肥厚和 ST-T 改变。心尖肥厚型心肌病患者表现为左心室高电压伴左胸导联 ST 段压低和以 V_3、V_4 导联为轴心的胸前导联出现巨大倒置的 T 波。部分患者在 Ⅱ、Ⅲ、aVF、$V_4 \sim V_6$ 导联出现"深而窄的病理性 Q 波"，相应导联 T 波直立，有助于与心肌梗死鉴别。此外，室内传导阻滞、阵发性室性心动过速、阵发性室上性心动过速、心房颤动、室性期前收缩等亦常见。

2. 胸部 X 线 心影增大多不明显，发生心力衰竭时心影可明显增大，伴肺淤血征。

3. 超声心动图 是诊断肥厚型心肌病的主要方法。超声心动图的典型表现有：①非对称性室间隔肥厚，室间隔显著肥厚≥15mm，舒张期室间隔厚度与左心室后壁的厚度比值≥1.3，室间隔运动减低；②左心室流出道狭窄；③二尖瓣前叶在收缩期前移（systolic anterior motion，SAM征），是左心室流出道发生功能性梗阻的标志；④主动脉瓣收缩中期部分关闭。心尖肥厚型心肌病于左心室长轴切面见心尖室间隔和左心室后下壁明显肥厚，可达20～30mm。彩色多普勒血流显像可评价左心室流出道压力阶差、尖瓣反流等。

4. 磁共振检查 能直观显示心脏结构，测量室间隔厚度、心腔大小和心肌活动度。

5. 心导管检查和心血管造影 左心室舒张末期压力升高，梗阻型在左心室腔流出道间存在显著收缩期压力阶差，可发现符合流出道梗阻的"第三压力曲线"（特点是收缩压与降低的主动脉压相同，而舒张压与左心室舒张压相同），根据该"第三压力曲线"即可确诊本病。心室造影显示左心室腔变形，心尖部肥厚型可呈香蕉状、犬舌状、纺锤状等。冠状动脉造影多无异常。一般不做此项检查，仅在疑难病例或进行介入治疗时才做该项检查。

6. 心内膜心肌活检 心肌细胞畸形肥大，排列紊乱。

六、诊断和鉴别诊断

对于年轻发病，无冠心病危险因素，临床和心电图表现为心肌缺血的患者，用其他疾病无法解释时，应考虑本病的可能。绝大多数患者可以通过超声心动图诊断。通过心导管检查和心室造影可进一步确诊。对患者直系亲属行心电图和超声心动图检查，有助于肥厚型心肌病的早期发现。

鉴别诊断：①与可产生同样杂音的疾病鉴别，如主动脉瓣狭窄、风湿性或先天性二尖瓣关闭不全、室间隔缺损。②与可造成心电图ST-T改变和病理性Q波的冠心病鉴别。③与可造成心肌肥厚的高血压心脏病、运动员心脏肥厚鉴别。

七、治疗

1. 治疗目标 减轻左心室流出道梗阻，改善左心室舒张功能，缓解症状，防治心律失常，预防猝死，提高长期生存率。

2. 治疗方法

（1）对患者进行生活指导，避免剧烈运动、持重、屏气、过度劳累、情绪激动，坚持随诊，及时处理合并症。

（2）避免使用增强心肌收缩力和（或）减少心脏容量负荷的药物（如洋地黄、异丙肾上腺素、硝酸酯类、利尿药等），以免加重左心室流出道梗阻。

（3）β受体阻滞药：一般首选β受体阻滞药。β受体阻滞药能抑制心脏交感神经兴奋，减慢心率，使心室舒张期充盈时间延长，减轻心肌耗氧，降低心肌收缩力和室壁张力，减轻左心室流出道梗阻，改善胸痛和劳力性呼吸困难，并具有抗心律失常作用。用法通常从小剂量开始，逐渐增至最大耐受剂量并长期服用，避免突然停药。如美托洛尔 25mg，每日 2 次，最大可增加至 300mg/d。

（4）钙通道阻滞药：钙通道阻滞药选择性抑制细胞膜钙离子内流，降低细胞膜钙结合力和细胞内钙利用度，降低心肌收缩力，改善左心室流出道梗阻，另一方面，可以松弛肥厚的心肌，改善心肌顺应性，改善心室舒张功能。如维拉帕米 120～480mg/d，分 3～4 次口服，地尔硫草 90～180mg/d。钙通道阻滞药常用于 β 受体阻滞药疗效不佳或有哮喘病史的患者。由于钙通道阻滞药具有扩血管作用，对于严重左心室流出道梗阻的患者用药初期需严密监测。

（5）抗心律失常：要积极治疗各种室性心律失常，常用药物有胺碘酮。药物治疗无效，必要时行电复律。对于发生快速性室性心律失常的高危患者也有人认为可考虑植入 ICD。

（6）静息状态下流出道梗阻或负荷运动时左心室流出道压力阶差≥50mmHg 症状明显，严重活动受限（NYHA 心功能Ⅲ～Ⅳ级），内科治疗无效者，可考虑室间隔化学消融或手术切除肥厚的室间隔心肌、植入双腔 DDD 型起搏器。

我国 2012 年《肥厚型梗阻性心肌病室间隔心肌消融术中国专家共识》指出经皮穿刺腔内间隔心肌消融术（percutaneous transluminal septal myocardial ablation，PTSMA），是一种介入治疗手段，其原理是通过导管注入无水酒精，闭塞冠状动脉的间隔支，使其支配的肥厚室间隔缺血、坏死、变薄、收缩力下降，使心室流出道梗阻消失或减轻，从而改善患者的临床症状。

PTSMA 禁忌证为：①肥厚型非梗阻性心肌病；②合并需同时进行心脏外科手术的疾病，如严重二尖瓣病变、冠状动脉多支病变等；③室间隔弥漫性明显增厚；④终末期心力衰竭。年龄虽无限制，但原则上对年幼及高龄患者应慎重。

（7）晚期出现心力衰竭者，治疗同其他原因所致的心力衰竭。

第四节 限制型心肌病

限制型心肌病（restrictive cardiomyopathy，RCM）是以心内膜及心内膜下心肌纤维化导致的单侧或双侧心室充盈受限和舒张期容量减少为特征的心肌病。一般收缩功能和室壁厚度正常或接近正常。多见于热带及温带地区，我国仅有散发病例。多数发病年龄 15～50 岁，男女比例 3∶10 舒张性心力衰竭为最常见死因。

一、病因

病因尚未明确。本病可为特发性，也可能与非化脓性感染、体液免疫异常、过敏反应和营养代谢不良等有关，属于家族性者为常染色体显性遗传。心肌淀粉样变性是继发性限制型心肌病的常见原因。

二、病理

早期表现为心内膜和心内膜下心肌纤维化并增厚，随着病情进展，心内膜显著增厚变硬，可为正常的 10 倍，外观呈珍珠白，质地较硬。常先累及心尖部，逐渐向心室流出道蔓延，可见附壁血栓。纤维化病变可累及瓣膜、腱索导致二尖瓣、三尖瓣关闭不全。通常冠状动脉无受累。显微镜可见心内膜表层为玻璃样变性的纤维组织，其下为胶原纤维层，内有钙化灶，再下面为纤维化的心肌，心肌间质水肿，有坏死灶。

三、临床表现

起病缓慢。早期可有发热，逐渐出现倦怠、乏力、头晕、气急。病变以左心室为主者，表现为心悸、呼吸困难、咳嗽、咯血、肺底部湿啰音等左心衰竭和肺动脉高压的表现；病变以右心室为主者，表现为颈静脉怒张、肝大、腹水、下肢水肿等右心衰竭表现，这些表现类似于缩窄性心包炎。此外，血压常偏低、脉压小、心率快、心浊音界轻度扩大、心脏搏动减弱，可有舒张期奔马律和各种心律失常；可有心包积液；栓塞并不少见，可发生猝死。

四、辅助检查

1. 心电图　可见非特异性 ST-T 改变。部分患者可见 QRS 波群低电压和病理性 Q 波。可见各种类型心律失常，以心房颤动多见。

2. 胸部 X 线　心影正常或轻中度增大，可有肺淤血征。偶见心内膜心肌钙化影。

3. 超声心动图　可见心室舒张末期内径和容量减少，心内膜反射增强或钙化影。心房扩大、室间隔和左心室后壁增厚、运动幅度减低。房室瓣可有关闭不全。早期无收缩功能下降，仅舒张功能下降。约 1/3 的病例有少量心包积液。严重者可有附壁血栓。下腔静脉和肝静脉显著增宽。

4. 磁共振检查　心内膜增厚，内膜面凹凸不平，可见钙化灶。

5. 心导管检查和心室造影　心房压力曲线表现为右房压增高和快速的"Y"形下陷；心室压力曲线表现为舒张早期快速下降，其后压力迅速回升到平台状态，呈现高原波；左心室充盈压高于右心室充盈压 5mmHg 以上；肺动脉压常超过 50mmHg。左心室造影可见心室腔偏小、心尖部钝角化、心内膜肥厚、内膜面粗糙。

6. 心内膜心肌活检　可见心内膜增厚和心内膜下心肌纤维化。

五、诊断和鉴别诊断

早期诊断较困难。对于表现为心力衰竭，而无心室扩大、有心房扩大的患者，应考虑限制型心肌病的可能。心内膜心肌活检有助于明确诊断并区分原发性或继发性。本病主要与缩窄性心包炎鉴别，还要与肝硬化、扩张型心肌病、一些有心肌广泛纤维化的疾病（如系统性硬化病、糖尿病、酒精中毒等特异性心肌病）鉴别。心力衰竭和心电图异常者要与冠心病鉴别。

六、治疗

缺乏特异性治疗，以对症治疗为主。

1. 一般治疗 主要是预防感染，避免过度劳累和情绪激动，以免加重心脏负担。

2. 对症治疗 以控制心力衰竭症状为主。心力衰竭对常规治疗疗效不佳，为难治性心力衰竭。利尿和扩血管治疗可能因降低充盈压而使心室充盈更少，导致低心排血量的症状加重，宜慎用。洋地黄等正性肌力药效果差，但如出现心室率增快或快速性心房颤动时，可小剂量应用洋地黄。糖皮质激素或免疫抑制剂无效。有附壁血栓或曾发生栓塞的患者，可考虑使用华法林等抗凝治疗。对于本病引起的瓣膜关闭不全，一般不行瓣膜置换术。但是如果心腔闭塞不明显而二尖瓣关闭不全严重时，可考虑二尖瓣人工瓣膜置换术。严重心内膜心肌纤维化，可行心内膜剥脱术，也可考虑心脏移植。

第五节 酒精性心肌病

酒精性心肌病（alcoholic cardiomyopathy，ACM）是指长期嗜酒引起的心肌病变，以心脏扩大、充血性心力衰竭、心律失常为特征，属于继发性扩张型心肌病。1884 年，Bouinger 首次经尸检发现长期大量饮用啤酒者，心脏明显扩大，并由此命名为"慕尼黑啤酒心脏"。20 世纪中期，Brigden 使用酒精性心肌病这一名称。该病在不同国家、地区及民族间发病率存在差异。欧美国家发病率较高，亚洲人发病率相对较低。近年来，随着酒精性饮料消耗明显增多，ACM 的发病率呈上升趋势。酒精性心肌病发生危险与每日酒精摄入量及饮酒持续时间有关，戒酒后病情可自行缓解或痊愈。

一、发病机制

目前认为酒精损害心肌为多种机制参与，其发生可能与以下机制有关：①酒精损害心肌细胞：酒精在细胞膜水平对心肌细胞产生毒性作用，破坏其肌纤维膜的完整性，从而导致细胞屏障功能丧失，维持膜电压的离子平衡紊乱，细胞间的信号传导机制破坏及细胞器损害。②酒精影响钙内稳态：酒精通过影响位于细胞膜上的电压依赖的钙通道的数量和活性，而影响进入心肌细胞的钙量，从而对心肌产生负性变力作用。③酒精影响心肌收缩蛋白：位于收缩蛋白之间的横桥是心肌收缩的基础。长期饮酒通过影响肌钙蛋白和原肌球蛋白而改变横桥，从而影响收缩功能。④免疫异常：乙醇代谢产物乙醛可与许多蛋白结合，使某些蛋白丧失正常生理功能，并使原有抗原结构变化触发自身免疫反应，从而造成心肌损伤。⑤长期饮酒可造成 B 族维生素及叶酸不足，造成硫胺素缺乏而引起心肌病变。⑥神经体液因素：由于酒精作用的影响，在酒精性心肌病的发病过程中，交感神经系统、肾素-血管紧张素系统和心房心室利尿钠肽等神经体液系统均作为酒精性心肌病的重要发病因素及病情恶化的原因之一，可能起到了一定的作用。长时间的高水平交感神经兴奋对心肌是有害的，其后果包括心肌肥厚和细胞凋亡等，使心肌功能进一步恶化。

二、病理改变

关于酒精性心肌病的病理改变，国内外研究报告不多，常描述为无特异性病理改变，颇似扩张型心肌病，因而病理诊断需参考临床过程而做出。

肉眼所见：心脏体积增大，重量增加（平均重 441g），可有纤维瘢痕形成。镜下主要改变是心肌细胞肥大（或萎缩）、松弛、苍白、脂肪堆积，心肌细胞排列紊乱、溶解和坏死。伴有弥漫性退行性变，心肌细胞横纹肌消失，胞核皱缩变小，肌纤维空洞、水泡、透明样变性，心肌间质及血管壁周围组织水肿纤维化，有时可累及冠状动脉，室间隔及左室后壁轻度增厚。

孙雪莲等对 28 只成年雄性大鼠按 5.357mL/kg 体重经胃管灌入 56% 乙醇，光镜下观察大鼠心肌细胞的病理改变，说明大量酒精对心肌细胞造成了直接损害（图 11-1）。

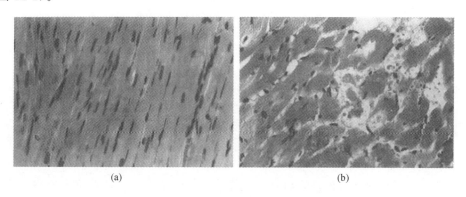

(a) (b)

图 11-1 正常大鼠和饮酒后大鼠心肌的病理改变

（a）光镜下对照组大鼠的正常心肌，心肌细胞排列规整（HE 染色×400）；

（b）光镜下饮酒组大鼠心肌的病理变化，可见心肌细胞肥大，胞核变小，数目减少，部分心肌细胞横纹消失，细胞间隙和血管周围纤维增生（HE 染色×400）

三、诊断

目前对酒精性心肌病尚无特异性诊断方法及标准，主要根据患者的饮酒史、临床表现、辅助检查、实验室检查以及戒酒后抗心力衰竭治疗的疗效，排除其他原因引起的心脏扩大、心力衰竭和心律失常后，确立酒精性心肌病的诊断。

1. 酒精性心肌病的诊断标准（参照 Donald 提出的诊断条件）

（1）长期大量饮酒或反复大量酗酒史，长期大量饮酒一般指纯酒精 125mL/d 或白酒约 150g/d 或啤酒约 4 瓶/天以上，持续 6～10 年。

（2）出现心脏扩大和心力衰竭的临床表现，辅助检查示心室扩大，心功能减低，肝、肺淤血征。

（3）可出现多种心律失常（常见为心房颤动）。

（4）除外高血压、冠状动脉粥样硬化性心脏病、心脏瓣膜疾病、先天性心脏病、心肌炎等。

（5）酒精性心肌病尚无心力衰竭的患者戒酒后（6～12 个月），心肌病的临床表现可以逆转，这也是酒精性心肌病的一个重要特点。

2. 临床诊断

（1）临床表现：酒精性心肌病多发生于 30～50 岁，饮酒史在 10 年以上的患者。临床有时无明显心功能不全症状，也可有心悸、胸闷、胸痛、心律失常、心脏扩大（主要左心室）、左心室肥厚。

（2）体格检查：体检可发现心脏有不同程度的扩大，心尖第一心音（S_1）低钝，二尖瓣听诊区可有明显收缩期杂音；可闻及期前收缩；心房颤动时可闻及心律不齐、第一心音强弱不等；心力衰竭时可闻及舒张期奔马律、肺底湿啰音等。可出现体循环淤血征象，如下肢水肿、肝大、颈静脉怒张、肝颈静脉回流征阳性和浆膜腔积液。

（3）辅助检查

① 心电图可有左心房扩大（表现为 P 波双向、增宽、切迹）、各种心律失常、左心室肥大及非特异性 ST-T 变化。在心律失常中以窦性心动过速、心房颤动最多，其次是室性期前收缩、房性期前收缩、房性心动过速。Ⅱ、Ⅲ、aVF 导联或部分胸前导联可出现异常 Q 波。部分患者心电图表现为窦性心动过缓、QTc 间期延长。

② Holter 多见窦性心动过速、室性期前收缩、房性期前收缩、短阵房性心动过速和阵发性或持续性心房颤动。

③ 胸片示心影增大，心胸比例＞0.55，主动脉硬化，两肺纹理增多，心力衰竭时可有肺淤血和肺水肿表现。

④ 超声心动图具有重要的临床诊断价值。在酒精性心肌病亚临床期就能发现左心房、左心室扩大，运动时左心室射血分数不能相应提高、舒张期顺应性下降。临床症状出现后，超声心动图检查可见各房室腔扩大，主要是左心房、左心室和右心室，有时右心房也可扩大，左心室心肌肥厚。弥散性室壁运动减弱、二尖瓣及三尖瓣中度反流。还伴有心排血量下降、左室射血分数下降及左心室舒张末压增高。此外，心肌内出现异常散在斑点状回声也是酒精性心肌病的特征性表现，遍及左心室各壁段，提示有心肌纤维化。

⑤ 腹部超声示肝损害，包括肝大、脂肪肝、肝硬化，临床可考虑为酒精性肝病，累及认知功能时可诊断为酒精性脑病。

⑥ 实验室检查方面：肝的各种酶、血浆球蛋白、脂蛋白、纤维蛋白原、骨骼肌酶可有升高，白蛋白降低，这可能与酒精性肝损害和肌病有关；肾功能、血脂、红细胞沉降率常在正常范围；心力衰竭时血浆 BNP 可升高。

四、鉴别诊断

酒精性心肌病病程隐匿，一旦确诊，往往病情已很严重，所以应加强筛查，提高对酒精性心肌病的认识。长期饮酒史可成为鉴别关键，一旦确认有饮酒史，必须详细询问饮酒持续时间、平均每日饮酒量及酒精度数等相关问题，因为酒精性心肌病与遗传因素、年龄、酒精的治疗耐受性、每日摄入酒精量及持续时间等均有关系。对高龄患者则要尽可能先除外其他原因所致的心脏疾病。对一些鉴别有困难者，建议行冠状动脉造影等进一步检查，以协助确定诊断。

1. 原发性家族性、遗传性扩张型心肌病　酒精性心肌病是继发性扩张型心肌病的一种，两者的临床表现、辅助检查和组织学所见均有相似之处，鉴别两者的关键是详细询问有无长期大量饮酒史，进行家族调查和经严格戒酒、积极对症处理后，酒精性心肌病病情可以逆转。

2. 高血压性心脏病　无高血压病史者发生酒精性心肌病时，在病程早期患者往往有不同程度的血压升高。心电图提示有左心室扩大，或伴有心肌劳损；胸片示主动脉型心脏，心影增大，以左心扩大为主；超声心动图也有类似的表现。易误诊为高血压、高血压性心脏病和心功能不全。但有高血压史的酒精性心肌病患者心脏扩大非常明显，伴有眼底动脉、肾及脑血管的变化则不能完全用酒精性心脏病来解释。合并肝损害是可以逆转的，很多时候需要通过严格戒酒后随访观察病情发展才能明确诊断。

3. 冠状动脉粥样硬化性心脏病（冠心病）　冠心病尤其是缺血性心肌病与酒精性心肌病有相似的临床表现，心电图检查常有异常 Q 波者易误诊为缺血性心肌病，必要时做冠状动脉造影以鉴别，以便采取针对性的预防措施。但酒精性心肌病可与冠心病同时存在，如冠状动脉造影时血管的病变范围及程度与心肌病变的范围及程度不平行时，要考虑两者并存，治疗时需两者兼顾。

4. 瓣膜性心脏病　因有相对性瓣膜关闭不全需要与瓣膜性心脏病鉴别，超声心动图检查相当重要。当超声心动图检查发现心脏瓣膜结构正常但有明确反流则符合酒精性心肌病诊断，若有长期饮酒史，即可明确诊断酒精性心肌病。

五、治疗

酒精性心肌病作为一种继发性心肌病，由于临床上常忽视对饮酒史的调查及缺乏特异性诊断标准，大部分容易被漏诊，而没有将强制戒酒作为首要的治疗条件，从而无法取得良好的治疗效果及提高预后。酒精性心肌病治疗主要针对酒精性心肌损伤和酒精中毒，除严格戒酒外，酒精性心肌损伤的治疗主要为改善心肌代谢、保护心肌细胞、改善心功能、纠正心律失常、防治各种并发症。酒精中毒的治疗是补充大量的 B 族维生素、维生素 C 等。

（1）酒精性心肌病一经确诊必须立即彻底戒酒，Milani 等和 Segel 等都曾经报道在酒精性心肌病的早期，戒酒可使心腔大小及左心功能恢复正常，即使心脏明显扩大或伴有严重心功能不全，戒酒仍可使预后得到改善。另有研究证实，停止饮酒的酗酒者，其心脏摄取标记的单克隆抗体（一种心肌细胞损伤的标志物）有所减少，表明戒酒后心脏的损伤有所减轻。戒酒成功与否和患者意志力有关，不能耐受者开始可以采用逐步减量法，但心脏扩大并有心力衰竭表现者必须彻底戒酒，包括含酒精饮料。

（2）积极抗心力衰竭治疗：完全按照心力衰竭的治疗指南给予处理，急性时包括洋地黄强心，利尿药以减轻心脏负荷；长期用药可予以适量的 ACEI 抗心肌重塑，并根据患者的血压以及有无咳嗽的副作用调整剂量，均用至最大耐受剂量。水肿消退后所有患者在无禁忌情况下均加用 β 受体阻滞药，从小剂量开始根据病情变化逐渐加量。有报道还可以用螺内酯防止酒精性心肌病心肌纤维化。

（3）曲美他嗪：曲美他嗪在治疗酒精性心肌病患者时耐受良好，能够降低酸中毒和细胞内钙离子过负荷等缺血缺氧性细胞常见的损害，可改善患者左心室功能和重构过程，对炎症反应也产生一定程度的抑制。曲美他嗪是可以长期使用的药物，对酒精性心肌病患者的心肌细胞过氧化和重构起到积极保护作用。

（4）左卡尼丁：左卡尼丁以补充卡尼汀的形式改善细胞内呼吸功能，有助于逆转酒精性心肌病室间隔肥厚，且效果是中长期的，但对于改善射血分数指标，并未显示出特别的益处。

（5）对心律失常的治疗主要是治疗心功能不全和各种并发症，如电解质失衡、肺部感染等，对频发室性期前收缩和短阵性室性心动过速可给予胺碘酮。由于儿茶酚胺对乙醇的致心律失常作用起到较重要的影响，因此选用 β 受体阻滞药更为合适。

（6）另外还应给予补充大量 B 族维生素、维生素 C，因为慢性酒精中毒引起镁的排泄增多，易致慢性肝损害，引起多种维生素缺乏，尤其是维生素 B_1 的缺乏，所以及时大量补充 B 族维生素作为辅助治疗有积极作用。

（7）对合并存在高血压的患者应积极控制血压于正常水平，首选药物为 ACEI 联合钙通道阻滞药。对合并有糖尿病、高脂血症的患者应该同时给予相应治疗。

（8）酒精性心肌病合并酒精性肌病、酒精性肝硬化、营养不良等并发症时，还应给予高蛋白、高热量、低脂肪饮食，补充缺乏的维生素及微量元素等，并按其专科治疗常规处理。

总之，酒精性心肌病目前发病率高，如果治疗规范，患者积极配合彻底戒酒，预后是良好的。但是需要临床医师注意的是：对该病要高度重视详细询问饮酒史并予以及时的处理。酒精性心肌病早期发现和戒酒治疗是决定能否逆转的关键。此外，要做好患者的宣教工作，提高患者对本病的认识及重视程度是预防此病发病的关键所在，这也必然会减少酒精性心肌病的发病率，提高治愈率。

第六节　致心律失常型心肌病

一、概念及患病率

致心律失常型心肌病（ACM）为一种进展性的遗传性心肌疾病，是 35 岁以下人群发生室性心律失常和 SCD 的主要原因。ACM 可以累及一侧或两侧心室，公认的典型亚型——致心律失常型右心室心肌病（ARVC）以右心室为主，但新近发现发病时即可累及双心室。ACM 临床诊断基于特征性的 ECG 表现、心律失常及心脏结构和（或）组织学异常。明确的家族史和（或）致病基因突变有助于诊断。ACM 在形态学方面可以与扩张型心肌病相似，但 ACM 典型临床表现常为心律失常而不是心力衰竭。ACM 介于心肌病与遗传性心律失常之间，早期以心律失常为特征，随着疾病的进展可以出现形态学改变甚至出现心力衰竭。致心律失常型右心室心肌病为运动猝死中常见的病因。50％～70％的病例是家族性的，主要为常染色体显性遗传，外显率不一。大多数病例死亡时的年龄小于 40 岁，有些发生于儿童。致心律失常型右心室心肌病的病理特征为右心室内的心肌萎缩和纤维脂肪组织替代。

根据临床研究和参加体育运动前的筛查资料，估计 ARVC 在一般人群中的患病率为 1/5000～1/1000。家族性 ARVC 占 50％以上，由于疾病表型的多样性以及年龄相关的外显率，使家族性 ARVC 的诊断比例降低，导致许多家族性疾病误认为散发性。所以对于临床上已确诊的患者，对其进行家族临床和分子遗传学筛查很重要。

二、发病机制及基因诊断

（一）致病基因

目前已经明确 ARVC 是一种遗传性疾病，至少 50％的病例表现为典型的常染色体显性遗传。也有常染色体隐性遗传的报道。目前已经发现了与之相关的 8 个基因，*plakophilin-2*（PKP2）是 ARVC 最常见的致病基因，其次是桥粒核心糖蛋白-2（*desmoglein-2*，DSG2）。这些基因大多为细胞连接蛋白基因。盘状球蛋白和桥粒斑蛋白是细胞间连接中细胞桥粒的关键成分。在机械负荷下，突变细胞黏着蛋白作用减弱导致肌细胞的分离和死亡。基因突变造成的桥粒蛋白功能不全可能是其"最后的共同通路"。

（二）ACM/ARVC 基因检测专家共识建议

（1）在先证者发现 ACM/ARVC 致病基因突变后，推荐在家族成员及其他相关亲属中进行该特定突变检测（Ⅰ类推荐）。

（2）在符合 ACM/ARVC 特别工作组诊断标准的患者中进行选择性或综合性 ACM/ARVC 基因（DSC2、DSG2、DSP、JUP、PKP2、TMEM43）检测能够获益（Ⅱa 类推荐）。

（3）符合 2010 年特别工作组标准的可疑 ACM/ARVC 患者（1 项主要标准或 2 项次要标准）可以考虑基因检测（Ⅱb 类推荐）。

（4）仅符合 1 项次要标准的患者（2010 年特别工作组标准）不推荐基因检测（Ⅲ类推荐）。

（三）发病机制

ARVC 纤维脂肪组织进行性替代心肌组织，开始于心外膜下或中层心肌后进展为全层心肌，出现右心室壁变薄和室壁瘤。典型部位为下壁、心尖和漏斗部的右心室发育不良三角。ARVC 的特征为纤维脂肪组织替代心肌组织。纤维脂肪组织替代干扰了心电传导，是形成 epsilon 波、RBBB、晚电位和折返性心动过速的病理基础。左心室受累一般在后侧壁的心外膜下心肌，可见于一半或更多的患者。组织学检查显示纤维脂肪组织间存在心肌小岛，单纯脂肪浸润不是 ARVC 的病例特征，因为老年人和肥胖者亦可以在心肌组织间出现脂肪组织。除脂肪替代外，必须有纤维替代和细胞坏死才可以明确诊断。已经证明在尸检中达 67％的心脏具有散在的淋巴细胞浸润灶，说明炎症反应与损伤相伴随，随后出现纤维脂肪替代性修复。

三、临床表现

（一）ARVC 的自然史

ARVC 患者临床表现包括心悸、晕厥甚至猝死，多在运动或精神紧张时出现。常发生于青少年和年轻成人，是运动性猝死常见的原因之一。ARVC 自然史分为四个不同的阶段，尽管仅有少数患者逐步进展为晚期。

1. 早期"隐匿"期 此期可能导致轻微室性心律失常。患者常常无症状，但有 SCD 危险，特别是在剧烈运动期间。结构上的变化轻微，可能局限在所谓的发育不良三角的一个区域：下壁、心尖和漏斗部。

2. 显性电紊乱期 可见症状性室性心律失常，伴有更明显的右心室形态和功能的异常。心律失常典型表现为左束支传导阻滞图形，提示起源于右心室，可为孤立的室性期前收缩、非持续性或持续性室性心动过速。

3. 右室衰竭期 疾病的进一步进展，此期左心室功能保持相对正常。

4. 双室衰竭期 疾病晚期阶段，显著累及左心室，发生双心室衰竭，导致类似于 DCM 的表型。在一项多中心研究中，尸检或移植时取出的心脏，76％有左心室纤维脂肪组织替代的组织学改变，与 ARVC 的临床和病理学特征相关。心律失常事件、心力衰竭和炎症浸润更常见于累及左心室的患者。

（二）辅助检查

1. ARVC 的心电图特点 ARVC 的心电图改变包括 epsilon 波、右胸导联 QRS 波延长、右胸导联 S 波升支≥55ms 及 V_1～V_3 导联 T 波倒置。典型的室性心动过速表现为 LBBB 型室性心动过速。

（1）epsilon 波：12 导联心电图标准电压或增高电压，在 QRS 波终末记录到低振幅单向或双向波。

（2）右胸导联 QRS 波延长：QRS 波时程（V_1＋V_2＋V_3）/（V_4＋V_0－V_6）≥1.2。

（3）V_1～V_3 导联 T 波倒置。

2. 电生理学检查 对有自发性室性心动过速史的患者，大多数程序电刺激可诱发单形性或多形性持续性室性心动过速。

3. X 线胸片 心脏正常或增大，轮廓可呈球形，多数患者心胸比例≥0.5。

4. 超声心动图

① 右心室扩大，流出道增宽。

② 右心室运动异常或障碍，舒张期呈袋状膨出或呈室壁瘤样改变。

③ 右心室肌小梁紊乱。

④ 左心亦可受累，病例并不少见。表现与右心室病变相似。

5. 心血管造影 显示右心室扩大，伴收缩功能降低或运动障碍，室壁膨出，造影剂排泄缓慢，射血分数降低。

6. 心导管检查 右心房和左、右心室压力正常或升高。右心房压力可升高，重者可超过肺动脉舒张压。心脏指数减小。左心室受累者舒张末期压力稍高，容积指数增大，伴左心室射血分数降低。

7. 电子束 CT

① 右心室扩大，游离壁呈扇形图像，心内膜下肌小梁横过右心室腔清晰可见。

② 能直接显示心外膜脂肪和心肌内脂肪浸润程度。

③ 可显示左心室受累的各种形态异常。

8. 磁共振显像 可以精确测定右心室各种形态和功能改变以及左心室受累情况。可鉴别正常心肌与脂肪或纤维脂肪组织。

CT 和磁共振具有较高的分辨率，是目前理想的无创性检查手段，可以显示心肌脂肪浸润、肌小梁稀薄化以及右心室室壁齿状表现等 ARVC 的特征性改变。

9. 心内膜心肌活检 心内膜心肌活检是确诊 ARVC 的有效方法。至少一份活检标本形态学分析显示残余心肌细胞＜60％（或估计＜50％），伴有右心室游离壁心肌组织被纤维组织取代，伴有或不伴有脂肪组织取代心肌组织，可支持诊断。至少一份活检标本形态学分析显示残余心肌细胞 60％～75％（或估计 50％～65％），伴有右室游离壁心肌组织被纤维组织取代，伴有或不伴有脂肪组织取代心肌组织，应怀疑该诊断。活检取材部位应是病变最常累及的右心室游离壁。但由于该处心壁变薄，质脆而软，有发生穿孔的危险，故应在超声心动图的引导下进行，并应有相应的心外科力量作为后盾。

四、临床诊断

怀疑 ARVC 的患者应该检查 12 导联心电图、信号平均心电图、二维超声心动图和（或）心脏磁共振以及动态心电图检测进行评估。运动试验可揭示室性心律失常，也在推荐之列。对 ARVC 先证病例的所有一级和二级亲属均应进行同样的无创性评估。

ARVC 的临床特征趋于非特异性，单一检查很少能做出诊断。为提高临床诊断并使其标准化，1994 年国际专家工作组提出了 ARVC 的诊断标准。这一标准是以有症状的典型病例和 SCD 罹难者（即疾病谱的严重终末期）为主，按照当时 ARVC 概念由专家共识所制定。因此，专家工作组的诊断标准具有很高的特异性，但对 ARVC 的隐匿期和疾病表现不完全的家族患者缺乏敏感性。因此，主要用于典型病例的诊断。而且，ARVC 表型的变异性也只有目前才逐步阐明。

五、危险分层

所有确诊 ARVC 的患者均不宜参加竞技性运动或耐力训练。依据有两个方面，交感刺激是已知的心律失常促发因素，而过度的机械负荷可加重疾病的进程。然而，如同 HCM，大多数死亡发生于坐位活动中。β 受体阻断药对 ARVC 的室性心律失常可能有效，为一线药物。胺碘酮和索他洛尔用于治疗心律失常。心功能不全的患者可以进行规范的抗心力衰竭治疗。

已经报道经过药物治疗的 ARVC 患者年死亡率在 1% 左右。心律失常性死亡占大多数；但在小部分患者中，死于晚期心力衰竭和栓塞性脑卒中。SCD 的发生可无先兆症状，病程常常不可预测。因此，近年来对确诊 ARVC 的患者有植入 ICD 的趋势。随访研究已经证实在某些高危人群中，ICD 的正确电击率很高，可以显著改善生存率。在有心脏骤停或血流动力学不稳定性 VT 的 ARVC 患者中每年的放电率为 10%，在不明原因的晕厥患者中为 8%。相反，在因 VT 安装 ICD 而无血流动力学受损的 ARVC 患者中仅占 3%。

在未发现 SCD 危险因子的患者中，预防性 ICD 治疗的价值可能因 ICD 显著的并发症风险而降低。在一项三级中心研究中，在安装 ICD 后的 7 年中，有 56% 的 ARVC 患者未发生严重不良事件。因此，不加选择地推荐 ICD 不可能使大多数患者获益。在逐渐增多的家族性 ARVC 患者中，对远期结果则知之更少。大多数患者可能具有良好的预后，类似于无偏倚的以社区为基础的 HCM 的良性病程。建立 ARVC 的危险分层系统是今后的主要挑战。

对纳克索斯病（ARVC 中的一种）的长期随访已经有了如下的 SCD 预测因子：心律失常性晕厥、左心室受累、过早出现症状和结构改变过早进展。疾病相关的年死亡率（3%）高于其他患者人群的报道，表明隐性遗传的 ARVC 可能预后更差。值得注意的是，QRS 波离散度≥40ms、耐受良好的持续性 VT 和 SCD 家族史与不良结局之间无显著相关性。

纳克索斯病的资料对常染色体显性 ARVC 的适用性有待确定。然而，对 132 例植入 ICD 的 ARVC 患者进行的一项研究进一步证实，心脏骤停、血流动力学受损的 VT 病史和左心室受累（左心室射血分数<55%）是心室扑动或颤动的独立预测因子。进行性加重的年轻患者发生心室颤动的可能性更大，这可能与所谓的"活动期"有关：即进行性肌细胞丧失和炎症反应。纤维脂肪替代性修复最终导致稳定折返环的形成，因此，疾病晚期患者的持续性单形性 VT 耐受良好，恶化为心室颤动的可能性较小。程序性心室刺激对 ARVC 的危险评估也无价值。诱发 VT 的患者中 50% 以上在 3 年随访中 ICD 未电击治疗，而未诱导 VT 的患者 ICD 正确电击的比例与前者相同。

ARVC 的临床预后与引起致命性室性心动过速的电不稳定性有关，这种室性心动过速存在于疾病的任何时期，随时可能发生。进行性心肌组织的丧失导致心功能障碍和心力衰竭。目前资料显示，年轻患者，先前发生过心脏骤停，快速、血流动力学不稳定的室性心动过速，晕厥，严重的右心室功能障碍，左心室受累及家族中有少年猝死病例者预后较差。

六、治疗与预后

目前对 ARVC 可选择药物治疗、射频消融、植入 TD 或心脏移植。

（一）药物治疗

Ⅲ类抗心律失常药，通常用索他洛尔、胺碘酮治疗。其中，索他洛尔效果最好，疗效高达 68%～82.8%，可作为首选药物。胺碘酮有一定疗效，但未证明比索他洛尔更有效，考虑到长期治疗中潜在的副作用，尤其是年轻患者，胺碘酮并不作为首选药。联合用药方面，胺碘酮和 β 受体阻滞药合用较为有效，Ⅰα类与 β 受体阻滞药联合用药也有一定疗效。β 受体阻滞药可以降低猝死的危险。

（二）非药物治疗

对于药物治疗无效或不能耐受药物的患者，可考虑非药物疗法。

1. 导管射频消融术　射频消融不是长期治本的措施。ARVC 的心律失常多灶位点决定了它的复发性。射频消融仅是一种姑息性治疗或 ICD 的辅助治疗。现阶段小样本的临床试验都支持此观点，但还需进一步对 ARVC 进行电生理研究以及室性心动过速导管消融。Dalal 等在消融 24 例（共计 48 人次）ARVC 患者之后随访 14 个月，发现累积复发率达到 75%。浦介麟等报道 31 例中 14 例接受经导管射频消融治疗，即刻成功 11 例（78.6%），随访（18.3±10.2）个月，6 例 VT 复发（54.5%）。但是对于药物治疗无效的持续性室速以及植入 ICD 后反复放电的患者，射频消融术仍有其应用价值。近来的三维电解剖标测系统有助于准确定位，提高成功率。

2. 植入埋藏式心脏复律除颤器（ICD）　目前尚无有关 ARVC 药物与 ICD SCD 二级预防的前瞻性随机研究，但是，多项多中心观察性研究证明 ICD 能有效预防恶性心律失常导致的猝死。现在越来越多地应用于猝死二级预防。Wichter 等观察随访了 60 例高危患者，安装 ICD 后，随访 10 年，证明 ICD 在预防室性心动过速及生存率方面有重要作用。其对于低危患者，作为一级预防，长期效果尚需进一步研究。ICD 安装有一定的风险，会有一定的并发症，但是对于高危患者，其获益大于风险，所以推荐对危险度评估为高危的患者进行 ICD 治疗。同时要考虑到除颤导联的正确放置，提高除颤成功率。专家建议满足 1994 年诊断标准的患者是猝死的高危人群，应该植入 ICD 进行一级预防和二级预防，无论电生理的结果如何。

3. 手术治疗　适用于药物治疗无效的致死性心律失常患者。视病情，并结合术中标测的室性心动过速起源部位，可施行右心室局部病变切除术、心内膜电灼剥离术；对病变广泛者还可以进行完全性右心室离断术。

4. 心脏移植术　对难治性反复发作的室性心动过速和顽固性慢性心力衰竭患者，心脏移植是最后的选择。

综上所述，近年来致心律失常型心肌病/致心律失常型右心室心肌病的研究进展迅速，从概念到发病机制，从临床认识到治疗都比 20 年前有了很大变化，相信随着分子遗传学的进展将对疾病的认识更加充分，治疗上更为有效。

第七节 心律失常性心肌病

心律失常性心肌病是近年来才受到关注的一类由心律失常引起的心肌病，目前尚不为许多临床医师所熟知。在过去几十年间，大量证据表明几乎任一类型的持续性或反复性室上性快速性心律失常均可导致心肌功能障碍，从而提出了心动过速性心肌病（tachycardia induced cardiomyopathy，TIC）的概念。近来研究表明心室收缩不同步，例如频发室性期前收缩、束支传导阻滞、心室起搏等也可造成心室功能损害，进而从更广泛的意义上提出了心律失常性心肌病（arrhythmia induced cardiomyopathy，AIC）的概念。心律失常性心肌病属于可逆性心肌病，其特点是心律失常作为病因导致心室射血分数降低、心室扩大及引起心力衰竭，经合理治疗去除心律失常或控制心室率后心脏功能可完全或部分恢复。正是由于心律失常性心肌病为可逆性心肌病，因此，正确识别并及早治疗相关心律失常对于心肌病及心力衰竭的治疗具有重要的临床意义。

一、疾病定义

一个世纪前，Gossage 等报告了首例快速房颤造成可逆性心功能损害的病例。随后，在实验动物模型及不少临床病例均证实室上性或室性快速性心律失常可以导致可逆性心功能不全。由于这种心功能不全是由快速心率所引起的，因而该病被称作心动过速性心肌病（TIC）。近年来的研究表明频发的室性期前收缩、束支传导阻滞以及长期右心室心尖部起搏可以造成心室收缩的不同步并进一步引起心室功能的损害和导致充血性心力衰竭。因此，Emmanuel.N 等于 2011 年提出了心律失常性心肌病（AIC）的概念。AIC 是指继发于快速和（或）不同步/不规则心肌收缩的心房和（或）心室功能不全，纠正心律失常病因后，心功能不全可部分或完全逆转。AIC 涵盖了更多的引起心功能不全的心律失常类型，较 TIC 含义更为广泛。在 2013 年公布的 ACC/AHA《心力衰竭治疗指南》中，仍沿用了 TIC 的名称，指出 TIC 为可逆性心力衰竭的病因，同时提到频发室性期前收缩（室早）、快速心室起搏也可导致心肌病，右心室起搏会加重心力衰竭。

TIC 可分为两种类型：①单纯 TIC：心动过速作为唯一可确定的因素在正常心脏的基础上导致心功能不全。②不纯 TIC：心动过速在结构性心脏病的基础上导致心功能恶化。

目前，TIC 及 AIC 均指由心律失常所致可逆性心肌病，在临床上都有应用，关于这类疾病的名称、定义及分类，尚有待在对其有更深入的认识后进一步规范和统一。

二、病因、病理

AIC/TIC 可发生于下列心律失常：室上性心律失常（如不良窦性心动过速、房颤、房扑、房性心动过速、房室结折返性心动过速、房室折返性心动过速等）、室性心动过速、频发室性期前收缩、束支传导阻滞以及长期右室心尖部起搏。TIC 在各年龄组都有报道，从婴儿至老年。文献报告 1 例 1 个月大的婴儿因室上速导致 TIC。

在心律失常并不一定就发展为 AIC/TIC，还不清楚为什么只有某些伴快速性心律失常的患者发展为心肌病。推测的危险因素包括心律失常类型、心率、心律失常持续时间和原有心脏病。这些因素决定心肌病发生的时间及严重程度。

心律失常导致心肌收缩功能不全和结构改变的确切机制尚不清楚。高于生理状态下的心率以及增高的心室舒张压可能引起心肌能量耗竭、心肌缺血以及氧化应激损伤，但心肌缺血或能量耗竭所引起的令人信服的主要作用尚未确立。钙转运异常在介导实验性 TIC 中的作用也得到了许多支持，但对于钙调节异常是如何引起收缩功能不全存在争议。心肌收缩不同步，如右心室心尖部起搏或束支传导阻滞，由于改变了心室激动的正常传播途径而引起机械收缩顺序的改变，这导致心肌应变的重新分布。室性期前收缩心肌病涉及的机制有人认为可能类似右心室心尖部起搏。迄今，尽管有许多临床及实验研究致力于探讨相关致病机制，令人信服的致病机制尚未确立。

心脏在结构上发生的变化有心脏呈球形改变、心腔显著扩张、室壁变薄或室壁厚度维持不变等。心肌细胞的改变包括细胞伸长、增生、肌纤维排列紊乱、肌小节丧失及细胞凋亡等。

三、临床表现

1. 症状和体征　AIC/TIC 患者典型者兼有心律失常和充血性心力衰竭的症状和体征。不典型患者在就诊时可能无心律失常而仅表现为充血性心力衰竭；或仅表现为心律失常，由于在病程初期，充血性心力衰竭尚不明显。

2. 病程和恢复　通常，患者是在历经几个月至几年有充血性心力衰竭时才得以诊断，某些情况下，病程进展也可很迅速。TIC 患者在控制心律失常使 LVEF 改善后，一旦心律失常复发，左心室功能可快速下降而进展为心力衰竭，并有猝死危险。

TIC 的恢复时间差异很大并难以预测。可由 1 天至几个月不等，甚至可达 1 年。在恢复期，临床表现很快改善，最大改善通常在 3～6 个月，此后改善不大。心率控制不严则左心室功能的恢复会减慢，并且左心室功能的恢复会不完全。此外，在最初诊断时左心室功能严重受损，LVEF<20% 则即使心动过速得到有效的心率或心律控制，左心室功能的改善也较慢，这类患者最大改善一般要超过 6 个月。决定左心室功能改善率的因素尚未确定，似乎与遗传、患者相关因素（先前存在的结构性心脏病、性别）及心动过速相关因素（类型、心率、心动过速持续时

间）有关。其他起作用的因素包括对心率控制的程度及初始左心室功能不全的严重程度。

一项研究发现 TIC 患者经治疗使包括 LVEF 在内的超声参数显著改善后，在平均随访 14 个月时，左心室内径及容积仍高于健康对照，提示存在持续的左心室重构。

四、辅助检查

诊断 AIC/TIC 的基本检查包括心电图、动态心电图、超声心动图、胸部 X 线等，这些检查可以了解患者心室率、心律失常类型、心脏结构、心腔大小、LVEF以及是否存在肺淤血。某些病例需要做心脏电生理、核磁共振、放射性核素等检查进一步明确心律失常类型及心肌病变特性。冠状动脉造影用于判断成人是否存在冠心病，有助于诊断和鉴别诊断。某些困难病例最终的确诊有赖于心肌活检。

五、诊断与鉴别诊断

1. 诊断和标准　确立 AIC/TIC 的诊断经常很困难。首先，患者就诊时，作为病因的心动过速可能并不明显，此外，AIC/TIC 的诊断在控制快速性心律失常使心室功能正常或改善前很难确立。当患者有扩张型心肌病时，经常心率增快并且近半数心律失常是继发于心肌病，这使确定其因果关系具有挑战性。因此，AIC/TIC 也最常成为未被认知的可治愈性心力衰竭的病因。

目前尚无 AIC/TIC 诊断指南或专有诊断标准。Fenelon 等提出的诊断 AIC/TIC 的标准如下。

心脏扩大或心力衰竭和慢性或非常频发的心律失常，并强调对同时存在心肌病和心律失常的患者要疑及 AIC/TIC。Khasnis 等认为，对于具有心室功能受损的临床或客观检查证据的任何室上性或室性心动过速患者都要疑及 AIC/TIC 的诊断。也有学者提出，在检查任何新出现的心力衰竭时都要高度警惕潜在的心律失常。

对室早患者，室早的数量（总数或百分比）被用来作为室早诱发的心肌病的诊断标准，不同研究提出了不同的室早负荷标准，尚缺乏横向对比研究。Bhushan 和Asirvatham 认为提示室性期前收缩作为原发病因（不是继发于心肌病）的特点是：①年轻健康患者，无基础心脏病；②无冠心病；③超声检查心肌厚度保留并且无瘢痕；④1 种或 2 种基本形态，提示 1 处或 2 处局灶心肌异常导致室性期前收缩而不是广泛的心肌病变引起的多形性室性期前收缩；⑤右心室流出道、左心室流出道或束支室性期前收缩形态；⑥频发室性期前收缩（经常＞20000 次/天）。

大多数学者采纳这样的观点，即一旦考虑扩张型心肌病有继发于心律失常的可能性，就应尽早应用抗心律失常治疗并观察症状及心肌结构和功能的恢复情况。

2. 鉴别诊断　AIC/TIC 最需要鉴别的疾病是原发性扩张型心肌病。患者的临床表现和心电图、超声心动图等辅助检查特征很相似，区别在于前者心律失常是致病因素，而后者找不到明确病因。

比较 AIC/TIC 与扩张型心肌病患者的左心室内径，扩张型心肌病患者左心室扩大更显著；此外，所有 AIC/TIC 患者抗心律失常治疗后 LVEF 的改善≥15%，扩张型心肌病则无此表现。

还有许多研究关注室早负荷，提出了不同的用于区分 AIC/TIC 与原发性扩张型心肌病的室早负荷切点，但目前还没有一致认可的标准。

当心力衰竭伴心律失常患者存在基础心脏病，即有已知心力衰竭病因时，需要仔细分析和鉴别，以判断患者是否属于不纯 AIC/TIC。

六、治疗

在治疗 AlC/TIC 患者时最关键的是治疗心律失常，达到正常心率。药物、射频消融及消融加心室起搏等方法是临床治疗这类患者的有效措施，最佳的抗心律失常治疗方案依据心律失常的类型而定。

室上性心动过速是 AIC/TIC 的重要病因，对于房速、房室结折返性心动过速、房室折返性心动过速等，射频消融是根治性措施。

房颤相关的 AIC/TIC，除药物治疗外，也可由射频消融获益。此外，房室结消融并心室起搏亦用于不耐受药物治疗或心率控制困难的病例。及时治疗阵发性房颤、重视持续性房颤的复律和心室率控制，是预防和治疗房颤心肌病的关键措施。有病例报告提示有些房颤与扩张型心肌病长期并存的患者，即使推测心率得到了适当控制，也有可能在转复窦性心律后改善 LVEF。

对于房扑患者，抗心律失常药控制心室率常常很困难，加大药物剂量可能影响心功能。体外直流电复律是最有效的复律方法，也可采用Ⅰc类和Ⅲ类药物转复。导管射频消融是根治房扑的最有效方法。应尽早采取根治性治疗措施，以预防 AIC/TIC。

当 AIC/TIC 由特发性室性心律失常（室早、特发性左心室心动过速、右心室流出道心动过速）引起时，可采用药物或消融治疗。当患者存在心功能不全时，抗心律失常药物选择受限。在各类抗心律失常药物中，胺碘酮是最常应用的药物，但其心脏外的副作用限制了它的长期应用。由于存在这些治疗上的困难，并且特发性室性心律失常通常由非常局灶的心肌引起，射频消融便成为这类心律失常有效的、并常常是治愈性的处理措施。多形性室早或室速可能降低射频消融的成功率。因此，若不存在占主导的室早，则药物治疗更适宜。

如果患者为心功能不全加束支传导阻滞，或长期右心室心尖部起搏引起心功能不全，采用双心室起搏纠正心室收缩不同步。

有研究发现，尽管 AIC/TIC 患者在成功射频治疗后 LVEF 显著提高，改善程度却不尽相同，推测 AIC/TIC 有可能呈阶段性进展，由早期的"顿抑"状态（完全可逆），逐渐进展至与结构改变相关的更为持久和定型的状态，因此，识别并及早治疗这类患者十分重要。即使在心功能改善后，仍需密切随访，以判断心律失常复发时出现心力衰竭复发及猝死的风险。此外需要注意的是，AIC/TIC 患者经治疗使 LVEF 正常后，仍存在持续的左心室重构，提示可能需要长期应用能逆转左心室重构的药物。

　　AIC/TIC 患者的预后较扩张型心肌病好，但需及时和有效治疗。在临床上，对心脏扩大伴心力衰竭并且有持续性心律失常的患者，要警惕这类疾病的发生。认识和早期识别 AIC/TIC 并积极治疗相关心律失常可有效控制和预防这类疾病。迄今，尽管临床上对 AIC/TIC 已有不少研究和观察，但发病机制还不清楚，诊断标准有待确立，鉴别诊断存在困难，是否需要在去除心律失常后长期维持抗心力衰竭治疗尚待进一步的证据。因此，目前我们对于 AIC/TIC 的认识还很不够，需要进行更为广泛和深入的研究。

第十二章 ▶▶

感染性心脏疾病

感染性心内膜炎（infective endocarditis，IE）是指病原微生物（细菌、真菌、病毒、立克次体、衣原体、螺旋体等）直接感染而产生的心脏瓣膜和（或）心内膜，以及大动脉内膜的炎症病变。瓣膜损害以主动脉瓣、二尖瓣最常见，其次是三尖瓣，肺动脉瓣少见，多发生于瓣膜关闭不全的患者。据统计 IE 发病率为 $0.05\% \sim 0.1\%$，多见于青壮年，男性患病明显多于女性，男女发病之比为 $(1.6 \sim 2.5):1$。临床上依据发病的急缓和病程长短，将 IE 分为急性 IE 和亚急性 IE。急性 IE 起病急骤，病程进展快，病死率高。亚急性 IE 起病缓慢而潜隐，进展较慢，病程较长。但临床上急性和亚急性 IE 常有重叠现象。

心肌炎是指各种病因引起的心肌局限性或弥散性急性或慢性炎症病变，可累及心肌、间质、血管、心包或心内膜。国外报道心肌炎的年发病率为 0.017%，国内尚无确切报道。心肌炎分为感染性或非感染性两大类：感染可由细菌、病毒、螺旋体、立克次体、真菌、原虫、蠕虫等引起，以病毒性心肌炎最为常见；非感染性由免疫介导的损伤、免疫性疾病、物理或化学因素、药物等所致。

心包炎（pericarditis）的病因多种多样，但大多数病理生理改变和临床表现基本相似，通常表现为心包炎、心包积液和缩窄性心包炎。心包炎为各种原因引起的心包膜脏层和壁层之间的炎症，可单独发生，也可由心脏自身病变演变而来，或者由心脏邻近组织的病变蔓延所致，或者是全身系统性疾病的部分表现。临床上通常分为急性心包炎和慢性心包炎。

第一节 感染性心内膜炎

一、感染性心内膜炎的流行病学

由于广谱抗生素的应用、病原微生物的变迁、风湿热减少、侵袭性或有创诊疗增多等因素，IE 发病年龄、临床表现、感染途径、致病菌群等方面发生了明显变化。主要变化为：①IE 的临床表现变得不典型；②风湿性心脏病的比例下降，二尖瓣和（或）主动脉瓣退行性瓣膜病、人工瓣膜置换、经皮导管检查和器械置入以及静脉滥用药物已取代风湿性心脏病，成为最常见的 IE 致病因素；③发病年龄较前明显增大，年龄＞40 岁者发病明显增多；④溶血性链球菌感染没有减少，金黄色葡萄球菌感染增多，真菌感染有明显的上升趋势；⑤超声心动图对赘生物的检出率明显增高；⑥因肺栓塞引起的死亡减少，并发急性左心衰竭的病死率有了明显升高。

研究证实，瓣膜退行性变已成为感染性心内膜炎的基础，来自捷克 29 家医院的前瞻性多中心自体感染性心内膜炎的观察研究显示，IE 的发病率约为 3.4/10 万，主动脉瓣赘生物占 45.5％，二尖瓣病变则占 40.3％。来自西班牙的前瞻性研究发现，2003—2009 年与既往 15 年相比，发病年龄显著增加（60±16 年），自体瓣膜感染性心内膜炎中本身没有病变的瓣膜逐渐增多，占全部自体瓣膜 IE 的 67％，其中金黄色葡萄球菌是最常见的细菌感染，约占 26％，链球菌约占 24％。2010 年 AHA《心血管置入性电子器械感染和处理指南》指出，起搏器与 ICD 置入相关的感染中 1.37‰为囊袋感染，而 1.14‰为血流感染或心内膜炎。美国国立医院出院统计发现，2003 年与 1996 年相比，起搏器相关感染增加了 2.8 倍，ICD 相关感染也显著增加，血浆凝固酶阴性的葡萄球菌感染占绝大多数，约为 42％。

二、感染性心内膜炎的易感因素及致病微生物

1. 易感因素 ①先天性心脏病：已成为 IE 的常见病因，占 IE 发病率的 10％～20％，尤其好发于室间隔缺损、动脉导管未闭、法洛四联症、主动脉缩窄、肺动脉瓣狭窄、Marfan 综合征伴主动脉瓣关闭不全。②器质性心脏病：主要为心脏瓣膜病、二尖瓣或主动脉瓣脱垂等。既往 IE 主要发生于风湿性心脏瓣膜病，常见于二尖瓣或主动脉瓣关闭不全，其次是三尖瓣，少见于单纯性二尖瓣狭窄，罕见于肺动脉瓣。③心脏外科手术：人工心脏瓣膜置换术或先天性心脏病矫正术后。④经导管检查及治疗：漂浮导管检查、置入起搏器、主动脉内球囊反搏、PCI 等。⑤经体腔检查与治疗：拔牙等口腔操作，导尿、尿道扩张，以及膀胱镜、尿道镜、胃镜、肠镜、支气管镜等检查与治疗。

值得提醒的是，约近 1/3 的 IE 发生在无器质性心脏病患者，其中部分患者潜在无症状二叶主动脉瓣或二尖瓣脱垂。随着年龄增长，IE 多发生于主动脉瓣及二尖瓣的退行性变，常侵犯主动脉瓣。由静脉药物成瘾致 IE 者明显增多，并且多为右心 IE。

2. 致病微生物 几乎所有已知的病原微生物均可引起 IE，同一病原体既可引起急性病程，也可引起亚急性病程。目前，溶血性链球菌感染的比例下降，但仍为常见的致病菌，多引起亚急性 IE。急性 IE 多由金黄色或表皮葡萄球菌感染引起，尤多见于侵入性诊疗操作和静脉药物成瘾者。肠球菌、革兰阴性细菌或真菌感染的比例明显增加，易形成较大的瓣膜赘生物，主要为血小板和纤维蛋白样团块，内含大量的病原微生物，可损伤心瓣膜、心内膜与血管，易致多发性动脉栓塞、细菌性动脉瘤、脓肿、心力衰竭等，有极高的病死率。厌氧菌、放线菌、李斯特菌偶见。其他病原微生物如立克次体、衣原体等也可引起。HACEK（嗜泡沫嗜血杆菌、放

线共生杆菌、人心杆菌、侵袭埃肯菌及金氏杆菌）心内膜炎在天然瓣膜心内膜炎中占 5%，多导致亚急性 IE。真菌多见于心脏手术、静脉药物成瘾、长期应用抗生素或糖皮质激素以及免疫抑制药、经静脉导管长期营养等情况，其中念珠菌属、曲霉菌属和组织胞质菌多见。目前，非静脉使用药物者的自体瓣膜心内膜炎的常见致病菌为链球菌（35%）、金黄色葡萄球菌（28%）、肠球菌（11%）、凝固酶阴性的葡萄球菌（9%），约 9% 的患者血培养阴性。国外大规模研究显示，血培养阴性患者的主要致病菌是贝纳特立克次体（48%）和巴尔通体（28%），而支原体、军团菌、革兰氏阳性杆菌不足 1%。

三、感染性心内膜炎的发病机制

1. IE 的基本病理变化　大量研究证明，血流动力学因素、机械因素导致的原始内膜损伤、非细菌性血栓性内膜炎、暂时性菌血症，以及微生物的数量、毒性与黏附力均与 IE 发病有关。基本病理变化是瓣膜表面形成赘生物，由血小板、纤维蛋白、红细胞、白细胞和病原体组成，延伸至腱索、乳头肌和室壁内膜。赘生物可被纤维组织包绕发生机化，可迁延不愈而持续造成损害，可愈合后复发以及重新形成病灶，可脱落导致栓塞等并发症。

2. 致病菌的侵入途径　致病菌可经多种途径侵入，如皮肤、口腔、呼吸道、胃肠道、泌尿道、静脉注射等。正常人血液中可有少数细菌侵入并引起菌血症，大多为暂时性，很快被机体清除，临床意义不大。但反复发生的暂时性菌血症使机体产生循环抗体，尤其是凝集素，可促使少量的致病菌聚集成团，容易黏附到原已受损的心瓣膜和（或）心内膜上而引起 IE。

3. IE 发病的基本过程　先天性心脏病＋心脏瓣膜病等心脏疾病→瓣膜狭窄导致的压力阶差＋瓣膜关闭不全导致的血液反流＋先天性心脏畸形导致的心内分流→心脏瓣膜和血管内膜的内皮损伤→血小板和纤维蛋白沉积到损伤处→非细菌性血栓性心内膜炎＋无菌性瓣膜赘生物形成→病原微生物经多种途径侵入血流并黏附于瓣膜损伤处→感染性瓣膜损伤＋感染性赘生物形成→瓣膜及其支持结构受损而诱发或加重心功能不全→赘生物内细菌繁殖与释放毒素引起菌血症与毒血症→赘生物破碎和脱落后导致动脉栓塞＋动脉壁损伤形成动脉瘤＋组织器官脓肿→微血栓栓塞或免疫反应致小血管炎（黏膜瘀点、甲床下出血、Osler 结节和 Janeway 损害等）＋肾小球肾炎（局灶性、弥散性或膜性增生性）。

四、感染性心内膜炎的临床症状与体征

致病菌与感染途径等的变化，使 IE 的临床症状和体征发生了相应的改变，既往特征性的体征如瘀点、脾大、栓塞、杵状指等明显减少，临床表现不典型，并趋于多样化。

1. 诱发因素　包括手术、创伤、静脉注射毒品、拔牙、内镜检查、心导管检查与治疗、人工瓣膜置换术、心脏矫形手术、置入起搏器等，均可成为 IE 的诱发因素。

2. 发热 多数 IE 有发热，急性 IE 的体温较高，而亚急性 IE 的体温常＜39℃，伴有疲乏无力、肌肉酸痛等症状。老年、心功能不全、肾功能不全及消耗性疾病患者可无发热或呈低热。有 10％～15％的患者有头痛、头晕、抑郁、失眠、眩晕、精神错乱等精神神经症状。

3. 心脏杂音 80％～90％的急性 IE 和人工瓣膜 IE 患者有心脏杂音，受损瓣膜以主动脉瓣为主，其次为二尖瓣。发病初期仅 30％闻及心脏杂音，多数于疾病中后期出现。新出现的心脏杂音或原有杂音强度、性质的变化，常为诊断 IE 的重要线索，但在亚急性 IE 中少见。新发杂音多为瓣膜反流性杂音，病情中后期可由明显贫血引起。2/3 的右心 IE 特别是侵犯三尖瓣者，赘生物可增殖于室壁的心内膜上而不能闻及杂音。

4. 心力衰竭 急性或亚急性 IE 均可诱发或加重心力衰竭，心脏杂音尤其是反流性杂音的变化常为心力衰竭的征兆。以主动脉瓣受损为主时心力衰竭发生率为75％，二尖瓣损害为主时可达 50％，三尖瓣损害为主时达 44％。早期常不出现，随着瓣膜损害（粘连、脓肿形成，甚至穿孔）及其支持结构（瓣环、乳头肌与腱索）损害加重，或心肌炎症、局部脓肿、微栓子栓塞心肌血管等，常发生心力衰竭或使原有的心力衰竭明显加重。损伤的心脏瓣膜可为单纯的主动脉瓣、二尖瓣或三尖瓣，也可合并存在。少见原因为感染的主动脉窦细菌性动脉瘤破裂或室间隔脓肿形成并溃破。发生心力衰竭往往提示预后不良，是 IE 的首要死亡原因。

5. 心律失常 部分 IE 患者由于感染弥散或瓣周脓肿形成影响心肌或传导系统时，可发生心律失常。多数为室性心律失常，少数发生心房颤动。传导阻滞以不同程度的 AVB 和室内传导阻滞较多见，可由二尖瓣或主动脉瓣心内膜炎侵袭，或二尖瓣脓肿、主动脉瓣脓肿、主动脉窦细菌性动脉瘤压迫房室束或束支所致。

6. 心外表现 ①栓塞：发生率较以往明显下降，15％～35％，主要发生于急性IE。多发于治疗的最初 2～4 周内，多为亚临床型。全身任何部位均可发生，约65％的患者累及神经系统，其中约 90％栓塞于大脑中动脉分支处，有较高的病死率。②脾大：发生率为 15％～35％，多为轻至中度肿大，质软并可压痛。由病原微生物及免疫反应引起，或因赘生物脱落栓塞脾脏所致。主要见于急性 IE。③微血管损伤：有 5％～40％患者出现瘀点、瘀斑、甲床下出血、Osler 结节、Janeway损害等表现，较以往显著下降，主要见于亚急性 IE 患者。以瘀点发生率最高，常成群出现，多见于眼睑结合膜、口腔黏膜、胸前和手足背皮肤，中心发白，持续数天消失，可反复出现，偶见全身性紫癜。甲床下出血的特征为线状，远端达不到甲床前边缘，可有压痛。7％～20％的患者出现 Osler 结节，多发于手指和足趾末端的掌面、大小鱼际或足底，呈紫色或红色，稍高于皮面，直径大小为 1～15mm，可有压痛，持续数天消退。也见于系统性红斑狼疮、淋巴瘤、伤寒等疾病。Janeway 损害为化脓性栓塞所致，表现为手掌或足底出现直径 1～4mm 的红斑或出血性损害。④视网膜病变：少数患者发生，表现为椭圆形黄斑出血伴中央发白，有时眼底仅见圆形白点（Roth 斑），此种表现也见于结缔组织疾病、严重贫血或血液病患者。⑤杵状指：很少见。

五、感染性心内膜炎的临床分类及临床特征

1. 感染性心内膜炎的分类

（1）IE 的传统分类：根据病程、有无全身中毒症状和相关的临床表现，将 IE 分为急性 IE 和亚急性 IE，但两者具有明显的重叠性，并且不典型者趋于增多，使临床分型更加困难。

（2）根据感染来源分类：分为社区获得性心内膜炎、医疗相关性心内膜炎（院内感染和非院内感染）和静脉药瘾者心内膜炎。

（3）ESC 新分类法：2009 年 ESC 的《IE 诊治指南》提出，依照感染部位及是否存在心内异物将感染性心内膜炎分为 4 类。①左心自体瓣膜心内膜炎（native valve endocarditis，NVE）；②左心人工瓣膜心内膜炎（prosthetic valve endocarditis，PVE），瓣膜置换术后 <1 年发作称为早期 PVE，术后 >1 年发作称为晚期 PVE；③右心心内膜炎；④器械相关性心内膜炎，包括导管、内镜及器械置入等，伴或不伴有瓣膜受累。

2. 感染性心内膜炎的临床特点

（1）急性 IE：多发生于无器质性心脏病的患者。病原菌通常是高毒力的细菌，如金黄色葡萄球菌或真菌。起病急骤，全身毒血症状明显，有高热、寒战，病情进展快，成为急性 IE 的首要症状。由于心脏瓣膜和腱索的急剧损害，短期内出现心脏杂音或原有杂音强度和性质的变化。急性 IE 常较快发展为急性心力衰竭，多数患者于数天或 6 周内死亡。在受累的心脏瓣膜上，尤其是由真菌感染引起者，常有大而脆的赘生物，脱落后容易导致多发性的栓塞和转移性脓肿，包括心肌脓肿、脑脓肿和化脓性脑膜炎，而右心栓子脱落则导致肺炎、肺栓塞和肺脓肿（单个或多个）。皮肤瘀点或多形性瘀斑多见，脾大和贫血少见。静脉药物成瘾者引起的右心心内膜炎多为急性，而且往往累及正常的心脏瓣膜，以三尖瓣受累最多见，易发生急性右心衰竭、细菌性肺梗死或肺脓肿，病情进展迅速，病死率 >60%。

（2）亚急性 IE：多起病缓慢，病程通常超过 6 周甚至数月。有全身不适、疲倦、低热及体质量减轻等非特异性症状，部分以新的心脏瓣膜杂音、原有瓣膜病杂音改变或心力衰竭进行性加重为主要表现，极少数以栓塞（如脑卒中）、肾小球肾炎等为首发表现。①发热：最常见，体温常 <39℃，多为不规则热，间歇热或弛张热少见，伴有畏寒和出汗。值得注意的是，3%～15% 的患者体温正常或低于正常，多见于确诊前已用过抗生素、退热药或极度虚弱状态的患者，也见于老年伴有栓塞、真菌性动脉瘤破裂引起脑卒中、严重心力衰竭及尿毒症的患者。②贫血：常见，70%～90% 的患者有进行性贫血，部分为中度贫血，与感染抑制骨髓造血有关。③关节肌肉症状：较常见，初期为关节痛、低位背痛和肌肉酸痛，病程长者常有全身疼痛不适。当有严重骨痛时应考虑到骨膜炎、骨膜下出血或栓塞、栓塞性动脉瘤压迫骨部或骨动脉瘤的可能。④老年人常有精神神经改变、心力衰竭或低血压，心脏杂音可不明显。⑤亚急性 IE 患者新发的心脏杂音较急性 IE 少见。⑥栓塞并发症以亚急性 IE 多见，急性 IE 少见。⑦亚急性 IE 的瘀点、杵状指、Osler 结

节、Janeway 损害等外周表现较急性 IE 少见。

3. 人工瓣膜心内膜炎的临床特点　人工瓣膜心内膜炎（PVE）较其他手术的发生率显著增高，双瓣膜置换术较单个瓣膜置换术高，主动脉瓣置换术较二尖瓣置换术高，术前已有自然瓣膜心内膜炎的患者发生率更高。人工瓣膜和生物瓣膜发生率相似，但人工瓣膜早期发生率较高。PVE 患者预后较差，病死率约为 50％，瓣膜置换术后 2 个月内病死率显著高于 5 个月后。早期感染的病原体主要为金黄色葡萄球菌或表皮葡萄球菌、类白喉杆菌或其他革兰氏阴性杆菌，真菌也较常见，术前预防性应用抗生素使 PVE 的发生率有所下降。晚期感染常由获得性因素所致，与自然瓣膜 IE 的发生率相似，主要由溶血性链球菌、肠球菌和金黄色葡萄球菌引起，真菌、革兰氏阴性杆菌、类白喉杆菌也并非少见。

因瓣膜置换术后的菌血症、留置导管、手术创口、心包切开术后综合征、再灌注后综合征和抗凝治疗等，均可引起发热、瘀点、血尿，因此 PVE 的临床表现不具有特异性。95％以上的患者有发热，约 50％的患者出现心脏瓣膜反流性杂音，也可出现赘生物堵塞瓣膜口而引起的狭窄性杂音。早期皮肤损害很少见，脾大多见于后期。贫血常见，多为轻度至中度，半数白细胞计数升高。人工生物瓣 PVE 常有瓣膜损害但很少发生瓣膜脓肿，而机械瓣主要发生瓣周感染，易形成瓣周脓肿、瓣周漏以及机械性溶血，机械瓣可完全撕脱，由此引发严重的并发症。体循环栓塞在真菌性 PVE 中可能为首要表现，甚至是唯一临床表现。皮肤瘀斑对早期 PVE 不具有特异性，同样可发生于应用体外循环情况下。血培养阴性并不能除外 PVE，但下列表现有助于 PVE 诊断：人工瓣膜关闭音强度减弱；X 线透视见到人工瓣膜的异常摆动和移位，其角度＞7°～10°；瓣膜裂开所致的双影征（Stinson′s sign）；二维超声心动图发现心脏瓣膜或心内膜赘生物。如果血培养结果阳性，可强烈支持 PVE 的诊断。若高度怀疑 PVE，而多次血培养结果阴性，需要警惕真菌、立克次体或类白喉杆菌（生长缓慢）感染的可能。PVE 多属于医院感染，致病菌多为耐药菌。

4. 右心感染性心内膜炎的临床特点　多由静脉注射毒品或置入起搏器感染所致，老年人发生率高，并可伴有感染性休克。常累及三尖瓣，少数累及肺动脉瓣，赘生物多位于三尖瓣、右心室壁或肺动脉瓣。常以赘生物碎落造成肺部感染、肺脓肿（金黄色葡萄球菌）、肺动脉分支动脉炎、肺栓塞为主要表现，常见症状为咳嗽、痰多、咯血、胸膜炎性胸痛、气急或呼吸困难，而脾大、血尿和皮肤损害少见。三尖瓣关闭不全的杂音短促而轻柔，易与正常的呼吸音混淆，应当仔细分辨，但深吸气杂音增强有助于鉴别。心脏扩大、右心衰竭并不常见。胸部 X 线表现为双肺多发性结节状、片状炎性浸润影或肺内空洞并有液平，可伴有少量的胸腔积液，也可导致脓气胸。超声心动图特别是经食管超声心动图可检出瓣膜或起搏器电极导线上的赘生物。死因主要为呼吸窘迫综合征，败血症，严重右心衰竭和左、右心脏瓣膜同时受累。若早期诊断和积极治疗，单纯右心 IE 预后较好。

静脉注射成瘾药物所致的 IE 常累及三尖瓣，也可单纯累及二尖瓣或主动脉瓣，而同时累及左、右心脏瓣膜的病原菌常为铜绿假单胞菌。由于静脉药物成瘾者滥用抗生素预防和治疗相关的感染，致病菌多有耐药性。少数患者由1种以上的致病菌引起，但多个致病菌引起的IE多数为静脉注射成瘾药物引起。总体预后相对良好，病死率＜10％，但多种致病菌引起的混合感染和铜绿假单胞菌性心内膜炎预后极差。

5. 不同病原菌性心内膜炎的临床特点

（1）葡萄球菌性心内膜炎：起病多急骤，通常由耐青霉素酶的金黄色葡萄球菌引起，多数呈急性IE，少数呈亚急性。瓣膜损害迅速而严重，常为瓣膜关闭不全，赘生物易形成并且较大。多发的组织器官转移性感染和脓肿形成，对葡萄球菌性心内膜炎具有重要的诊断价值。

（2）链球菌性心内膜炎：起病多较缓慢，主要以亚急性IE形式发病，常发生于器质性心脏病的基础上。瓣膜损害较为严重，瓣膜赘生物也易形成，但瓣膜脓肿或穿孔相对少见，转移性感染或脓肿、血栓栓塞症较金黄色葡萄球菌性心内膜炎发生率低。

（3）肠球菌性心内膜炎：多继发于前列腺或泌尿生殖道感染的患者，常表现为亚急性IE，对心脏瓣膜破坏性大，心前区多闻及明显的瓣膜杂音，杂音的强度与性质易发生变化。

（4）革兰氏阴性杆菌性心内膜炎：革兰氏阴性杆菌是咽部和肠道的常存群，主要为铜绿假单胞菌、肠杆菌属、流感嗜血杆菌、放线菌属，可引起亚急性IE。

（5）真菌性心内膜炎：约50％的患者发生于心脏手术后，也见于长时间应用广谱抗生素、糖皮质激素、免疫抑制药和静脉营养者。致病菌多为白色念珠菌、组织胞质菌属和曲霉球菌属。临床上多以急性IE的形式出现，赘生物大而脆，容易脱落，血栓栓塞症多见，且常栓塞较大的动脉如股动脉、髂动脉等。巨大赘生物如果阻塞瓣膜口，可引起严重的血流动力学障碍。可有皮肤黏膜的损害，如组织胞质菌感染常引起皮肤、口腔和鼻黏膜的糜烂、溃疡，病理组织学检查具有重要的诊断价值。

六、感染性心内膜炎的并发症

感染性心内膜炎最常见的并发症是心力衰竭和心律失常，其次是血栓栓塞症，相对少见的是心脏脓肿、细菌性动脉瘤、神经精神方面的并发症以及肾小球肾炎等。

1. 动脉栓塞症　栓塞发生于发热数天到数月内，栓塞症发生后1～2年仍有栓塞的可能，但不一定是复发。早期栓塞大多起病急，病情危重，栓塞可发生于体循环动脉或肺动脉的任何部位，最常见的栓塞部位为脑动脉、肾动脉或冠状动脉。①脑栓塞发生率约为30％，好发于大脑中动脉及其分支，常导致偏瘫、截瘫、失语、定向障碍、共济失调等。②心、肾、脾等栓塞多无症状，常于尸检时发现。少数患者出现临床表现，冠状动脉栓塞时可表现为AMI甚至猝死；肾动脉栓塞时出现腰痛或腹痛、血尿或菌尿；脾动脉栓塞时突然发生左上腹或左腰部疼痛，并有脾大、少量的左侧胸腔积液，偶可因脾破裂导致出血、腹膜炎或膈下脓肿等。③肺栓塞多见于右心心内膜炎，较小的栓塞多无症状，较大的栓塞常引起肺梗死和肺动脉高压。④肢体动脉栓塞可引起肢体急性缺血，甚至坏死。⑤中心视网膜动脉栓塞可引起失明。

2. 细菌性动脉瘤 以真菌性动脉瘤最为常见，常发生于主动脉窦，其次是脑动脉、腹部血管、肺动脉、冠状动脉等。动脉瘤未引起邻近组织压迫时，临床上几乎无症状，但动脉瘤破裂时会突然出现症状。若发生房室传导阻滞或束支传导阻滞应疑及主动脉窦动脉瘤的可能，局限性头痛难以缓解也应考虑到脑部动脉瘤的形成，局部压痛或有搏动性包块高度提示动脉瘤。

3. 肾小球肾炎 有免疫复合物沉积于肾小球基膜，引起局灶性肾炎或增生性肾小球肾炎。临床上多无症状，常于尿检时发现，表现为镜下血尿、蛋白尿、管型尿，而氮质血症少见。如果尿细菌培养结果阳性，多提示有肾栓塞存在，而并非由常见的泌尿道感染所致。

4. 心脏少见并发症 心肌脓肿常见于金黄色葡萄球菌和肠球菌感染，特别是凝固酶阳性的葡萄球菌。心肌脓肿可多发或单发。脓肿直接蔓延或主动脉瓣环脓肿破溃引起化脓性心包炎，心肌脓肿破溃也可导致心肌瘘管形成或心脏穿孔。如果为心室游离壁穿孔则引起心脏压塞，室间隔脓肿破溃导致室间隔穿孔，主动脉窦细菌性动脉瘤破裂造成心内分流或心脏压塞等。

七、感染性心内膜炎的辅助检查

1. 血培养 血培养是诊断 IE 的最直接的证据，在未用抗生素治疗的患者，血培养阳性率达 70%～80%。但 20%～30%的患者血培养结果阴性。

（1）血培养结果阴性的原因：①已使用抗生素治疗；②采血量不足；③病原微生物对培养基要求高；④病原微生物培养时间不够；⑤病程晚期合并心力衰竭和（或）肾衰竭。对于血培养阴性的患者应当进行贝纳特立克次体和巴尔通体血清学检测，而不应该常规检测衣原体、军团菌、支原体。酶联免疫吸附法（ELISA）能够快速检测出贝纳特立克次体和巴尔通体，有研究表明也能比较准确地检测出葡萄球菌感染。聚合酶链反应（PCR）除了可用于鉴定病原体外，还能用于鉴定细菌的耐药基因。PCR 技术虽能快速可靠地测定瓣膜组织中的细菌，但在血液中检测微生物的敏感性不如血培养。

（2）提高血培养阳性率的措施：①急性 IE 患者宜在应用抗生素前 1h 内不同时间进行 2 个部位的取血，亚急性 IE 患者于应用抗生素前 6h 内应在 3 个部位不同时间进行取血；已用过抗生素的患者应当至少每天抽取，并连续 3 天；②取血时间以寒战或体温骤升时为最佳时间，一般每次抽血 20～30mL 并更换静脉穿刺部位；③已应用抗生素治疗的患者取血量不宜过多，以避免血液中含有过多的抗生素而影响细菌生长；④常规进行需氧菌和厌氧菌的培养，对人工瓣膜置换、长时间留置静脉导管或导尿管以及静脉药物成瘾者应当加做真菌培养，尤其是血培养阴性的患者；⑤真菌性 IE 血培养时间至少 2 周，血培养结果阴性时应保持到 3 周。确诊 IE 必须具备＞2 次的血培养结果阳性。值得提醒的是动脉血培养并不高于静脉血培养。血培养结果阴性时骨髓培养阳性的情况罕见。

（3）血培养时的注意事项：①为了减少皮肤寄生菌污染，必须进行细致的无菌操作；②IE的菌血症是持续而不是间断的，几个血培养中仅一个部位出现阳性结果时应该谨慎对待；③应避免从血管内的导管中取样进行血培养，除非为了诊断同时存在血管内导管相关的血液感染；④腹股沟静脉注射毒品的患者，不应该在腹股沟窦处取样；⑤疑为IE而病情稳定的患者已经接受了治疗，在考虑停止治疗前进行3个部位的抽样，停止治疗后7～10h血培养才有可能变为阳性；⑥确定致病菌后，不推荐常规重复血培养；⑦治疗7天后仍有发热，应该重复血培养；⑧超过7天的血培养是不必要的。

2. 超声心动图检查　用于判断有无基础心脏疾病，显示瓣膜有无赘生物及其部位、大小、数量和活动度，评价瓣膜及其支持结构如瓣环、腱索、乳头肌等有无损害，判定有无瓣周脓肿、瘘管、心包积液等并发症，了解心功能的状态、心腔大小及心腔内压力等。超声心动图显示瓣膜赘生物、室壁脓肿、瓣膜撕裂以及新发生的瓣膜反流，均是诊断IE的重要依据。经食管超声心动图检查诊断IE的敏感性明显优于经胸超声心动图。经胸超声心动图的赘生物检出率为70%～80%，而经食管超声心动图的检出率达90%～100%，并能检出1～1.5mm大小的赘生物。

（1）经胸超声心动图检查的临床情况：①发现伴或不伴阳性血培养的瓣膜赘生物，以诊断感染性心内膜炎；②在已知感染性心内膜炎的患者，确定瓣膜损害造成的血流动力学改变的严重程度；③评估感染性心内膜炎的并发症如脓肿、穿孔或分流；④再次评估高危患者如毒力强的致病菌、临床情况恶化、持续性或复发性发热、新出现的杂音或持续性菌血症。

（2）经食管超声心动图检查的临床情况：①经胸超声心动图检查不具有诊断意义时，实施经食管超声心动图检查，以评估有症状的感染性心内膜炎患者瓣膜损害的严重程度；②如果经胸超声心动图不具有诊断意义，实施经食管超声心动图检查，以诊断心脏瓣膜病和阳性的感染性心内膜炎患者；③诊断感染性心内膜炎并发症（如脓肿、穿孔和分流）对预后和治疗的潜在影响；④作为诊断人工瓣膜病的一线诊断检查，并评估并发症；⑤对已知感染性心内膜炎的患者进行术前评估，除非经胸超声心动图检查显示需要行外科手术以及术前影像检查可能延误急诊病例的外科治疗；⑥感染性心内膜炎患者外科瓣膜手术中的评估。

（3）超声心动图检查的注意事项：①对疑为IE者应尽快（最好24h内）行超声心动图检查，经胸超声心动图检查是最初的选择；②在经胸或经食管超声心动图检查阴性时，如果仍高度怀疑IE，可在7～10天重复检查；③葡萄球菌或念珠菌菌血症的患者需要做超声心动图检查，最好在治疗的1周内，或者存在其他证据疑为IE者在24h内；④在完成抗生素治疗后推荐经胸超声心动图检查评估心脏和瓣膜的形态与功能；⑤如果有心脏并发症的证据或治疗效果不佳，应随访超声心动图，其随访时间及形式由临床情况决定；⑥在治疗过程中不需要常规重复经胸或经食管超声心动图检查。

八、感染性心内膜炎的诊断与鉴别诊断

（一）感染性心内膜炎的诊断

临床表现缺乏特异性，不同患者之间差别很大，老年或免疫功能受损的患者甚至无明显发热病史。超声心动图是诊断感染性心内膜炎的基石。由于 IE 患者的典型临床表现已不常见，早期诊断较为困难，因此临床上应注意寻找有价值的诊断线索。

1. 高度提示 IE 的临床情况 ①有心脏瓣膜病、先天性心脏病、人工瓣膜置换术和安置心脏起搏器的患者，出现不明原因的发热＞1 周，且没有明确的感染部位；②无器质性心脏病患者发热的同时出现新的瓣膜反流性杂音，或有瓣膜病及先天性心脏病患者心脏原有杂音的强度和性质发生明显变化；③发热患者伴有贫血、心力衰竭恶化、新出现的传导障碍；④发热伴有无法解释的栓塞症以及 Roth 斑、线性出血、Janeway 损害、Osler 结节；⑤不明原因的反复发作的感染或外周脓肿（肺、肾、脾、脑及脊髓），如肺炎反复发作或肺脓肿多发，并且出现不明原因的右心衰竭表现；⑥发热伴有进行性的肾功能不全；⑦长期的出汗、体重减轻、厌食或疲乏并有发展为 IE 的危险因素；⑧血管内导管相关的感染在撤出导管 72h 后出现血培养持续阳性。对此，应当及时抽取标本进行血培养，如果血培养结果阳性则具有决定性的诊断价值。超声心动图尤其是经食管超声心动图能够显示 IE 特征性的瓣膜赘生物，或瓣膜异常摆动、移位及瓣周脓肿、瓣周漏等，具有非常重要的诊断价值。

2. Duke 诊断标准 1994 年，Duke 等对 1981 年 vonReyn 提出的 IE 诊断标准（Beth Israel 标准）结合超声心动图进行修订，提出了 Duke 诊断标准。此诊断标准比较符合临床实际，诊断的特异性达 99％，敏感性为 88％。

（1）主要条件：①2 次不同的血培养标本出现典型的致感染性心内膜炎的微生物，即溶血性链球菌（包括营养变异菌株）、牛链球菌、HACEK 细菌群〔H 代表嗜血杆菌属（haemophilus），A 代表放线杆菌属（actinobacillus），C 代表心杆菌属（cardiobacterium），E 代表艾肯菌属（eikenella），K 代表金杆菌属（kingella）〕，或社区获得性金黄色葡萄球菌或肠球菌而无原发病灶。②与 IE 相一致的微生物血培养持续阳性，包括取血时间＞12h 的血培养≥2 次，或所有≥3～4 次血培养中的大多数（首次和最后 1 次血培养时间间隔≥1h）。③超声心动图检查阳性表现，包括在瓣膜或其支持结构、瓣膜反流路径、医源性装置上出现可移动的赘生物而不能用其他解剖上的原因解释，或者脓肿，抑或人工瓣膜新的部分裂开，新出现的瓣膜反流或原有瓣膜杂音的强度或性质的改变。

（2）次要条件：①易患因素：既往有心脏病史或静脉药物成瘾者。②发热：体温≥38℃。③血管征象：主要是动脉栓塞、脓毒性肺梗死、真菌性动脉瘤、颅内出血、Janeway 损害。④免疫系统表现：肾小球肾炎、Osler 结节、Roth 斑、类风湿因子等阳性。⑤微生物学证据：血培养阳性但不符合上述标准（不包括凝固酶阴性和不引起心内膜炎细菌的 1 次培养阳性者）。⑥超声心动图：发现符合 IE 表现但不

具备上述主要条件。

（3）诊断标准：①确诊标准：由微生物或栓塞性赘生物或心内脓肿进行培养或组织学证实有细菌，或组织病理证实赘生物或心内脓肿有活动性心内膜炎改变（病理学确诊标准）；有2项主要条件，或1项主要条件＋3项次要条件，或5项次要条件（临床确诊标准）。②可能标准：有心内膜炎的表现，但不明确，且又不能排除。③排除标准：心内膜炎的表现符合其他疾病的诊断；抗生素治疗≤4天而心内膜炎的症状完全消失者；抗生素治疗≤4天，而手术或活检没有发现IE的证据。

3. Duke改良标准　2000年进行改良的Duke标准，是目前国际上各种指南及临床试验中最广泛应用的诊断标准。血培养和超声心动图仍然是临床诊断的最有力的证据。

（1）主要条件：①血培养阳性（至少符合以下1项）：2次分开的血培养有IE的典型细菌，如A组乙型溶血性链球菌、牛链球菌、金黄色葡萄球菌、HACEK属，或在缺乏明确原发灶的情况下培养出社区获得性金葡萄球菌或肠球菌；持续阳性的血培养与IE一致的细菌，来自血培养抽取时间间隔＞12h或3次以上的血培养（首次血培养与最后一次抽取时间至少间隔1h以上）；贝纳特立克次体1次血培养阳性，或第一相免疫球蛋白G抗体滴度＞1：800。②心内膜受累的证据（至少符合以下1项）：超声心动图结果异常，即振动的心内团块处于瓣膜上或支持结构上，在反流喷射路线上或在置入的材料上，而缺乏其他的解剖学解释，或脓肿，或人工瓣膜新的部分裂开，新出现瓣膜反流（增强或改变了原来不很明显的杂音）。

（2）次要标准：①有易患IE的基础心脏病或静脉药物成瘾者；②发热≥38℃；③血管征象，经常主要动脉栓塞、化脓性肺栓塞、细菌性动脉瘤、颅内出血、结膜出血、Janeway损害等血管病变；④免疫现象，如肾小球肾炎、Osler结节、Roth斑、类风湿因子阳性；⑤微生物学证据，血培养阳性，但不能满足以上主要条件或与IE一致的急性细菌性感染的血液学证据。

（3）确定为IE：具有2项主要条件，或1主要条件＋3项次要条件，或5项次要条件。

（4）可能为IE：具有1项主要条件＋1项次要条件，或3项次要条件。

4. 小儿感染性心内膜炎的诊断标准　我国2000年的IE诊断标准为《小儿感染性心内膜炎的诊断标准（试行）》。我国标准因为增加了超声和2项次要指标，即将Duke次要条件中血管征象的"重要动脉栓塞、脓毒性肺梗死，或感染性动脉瘤"放入了主要条件中，并增加了次要条件中的"原有心脏杂音加重，出现新的反流杂音，或心功能不全"。经过国内研究比较，得出我国的IE诊断标准更加敏感，而不影响对IE诊断的特异性。

（1）临床主要指标：①血培养阳性：分别2次血培养有相同的感染性心内膜炎常见的微生物（如溶血性链球菌、金黄色葡萄球菌、肠球菌等）。②心内膜受累证据：应用超声心动图检查心内膜受累证据，有以下超声心动图征象之一：附着于瓣膜或瓣膜装置，或心脏、大血管内膜，或置入人工材料上的赘生物；心内脓肿；瓣膜穿孔、人工瓣膜或缺损补片有新的部分裂开。③血管征象：重要动脉栓塞、脓毒性肺梗死，或感染性动脉瘤。

（2）临床次要指标：①易感条件，基础心脏疾病、心脏手术、心导管术，或中心静脉内插管。②较长时间的发热（≥38℃），伴贫血。③原有心脏杂音加重，出现新的反流杂音，或心功能不全。④血管征象：瘀斑、脾大、颅内出血、结膜出血、镜下血尿，或 Janeway 损害。⑤免疫学征象，如肾小球肾炎、Osler 结节、Roth 斑，或类风湿因子阳性。⑥微生物学证据，血培养阳性，但未符合主要指标中的要求。

（3）病理学指标：赘生物（包括已形成的栓塞）或心内脓肿经培养或镜检发现微生物；存在赘生物或心内脓肿，并经病理检查证实伴活动性心内膜炎。

（4）诊断标准：具备以下①～⑤项任何之一者可诊断为 IE：①临床主要指标 2 项；②临床主要指标 1 项和次要指标 3 项；③心内膜受累证据和临床次要指标 2 项；④临床次要指标 5 项；⑤病理学指标 1 项。有以下情况可排除 IE 的诊断：有明确的其他诊断解释的临床表现；经抗生素治≤4 天，手术或尸检无 IE 的病理证据。临床考虑 IE，但不具备确诊依据时应进行抗生素治疗，根据临床观察及进一步的检查结果确诊或排除 IE。

（二）感染性心内膜炎的鉴别诊断

由于 IE 的表现逐渐趋于不典型，鉴别诊断尤为重要。在熟悉其易发因素、临床表现和掌握诊断标准的基础上，对相关临床情况应当认真进行鉴别。主要鉴别的临床情况包括：①以发热为主要表现而心脏症状轻微的 IE 患者，需与上呼吸道感染、结核、伤寒、结缔组织疾病、肿瘤等鉴别；②具有风湿性心脏病史的 IE 患者，发热经抗生素治疗后无减退，心力衰竭不见好转，应当排除风湿活动的可能；③以脑栓塞为主要表现的 IE 患者，在老年人中应注意与动脉粥样硬化所致的脑卒中及精神异常相鉴别；④以心力衰竭为主要表现的 IE 患者，应排除原有心力衰竭加重的情况；⑤以突发腹痛或腰痛为主要表现的 IE 患者，应注意与常见的急腹症鉴别；⑥右心心内膜炎可出现肺部感染、肺梗死、肺脓肿等表现，应注意与肺部原发性疾病引起者相鉴别。

九、感染性心内膜炎的治疗

1. 内科保守治疗

（1）治疗原则：早期、足量、联合、全程使用抗生素；加强全身支持疗法；积极防治心功能不全、肾功能不全、栓塞等并发症；选择外科手术治疗，清除难治性病灶和机械并发症。

（2）抗生素的应用

① 应用原则：病原体隐藏于赘生物中，而赘生物内无血液循环，机体免疫和抗生素均难以发挥作用，而且病原体不同，抗生素的敏感性不同。因此，抗生素的使用应当坚持以下原则：a. 尽早给予：使用抗生素越早越好，及时控制感染，能够显著降低病死率，改善预后。但在使用抗生素前抽取足够的血液样本，根据病情轻重推迟使用抗生素 4h 或更长时间（1～2 天），并不影响其治愈率和预后。而明

确病原体，更有利于使用有效的抗生素治愈 IE。b. 选药合理：以血培养和药敏结果选用。在未得到血培养结果或结果阴性时，如果为急性 IE 或静脉药物成瘾者，应选用对金黄色葡萄球菌、链球菌及革兰氏阴性杆菌均有效的广谱抗生素治疗，通常状况下可选用青霉素、氨苄西林、头孢曲松或万古霉素，并常合用 1 种氨基糖苷类抗生素。青霉素类、头孢菌素等杀菌药能穿透血小板纤维素的赘生物基质，根治瓣膜感染、减少复发的危险。当青霉素类抗生素耐药或过敏时，可选用头孢菌素、万古霉素等抗生素治疗。亚急性 IE 者应选用包括链球菌在内的对大多数细菌有效的抗生素，主张使用广谱抗生素或联用抗生素。当病原微生物明确后，应根据药敏试验结果选择最有效的抗生素。关于细菌培养阴性的晚期 PVE，应选用万古霉素和庆大霉素，早期 PVE 应加用头孢曲松来应对 HACEK 菌群。PVE 的赘生物较自体瓣膜心内膜炎者大，抗生素疗程应长于自体瓣膜心内膜炎。由凝固酶阴性葡萄球菌所致的 PVE 中，推荐使用包括利福平在内的三联疗法，万古霉素和利福平联合使用 6 周，并在疗程的最后 2 周联合使用庆大霉素。真菌感染时，选用两性霉素 B 或氟康唑治疗。c. 静脉用药：常采用分次静脉用药，以保证抗生素的有效浓度，确保疗效。d. 使用足量：有条件时可在试管内测定患者血浆中抗生素的最小杀菌浓度，一般在给药后 1h 抽血，然后按照杀菌药的血浆稀释水平至少 1∶8 时测定的最小杀菌浓度给予抗生素。e. 联合用药：抑菌药和杀菌药的联合应用有时可获得良好的疗效，疗效取决于致病菌对抗生素的敏感性。若血培养阳性，可根据药敏试验选择联合用药。f. 疗程要长：大量临床研究证明，抗生素治疗 4～6 周，可使 IE 的病死率降低 30％～50％。如果血培养继续阳性或有并发症者，疗程可延长至 8 周以上，但要注意二重感染的可能。即使选择外科手术治疗，手术前后使用有效的抗生素也可以最大限度地减少感染的扩散。

② 经验性治疗：经过临床实践的选择，β-内酰胺酶类联合氨基糖苷类抗生素成为各国指南建议的常用方案。但目前尚没有足够的临床试验来验证联合用药相对于单药的疗效，而少数几个试验提示联用氨基糖苷类抗生素并没有降低病死率。荟萃分析表明 β-内酰胺酶类联合氨基糖苷类抗生素增加肾毒性的风险，万古霉素联用氨基糖苷类抗生素的疗效也未得到证实。虽然替考拉宁和利奈唑胺在某些罕见的情况下被推荐，其疗效是否优于 β-内酰胺酶类抗生素和万古霉素依然未明。目前指南推荐用于 IE 的抗生素依然基于过去的有效药物，尽管有耐药菌株的出现，然而对绝大多数 IE 的病原体依然敏感有效。2012 年在英国抗菌化学治疗学会更新的指南中建议：a. 对于疑为 IE 的患者，应根据感染的严重程度、瓣膜的类型和存在罕见及抗药致病菌的危险因素等情况来决定抗生素的经验治疗，经验性治疗应该直接针对最常见的 IE 致病菌。b. 如果疑为 IE 的患者病情稳定，建议在出具血培养和药敏试验结果后再进行抗生素的治疗。c. 如果患者病情稳定并已接受抗生素的治疗，建议停止抗生素治疗并重新进行血培养。

抗生素的经验性治疗选择：a. 自体瓣膜心内膜炎临床表现不严重时，首选阿莫西林（2g，每 4h 1 次，静脉滴注）和庆大霉素或其他抗生素。如果病情稳定，最好等待血培养结果。对肠球菌和 HACEK 菌属，阿莫西林的疗效好于苄星青霉素。如果青霉素过敏改用庆大霉素，庆大霉素用法为 1mg/kg、静脉滴注。但在血培养结果出来前，庆大霉素的作用存在争议。b. 自体瓣膜心内膜炎临床表现为严重的脓毒血症（无肠球菌、铜绿假单胞菌属致病的危险因素），首选万古霉素（根据指南静脉应用）和庆大霉素（1mg/kg，每 12h 1 次，静脉滴注）。在脓毒血症时，葡萄球菌（包括耐甲氧西林葡萄球菌）应当被抗生素覆盖。若万古霉素过敏，可用达托霉素（6mg/kg，每日 1 次，静脉滴注）替代治疗。如有中毒性或急性肾损伤，用环丙沙星替代治疗。c. 自体瓣膜心内膜炎临床表现为严重的脓毒血症和有多重耐药的肠球菌、铜绿假单胞菌致病的危险因素，首选万古霉素（根据指南静脉应用）和美罗培南（2g，每 8h 1 次，静脉滴注）。抗生素能够覆盖葡萄球菌（包括耐甲氧西林葡萄球菌）、链球菌、肠球菌、HACEK 属、肠球菌、铜绿假单胞菌。d. 人工瓣膜心内膜炎在等待血培养结果或血培养结果阴性时，选择万古霉素（1g，每 12h 1 次，静脉滴注），庆大霉素（1mg/kg，每 12h 1 次，静脉滴注）和利福平（300～600mg，每 12h 1 次，口服或静脉滴注）。

③ 不同菌种的抗感染治疗：a. 金黄色葡萄球菌性 IE：若为非耐青霉素酶的菌株，仍选用青霉素 G 每天 1000 万～2000 万 U，并联用庆大霉素每天 12 万～24 万 U 治疗，只是目前此种菌株所致者极少。耐青霉素霉菌株可选用第一代头孢菌素类和抗青霉素酶的青霉素如苯唑西林等。甲氧西林耐药菌株所致者应选用万古霉素、利福平及磷霉素联合治疗，万古霉素无效时应改为替考拉宁。治疗过程中应注意转移病灶或脓肿，并予以积极处理。表皮葡萄球菌也有不同的耐药性，可参照金黄色葡萄球菌的治疗方案进行治疗。b. 溶血性链球菌性 IE：研究已显示溶血性链球菌对青霉素耐药率明显升高。对青霉素敏感的溶血性链球菌可选用青霉素或头孢曲松，对青霉素敏感性差者合用氨基糖苷类抗生素，如庆大霉素每天 12 万～24 万 U，或妥布霉素 3～5mg/（kg·d）。对青霉素过敏的患者可用红霉素、万古霉素或第一代头孢菌素。c. 肠球菌性 IE：对青霉素 G 的敏感性较差，宜首选氨苄西林 6～12g/d，或万古霉素和氨基糖苷类抗生素联用，疗程 6 周。对万古霉素耐药菌株，可选用替考拉宁。奎奴普丁、达福普丁、利奈唑胺、达托霉素对多重耐药肠球菌的疗效尚未完全明确，不作为首选。d. 革兰氏阴性杆菌 IE：较少见，但病死率较高。一般以 β-内酰胺类和氨基糖苷类抗生素联用。可根据药敏选用第三代头孢菌素，如头孢哌酮 4～8g/d、头孢噻肟 6～12g/d、头孢曲松 2～4g/d。e. 铜绿假单胞菌性 IE：可选用妥布霉素 8mg/(k·d)，肌内注射或静脉注射，每天 1 次，保持峰、谷浓度分别为 15～20μg/mL 和 ≤2μg/mL，并联用足量的广谱青霉素，如哌拉西林、替卡西林、阿洛西林、头孢他啶、头孢噻肟或亚胺培南，至少 6～8 周。f. 沙雷菌属性 IE：一般应用第三代头孢菌素加氨基糖苷类抗生素。厌氧菌可用 0.5% 甲硝唑 1.5～2g/d，分 3 次静脉滴注，或头孢西丁 4～8g/d；也可选头孢哌酮，但其对厌氧菌中的弱拟杆菌无效。g. 肺炎链球菌性 IE：青霉素 MIC≤1.0，可使用青霉素 400 万 U，每 4h 1 次，头孢曲松 2g/d 或头孢噻肟 2g/d，分 2 次静脉滴注。青霉素 MIC≥2.0，应当选用万古霉素。在确定菌株对青霉素的敏感性之前，治疗药物应包括万古霉素及头孢曲松。h. 真菌性 IE：病死率高达 80%～100%，药物治愈相

当罕见，应在抗真菌治疗期间早期手术切除受累的瓣膜组织，尤其是真菌性的人工瓣膜心内膜炎，并且术后继续使用抗真菌药物方有治愈的机会。首选两性霉素 B，初始 0.1mg/(k·d)，逐步增加至 1mg/(kg·d)，总剂量 1.5～3g，两性霉素 B 毒性大，可引起发热、头痛、显著的胃肠反应、局部血栓性静脉炎和肾功能损害以及神经精神方面的改变。氟康唑和氟胞嘧啶毒性相对较低，单独使用仅有抑菌作用，如与两性霉素 B 合用，可增强杀菌效果，同时可减少两性霉素 B 的用量，降低不良反应的发生。氟康唑用量为 200～400mg/d。i. 立克次体性 IE：可选用四环素 2g/d 静脉滴注，治疗 6 周。对临床高度怀疑立克次体性 IE 而反复血培养阴性者，可经验性按肠球菌和金黄色葡萄球菌抗感染治疗，选用大剂量的青霉素和氨基糖苷类抗生素治疗 2 周。同时通过血培养和血液学检查，除外真菌、支原体感染。

（3）全身支持疗法：卧床休息；给予高热量易消化的饮食；维持水电解质和酸碱平衡；补充维生素；根据病情采用少量多次输血或输注新鲜血浆，以增强机体抵抗力。

（4）抗凝治疗：发生肺栓塞或深静脉血栓形成时，可短期使用华法林抗凝治疗，维持 INR 为 2.0～3.0。

（5）IE 的复发与再发：复发是指抗生素结束治疗 6 个月内或治疗期间再现感染征象或血培养再现阳性。IE 的复发率为 5%～8%。早期复发多在 3 个月以内，可能原因为赘生物内深藏的细菌难以全部杀灭，或者抗生素治疗不充分、抗生素耐药，或者出现二重感染，或者伴发严重并发症等。IE 复发需要再次抗感染治疗，经验用药常与原来治疗方案类似，但抗生素的疗程要适当延长。再发为 IE 最初发病治愈 6 个月以后，其心脏表现和血培养阳性重新出现。通常由不同的细菌和真菌引起，仍需血培养和药敏试验结果指导抗感染治疗。

外科治疗文献报道，IE 住院期间病死率达到 10%～26%，约 57% 的患者有 1 种并发症，26% 的患者有两种并发症，14% 的患者有 3 种或以上的并发症。几乎 50% 的患者必须进行外科手术治疗。积极而合理选择手术治疗，可进一步降低病死率，明显改善预后。治疗 IE 的主要术式包括局部病灶清除术（赘生物或脓肿）、瓣膜修补、瓣膜置换。瓣膜修补或置换视病情的严重程度和瓣膜损害的程度而定。主动脉瓣同种移植是治疗主动脉瓣急性 IE 伴瓣周脓肿的有效方法，其手术病死率和再感染率较机械瓣或生物瓣置换术明显降低。急性 IE 发生心功能不全时手术的时机取决于心功能不全的严重程度，NYHA 心功能≥Ⅲ级、肾功能不全、老年患者预后较差。正确判断外科手术的最佳时机及其安全性，需要包括心内科、心外科以及感染科等多科医生共同做出决策。

IE 患者手术的总适应证为心力衰竭、不能控制的感染、栓塞。2009 年 ESC 关于 IE 诊治指南将 IE 实施外科手术按其实施的时间分为紧急手术（24h 内）、急诊手术（数天内）和择期手术（住院期间）。①紧急手术：自身的或置入性的瓣膜 IE 导致的心力衰竭或心源性休克。原因为急性瓣膜关闭不全、严重的置入瓣膜功能不全、瘘管形成。②急诊手术：自身或置入瓣膜感染性心内膜炎出现持续性心力衰竭，血流动力学障碍或脓肿；置入瓣膜感染性心内膜炎为金黄色葡萄球菌或革兰氏阴性细菌感染；赘生物＞10mm 伴有栓塞事件；赘生物＞10mm 伴有其他并发症；巨大的赘生物＞15mm。③择期手术：严重的二尖瓣和主动脉瓣关闭不全伴心力衰竭，对药物治疗反应不好；置入瓣膜开裂或心力衰竭对药物治疗反应不好；脓肿或者瓣环扩展；排除心内膜的持续感染；真菌或对抗菌药物耐药的其他感染。2010年以 Duke 大学为中心的 28 个国家 61 个中心 5 年的前瞻性队列研究，共纳入 1552例自体瓣膜感染性心内膜炎患者，结果显示早期的外科手术干预（中位时间为 7天）可明显减少住院期间病死率（12.1％对比 20.7％）；在进行基线条件的匹配后，仍减少 5.9％的病死率。

2009 年 ESC 关于 IE 诊治指南中，对于外科手术时机并没有给出明确的时间。Olaison 等对活动期 IE 的手术时机进行分析与总结后认为：①需要确诊 IE 当天手术的情况：伴二尖瓣早期关闭的急性主动脉瓣反流，冠状动脉窦破裂到右心腔或破裂到心包。②确诊 IE 24～48h 内手术的情况：瓣膜梗阻，不稳定性瓣膜移植物，伴心力衰竭的（NYHA 心功能Ⅲ～Ⅳ）急性二尖瓣反流或主动脉瓣反流，室间隔穿孔，瓣环或主动脉脓肿形成，主动脉窦或主动脉假性或真性动脉瘤形成，瘘管形成，出现新的传导阻滞。③合适的抗生素治疗 7～10 天内出现重要的栓塞事件，赘生物直径＞10mm，而具有活动性，抗生素治疗无效或无反应。④早期手术的情况：葡萄球菌性 PVE，早期的 PVE（瓣膜置换术后≤2 个月），有进行性瓣周漏证据，合适的抗生素治疗 7～10 天后，瓣膜功能失常并发感染不能控制（排除非心脏原因的发热、菌血症等），真菌性 IE 尤其是由酵母菌引起者，难以治疗的微生物感染。

目前，外科手术是 IE 治疗中重要组成部分，尤其对于合并心力衰竭、感染扩散或者栓塞事件的预防手术治疗会起到药物治疗无法替代的作用。各国相关指南对IE 手术治疗的适应证基本达成一致，尽管合适的手术时机还存在争议，但必须意识到外科治疗尤其在感染未完全控制情况下，切实掌握好手术适应证和时机，并做到个体化治疗显得至关重要。

十、感染性心内膜炎的预防

2008 年 ACC/AHA 修订的 IE 预防指南和英国临床优化研究所（NIEE）颁布的最新 IE 预防指南，均认为 IE 与日常活动相关的菌血症具有直接、更为密切的关系，并非主要源于牙科、胃肠道以及泌尿道操作所致的菌血症。日常活动如刷牙、剔牙缝、咀嚼等都常常引起短暂的菌血症，专家组更强调保持良好的口腔卫生和定期的牙科检查来预防 IE。侵袭性操作时，预防性使用抗生素仅可防止极少部分患者发生 IE，而不良反应的风险却高于其获益。临床上应根据易感人群的危险分层，采取不同的预防策略。IE 的抗生素预防包括两个要素，即高危人群及高危操作。对于可能出现 IE 不良预后的高危患者，在进行所有涉及牙龈组织、牙根尖周或穿破口腔黏膜的牙科操作时，可以给予抗生素预防，而不推荐在接受呼吸道、胃肠道、泌尿生殖道侵入性检查前预防性使用抗生素。这些推荐是基于专家共识。

1. IE 易感人群的危险分层 ①低危易感人群：缺血性心脏病不伴心脏瓣膜病，

无并发症的房间隔缺损，轻度肺动脉狭窄，心脏起搏器及除颤器置入，原有 CABG 者。②中危易感人群：二尖瓣脱垂伴反流或伴严重瓣膜增厚，先天性或获得性心脏瓣膜病如二叶主动脉瓣或单纯二尖瓣狭窄、肥厚型心肌病、老年退化性心脏病、先天性心脏病（如室间隔缺损、动脉导管未闭、法洛四联症）。③高危易感人群：有人工心脏瓣膜或应用人工材料进行瓣膜修复的患者；既往有 IE 病史患者，再患 IE 的风险高，且死亡风险与并发症的风险均高于初发者；先天性心脏病患者，包括未修补的发绀型先天性心脏病、先天性心脏缺损用人工材料或装置经手术或介入方式进行完全修补术后 6 个月以内，先天性心脏病经修补后在原位或邻近人工补片或装置附近有残余缺损者；心脏移植后发生心脏瓣膜病变者。对于相关手术而非侵入性检查，应该根据其危险分层预防性使用抗生素。

2. 牙科、口腔及呼吸道手术预防用药方案　①低危-中危患者：无青霉素过敏者，术前 1h 口服阿莫西林 2.0g（儿童 50mg/kg），术后 6h 重复 1 次；无青霉素过敏但不能口服者，术前 0.5～1h 阿莫西林或氨苄西林 2.0g（儿童 50mg/kg）静脉滴注，无需再次使用；对于青霉素过敏者，术前 1h 口服克林霉素 600mg（儿童 20mg/kg），或阿奇霉素或克拉霉素 500mg（儿童 15mg/kg）。②高危患者：无青霉素过敏者，术前 1h 口服氨苄西林 3.0g，术后 6h 重复 1 次；或术前 0.5～1h 静脉滴注氨苄西林 2.0g 加庆大霉素 1.5mg/kg，术后 8h 重复 1 次。而对于青霉素过敏者，术前 1h 口服克林霉素 1～0g，术后 6h 口服 0.5g；或术前 1h 静脉滴注克林霉素 300mg，术后 6h 静脉滴注 150mg；或术前 1h 静脉滴注万古霉素 1.0g。

3. 胃肠道、泌尿道与生殖道手术预防用药方案　①低危-中危患者：无青霉素过敏者，术前 1h 口服阿莫西林 3.0g（儿童 50mg/kg），术后 6h 重复 1.5g，或术前 0.5～1h 静脉滴注氨苄西林 2.0g 和庆大霉素 1.5mg/kg（<80mg/kg）；对于青霉素过敏者，术前 1h 静脉滴注万古霉素 1.0g（儿童 20mg/kg），术后 8h 重复 1 次。②高危患者：无青霉素过敏者，术前 0.5h 静脉滴注氨苄西林 2.0g 和庆大霉素 1.5mg/kg，术后 6h 重复 1 次，或口服氨苄西林胶囊 1.5g；对于青霉素过敏者，术前 1h 静脉滴注万古霉素 1.0g（儿童 20mg/kg）和庆大霉素 1.5mg/kg（<80mg/kg），术后 8h 重复 1 次。

十一、感染性心内膜炎的预后

IE 患者的住院病死率为 9.6%～26%。患者入院后对死亡风险的及时评估有利于鉴别高危患者并制定正确的治疗和管理决策，甚至可以改善患者的预后。最为重要的是评估是否应当及时使用有效的抗生素和实施外科手术治疗。

1. 影响预后的主要因素　①患者的特征：老年、人工瓣膜、胰岛素依赖的糖尿病，既往有冠心病、肾脏疾病、肺部疾病等合并症；②IE 的临床表现：心力衰竭、肾功能不全、脑卒中、感染性休克、瓣周并发症；③病原微生物：金黄色葡萄球菌、真菌、革兰氏阴性杆菌；④超声心动图发现：瓣周并发症、重度左侧瓣膜反流、LVEF 降低、肺动脉高压、赘生物过大、严重的人工瓣膜功能失调、二尖瓣提前关闭等舒张压增高的征象。IE 合并心力衰竭、瓣周并发症或者金黄色葡萄球菌感染等临床特征，死亡风险最高，应当早期手术治疗。当心力衰竭、瓣周并发症、金黄色葡萄球菌感染均存在时，死亡的风险高达 79%。需要紧急手术患者的持续感染、肾功能不全预示着较高的病死率。脑钠肽和肌钙蛋白被认为是潜在的临床预后的预测因子。

2. 恰当的治疗策略 ①及时有效的抗生素治疗能够避免严重败血症、多器官功能不全和猝死的发生，延误抗生素治疗直接影响患者的临床预后。研究显示，抗生素治疗 1 周后 IE 患者脑卒中的风险降低 65%。当临床上高度怀疑或确诊为 IE 时，应该在血培养标本采集后立即经验性给予抗生素治疗，随后再根据微生物的检测结果调整抗生素。②决定是否手术及手术的时机常常困难，既往研究对手术能否带来获益结果不一。近年来几个临床试验均提示早期手术能够改善预后，并降低栓塞事件的发生。③手术并发症也是影响预后的重要因素。手术是否成功既取决于患者的临床状态，也取决于手术者的经验和技巧。然而，IE 手术更依赖于外科医师的个人判断和习惯，目前尚难以进行对照研究以评价其对预后的影响。手术的两个主要目标是清除感染组织和重建心脏的形态结构，人工瓣膜的种类对预后无明显影响，外科医师鉴别和清除感染组织的能力对手术患者的影响更大。

第二节 心 包 炎

一、概述

1. 正常心包 由脏层和壁层组成，两者之间为心包腔，内含 $10\sim50mL$ 液体，起到润滑作用。心包脏层为外纤维层和单层间皮细胞组成内浆膜层，紧贴于心脏和心外膜脂肪表面，折返后形成壁层心包。心包包裹了主动脉起始部和弓部连接处、肺动脉分叉处、肺静脉近端和上、下腔静脉。血液供应来自主动脉小分支、乳内动脉和膈肌动脉，神经支配来自迷走神经、左侧喉返神经、食管神经丛及富含交感神经的星状神经节、第一背侧神经节和横膈神经丛。心包的功能较多，包括相对固定心脏、缓冲与周围组织摩擦、限制病变（如炎症、恶性肿瘤）的蔓延、调节心脏压力与容量而防止心脏过度充盈和急性扩张等。

2. 先天性心包缺失 包括全心包缺失和局部心包缺失。全心包缺失可无临床表现，预后较好，而局部心包缺失常引起胸痛和猝死，尤其是环绕左心房周围的心包缺失，预后更为不良。

3. 心包炎

（1）急性心包炎：是指心包膜的脏层与壁层的急性炎症，伴或不伴有心肌炎和心内膜炎。可单独出现，但多数是某种疾病的并发症。由于能够自愈或被原发疾病的症状所掩盖，临床上诊断的急性心包炎（0.07%～0.1%）远较尸检率（2%～6%）低。急性心包炎常伴有胸痛和心包积液。

（2）慢性心包炎：是指心包炎症持续 3 个月以上，可出现瘢痕形成、心包粘连和钙化。可区分为以下几种临床情况：①慢性粘连性心包炎：多数患者瘢痕形成较轻，有局部粘连或粘连较为疏松，无明显的心包增厚，不影响心脏的收缩与舒张功能。②慢性渗出性心包炎：部分患者心包积液长期存在，预后良好，可能为急性特发性心包炎的慢性过程。③慢性缩窄性心包炎：少数患者心包形成坚韧而增厚的瘢痕组织，心包伸缩弹性明显下降，导致心脏的收缩和舒张功能明显障碍。慢性缩窄性心包炎可伴或不伴有心包积液，常导致慢性心包压塞，患者预后不良。

4. 心脏压塞 各种原因引起心包腔压力显著增高或心包缩窄，致使心脏舒张和充盈显著障碍，引起心排血量明显降低，血压下降，发生循环衰竭与休克。临床上通常分为急性心脏压塞和慢性心脏压塞。

二、急性心包炎

1. 急性心包炎的病因与分类 ①特发性心包炎。②感染性心包炎：各种致病微生物均可引起。细菌引起者，如结核杆菌、肺炎球菌、葡萄球菌、链球菌、脑膜炎双球菌、淋球菌、土拉菌病、嗜肺军团菌、嗜血杆菌；病毒引起者，如柯萨奇病毒、埃可病毒、EB病毒、流感病毒、巨细胞病毒、脊髓灰质炎病毒、水痘病毒、乙型肝炎病毒、HIV；真菌引起者，如组织胞质菌、放线菌、奴卡菌、念珠菌、酵母菌、球孢子菌、曲霉菌；其他病原体引起者，如立克次体、螺旋体、支原体、衣原体、阿米巴原虫、包囊虫、弓形虫感染。③心脏或邻近器官疾病：如心肌梗死后综合征、主动脉夹层、肺炎、胸膜炎、肺栓塞。④过敏性心包炎：过敏性紫癜、过敏性肉芽肿、过敏性肺炎等。⑤结缔组织疾病：胶原血管病、结节病、风湿热、类风湿关节炎、系统性红斑狼疮、皮肌炎、硬皮病、白塞病、结节性多动脉炎、强直性脊柱炎等。⑥内分泌或代谢性疾病：甲状腺功能减退症、肾上腺皮质功能减退症、糖尿病性、尿毒症性、痛风性、乳糜性、胆固醇性等。⑦肿瘤或放射性：原发性如间皮瘤、肉瘤，继发性如肺癌、乳腺癌、黑色素瘤、多发性骨髓瘤、白血病和淋巴瘤转移，放射性如乳腺癌、霍奇金病等放射治疗后。⑧药物性：如华法林、肝素、青霉素、肼屈嗪、普鲁卡因胺、苯妥英钠、保泰松、异烟肼等。⑨外伤或手术后：如创伤或心包切开后综合征等。

2. 急性心包炎与心包积液 急性心包炎根据炎症累及范围分为弥散性和局限性；根据病理变化分为纤维蛋白性（干性）和渗出性（湿性）心包炎。心包积液可为浆液纤维蛋白性、浆液血性、出血性或化脓性。

发病初期，心包脏层与壁层出现纤维蛋白、白细胞和内皮细胞组成的渗出液，此后渗出物逐渐增多，并转变为浆液纤维蛋白性积液，可达2～3L。渗出液外观一般呈草黄色、透明，如含有较多白细胞及内皮细胞时变为浑浊，含有较多的红细胞则变为浆液血性。心包积液多在2～3周内吸收。

结核性心包炎常产生大量的浆液纤维蛋白性或浆液血性积液，存在时间长达数月，偶呈局限性积聚。化脓性心包炎的积液含有大量的中性粒细胞，呈混浊黏稠的脓性液。胆固醇性心包炎的积液含有大量的胆固醇，呈金黄色。乳糜性心包炎的积液常呈牛奶样。肿瘤性心包炎常含有大量的红细胞，应当与创伤或使用抗凝药物所致的出血性心包炎鉴别。大量的心包积液更常见于肿瘤、创伤或心脏手术后。

急性纤维蛋白性心包炎的渗出物常可完全吸收，少数较长时间存在，可机化形成瘢痕或发生心包钙化，最终发展成为缩窄性心包炎。炎症病变常累及心包下的心肌，也可扩展到纵隔、横膈和胸膜。心包炎愈合后可残存局部增生或瘢痕，或弥散性心包增厚，或有不同程度的粘连。如炎性病变累及心脏壁层的外侧，可与邻近组织如胸膜、纵隔和横膈形成粘连。

3. 急性心包炎的病理生理改变

（1）代偿机制：急性纤维素性心包炎不影响血流动力学，而渗出性心包炎由于积液数量的不同而引起不同程度的病理生理改变。正常心包腔内有少量液体，一般<50mL。心包积液发生后，由于重力作用首先积聚于心脏的膈面，当积液增多时充盈胸骨后的心包间隙，并充盈心脏两侧。随着心包积液的增多或短时间内急速增加，心包腔内压力增高到一定程度，便出现心房、心室舒张和充盈障碍，心搏量降低。此时机体通过升高静脉压以增加心室的充盈，增强心肌收缩力以提高射血分数，加快心率以增加心排血量，升高外周小动脉的阻力以维持动脉血压，最终目的是维持相对正常的静息时的心排血量，血压常无明显变化。

（2）心脏压塞：当心包积液继续增多时，心包腔压力进一步升高，心室舒张功能显著受限，当心搏量降低达到临界水平以下时，代偿机制明显削弱以至于消失，引起心排血量显著下降，导致循环衰竭而出现休克，即心脏压塞。血流动力学改变及其严重程度，取决于心包积液的速度、积液量、积液的性质以及心包顺应性和心肌功能。关键取决于心包积液积聚的速度，如积聚速度快，即使积液量较少（<200mL），心腔内压力也可显著上升，并引起心排血量的明显降低和体静脉压显著升高等心脏压塞征象。

（3）奇脉：正常吸气时因肺血管容量增多，可引起动脉血压轻度下降（<10mmHg），对脉搏强度无明显影响。当心包积液引起心包压塞时，吸气时脉搏强度明显减弱或消失。其发生机制：①吸气时胸腔负压使肺血管容量明显增大，而心脏舒张严重受限使右心充盈不能相应增多，右心排血量与肺血容量失去平衡，肺静脉回流减少甚至逆转，左心室充盈减少；②心脏舒张受限并且容量固定，吸气时右心室血液充盈增多，体积增大致使室间隔向左移位，左心室容量相应减少，心排量随之降低；③吸气时横膈下移牵拉心包，心包腔内压力更大，左心室充盈相应减少。如果吸气时左心排血量锐减，血压下降>10mmHg，则出现奇脉。

4. 急性纤维蛋白性心包炎的临床表现

（1）基础表现：除系统性红斑狼疮引起者外，其他原因引起的急性心包炎发病率男性明显高于女性，成人较儿童多见。其临床症状和体征因病因不同而异，轻者无症状或症状轻微，常被原发病的症状掩盖；症状明显者（如出现胸痛）才引起重视。感染性多有发热、出汗、乏力、食欲不振等全身非特异性的症状。化脓性心包炎起病急骤，常有高热、寒战、大汗、虚弱等明显中毒症状；结核性心包炎多起病缓慢，有午后低热、夜间盗汗、虚弱、消瘦、纳差等症状，常伴有肺及其他组织器官结核感染的证据。非感染性心包炎症状常较轻（特发性心包炎除外），原发病的临床表现常较突出。

（2）胸痛：多数患者出现不同程度的胸痛。心包的脏层和壁层内表面无痛觉神经，在第5～6肋间水平以下的壁层外表面有膈神经的痛觉纤维分布，病变蔓延至此或扩散至邻近的胸膜、纵隔或横膈时才出现疼痛。①疼痛部位：多位于心前区、胸骨或剑突下。②疼痛性质：为剧烈锐痛、闷胀痛，急性特发性或病毒性心包炎疼痛常较严重，而尿毒症性心包炎、系统性红斑狼疮性心包炎、结核性心包炎疼痛较轻。③疼痛的放射性：常放射到左肩、背部、颈部或上腹部，偶向下颌、左前臂和手放射，右侧斜方肌嵴的疼痛系心包炎少见的特征性疼痛。④疼痛的影响因素：随体位变化而改变，坐位或前倾位时减轻，深呼吸、咳嗽、吞咽、卧位尤其是抬腿或左侧卧位时加重。⑤疼痛伴随症状：患者常有干咳，因积液速度和数量不同可伴或不伴有气促、呼吸困难。继发于心脏疾病如AMI伴发心包炎，其发病症状常常掩盖心包炎的症状。

（3）心包摩擦音：①位于前胸，以胸骨左缘第3～4肋间与胸骨下无胸膜和肺组织遮盖的部位最为明显；②闻及较近的摩擦样粗糙的高频杂音，有时响度超过心音；③典型心包摩擦音出现在收缩期与舒张期，循环往复，在开始出现和消失之前可能仅在收缩期闻及；④存在时间短，当心包积液增多时常常消失，仅在发病后数小时或数天内闻及，有心包粘连时，即使心包积液较多，心包摩擦音也可存在；⑤性质多变，每次检查可有不同的变化。

5. 急性渗出性心包炎的临床表现

（1）心包压塞表现：①急性病容，出汗，烦躁不安，呼吸浅速，发绀。②常自动采取前倾坐位，以缓解心包压塞症状。③颈静脉怒张，偶有Kussmaul征（吸气时颈静脉膨胀现象）。④心尖搏动位于心浊音界内侧，搏动减弱甚至消失；心浊音界向两侧扩大，相对浊音界消失；患者由坐位变为卧位时第2～3肋间的心浊音界增宽，可出现胸骨下半部实音（Dressler征）、Traube鼓音区变为实音区（Auerubruger征），大量积液时胸骨右缘第3～6肋间为实音（Rotch征）。⑤心音低钝而遥远，心率增快。⑥少数患者可闻及心包叩击音，常位于胸骨左缘第3～4肋间，S_2后0.06～0.12s，声音较响，呈拍击样，由心室舒张受到积液限制而导致血流突然停止、产生漩涡和冲击室壁引起震动所致。⑦脉搏细速，可扪及奇脉，也可用常规血压的测量方法听诊脉搏声音强度的变化，或测量吸气时与呼气时血压变化>10mmHg。

（2）急性心脏脏塞：表现为短期内静脉压上升，动脉压下降，心率加快，心排血量持续下降，出现休克和循环衰竭的表现。急性心脏压塞需要尽快处理，否则患者很快死亡。

（3）亚急性和慢性心脏压塞：心包渗液较慢时，随着积液的逐渐增多，心脏逐渐出现类似右心衰竭的表现，呈进行性加重。如不积极处理，可引起周围循环衰竭。

（4）相邻器官的压迫表现：心包积液增多压迫气管、肺、食管和喉返神经时，分别引起气促、咳嗽、吞咽困难、声音嘶哑等症状。大量心包积液时，心脏向后移位，压迫左侧肺部而引起左侧下叶肺不张，左肩胛角下常有浊音区，语颤增强，可闻及支气管呼吸音（Ewart 征）。

6. 急性心包炎的辅助检查

（1）心电图变化：60%～80%的患者出现心电图的改变，多数于胸痛后数小时或数天内出现，以 ST-T 段改变为主，并随着病程的延长而发生动态变化。

ST-T 段的动态演变：①ST 段呈弓背样向下抬高，T 波高尖，出现于除 aVR 和 V_1 外的所有导联，持续 2 天～2 周，约见于 80%的患者。V_6 导联 ST 段抬高幅度和 T 波振幅之比>0.24，几乎见于所有的心包炎患者，是诊断心包炎可靠的指标。②几天后 ST 段回至等电位线，T 波降低、变平。③T 波继续演变，逐渐呈现对称性倒置并达到最大深度，无对应导联相反的改变（除 aVR 和 V_1 直立外），可持续数周、数月。④T 波恢复直立，一般在 3 个月内。部分 T 波倒置长期存在。病变较轻或局限时可有不典型的 ST-T 段改变，少数局限在部分肢体导联，尤其是 Ⅰ、Ⅱ导联或Ⅱ、Ⅲ导联的 ST 段抬高为多见。

QRS 波低电压：所有导联的 QRS 波均呈低电压状态，肢体导联 R 波振幅<5mm，胸导联 R 波振幅<10mm，可能与心包积液时心电短路或心脏受压时心电活动减弱有关。

电交替：对于急性心包炎患者而言，P-QRS-T 波电交替是大量心包积液的特征性变化。正常时心脏收缩时呈螺旋形摆动趋势，心包对其有限制作用，而在大量积液时摆动幅度增大，心脏随心率交替进行"逆钟向转"然后恢复，则引起电轴的交替改变。这种电交替在肺心病、冠心病患者也可见到，并非急性心包炎所特有。

心律失常：以窦性心动过速最多见，部分发生房性心律失常，各种类型的房性心律失常均可见到，少数出现室性心律失常如室性期前收缩等。

（2）X 线检查：当心包积液量>250mL 时，可出现心影增大，右侧心膈角变钝，心缘的正常轮廓消失，心影呈烧瓶状，随体位改变而移动。心尖搏动减弱或消失，心影增大而肺野清晰，有助于与心力衰竭鉴别。心包积液逐渐增多时，短期内心脏检查发现心影增大，常为早期的诊断线索。部分伴胸腔积液，多见于左侧。

（3）超声心动图检查：心包积液<50mL 时，超声心动图检查常不显示。在心包回声和心肌回声之间存在无回声的液性暗区，是确诊心包积液的直接依据。①少量积液时，液性暗区常局限于房室沟及左心室后底部（仰卧位）；②中等积液量时，无回声区扩大至心尖及右心室前壁的心包腔，右心室前壁搏动增强；③大量积液时，心脏周围无回声区增宽，心脏前后摆动，搏动受限。舒张末期右心房和右心室塌陷，是诊断心包压塞最敏感而特异的征象。

（4）CT 或 MRI 检查：MRI 能够清晰显示心包积液的容量和分布情况，并可初步分辨积液的性质。如非出血性渗液多为低强度信号；尿毒症、创伤性、结核性积液含蛋白和细胞较多，可见中或高强度信号。CT 检查显示心包增厚>5mm 可确立诊断。若既无心包积液，又无心包增厚，则应考虑限制型心肌病。

（5）心包穿刺及心包镜检查：适用于诊断困难或有心脏压塞征象者。对渗液作涂片、培养或寻找病理细胞，有助于病因诊断。结核性心包积液表现为：有 1/3 的患者心包积液中可找到结核杆菌；测定腺苷脱氨基酶（ADA）活性≥30IU/L，具有高度的特异性；聚合酶链反应（PCR）阳性。抽液后再注入空气100～150mL并进行X线摄片，以了解心包的厚度、心包面是否规则（与肿瘤区别）、心脏大小和形态等。若心包积液反复发生应进行心包活检和细菌学检查。凡心包积液需要手术引流者，可先行心包镜检查，直接观察心包，在可疑区域实施心包活检，以提高病因诊断的准确性。

7. 不同类型急性心包炎的临床特点

（1）特发性心包炎：①1～2周前常有上呼吸道感染，起病多急骤；②发热多持续，为稽留热或弛张热；③胸痛常剧烈难忍，心包摩擦音出现早且明显，无心脏杂音；④AS。和白细胞计数正常或升高，血培养阴性；⑤心包积液量少量到中等量，呈草黄色或血性，淋巴细胞占多数，积液细菌培养阴性，心包抽液后注入空气心影常增大；⑥非甾体抗炎药与糖皮质激素治疗有良好疗效。

（2）结核性心包炎：①常伴有原发性结核病灶，或与其他浆膜腔结核同时存在；②发热呈低热或不明显；③常无胸痛，少有心包摩擦音，无心脏杂音；④抗溶血性链球菌素O（ASO）正常，白细胞计数正常或轻度升高，血培养阴性；⑤心包积液量大，多为血性，淋巴细胞较多，有时找到结核杆菌，心包抽液后注入空气心影不增大；⑥抗结核治疗有效。

（3）风湿性心包炎：①1～2周前常有上呼吸道感染，伴其他风湿病的表现，为全心炎的一部分；②多为不规则的轻到中度发热，常有胸痛，多有心包摩擦音，多伴有显著的心脏杂音；③ASO和白细胞计数多升高，血培养阴性；④心包积液量较少，多呈草黄色，中性粒细胞占多数，积液细菌培养阴性，心包抽液后注入空气心影常增大；⑤抗风湿药物（尤其是糖皮质激素）治疗有显著效果。

（4）化脓性心包炎：①常有原发的感染病灶，明显的感染中毒症状，发热为高热；②常有明显胸痛，多有心包摩擦音，无心脏杂音；③ASO正常或升高，白细胞计数明显升高，血培养阳性；④心包积液量较多，积液为脓性，中性粒细胞为主，积液细菌培养阳性，心包抽液后注入空气心影不增大；⑤抗生素治疗有效。

8. 急性心包炎的诊断与鉴别诊断

（1）临床诊断：闻及心包摩擦音即可确立诊断。对于有可能并发心包炎的疾病，如出现胸痛、呼吸困难、心动过速和原因不明的体静脉淤血或心影扩大，应考虑心包炎伴有积液的可能。患者确诊为心包炎，伴有奇脉、血压下降甚至休克，应考虑到心包压塞的可能，及时进行床旁超声心动图检查。确立急性心包炎的诊断后，随之要明确病因，以便有效治疗。病程<1周的急性心包炎一般不要做过多检查，但病程>1周的急性心包炎需要进行下列检查以明确病因：痰培养找抗酸杆菌、结核菌素试验、ASO、类风湿因子、抗核抗体、抗DNA抗体、HIU抗体、病毒抗体检测（如柯萨奇病毒、流感病毒、埃可病毒）、甲状腺功能等。对持续积液和复发者实施心包穿刺与抽液培养。特异性心包炎需要排除其他病因后方可诊断。

（2）合并心肌炎的诊断线索：从临床症状、体征、心电图和影像学检查等方面，常难以判定急性心包炎是否合并心肌炎，但心肌损伤标志物常能提供是否合并心肌炎的诊断线索。35%～50%的患者在急性心包炎时肌钙蛋白升高，升高的程度与 ST 段抬高的幅度相关，为心外膜下心肌受损所致，但与预后无关。肌钙蛋白一般于 2 周内恢复正常，如持续升高≥2 周，常提示合并心肌炎。因此在诊疗过程中应反复监测，特别是监测 2 周后的肌钙蛋白。CK-MB 对心包炎合并心肌炎的诊断有帮助，应当与肌钙蛋白同时监测。但肌酸激酶、转氨酶、乳酸脱氢酶及其同工酶等对心肌炎的诊断价值不大，无需检测。

（3）鉴别诊断：①心绞痛：急性心包炎有心绞痛的类似表现，但不同之处是随体位变动而胸痛减轻或加重，含化硝酸甘油不缓解，心电图表现为大多数导联 ST 段抬高，超声心动图发现心包积液时即可确诊。②AMI：特发性和病毒性心包炎的胸痛常较剧烈，与 AMI 极为相似。但 AMI 多见于中老年人，无上呼吸道感染史而有心绞痛病史，胸痛不随体位改变，ST 段抬高不累及广泛的导联，心肌损伤标志物异常一般＜2 周。需要注意的是 AMI 早期可伴发急性心包炎，而心包炎的症状常被 AMI 掩盖；晚期并发的心包炎需排除心肌梗死后综合征。③主动脉夹层：胸痛剧烈而不随体位变动，心电图和心肌损伤标志物正常，超声心动图和 CT 检查有助于鉴别。但主动脉夹层早期可破溃入心包腔引起心包压塞，或血液缓慢渗入心包腔引起亚急性心包炎。④肺梗死：常有深静脉血栓形成的危险因素，如长期卧床或肢体制动，胸痛突发且伴有严重的呼吸困难、低氧血症，可有咯血和发绀，心电图检查显示 SIQⅡTⅢ、D-二聚体测定＞500μg/L 有助于鉴别。⑤急腹症：急性心包炎的疼痛如果表现在腹部时，应详细询问病史与体格检查，避免误诊为急腹症。⑥大量心包积液：应与引起心脏明显扩大的扩张型心肌病等鉴别，超声心动图检查是最强的证据。

9. 心包穿刺术

（1）心包穿刺术的临床应用：①用于明确诊断：心包积液常规检查可区别渗出液和漏出液。心包积液中，单核细胞的显著升高支持恶性肿瘤或甲状腺功能减退症的诊断；中性粒细胞升高可见于细菌感染和风湿性、类风湿性疾病；腺苷脱氨酶活性升高（＞30U/L），对诊断结核性心包炎的敏感性为 93%，特异性为 97%；心包积液培养对诊断感染性心包炎具有重要价值；病毒或结核基因的聚合酶链反应（PCR）对明确病因有较高的敏感性和特异性。心包抽液后注入空气（100～150mL）进行 X 线检查，可了解心包的厚度、心包面是否规则、心脏大小和形态等，对鉴别诊断有一定的价值。②用于缓解心脏压塞：心包穿刺抽液是缓解心脏压塞最快速、最有效的措施。心脏压塞患者抽液 100～200mL，可明显缓解症状和改善血流动力学。对反复发生心包积液引起压塞症状者，应当持续心包引流。但禁用于主动脉夹层、主动脉窦动脉瘤破裂、AMI 穿孔或 PCI 致冠状动脉穿孔直接导致的心包积血。③用于注入药物：心包穿刺特别是持续引流者可经导管注入相应的药物。结核性心包炎在穿刺抽液后注入地塞米松 1～2mg，或氢化可的松 50～100mg，以减轻心包炎症反应，促进积液吸收，防止心包粘连。化脓性心包炎可注入抗生素治疗。对于尿毒症性心包炎合并大量积液者，有研究表明单纯心包穿刺加曲安西龙（去炎松）灌注治疗可获得良好效果。恶性肿瘤性心包炎持续引流时，可经导管内注入抗肿瘤药物实施局部化学治疗。也有研究提示经导管注入四环素控制积液速度也获得满意的疗效，具体机制尚不清楚。

（2）心包穿刺术的操作要点：①患者半卧位。②选择左侧第5肋间锁骨中线外、心浊音界内1～2cm并沿第6肋骨上缘向背部并向正中线方向刺入；也可于剑突与左肋弓形成的角内穿刺，穿刺针与胸壁呈30°，向上稍向左进入心包腔下部与后部，不通过胸膜。③10%碘伏或3%碘酒和75%乙醇溶液常规消毒皮肤，打开心包穿刺包，戴无菌手套，铺无菌洞巾。④2%利多卡因稀释后向皮内注射形成直径0.8cm大小的皮丘，沿穿刺针方向进针，对皮下、胸壁肌肉、胸膜脏层逐层局部麻醉。⑤用血管钳钳夹穿刺针的橡皮管，持针沿麻醉部位缓慢进针，至阻力感突然消失时勿再深入。若感心脏搏动撞及针尖时，将针头退出少许。进针深度一般为3～4cm。助手用血管钳在穿刺针与胸壁接触处夹住穿刺针，并紧贴胸壁固定。⑥将注射器套于穿刺针尾部的橡皮管上，放松血管钳，抽取积液，留取标本检验或继续抽取积液。⑦抽液后根据需要可注入适量的药物如抗生素、糖皮质激素或化学治疗药物等。

（3）注意事项：①精神烦躁、焦虑者术前半小时给予镇静剂，必要时肌内注射阿托品0.5mg，以防穿刺时发生迷走反应。②有条件时预先检查超声心动图，以确定穿刺部位和穿刺方向。必要时心电监护，观察ST段变化，判定针尖是否穿入心包膜和心肌。③术中询问患者自我感觉，观察面色、呼吸、脉搏、血压等，如出现咳嗽、心悸、面色苍白、脉搏细速、血压下降应立即停止抽液，让患者平卧并对症处理。④抽不出液体或抽出血性液体时，立即分析原因并妥善处置。⑤首次抽液量宜<1000mL，以后每次抽液<300～500mL，以避免发生急性右心室扩张而继发严重的并发症。

10. 急性心包炎的治疗

（1）特发性心包炎的治疗要点：病程常具有自限性，但少数患者反复发作。目前尚无特殊的治疗方法，主要是减轻炎症反应，解除疼痛。首选非甾体抗炎药（NSAIDs），如阿司匹林（2～4g/d）、吲哚美辛（75～200mg/d）或布洛芬（600～2400mg/d），因布洛芬不良反应较少，临床上常作为首选药物。冠心病患者宜选用阿司匹林，也可选用布洛芬，禁用其他NSAIDs。NSAIDs可与秋水仙碱（0.5～1mg/d）联用，有研究表明可降低复发率。对于反复发作的患者适当延长药物的使用时间或联合药物治疗。尽量不用糖皮质激素，除非症状严重、常规治疗无效或反复发作者。一般使用泼尼松60～90mg/d，1周后逐渐减量，使用最小维持量，并尽量缩短使用时间。

（2）感染性心包炎的治疗要点

① 病毒性心包炎：心包积液或心包活检是确诊的必要条件，主要依据PCR或原位杂交技术。血浆抗体滴度可提示病毒性心包炎，但不能确诊病毒性心包炎。治疗推荐使用干扰素或免疫球蛋白，原则上禁用糖皮质激素。

② 结核性心包炎：早期、足量和全程抗结核治疗。对于有严重中毒症状的患

者，酌情选用糖皮质激素。常选用泼尼松，起始剂量为 15～30mg/d，根据病情逐渐加量，至症状明显改善后，每周递减 5～10mg/d，疗程一般 6～8 周。大量心包积液出现压塞症状时，及时穿刺抽液，如渗液继续产生或有心包缩窄的表现时，应尽早实施心包切开术或心包切除术。

③ 化脓性心包炎：选用足量有效的，并反复心包抽液以及注入抗生素。感染控制后，再继续使用抗生素至少 2 周。如抗感染治疗疗效不佳，需要尽早实施心包切开引流术，以防止发展成为缩窄性心包炎。若引流时发现心包增厚，应考虑实施广泛的心包切除术。

④ 真菌性心包炎：多见于免疫功能低下的患者，心包液涂片与培养可明确诊断，血浆抗真菌抗体测定有助于诊断。组织胞质菌病合并心包炎宜使用非甾体抗炎药；诺卡菌感染可用磺胺药物；放线菌病使用包括青霉素在内的三联抗生素治疗。

（3）肾衰竭伴心包炎的治疗要点：肾衰竭是心包炎的常见病因，约 20% 的患者可产生大量心包积液。临床上分为尿毒症性心包炎和透析相关性心包炎。前者见于进展性的急性或慢性肾功能衰竭，后者见于 13% 接受持续性透析的患者，亦偶见于腹膜透析不充分和（或）液体严重潴留的患者。大多数无症状，仅少数有胸膜性胸痛与发热，因伴有自主神经功能障碍，当合并心包压塞时仅表现为低血压而无心率明显增快，心电图检查无典型 ST-T 段改变，这是由于心肌无炎症反应所致。如果尿毒症患者出现典型心包炎的心电图改变，应考虑合并心包感染。肾衰竭合并心包炎的患者，血液透析时应避免使用肝素，并注意防治低钾血症、低磷血症。施行强化透析治疗可使心包积液迅速吸收，必要时可换用腹膜透析（不需肝素）。心包压塞或顽固性大量积液可进行心包引流并向心包腔内注射曲安西龙 50mg，每 6h 1 次，共治疗 2～3 天。当血液透析难以控制心包炎的病情发展，尤其是合并严重感染及存在大量积液时，应当考虑心包切除术，成功率＞90%，复发率极低。

（4）自身免疫性疾病伴心包炎的诊断与治疗要点

① 诊断标准：心包积液淋巴细胞计数与单核细胞计数＞$5×10^9$/L（自身反应性淋巴细胞）或在心包积液中出现针对心肌组织的抗体（自身免疫介导）。同时排除病毒、结核、细菌、支原体、衣原体等感染，以及肿瘤、尿毒症或全身性、代谢性疾病引起的心包炎。

② 治疗原则：以治疗原发病为主，应用糖皮质激素和免疫抑制剂效果较好，常需要糖皮质激素冲击治疗。大量心包积液引起压塞症状时，实施心包穿刺抽液或心包切开引流。心包腔内注射曲安西龙治疗高度有效，且不良反应少。

（5）肿瘤性心包炎的治疗要点：转移性心包肿瘤比原发性心包肿瘤要多 40 倍，间皮瘤是最常见的原发肿瘤，迄今无法根治。常见的继发性心包肿瘤病因为肺癌、乳腺癌、淋巴瘤、白血病与恶性黑色素瘤。恶性心包积液可以是全身肿瘤的最早表现且可无症状，但心包积液量＞500mL 时，可有呼吸困难、咳嗽、胸痛、气急、颈静脉怒张等心脏压塞症状。必须注意的是，约 2/3 的恶性心包积液由放疗引起，故应常规做心包积液检查，以进一步诊断。

治疗原则：①全身性抗肿瘤治疗，可预防约 67% 的心包积液复发。②心包穿刺的目的是确立诊断或缓解症状。③心包内滴注细胞增殖抑制药或致硬化药物。④大量心包积液者应实施引流。⑤继发于肺癌者，心包腔内注射顺铂最有效；乳腺癌引起者噻替派最有效。⑥使用四环素作为硬化剂可控制 85% 患者的恶性心包积液，不良反应有发热（19%）、胸痛（20%）与房性心律失常（10%）等。使用硬化剂注射的长期存活患者，心包缩窄发生率很高。⑦放疗对放射敏感的肿瘤如淋巴瘤、白血病等有效率高达 93%，但可诱发心肌炎与心包炎。⑧经皮球囊心包切开术可创造胸膜-心包直接通道，使液体引流到胸膜间隙，适用于大量恶性心包积液与复发性心脏压塞者。其有效率达 90%～97%，并且相对安全。

11. 其他类型的心包炎和心包积液

（1）心包切开术后综合征：一般发生于心脏、心包损伤后数天或数月，与心肌梗死后综合征一样均与免疫反应有关。心脏移植后也有 21% 的患者发生心包积液。可能由于术前多已使用抗凝剂，故瓣膜手术比 CABG 更多发生心脏压塞。术后有心包积液者若使用华法林，则心包内出血的风险明显升高，而未心包引流者危险性更大。治疗主要使用非甾体抗炎药或秋水仙碱。顽固性病例可心包腔内注射糖皮质激素。

（2）放射性心包炎：可发生于照射后即时或数月、数年之后，个别病例潜伏期长达 15～20 年。可导致心包缩窄，但不伴钙化。治疗原则同其他心包炎，约 20% 演变为缩窄性心包炎而需作心包切除，但术后 5 年存活率仅 10% 左右，多与心肌存在严重弥散性纤维化有关。

（3）乳糜心包：CT 检查与淋巴管造影结合，可定位胸导管的部位并显示淋巴管与心包的连接部位。心胸手术后的乳糜心包可用心包穿刺与进食中链三酰甘油治疗；内科治疗失败者可施行心包-腹膜开窗术；对胸导管路径能精确定位者，可在横膈上进行结扎与切除。

（4）药物性心包炎：患者发生急性心包炎时，应当审视原有的治疗方案，停用可能引起心包炎的可疑药物。对于急性心包炎患者，应尽量避免使用抗凝剂如华法林与肝素类，因可引起心包内出血，甚至发生致命性的心脏压塞，但继发于 AMI 与合并心房颤动者除外。

三、慢性心包炎

1. 慢性心包炎的病因 尚未完全清楚。大多继发于急性心包炎，但多数病例急性阶段的症状并不明显，直至发生缩窄性心包炎后才被发现，导致病因难以明确。在确定的病因中，多数为结核性心包炎，其次为特发性心包炎，肿瘤如乳腺癌、淋巴瘤和放疗引起者增多，心脏直视手术导致者有升高趋势，少数为化脓性和创伤性心包炎；风湿性心包炎引起的心包缩窄极少见，偶见由类风湿关节炎、系统性红斑狼疮、白塞病、尿毒症、沙门菌属、组织胞质菌、土拉菌病、放线菌病、柯萨奇 B 病毒感染、流行性感冒、单纯疱疹感染、传染性单核细胞增多症、血吸虫病、阿米巴病、棘球菌病、恶性肿瘤、心包异物、乳糜性、胆固醇性、透析治疗以及肾移植后引起的报道。慢性渗出性心包炎可能与肿瘤、结核或甲状腺功能减退症有关。部分感染（包括病毒）、尿毒症、新生物、创伤、心脏手术和放疗可形成渗出缩窄性心包炎。

缩窄性心包炎的病因：①特发性，接近半数病例；②病毒感染；③结核性，在发展中国家发病率更高；④手术后，如心包切开术后综合征；⑤曾有纵隔放疗史者；⑥慢性肾衰竭正在进行血液透析者；⑦结缔组织疾病；⑧心包肿瘤浸润；⑨化脓性心包炎未能完全引流者；⑩真菌或寄生虫感染；⑪与 AMI 相关的心包炎；⑫与石棉沉着病相关的心包炎。

2. 慢性心包炎的病理改变

（1）病理解剖改变：为脏层和壁层广泛粘连、纤维化，心包增厚和钙化。①心包瘢痕组织多数由致密的胶原纤维组织构成，呈斑点状或片状，逐渐形成僵硬的纤维组织外壳；②病变可累及整个心包，并环绕和压迫整个心脏和大血管根部，也可局限于心脏表面的某些部位，如在房室沟或主动脉根部形成环形狭窄；③病变并不均匀一致，在心室尤其在右心室表面，瘢痕更为明显，常为 0.2～2cm，甚至更厚；④由于病变慢性化，难以找到原发病的特征性改变，仅有少数患者可找到结核性或化脓性肉芽组织增生；⑤心包积血引起的血液成分浓缩和渗液常有纤维层包裹，心包积血是刺激纤维增生和形成纤维化并引起缩窄性心包炎的重要机制；⑥心包病变常累及紧邻的心肌，而且心包缩窄影响心脏的功能和代谢，心肌发生萎缩、纤维变性、慢性炎症、肉芽肿性增生、脂肪浸润和钙化等改变。

（2）病理生理改变：为心室舒张受到明显限制。在心室舒张早期，快速充盈的血液迅速流入心室，而在舒张中晚期心室扩张骤然受阻，血液充盈受限，心室内压力迅速上升，可见颈静脉波呈 V 型（下降后突然回升），同时可闻及心包叩击音。此音由快速流入心室的血液突然受到限制，血流冲击室壁形成漩涡并产生震动所致，表现为舒张早期额外音。由于心包缩窄时心包舒张期容量固定，心搏量降低，通过代偿性心率加快而维持心排血量。当体力活动时原有心率已不可能进一步增快，心排血量也不可能相应增多，临床上出现呼吸困难和血压下降。心包缩窄后期由于心肌萎缩和代谢障碍影响心肌的收缩功能，心排血量减少更为明显。病理生理特征为：①有呼吸困难症状而无肺淤血。②Kussmaul 征明显，即呼吸时胸腔内压力不能传递到心包腔与心腔内，吸气时心室充盈受限而回流量不能相应增多，体静脉和右心房压无下降，某些患者甚至吸气时体静脉压升高。此征也见于慢性右心衰竭和限制型心肌病，但不出现于急性心脏压塞中，原因为胸腔负压能够传递到心腔。③出现奇脉，发生机制与心脏压塞相同，但较心脏压塞少见。

3. 慢性心包炎的临床表现 在缩窄性心包炎的早期，体征比症状显著，有时症状很轻微。临床表现以右心衰竭（尤其体静脉淤血、水肿）为主，左心衰竭（尤其是呼吸困难、肺淤血）的表现往往不明显。

（1）症状：①呼吸困难：早期表现为劳力性呼吸困难，与运动时心搏量无相应增加有关，也可由大量胸腔积液引起。②咳嗽：间断性干咳为主，主要与肺静脉压升高、液体进入小气道引起。③胃肠道症状：食欲减退、恶心、腹胀或腹痛，由胃肠道、肝静脉淤血所致。④全身症状：包括虚弱、乏力、困倦、头晕、眩晕等，乏力常较明显，并且是早期表现，与心室充盈受限、心排血量降低有关。

（2）体征：①心脏自身的表现：心率增快；心尖搏动减弱或消失，大多数患者收缩期心尖负性搏动；心浊音界正常或稍扩大；胸骨左缘 3～4 肋间 S_2 后约 0.1s 闻及心包叩击音，但常无心包摩擦音；S_1 心音减轻，P_2 可亢进。②体静脉回流障碍：颈静脉怒张、肝大、下肢水肿和腹腔积液，严重时引起胸腔积液，与静脉回流受阻、体静脉压升高和心排血量减少、肾灌注不足（水、钠潴留）有关。水肿的特点是腹腔积液较下肢水肿出现早且量大，机制尚未明确。可能的机制为：静脉压缓慢而持续升高，皮下小动脉张力增高，而内脏小动脉无明显增高，腹膜毛细血管通透性较下肢显著；心包下部缩窄影响肝静脉血流进入下腔静脉较为明显，腹部淋巴回流相应受阻；肾血流量降低相对较小，体内水、钠潴留较轻，因而皮下水肿较少发生或出现较晚。③脉压变化：脉压变小，由于心排血量减少使动脉收缩压降低，而外周灌注不足和静脉淤血又反射性引起小动脉痉挛所致。④血栓形成：心包缩窄者心房常有血栓形成，以右心房多见，可发生肺动脉栓塞。

4. 慢性心包炎的主要辅助检查

（1）心电图检查：窦性心动过速多见，也可出现期前收缩、房性心动过速、心房颤动、心房扑动等。QRS 低电压与 T 波平坦或倒置同时存在是诊断缩窄性心包炎的重要依据。T 波改变可反映心肌受累的范围和程度，仅有低电压而无 T 波改变无诊断意义。约半数患者有 P 波增宽并伴切迹，也可有右心室肥大或 RBBB。心包广泛钙化时可见宽大 Q 波。

（2）X 线检查：半数以上患者有心影增大，与心包膜和邻近胸膜增厚、残余心包积液、膈肌抬高有关。心影呈三角形或球形，心缘变直，主动脉结缩小，左心房、右心房、右心室增大。肺动脉圆锥突出，肺门阴影增大，肺淤血征象，胸膜常增厚或有胸腔积液。上腔静脉扩张。心包钙化并非缩窄性心包炎所特有，但可较强地提示患者既往患过急性心包炎。

（3）超声心动图检查：显示心包增厚、粘连、回声反射增强，心房增大而心室不大，室壁舒张受限，室间隔舒张期呈矛盾运动，下腔静脉和肝静脉增宽。

（4）CT 或 MRI 检查：诊断心包肥厚特异性和敏感性高。图像曲线呈致密组织影像提示心包增厚。注意的是部分患者具有心包缩窄的明显症状而心包增厚不明显，心包增厚的程度并不一定与缩窄程度呈正比。

（5）心导管检查：右心导管检查示肺毛细血管楔压、肺动脉压、右心室舒张末压、右心房平均压和腔静脉压升高并且相近，右心排血量降低，与限制型心肌病相似。但限制型心肌病右心室收缩末压明显升高（＞60mmHg），左心室舒张末压＞右心室舒张末压 5mmHg。

（6）病理组织检查：包括心内膜心肌活检和心包活检，有助于明确病因，也有助于与限制型心肌病等引起心脏显著扩大的疾病相鉴别。

5. 慢性心包炎的诊断与鉴别诊断

（1）诊断线索：①具有急性心包炎的病史，数月或 1～2 年内逐渐出现右心衰竭症状；②具有体静脉淤血临床表现，而无显著的心脏扩大或心脏瓣膜杂音；③具有右心衰竭表现，同时闻及心包叩击音或扪及奇脉；④具有右心衰竭表现，Kussmaul 征显著，腹腔积液首先出现且较重，而下肢水肿较轻；⑤心电图检查显示 QRS 波低电压（尤其是肢体导联）并伴有 T 波低平或倒置；⑥同时发现心包钙化影像。超声心动图检查常能明确诊断，个别诊断困难者需做心脏 CT 或 MRI 检查，必要时实施心导管检查，心内膜心肌和心包活组织检查有利于明确病因。诊断时应注意排除引起右心衰竭的其他疾病，特别是限制型心肌病、浸润型心肌病等。

（2）鉴别诊断：缩窄性心包炎（chronic constrictive pericarditis，CCP）与限制型心肌病（RCM）的临床表现极其相似，鉴别常很困难。由于 CCP 外科治疗效果确切，若能及时手术，预后往往较好。然而 RCM 尚无有效的治疗方法，临床上呈进行性发展，预后不良，因此必须加以鉴别。鉴别要点如下：①乏力与呼吸困难：CCP 逐渐发生并进行性加重，RCM 初始就比较明显。②Kussmaul 征与奇脉：CCP 有 Kussmaul 征并常有奇脉，RCM 无此表现。③心尖搏动：CCP 常不明显，RCM 常扪及心尖搏动。④瓣膜反流杂音，CCP 无二尖瓣和三尖瓣反流性杂音，RCM 常有此杂音。⑤舒张期心音：CCP 在 S_2 后较早出现且较响，属于心包叩击音；RCM 在 S_2 后较迟出现且较轻，属于 S_3，且常闻及 S_4。⑥X 线表现：CCP 心脏正常或轻度增大，常见心包钙化；RCM 心脏常明显扩大，以左心室扩大为主，无心包钙化。⑦心电图：CCP 常有 QRS 低电压伴有广泛的 T 波改变，可有心房颤动或有提示左心房肥大的 P 波；RCM 可有 QRS 低电压和 T 波改变，常有 AVB、LBBB。⑧超声心动图检查：CCP 心房显著扩大少见，舒张早期二尖瓣血流速率随呼吸而明显变化，有室间隔的矛盾运动；RCM 常见心房显著扩大，舒张早期二尖瓣血流速率随呼吸变化较小，无室间隔的矛盾运动。⑨心脏 CT 或 MRI 检查：CCP 有心包增厚和缩窄，RCM 心包正常。⑩血流动力学检查：CCP 左、右心室舒张末压相差＜5mmHg，右心室收缩末压≤50mmHg，右心室舒张末压＞1/3 右心室收缩末压；RCM 却恰恰相反。⑪心内膜心肌活检：CCP 正常，RCM 异常。⑫洋地黄治疗反应：CCP 体静脉压不变，RCM 体静脉压下降。

6. 慢性心包炎的治疗原则

（1）缩窄性心包炎：少数轻度颈静脉充盈和水肿患者经过饮食控制和使用利尿药可长期存活，但多数患者表现为进行性加重并逐渐出现恶病质。治疗措施包括：①严格休息，低盐饮食。②纠正并存因素，如贫血和低蛋白血症等，必要时少量多次输血。③改善水肿，使用利尿药或抽取胸腔、腹腔积液。④心力衰竭和心房颤动患者适当利用洋地黄制剂，避免使用减慢心率的药物如 β 受体阻滞药和二氢吡啶类钙离子拮抗药。⑤尽早实施心包剥离术，能够预防心肌萎缩和纤维变性，明显改善心功能，提高生活质量，降低病死率。手术指征为：心脏进行性受压而单纯心包积液不能解释；心包积液吸收的过程中心脏受压征象越来越明显；心包腔注气术时发现壁层心包显著增厚；MRI 检查显示心包增厚和缩窄。术前患者若合并心包感染，应在感染基本控制后尽早进行手术。结核性心包炎患者应在结核活动完全控制 1 年后实施手术，假如心脏受压症状明显加剧，也应在积极抗结核治疗前提下进行手术。如有右心房血栓形成,手术中一并去除。围手术期严防心脏负荷过重,包括严格控制输液量和输液速度,绝对卧床休息,避免精神刺激,防治心肌缺血和心律失常、纠正贫血等。因萎缩心肌恢复较慢,手术疗效常在 4～6 个月才逐渐出现,因此应当以休息为主,切忌劳累和活动过度,建议在专业医师的指导下进行康复治疗。

(2) 慢性渗出性心包炎:首先要明确病因,主要是对因治疗和对症处理,常可获得较好的效果。对于心功能正常者,应当定期随访。若有心力衰竭表现如体液潴留和水肿,可使用利尿药,但要防止利尿过度。洋地黄类药物效果不佳。有明确感染者,要尽早实施心包引流并注入抗感染药物进行治疗。

第十三章

大血管疾病

第一节 主动脉夹层

主动脉夹层（aortic dissection）指主动脉腔内血液从主动脉内膜撕裂处进入主动脉中膜并使中膜分离，沿主动脉长轴方向扩展形成主动脉壁的一层分离状态。又称主动脉壁间动脉瘤或主动脉夹层动脉瘤。

本病少见，发病率每年每百万人口5～10例，高峰年龄50～70岁，男：女为（2：1）～（3：1）（发病多急剧，65%～70%在急性期死于心脏压塞、心律失常等），故早期诊断和治疗非常必要。根据发病时间分为急性期和慢性期：2周以内为急性期，超过2周为慢性期。近年我国患本病人数有增多趋势。

一、病因和发病机制

病因未明，80%以上主动脉夹层者患有高血压，不少患者有囊性中层坏死。高血压并非引起囊性中层坏死的原因，但可促进其发展。临床与动物实验发现血压波动的幅度与主动脉夹层分离相关。马方综合征中主动脉囊性中层坏死颇常见，发生主动脉夹层分离的机会也多，其他遗传性疾病如 Turner 综合征、Ehlers-Danlos 综合征，也有发生主动脉夹层分离的趋向。主动脉夹层分离还易发生在妊娠期，其原因不明，推想妊娠时内分泌变化使主动脉的结构发生改变而易于裂开。

正常成人的主动脉壁耐受压力颇强，使壁内裂开需500mmHg以上的压力。因此，造成夹层裂开的先决条件为动脉壁缺陷，尤其中层缺陷。一般而言，在年长者以中层肌肉退行性变为主，年轻者则以弹性纤维缺少为主。至于少数主动脉夹层分离无动脉内膜裂口者，则可能由于中层退行性变病灶内滋养血管破裂引起壁内出血所致。合并存在动脉粥样硬化有助于主动脉夹层分离发生。

二、病理

（一）病理特点

基本病变为囊性中层坏死。动脉中层弹性纤维有局部断裂或坏死，基质有黏液样变和囊肿形成。夹层分离常发生于升主动脉，此处经受血流冲击力最大，而主动脉弓的远端则病变少而渐轻。主动脉壁分裂为两层，其间有积血和血块，该处主动脉明显扩大呈梭形或囊状。病变如累及主动脉瓣瓣环，则环扩大而引起主动脉瓣关闭不全。病变可从主动脉根部向远处扩延，可达髂动脉及股动脉，亦可累及主动脉各分支，如无名动脉、颈总动脉、锁骨下动脉、肾动脉等。冠状动脉一般不受影响，但主动脉根部夹层内血块对冠状动脉口可有压迫作用。多数夹层分离的起源处有内膜横行裂口。常位于主动脉瓣上方，裂口也可有两处，使夹层与主动脉腔相通。少数夹层内膜完整无裂口。部分病例外膜破裂而引起大出血，破裂处都在升主动脉，出血容易进入心包腔内，破裂部位较低者亦可进入纵隔、胸腔或腹膜后间隙。慢性裂开的夹层可形成双腔主动脉，一个管道套于另一个管道之中，此种情况见于胸主动脉或主动脉弓的隆支。

（二）病理分型和分级

根据内膜撕裂部位和主动脉夹层分离展范围分型。

1. Stanford 分型 A 型：内膜撕裂可位于升主动脉、主动脉弓或近段降主动脉，扩展可累及升主动脉、弓部，也可延及降主动脉、腹主动脉。B 型：内膜撕裂口常位于主动脉峡部，扩展仅累及降主动脉或延伸至腹主动脉，但不累及升主动脉。

2. De Bakey 分型 Ⅰ型：内膜撕裂位于升主动脉，而扩展累及腹主动脉。Ⅱ型：内膜撕裂位于升主动脉，而扩展仅限于升主动脉。Ⅲ型：内膜撕裂位于主动脉峡部，而扩展可仅累及降主动脉（Ⅲa 型）或达腹主动脉（Ⅲb 型）。Stanford A 型相当于 De Bakey Ⅰ型和Ⅱ型，占主动脉夹层分离的 65%～70%，而 Stanford B 型相当于 De Bakey Ⅲ型，占 30%～35%。

根据病理变化的不同，Svensson 等对主动脉夹层分离细分为 5 级：1 级：典型主动脉夹层分离伴有真假腔之间的内膜撕裂片；2 级：中膜层断裂伴有壁内出血或血肿形成；3 级：断续/细小夹层分离而无在撕裂部位的血肿偏心膨胀；4 级：斑块破裂/溃疡，主动脉粥样硬化穿透性溃疡通常在外膜下伴有环绕的血肿；5 级：医源性和创伤性夹层分离。

三、临床表现

（一）疼痛夹层分离

突然发生时，大多数患者突感疼痛，Stanford A 型多在前胸，Stanford B 型多在背部、腹部。疼痛剧烈难以忍受，起病后即达高峰，呈刀割或撕裂样。少数起病缓慢者疼痛可不显著。

（二）高血压

初诊时 Stanford B 型患者 70% 有高血压。患者因剧痛而有休克外貌，焦虑不安、大汗淋漓、面色苍白、心率加速，但血压常不低甚至增高。如外膜破裂出血则血压降低，不少患者原有高血压，起病后剧痛使血压升高。

（三）心血管症状

夹层血肿累及主动脉瓣瓣环或影响瓣叶的支撑时发生主动脉瓣关闭不全，可突然在主动脉瓣区出现舒张期吹风样杂音，脉压增宽，急性主动脉瓣反流可引起心力衰竭。脉搏改变，一般见于颈动脉、肱动脉或股动脉，一侧脉搏减弱或消失，反映主动脉的分支受压迫或内膜裂片堵塞其起源。胸锁关节处出现搏动或在胸骨上窝可触到搏动性肿块。可有心包摩擦音，夹层破裂入心包腔、胸膜腔可引起心脏压塞及胸腔积液。

（四）神经症状

主动脉夹层分离延伸至主动脉分支颈动脉或肋间动脉，可造成脑或脊髓缺血，引起偏瘫、昏迷、神志模糊、截瘫、肢体麻木、反射异常、视力与大小便障碍。2%～7%可有晕厥，但未必有其他神经症状。

（五）压迫症状

主动脉夹层分离压迫腹腔动脉、肠系膜动脉时可引起恶心、呕吐、腹胀、腹泻、黑便等；压迫颈交感神经节引起 Horner 综合征；压迫喉返神经致声嘶；压迫上腔静脉致上腔静脉综合征；累及肾动脉可有血尿、尿闭及肾缺血后血压增高。

四、实验室检查和辅助检查

（一）心电图

无特异性改变。病变累及冠状动脉时，可出现心肌急性缺血甚至急性心肌梗死改变，但 1/3 的患者心电图可正常。心包积血时可出现类似急性心包炎的心电图改变。

（二）X 线

胸片见上纵隔或主动脉弓影增大，主动脉外形不规则，有局部隆起。如见主动脉内膜钙化影，可准确测量主动脉壁的厚度。正常在 2～3mm，增到 10mm 时则提示夹层分离的可能，若超过 10mm 可肯定为本病。X 线、CT 是目前最常用于诊断主动脉夹层分离的方法，其中以对比剂增强多排螺旋 CT 效果最好。可显示病变主动脉扩张；发现主动脉内膜钙化，如钙化内膜向中央移位则提示主动脉夹层，如向外围移位提示单纯性动脉瘤；还可显示由主动脉内膜撕裂所致的内膜瓣。CT 对诊断位于降主动脉夹层分离的准确性高于其他部位，但难以判断主动脉瓣关闭不全的存在。

（三）超声心动图

经胸壁超声心动图诊断升主动脉夹层分离很有价值，且能识别心包积血、主动脉瓣关闭不全和胸腔积血等并发症。但诊断降主动脉夹层分离的敏感性较低。

近年应用经食管超声心动图（TEE）结合实时彩色血流显像技术诊断升主动和降主动脉夹层分离，判断主动脉瓣关闭不全和心包积液都有高的特异性及敏感性，判断内膜撕裂、假腔内血栓的敏感性较高。真假腔之间压力梯度可应用连续波（CW）多普勒测定，脉冲（PW）多普勒血流分析可显示单向和双向血流，但升主动脉远端和主动脉弓近端显像不甚清楚。由于其无创性，并能在床旁10～15min内完成，可在血流动力学不稳定的患者中进行，现被推荐在外科手术前（麻醉后）做检查。但在有食管静脉曲张、食管肿瘤或狭窄者中禁忌。

（四）磁共振成像（MRI）

MRI是检测主动脉夹层分离最为清楚的显像方法，敏感性和特异性均高达98%～100%，因而被认为是诊断本病的"金标准"。常被用于血流动力学稳定的患者和慢性患者的随访。但检测耗时较长，对急诊和血流动力学不稳定的患者不够安全，在装有起搏器和带有人工关节、钢针等金属物的患者中禁忌使用，临床应用受限。

（五）主动脉造影术

选择性地造影主动脉曾被作为常规检查方法。对Stanford B型主动脉夹层分离的诊断较准确，但对Stanford A型病变诊断价值小。该技术为侵入性操作，具有一定的风险，现已少用。

（六）血管内超声（IVUS）

IVUS直接从主动脉腔内观察管壁的结构，能准确识别其病理变化。对动脉夹层分离诊断的敏感性和特异性接近100%。但和主动脉造影术同属侵入性检查，有一定的危险性，也不常用。

（七）血和尿检查

可有C反应蛋白升高，白细胞计数轻中度增高。胆红素和LDH轻度升高，可出现溶血性贫血和黄疸。尿中可有红细胞，甚至肉眼血尿。平滑肌的肌球蛋白（myosin）重链浓度增加，可用来作为诊断主动脉夹层分离的生化指标。

五、诊断和鉴别诊断

急起剧烈胸痛、血压高、突发主动脉瓣关闭不全、两侧脉搏不等或触及搏动性肿块应考虑本病。胸痛常被考虑为急性心肌梗死，但心肌梗死时胸痛开始不甚剧烈，逐渐加重，或减轻后再加剧，不向胸部以下放射，伴心电图特征性变化，若有休克外貌则血压常低，也不引起两侧脉搏不等，以上各点可鉴别。

如胸痛位于前胸、有主动脉瓣区舒张期杂音或心包摩擦音、右臂血压低脉搏弱、右颈动脉搏动弱、心电图示心肌缺血或梗死提示夹层分离位于主动脉近端；疼痛位于两肩胛骨间、血压高、左胸腔积液提示夹层分离位于主动脉远端。

超声心动图、X线、CT、MRI等检查对确立主动脉夹层分离的诊断有很大帮助，对拟作手术治疗者可考虑主动脉造影或IVUS检查。

主动脉夹层分离须与急性冠脉综合征、无夹层分离的主动脉瓣反流、无夹层分离的主动脉瘤、肌肉骨骼痛、心包炎、纵隔肿瘤、胸膜炎、胆囊炎、肺栓塞、脑卒中等相鉴别。

六、预后

多数病例在起病后数小时至数天内死亡，在开始 24h 内每小时病死率为 1%～2%，视病变部位、范围及程度而异，越在远端，范围较小，出血量少者预后较好。急性期患者如未治疗 65%～73%将于 2 周内死亡；慢性期患者预后较好。即使如此，不论采取何种治疗本病患者院外 5 年和 10 年总体生存率仍不足 80%和 40%。威胁患者生命并导致后期死亡的主要因素来自受累主动脉及相关的心血管疾病，常见的有夹层分离的主动脉持续性扩张破裂，受累脏器血流灌注进行性减少以致其功能不全，严重主动脉瓣关闭不全导致左心衰竭等。

七、治疗

对任何可疑或诊为本病患者，应即住院进入监护病室治疗。治疗分为紧急治疗与巩固治疗两个阶段。

（一）紧急治疗

1. 缓解疼痛 疼痛严重可给予吗啡类药物止痛，并镇静、制动，密切注意神经系统、肢体脉搏、心音等变化，监测生命体征、心电图、尿量等，采用鼻导管吸氧，避免输入过多液体以免升高血压及引起肺水肿等并发症。

2. 控制血压和降低心率 联合应用 β 受体阻断药和血管扩张药，以降低血管阻力、血管壁张力和心室收缩力，减低左心室 dp/dt，控制血压于 100～120mmHg（13.3～16.0kPa），心率在 60～75 次/分之间以防止病变的扩展。可静脉给予短效 β 受体阻断药艾司洛尔，先在 2～5min 内给负荷剂量 0.5mg/kg，然后以 0.1～0.2mg/(kg·min) 静脉滴注，用药的最大浓度为 10mg/mL，输注最大剂量为 0.3mg/(kg·min)。美托洛尔也可静脉应用，但半衰期较长。也可应用阻滞 α 和 β 受体的拉贝洛尔。对有潜在不能耐受 β 受体阻断药的情况（如支气管哮喘、心动过缓或心力衰竭），可在应用艾司洛尔时观察患者的反应情况。如不能耐受可用钙通道阻滞药如维拉帕米，地尔硫草或硝苯地平等。如 β 受体阻断药单独不能控制严重高血压，可联合应用血管扩张药。通常用硝普钠，初始剂量为 25～50μg/min，调节滴速，使收缩压降低至 100～120mmHg 或足以维持尿量 25～30mL/h 的最低血压水平。如出现少尿或神经症状，提示血压水平过低须予以调整。血压正常或偏低的患者，应排除出血进入胸腔、心包腔或者假腔中的可能。血压下降后疼痛明显减轻或消失是夹层分离停止扩展的临床指征。血压高而合并有主动脉大分支阻塞的患者，因降压能使缺血加重，不宜用降压治疗。

严重血流动力学不稳定患者应立刻插管通气，给予补充血容量。有出血入心包、胸腔或主动脉破裂者给予输血。经右桡动脉作侵入性血压检测，如头臂干动脉受累（极少见），则改从左侧施行。监测两侧上肢血压以排除由于主动脉弓分支阻塞导致的假性低血压非常重要。在 ICU 或手术室内进行 TEE，一旦发现心脏压塞时，不需再行进一步影像检查而进行胸骨切开外科探查术。在手术前行心包穿刺放液术可能有害，因心包内压降低后可引起再发出血。

（二）巩固治疗

病情稳定后可改用口服降压控制血压，及时做 X 线 CT、TEE 等检查，决定下一步诊治。若内科治疗不能控制高血压和疼痛，出现病变扩展、破裂、脏器缺血等征象，夹层分离位于主动脉近端，夹层已破裂或濒临破裂，伴主动脉瓣关闭不全者，均应手术治疗。对缓慢发展的及主动脉远端夹层分离，可继续内科治疗，保持收缩压于 100~120mmHg。

手术治疗是彻底去除病灶，防止病变发展，抢救破裂、脏器缺血等并发症的有效方法并具有一定远期疗效。选择手术时机和适应证很重要，取决于夹层分离的部位和患者的临床情况。对于升主动脉夹层分离（Stanford A 型），虽经过有效抗高血压内科治疗，其发生主动脉破裂或心脏压塞等致命性并发症的危险性仍相当高（约 90%）。故目前主张一经确诊，条件允许情况下应首选及时手术治疗。由于Stanford B 型主动脉夹层分离发生破裂的危险性相对较低，且降主动脉手术具有很高的死亡率，在手术期间，主动脉未夹所致的急性缺血可造成截瘫、急性肾功能衰竭等严重并发症，因此，对 Stanford B 型的手术指征仅限于并发主动脉破裂、远端灌注不良、经药物治疗后夹层仍扩展蔓延、无法控制的高血压及疼痛剧烈的病例。

近年来随着微创血管外科的发展，采用介入治疗技术已应用于主动脉夹层的治疗，如应用经皮血管内支架来扩展受压的主动脉分支血管，经皮血管内膜间隔开窗术以补偿腔内灌注压，改善相应受累血管远端的血供，及经皮球囊堵塞假腔入口等。

第二节 主动脉瘤

主动脉瘤（aortic aneurysm）指主动脉壁局部或弥漫性的异常扩张（一般较预期正常主动脉段直径扩大至少 1~5 倍以上），压迫周围器官而引起症状，瘤体破裂为其主要危险。

一、病因

正常动脉壁中层富有弹力纤维，随每次心搏进行舒缩而传送血液。动脉中层受损，弹力纤维断裂，代之以纤维瘢痕组织，动脉壁失去弹性，不能耐受血流冲击，在病变段逐渐膨大，形成动脉瘤。动脉内压力升高有助于形成动脉瘤。引起主动脉瘤的主要原因如下。

1. 动脉粥样硬化　为最常见原因。粥样斑块侵蚀主动脉壁，破坏中层成分，弹力纤维发生退行性变。管壁因粥样硬化而增厚，使滋养血管受压，发生营养障碍，或滋养血管破裂中层积血。多见于老年男性，男：女为 10：1 左右。主要在腹主动脉，尤其在肾动脉至髂部分叉之间。

2. 感染　以梅毒为显著，常侵犯胸主动脉。败血症、心内膜炎时的菌血症使病菌经血流到达主动脉，主动脉邻近的脓肿直接蔓延，或在粥样硬化性溃疡的基础上继发感染，都可形成细菌性动脉瘤。致病菌以链球菌、葡萄球菌和沙门菌属为主，较少见。

3. 囊性中层坏死　较少见，病因未明。主动脉中层弹力纤维断裂，代之以异染性酸性黏多糖。主要累及升主动脉，男性多见。遗传性疾病如马方综合征、Turner 综合征、Ehlers-Danlos 综合征等均可有囊性中层坏死，易致夹层动脉瘤（动脉夹层分离）。

4. 外伤贯通伤　直接作用于受损处主动脉引起动脉瘤，可发生于任何部位。间接损伤时暴力常作用于不易移动的部位，如左锁骨下动脉起源处的远端或升主动脉根部，受力较多处易形成动脉瘤。

5. 先天性　以主动脉窦动脉瘤为主。

6. 其他　包括巨细胞性主动脉炎、白塞病、多发性大动脉炎等。

二、病理

按结构主动脉瘤可分为：①真性主动脉瘤：动脉瘤的囊由动脉壁的一层或多层构成；②假性主动脉瘤：由于外伤、感染等，血液从动脉内溢出至动脉周围组织内，血块及其机化物、纤维组织与动脉壁一起构成动脉瘤的壁；③夹层动脉瘤：动脉内膜或中层撕裂后，血流冲击使中层逐渐形成夹层分离，在分离腔中积血、膨出，也可与动脉腔构成双腔结构。

按形态主动脉瘤可分为：①梭形动脉瘤：较常见，瘤体对称性扩张涉及整个动脉壁周界，呈梭形或纺锤状；②囊状动脉瘤：瘤体涉及动脉壁周界的一部分，呈囊状，可有颈，成不对称外凸。粥样硬化动脉瘤常呈梭状，外伤性动脉瘤常呈囊状。

按发生部位主动脉瘤可分为：①升主动脉瘤，常累及主动脉窦；②主动脉弓动脉瘤；③降主动脉瘤或胸主动脉瘤，起点在左锁骨下动脉的远端；④腹主动脉瘤，常在肾动脉的远端。累及主动脉窦的近端升主动脉瘤常为先天性，其次为马方综合征、梅毒等感染引起；升主动脉瘤主要由粥样硬化、囊性中层坏死、梅毒引起；降主动脉瘤、腹主动脉瘤以粥样硬化为主要原因。主动脉瘤大多为单个，极少数为两个。随病程发展，主动脉瘤可发生破裂、附壁血栓形成、继发感染。有时动脉瘤反复向周围小量出血，在瘤周积累多量纤维组织，形成包囊，可能起保护作用而不致破溃。

三、临床表现

主动脉瘤的症状是有瘤体压迫、牵拉、侵蚀周围组织所引起，视主动脉瘤的大小和部位而定。胸主动脉瘤压迫上腔静脉时面颈部和肩部静脉怒张，并可有水肿；压迫气管和支气管时引起咳嗽和气急；压迫食管引起吞咽困难；压迫喉返神经引起声嘶。胸主动脉瘤位于升主动脉可使主动脉瓣瓣环变形、瓣叶分离而致主动脉瓣关闭不全，出现相应杂音，多数进程缓慢，症状少，若急骤发生则可致急性肺水肿。胸主动脉瘤常引起疼痛，疼痛突然加剧预示破裂可能。主动脉弓动脉瘤压迫左无名静脉，可使左上肢静脉压比右上肢高。升主动脉瘤可侵蚀胸骨及肋软骨而凸出于前胸，呈搏动性肿块；降主动脉瘤可侵蚀胸椎横突和肋骨，甚至在背部外凸于体表；各处骨质受侵均可产生疼痛。胸主动脉瘤破裂入支气管、气管、胸腔或心包可以致死。腹主动脉瘤常见，病因以动脉粥样硬化为主，常有肾、脑、冠状动脉粥样硬化的症状。最初引起注意的是腹部搏动性肿块。较常见的症状为腹痛，多位于脐周或中上腹部，也可涉及背部，疼痛的发生与发展说明动脉瘤增大或小量出血，疼痛剧烈持续，并向背部、骨盆、会阴及下肢扩展，或在肿块上出现明显压痛，均为破裂征象。腹主动脉瘤常破裂入左腹膜后间隙，破入腹腔，偶可破入十二指肠或腔静脉，破裂后常发生休克。除非过分肥胖，搏动性肿块一般不难扪到，通常在脐至耻骨间，有时在肿块处可听到收缩期杂音，少数伴震颤。进行主动脉瘤的扪诊时，尤其有压痛者，必须小心，以防止其破裂。腹主动脉瘤压迫髂静脉可引起下肢水肿，压迫精索静脉可见局部静脉曲张，压迫一侧输尿管可致肾盂积水、肾盂肾炎及肾功能减退。

四、诊断和鉴别诊断

胸主动脉瘤的发现除根据症状和体征外，X线检查可在后前位及侧位片上发现主动脉影扩大，从阴影可以估计病变大小、位置和形态，在透视下可见到动脉瘤膨胀性搏动，但在动脉瘤中有血栓形成时搏动可不明显。主动脉瘤须与附着于主动脉上的实质性肿块区别，后者引起传导性搏动，主动脉造影可予鉴别。超声心动图检查可发现升主动脉的动脉瘤，病变处主动脉扩大。CT对诊断也很有价值。

腹主动脉瘤常在腹部扪及搏动性肿块后发现，但腹部扪及搏动不一定是动脉瘤，消瘦、脊柱前凸者的正常腹主动脉也常易被扪及。腹部听到收缩期血管杂音，也可能由于肾、脾、肠系膜等动脉的轻度狭窄，未必来自主动脉瘤，须加注意。超声检查对明确诊断极为重要，不少病例可在超声常规体检中发现。主动脉内径增宽，动脉前后壁间液性平段宽度增加，如有血栓形成则增宽的平段不明显，但动脉瘤的前后壁与心搏同步搏动均存在。超声检查还可明确病变大小、范围、形态及腔内血栓。CT检查更易发现腔内血栓及管壁的钙化，并能显示动脉瘤与邻近结构如肾动脉、腹膜后腔和脊柱等的关系。MRI检查判断瘤体大小及其与肾动脉和髂动脉的关系上价值等同于CT及腹部超声，其主要不足是图像分析费时且费用高。主动脉造影对定位诊断也有帮助，但腔内血栓可能影响其病变程度的评估；对于诊断不明确、合并肾动脉病变及准备手术治疗者仍主张做主动脉造影。

五、预后

据统计，腹主动脉瘤国内发病率约为 36.2/10 万，欧美国家 60 岁以上人群发生率可高达 2%～4%。由于有潜在主动脉瘤破裂的危险，自然病程中 5 年存活率仅为 19.6%。若不做手术，90% 胸主动脉瘤在 5 年内死亡。栓塞为腹主动脉瘤的另一并发症。

六、治疗

（一）外科手术治疗

包括动脉瘤切除与人造或同种血管移植术。对于动脉瘤不能切除者则可做动脉瘤包裹术。目前腹主动脉瘤的手术死亡率低于 5%，但对高龄，有心、脑、肺、肾等重要脏器损害者，手术死亡率可高达 60%。胸主动脉瘤的手术死亡率在 30%，以主动脉弓动脉瘤的手术危险性最大。动脉瘤破裂而不做手术者极少幸存，故已破裂或濒临破裂者均应立即手术。凡有细菌性动脉瘤者，还需给以长期抗生素治疗。对大小为 6cm 或 6cm 以上的主动脉瘤应作择期手术治疗。对 4～6cm 的主动脉瘤可密切观察，有增大或濒临破裂征象者应立即手术。

（二）介入手术治疗

介入手术治疗是治疗腹主动脉瘤和部分胸、降主动脉瘤可供选择的微创手术方法，尤其适应于有严重合并症而不能耐受腹主动脉瘤切除术的高危、高龄患者。

采用腹主动脉瘤腔内隔绝术（endovascular exclusion of abdominal aortic aneurysm）或经皮腔内血管支架置入术（percutaneous placement of expandable endovascular stent graft），经股动脉置入覆有人造血管膜的腔内支架，其两端分别固定在动脉瘤未累及的动脉壁上，从而将腹主动脉瘤瘤体与动脉血流隔绝，达到治疗目的。由于介入治疗避免了传统手术的腹部大切口，创伤小、失血少、术后对呼吸影响小，减少了全身并发症的发生，患者术后恢复较快，住院时间缩短。围手术期死亡率 0～25%，平均住院 2～4 天，手术成功率 92%～96%，因手术失败转传统手术治疗者为 0～6%。

动脉瘤近心端与肾动脉开口距离<1.5cm 和（或）直径>2.8cm；动脉瘤远心端与主动脉分叉距离<1.5cm；纵轴上瘤体近心端成角>60°；髂动脉多处硬化或弯曲度>90°，尤其伴广泛钙化；肠系膜下动脉是结肠的主要血供来源者不宜行本手术治疗。本手术虽有内漏、移位等并发症，但由于创伤小、出血少、恢复快等优势，应用前景广阔。

第三节 梅毒性主动脉炎

梅毒性主动脉炎（syphilitic aortitis）是梅毒螺旋体侵入人体后引起，临床表现为梅毒性主动脉炎，继而发生梅毒性主动脉瓣关闭不全、梅毒性主动脉瘤、梅毒性冠状动脉口狭窄和心肌树胶样肿，统称为心血管梅毒（cardiovascular syphilis），为梅毒的晚期表现。绝大部分患者所患的是后天性，先天性者罕见。

一、发病机制

梅毒螺旋体大多通过性接触而感染人体。从开始感染到晚期发生心血管梅毒的潜伏期为 5～30 年。男多于女。

螺旋体入血后，部分经肺门淋巴管引流到主动脉壁的营养血管引起闭塞性血管内膜炎，伴有血管周围浆细胞和淋巴细胞浸润，主动脉壁发炎累及动脉内膜和中膜，且以后者为主。主动脉任何部位都可受累，但以升主动脉和主动脉弓部最多，而极少侵入心肌或心内膜。主动脉中膜肌肉和弹性组织被破坏，为纤维组织所取代，也可出现巨细胞和梅毒树胶样病变。主动脉壁逐渐松弛，并可有钙化，导致动脉瘤的形成。主动脉内膜出现"树皮"样改变是梅毒性主动脉炎的特征，但不能以此作为确诊的根据。

梅毒感染可以从升主动脉蔓延到主动脉根部，引起主动脉瓣瓣环扩大和主动脉瓣联合处的分离，从而产生主动脉瓣关闭不全。主动脉瓣支持组织受到破坏和主动脉卷曲、缩短，导致严重的主动脉瓣反流。

二、临床表现

1. 单纯性梅毒性主动脉炎 多发生于升主动脉，亦可累及远端的降主动脉。患者多无症状，也可感到胸骨后不适或钝痛。由于主动脉扩大，叩诊时心脏上方浊音界增宽，主动脉瓣区第二心音增强，可闻及轻度收缩期杂音。10％的患者可发生主动脉瘤、主动脉瓣关闭不全、冠状动脉口狭窄等并发症。

2. 梅毒性主动脉瓣关闭不全（syphilitic aortic insufficiency） 是梅毒性主动脉炎最常见的并发症。轻者无症状，重者由于主动脉瓣大量反流，加以可能合并冠状动脉口狭窄，引起心绞痛。持久的主动脉瓣反流引起左心室负荷加重，逐渐出现左心衰竭。一旦出现心力衰竭，病程在 1～3 年内较快进展，发生肺水肿及右心衰竭，半数死亡。梅毒性主动脉瓣关闭不全的体征与其他病因引起的类似。

3. 梅毒性冠状动脉口狭窄（syphilitic coronary ostial stenosis）或阻塞 是梅毒性主动脉炎第二常见的并发症。病变累及冠状动脉开口处。由于冠状动脉狭窄发展缓慢，常有侧支循环形成，故极少发生大面积的心肌坏死。患者可有心绞痛，常在夜间发作，且持续时间较长。如冠状动脉口完全阻塞，患者可以突然死亡。

4. 梅毒性主动脉瘤（syphilitic aortic aneurysm） 是梅毒性主动脉炎最少见的并发症。多发生于升主动脉和主动脉弓，也可累及降主动脉和腹主动脉，呈囊状或梭状，但不会发生夹层分离。发生在不同部位的主动脉瘤，各有不同的症状和体征。

主动脉窦动脉瘤是梅毒性动脉瘤中具有特征性的一种。如发生在左或右主动脉窦并波及冠状动脉口，可引起心绞痛；如发生在后主动脉窦，则除非破裂，否则无症状或体征。主动脉窦动脉瘤破裂入肺动脉或右心室腔可出现严重右心衰竭，引起连续性杂音，颇似动脉导管未闭或主动脉、肺动脉间隔缺损；动脉瘤偶破入左心房，在背部可有连续性杂音，并有左心衰竭。

5. 心肌树胶样肿（gummata of myocardium） 累及心肌的树胶样肿极罕见，最常见的部位是左心室间隔底部。临床上可出现传导阻滞或心肌梗死（弥漫性心肌树胶样肿可引起顽固的心力衰竭）。

三、实验室检查

梅毒螺旋体存在于动脉的外膜层，近来采用 PCR 方法测定梅毒螺旋体的 DNA 来诊断梅毒螺旋体感染，特异性强，敏感性高，能提供迅速的最后确诊。目前主要还是用血清学检查来确诊梅毒螺旋体感染。

（一）非螺旋体血清试验（非特异性心脂抗体测定）

性病研究实验室（VDRL）试验，该试验简单、便宜、可标准化定量，用于普查筛选和治疗反应的随访，早期梅毒阳性率约 70%，Ⅱ期梅毒阳性率高达 99%，而晚期梅毒阳性率达 70%。

（二）梅毒螺旋体试验

荧光密螺旋体抗体吸附试验（FTA-ABS test），作为梅毒确诊试验，具有高度的敏感性和特异性。早期梅毒阳性率达 85%，在Ⅱ期梅毒阳性率高达 99%，在晚期梅毒阳性率至少为 95%。密螺旋体微量血细胞凝集试验（MHA-TP），在早期梅毒的阳性率仅为 50%～60%，但在Ⅱ期梅毒和晚期梅毒的敏感性和特异性与 FTA-ABS 试验相似。即使患者经过治疗，FTA-ABS 试验可终身保持阳性。

（三）密螺旋体 IgG 抗体测定

具有 FTA-ABS 试验特点，有高度敏感性和特异性，容易操作，特别适用于怀疑重复感染的病例和先天性梅毒与 HIV 混合感染者。

四、辅助检查

（一）胸部 X 线检查

单纯梅毒性主动脉炎时可见升主动脉近端扩张，伴升主动脉条索状钙化。主动脉结和胸降主动脉亦可有钙化，但以近头、臂动脉处的升主动脉钙化最广泛。病变处主动脉增宽。在有主动脉瓣关闭不全存在时，心脏向左下后方增大呈鞋形，在荧光屏下心脏与主动脉搏动剧烈，幅度大。在主动脉瘤时发现在相应部位主动脉膨出，呈膨胀性搏动。

（二）CT 和 MRI 检查

CT 用于胸部 X 线有怀疑病例的进一步筛选，能精确测量动脉瘤的大小，其精确度不亚于超声造影和动脉造影。MRI 能获得高分辨率静态影像，对胸主动脉病变有高度的诊断精确性。

（三）超声检查

超声心动图（包括经食管超声）可显示不同节段增宽、钙化动脉瘤（包括主动脉动脉瘤）以及主动脉瓣关闭不全。用超声多普勒测定主动脉瓣瓣口反流量，检测左心室大小、左心室射血分数，显示动脉瘤大小、部位和破裂部位等。

（四）心血管造影

逆行主动脉造影显示主动脉扩张或膨出部位和大小、主动脉瓣反流程度、左心室大小、心功能状况等。选择性冠状动脉造影用于有心绞痛怀疑有冠状动脉口狭窄时，该病冠状动脉狭窄仅限于开口处，而远处冠状动脉无狭窄病变，这与冠状动脉粥样硬化不同。

五、诊断和鉴别诊断

梅毒性心血管病患者有冶游史，有典型的梅毒或晚期梅毒临床表现、阳性的梅毒血清学反应，诊断不难。但应与风湿性瓣膜病和其他心脏疾病产生的杂音，以及一些其他疾病相鉴别。

（一）心脏瓣膜杂音的鉴别

1. 主动脉瓣区舒张期杂音　梅毒性主动脉炎根部扩张，引起主动脉瓣反流杂音，由于根部扩张所以在胸骨右缘第二肋间听诊最响；而风湿性主动脉瓣反流，由于往往伴有二尖瓣病变，右心室扩大，使心脏转位，所以舒张期杂音在胸骨左缘第3肋间处听诊最响。

2. 主动脉瓣区收缩期杂音　梅毒性主动脉瓣反流时在该区可以听到响亮的拍击样收缩早期喷射音和收缩期杂音。而风湿性主动脉瓣狭窄的杂音音调较高，在收缩中、晚期增强。主动脉粥样硬化者，瓣环钙化，近侧主动脉扩张，虽瓣膜本身无狭窄病变（相对性狭窄），也可以听到收缩期喷射性杂音，但在收缩早期增强，而且杂音持续时间较短。

3. 二尖瓣区舒张期杂音　梅毒性主动脉瓣严重反流产生 Austin-Flint 杂音，无收缩期前增强，不伴有心尖部第一心音增强和二尖瓣开放拍击音。可与风湿性二尖瓣狭窄引起的舒张期隆隆样杂音相鉴别。

（二）梅毒血清学假阳性反应的鉴别

1. VDRL 试验假阳性反应　在疾病的急性感染期（在 6 个月以内）要与非典型肺炎、疟疾、预防接种和其他细菌或病毒感染鉴别。在疾病的慢性感染期（在 6 个月以上）要与自身免疫性疾病（如系统性红斑狼疮）、吸毒（1/3 吸毒者假阳性）、HIV 感染、麻风和少数老龄人（>70 岁 1‰假阳性）的假阳性反应相鉴别。这些假阳性的效价在1∶8 或更低。这些患者应长期随访。

2. FTA-ABS 试验假阳性　在高球蛋白血症（类风湿关节炎、胆汁性肝硬化）、系统性红斑狼疮等患者有假阳性反应。后一种情况可能是一种链珠状的荧光反应，是由于抗 DNA 抗体引起的，不同于真正梅毒阳性结果，应严密随访。

（三）心绞痛的鉴别

心绞痛是梅毒性冠状动脉口狭窄最常见的临床表现，由于病程进展缓慢，并得到侧支循环的支持，所以很少发生心肌梗死，除非同时合并冠状动脉粥样硬化。发病年龄比冠心病要早，常常夜间发作，发作持续时间较长。

六、预后

单纯性梅毒性主动脉炎患者的平均寿命与常人相近。梅毒性主动脉瓣关闭不全的无症状阶段为 2～10 年（平均 6 年），症状出现后平均寿命为 5～6 年，约 1/3 的患者症状出现后可存活 10 年。存活时间主要取决于有无心力衰竭或心绞痛，如出现心力衰竭，一般存活 2～3 年，约 6% 的患者可长达 10 年以上。大多数患者在心功能失代偿后迅速恶化，重体力劳动者预后尤差，有冠状动脉开口闭塞者预后不良。主动脉瘤预后非常差，平均寿命在症状出现以后的 6～9 个月，2 年病死率为 80%，从症状发生到死亡间隔短达 1 周，主要死于破裂和阻塞性肺炎。

七、治疗

梅毒性主动脉炎一旦确立，为了防止进一步的损害，必须进行驱梅治疗。青霉素是治疗梅毒的特效药。可以用以下 2 种给药方法：①苄星青霉素 G 240 万 U，肌内注射，每周 1 次共 3 周，总量 720 万 U；②普鲁卡因青霉素 G 60 万 U，肌内注射，每天 1 次，共 21 天。对青霉素过敏者可选用头孢噻啶，每天肌内注射 0.5～1.0g，共 10 天。头孢曲松每天 250mg，肌内注射，共 5 天或 10 天。晚期梅毒和神经梅毒可以用 1～2g，肌内注射每天 1 次共 14 天。阿奇霉素每天 500mg，口服共 10 天。也可以用红霉素每次 500mg，每天 4 次，共 30 天。四环素每次 500mg 口服，每天 4 次，共 30 天。但通常疗效比青霉素差。驱梅治疗过程中，少数患者于治疗开始后一天出现发热、胸痛加剧等症状，此为大量螺旋体被杀死后引起的全身反应和局部水肿的结果，个别患者在治疗中发生冠状动脉口肿胀，狭窄加重，导致突然死亡。为防止此种反应，可在开始治疗数天内同时给肾上腺皮质激素，如口服泼尼松（强的松）每次 10mg，每 6h 1 次。有心力衰竭者须控制心力衰竭后再作驱梅治疗。如有神经梅毒或合并 HIV 感染，可大剂量青霉素 G 静脉给药。

梅毒性主动脉瘤需用手术治疗，手术的指征为动脉瘤直径达 7cm 或产生压迫症状或迅速膨大者。手术将动脉瘤切除，用同种动脉或血管代用品移植。有明显主动脉瓣反流者，可行主动脉瓣置换术。若有冠状动脉开口病变，则须行冠状动脉内膜剥脱术（或冠状动脉旁路移植术）。

八、预防

梅毒主要是不良社会活动的产物。树立新道德、新风尚，禁止非法性交往为防止梅毒传播的必要措施。对早期梅毒患者应用青霉素治疗，并随访血清试验，必要时重复治疗。

第四节 细菌性主动脉炎

一、病因

主动脉壁上原发性细菌感染引起主动脉炎、主动脉瘤，在广泛应用抗菌药物的今天是很罕见的。常见的细菌有葡萄球菌、链球菌、肺炎球菌、铜绿假单胞菌、沙门菌，其他革兰氏阴性细菌同样也能引起主动脉炎和主动脉瘤。沙门菌属常易感染在有动脉粥样硬化的血管上，也可以黏附在正常的动脉壁上，并直接渗透完整的血管内膜。结核杆菌的感染通常来自肺门淋巴结直接扩散引起的结核性主动脉炎。

二、发病机制

主动脉通过以下机制受感染：感染性心内膜炎败血症栓子，邻近组织感染接触，外伤或心血管检查导致细菌在循环中直接沉积，以及长期应用免疫抑制药和免疫系统缺陷的患者容易受感染产生败血症引起化脓性主动脉炎。主动脉壁变薄形成囊性主动脉瘤，有很高的破裂率。结核性主动脉炎干酪样坏死的肉芽肿损害，影响主动脉壁中层形成假性动脉瘤，有穿孔的可能，偶尔侵入主动脉瓣瓣环和邻近组织。

三、临床表现和诊断

大多数患者有寒战、高热，多达50％的患者在病变部位有触痛以及动脉瘤扩张的症状，在腹部有时可触到有触痛的腹块，中性粒细胞计数增高，红细胞沉降率升高，血培养阳性对诊断有帮助。但约有15％的病例发现血培养阴性，所以血培养阴性不能排除诊断。

超声心动图检查（包括经食管超声心动图检查）可以确立动脉瘤的诊断。CT扫描、MRI和主动脉造影同样可以做出诊断。

四、防治

感染性主动脉炎发展到主动脉瘤非常迅速，动脉瘤最后会破裂。沙门菌属感染和其他革兰氏阴性细菌感染，趋向于早期破裂和死亡，总死亡率超过50％，所以应早期诊断、早期治疗。静脉内应用足量高敏的抗菌药物，切除感染的主动脉瘤和周围组织，术后继续应用抗菌药物至少6周。

第五节 巨细胞性主动脉炎

巨细胞性主动脉炎病因不明，但多发于年龄偏大的患者（平均70岁），女性多于男性。本病比多发性大动脉炎常见，主要影响大动脉和中等大小的动脉。约

15％的病例累及主动脉和主动脉弓及其分支，主动脉狭窄罕见。升主动脉壁变薄，可能形成胸主动脉瘤、继发性主动脉瓣关闭不全。中等动脉受累包括颈动脉、颞动脉和冠状动脉等。

病理学改变首先是淋巴细胞浸润，几乎全身每个脏器的动脉内都能见到弹力层破坏，内、外膜增厚，局灶坏死和肉芽肿伴多核细胞浸润。

临床表现发热、不适、头痛、视力改变、体重减轻等。可以发生动脉瘤破裂、主动脉夹层分离和心肌梗死。约有 30％的病例有风湿样多肌痛。由于颞动脉受累，诊断可通过颞动脉活检做出。

皮质类固醇是主要的治疗方法，可用泼尼松龙治疗，动脉瘤、主动脉夹层可选择手术治疗。

第十四章 ▶▶

先天性心脏病

第一节　概　　述

先天性心脏病是胎儿时期心脏血管发育异常而致的畸形，是小儿最常见的心脏病。近几年来发病率有逐渐上升的趋势，由于严重的和复杂畸形的患儿在出生后数周及数月夭折，因此复杂的心血管畸形在年长儿比婴儿期少见。近半个世纪来，由于心血管检查、心血管造影术和超声心动图的应用以及在低温麻醉剂体外循环下心脏直视手术的发展，使临床上对复杂性先天性心脏病的诊断和治疗发生了根本性的变化。许多常见的先天性心脏病得到了准确诊断，大多数可以得到根治；部分新生儿时期的复杂畸形，如大动脉错位等，亦可及时诊断，手术治疗。因此，先天性心脏病的预后大为改观。

一、先天性心脏病的分类

先天性心脏病的分类方法有多种，这里介绍三种分类方法。

（一）传统分类方法

主要根据血流动力学变化将先天性心脏病分为三组。

1. 无分流型（无青紫型） 即心脏左右两侧或动静脉之间无异常通路和分流，不产生发绀，包括主动脉缩窄、肺动脉瓣狭窄、主动脉瓣狭窄以及肺动脉瓣狭窄、单纯性肺动脉扩张、原发性肺动脉高压等。

2. 左向右分流组（潜伏青紫型） 此型有心脏左右两侧血流循环途径之间异常的通道。早期由于心脏左半侧体循环的压力大于右半侧肺循环压力，所以平时血流从左向右分流而不出现青紫。当啼哭、屏气或任何病理情况，致使肺动脉或右心室压力增高，并超过左心压力时，则可使血液自右向左分流而出现暂时性青紫。如房间隔缺损、室间隔缺损、动脉导管未闭、主肺动脉隔缺损，以及主动脉窦动脉瘤破入右心或肺动脉等。

3. 右向左分流组（青紫型） 该组所包括的畸形也构成了左右两侧心血管腔内的异常交通。右侧心血管腔内的静脉血，通过异常交通分流入左侧心血管腔，大量静脉血注入体循环，故可出现持续性青紫。如法洛四联症、法洛三联症、右心室双出口和完全性大动脉转位、永存动脉干等。

（二）遗传学分类

遗传病共分五大类，即单基因遗传病、多基因遗传病、染色体遗传病、线粒体病和体细胞遗传病，前四种均与心血管病有关。体细胞遗传病主要与肿瘤有关，本节不作叙述。

1. 单基因遗传病 即孟德尔遗传病，包括常染色体显性遗传、常染色体隐性遗传、X 连锁遗传、Y 连锁遗传。目前约有 120 种单基因病伴有心血管系统缺陷性综合征，其中部分已确定了分子遗传缺陷的基因定位及基因突变，如常染色体显性遗传方式的马方综合征、Noonan 综合征、Holt-Oram 综合征、不伴耳聋的长 Q-T 综合征（LQT）和主动脉瓣上狭窄等；常染色体隐性遗传方式的有 Ellis-van 综合征、伴耳聋的 LQT 综合征等。

2. 多基因遗传病 是指与两对以上基因有关的遗传病，其发病既与遗传因素有关，又受环境因素影响，故也称多因子遗传。如法洛四联症等。

3. 染色体遗传病 即由染色体畸变所致疾病在人类染色体病中约有 50 种伴有心血管异常。常见的主要有 21-三体综合征（Down 综合征），该综合征心血管受累的频率为 40%～50%，主要为心内膜垫缺损、室间隔缺损和房间隔缺损，法洛四联症和大动脉转位也有报道。18-三体综合征（Eward 综合征）心血管受累的频率接近 100%，最常见的为室间隔缺损和动脉导管未闭，房间隔缺损也很常见，其他心脏异常包括主动脉瓣和（或）肺动脉瓣畸形、肺动脉瓣狭窄、主动脉缩窄、大动脉转位、法洛四联症、右位心和血管异常。13-三体综合征（Patau 综合征）心血管受累的频率约为 80%，常见的有动脉导管未闭、室间隔缺损、房间隔缺损、肺动脉狭窄、主动脉狭窄和大动脉转位等。这三种综合征的大部分患儿被认为染色体不分离所致，也与母亲生育年龄有关。

4. 线粒体遗传病 是一类由线粒体 DNA 突变所致，主要累及神经系统、神经肌肉方面的遗传性疾病，有些心肌病属于线粒体病。

（三）Silber 分类法

以病理变化为基础，同时结合临床表现和心电图表现对先天性心脏病进行分组。

（1）单纯心血管间交通：包括心房水平分流（如房间隔缺损、Lutembacher 综合征、部分性肺静脉异位引流、完全性肺静脉异位引流及单心房、三心房），室间隔缺损，动脉导管未闭及主肺动脉隔缺损。

（2）心脏瓣膜畸形：包括主动脉瓣狭窄、主动脉瓣二瓣化畸形、肺动脉瓣狭窄、肺动脉瓣关闭不全、埃布斯坦（Ebstein）畸形及二尖瓣关闭不全。

（3）血管畸形：包括主动脉缩窄、假性主动脉缩窄、主动脉弓畸形、永存动脉干、主动脉窦瘤、冠状动-静脉瘘、起源于主动脉的肺动脉畸形、原发性肺动脉扩张、肺动-静脉瘘、肺动脉狭窄及永存左上腔静脉。

（4）复合畸形：包括法洛四联症、完全性心内膜垫缺损、大血管转位、单心室、三尖瓣闭锁及肺动脉瓣闭锁合并完整室间隔。

（5）立体构相异常：包括右位心合并内脏转位、单纯右位心、中位心及左位心。

（6）心律失常：包括先天性房室传导阻滞、先天性束支传导阻滞、致命性家族性心律失常及预激综合征。

（7）心内膜弹力纤维增生症。

（8）家族性心肌病。

（9）心包缺失。

（10）心脏异位和左心室憩室。

二、病因及发病机制

心脏病是遗传和环境因素等复杂关系相互作用的结果，下列因素可能影响到胎儿的发育而产生先天性畸形。

（一）胎儿发育的环境因素

1. 感染　妊娠前三个月患病毒或细菌感染，尤其是风疹病毒，其次是柯萨奇病毒，其出生的婴儿先天性心脏病的发病率较高。

2. 其他　如羊膜的病变、胎儿受压、妊娠早期先兆流产、母体营养不良、糖尿病、苯丙酮尿症、高钙血症、放射线和细胞毒性药物在妊娠早期的应用、母亲年龄过大等均有使胎儿发生先天性心脏病的可能。

（二）遗传因素

先天性心脏病具有一定程度的家族发病趋势，可能因父母生殖细胞、染色体畸变所引起的。遗传学研究认为，多数的先天性心脏病是由多个基因与环境因素相互作用所形成。

（三）其他

有些先天性心脏病在高原地区较多，有些先天性心脏病有显著的男女性别间发病差异，说明出生地海拔高度和性别也与本病的发生有关。在先天性心脏病患者中，能查到病因的是极少数，但加强对孕妇的保健，特别是在妊娠早期积极预防风疹、流感等风疹病毒性疾病和避免与发病有关的一切因素，对预防先天性心脏病具有积极意义。

三、症状

（一）心力衰竭

新生儿心力衰竭被视为一种急症，通常大多数是由于患儿有较严重的心脏缺损。其临床表现是由肺循环、体循环充血，及心输出量减少所致。患儿面色苍白、憋气、呼吸困难和心动过速，心率每分钟可达160～190次，血压常偏低。可听到奔马律。肝大，但外周水肿较少见。

（二）发绀

其产生是由于右向左分流而使动静脉血混合。在鼻尖、口唇、指（趾）甲床最明显。

（三）蹲踞

患有发绀型先天性心脏病的患儿，特别是法洛四联症的患儿，常在活动后出现蹲踞体征，这样可增加体循环血管阻力从而减少心隔缺损产生的右向左分流，同时也增加静脉血回流到右心，从而改善肺血流。

（四）杵状指（趾）和红细胞增多症

发绀型先天性心脏病几乎都伴杵状指（趾）和红细胞增多症。杵状指（趾）的机理尚不清楚，但红细胞增多症是机体对动脉低血氧的一种生理反应。

（五）肺动脉高压

当间隔缺损或动脉导管未闭的患者出现严重的肺动脉高压和发绀等综合征时，被称为艾森门格综合征。临床表现为发绀，红细胞增多症，杵状指（趾），右心衰竭征象，如颈静脉怒张、肝大、周围组织水肿，这时患者已丧失了手术的机会，唯一等待的是心肺移植。患者大多数在 40 岁以前死亡。

（六）发育障碍

先天性心脏病的患儿往往发育不正常，表现为瘦弱、营养不良、发育迟缓等。

（七）其他

胸痛、晕厥、猝死。

四、诊断

确定是否患有先天性心脏病可根据病史、症状、体征和一些特殊检查来综合判断。

（一）病史

1. 母亲的妊娠史 妊娠最初 3 个月有无病毒感染、放射线接触、服药史，以及糖尿病史、营养障碍、环境与遗传因素等。

2. 常见的症状 呼吸急促，发绀，尤其注意发绀出现时的年龄、时间，与哭叫、运动等有无关系，是阵发性的还是持续性的。心力衰竭症状：心率增快（可达 180 次/分），呼吸急促（50～100 次/分），烦躁不安，吃奶时因呼吸困难和哮喘样发作而停顿等。反复发作或迁延不愈的上呼吸道感染，面色苍白、哭声低、呻吟、声音嘶哑等，也提示有先天性心脏病的可能。

3. 发育情况 先天性心脏病患儿往往营养不良、躯体瘦小、体重不增、发育迟缓等，并可有蹲踞现象。

（二）体格检查

如体格检查发现有心脏典型的器质性杂音、心音低钝、心脏增大、心律失常、肝大时，应进一步检查排除先天性心脏病。

（三）特殊检查

1. X线检查 应熟悉正常婴儿胸部X线的特点，如胸腺增大，心胸比例可达55%，新生儿心脏可呈球形等。X线透视可了解心房、心室和大血管的位置、形态、轮廓、搏动以及有无"肺门舞蹈症"等情况。必要时可做食管吞钡检查，观察有无压痕或移位及食道与大动脉的关系等。摄片检查通常采取前后位及侧位，有时辅以左前斜位或右前斜位。此外，可根据需要选择记波摄片、断层摄片或心血管造影。先天性心脏病患儿可有肺纹理增加或减少、心脏增大。但是肺纹理正常、心脏大小正常，并不能排除先天性心脏病。

2. 超声心动图检查 超声心动图是一项无痛、非侵入性的检查方法，能显示心脏内部结构的精确图像，对心脏各腔室和血管大小进行定量测定，用以诊断心脏解剖上的异常及其严重程度，是目前最常用的先天性心脏病的诊断方法之一。可分为M型超声心动图、二维超声心动图心脏扇形切面显像、三维超声心动图、多普勒彩色血流显像等。目前使用最多的是二维超声心动图心脏扇形切面显像和多普勒彩色血流显像。

3. 心电图检查 能反映心脏位置、心房、心室有无肥厚及心脏传导系统的情况。

4. 心脏导管检查 是先天性心脏病进一步明确诊断和决定手术前的重要检查方法之一。根据检查部位不同，分为右心、左心导管检查两种，临床上以右心导管较为常用。通过导管检查，了解心腔及大血管不同部位的血氧含量和压力变化，明确有无分流及分流的部位。

5. 心血管造影 通过导管检查仍不能明确诊断而又需考虑手术治疗的患者，可做心血管造影。将含碘造影剂在机械的高压下，通过心导管迅速地注入心脏或大血管，同时进行连续快速摄片或拍摄电影，观察造影剂所示心房、心室及大血管的形态、大小、位置以及有无异常通道或狭窄、闭锁不全等。造影术分为静脉、选择性和逆行三种方法。最常用的是选择性造影，即将导管查到需要显像了解的部位近端，然后注射造影剂：如法洛四联症一般将造影剂注入右心室，以便观察肺血管形态和主动脉骑跨等情况。

6. 色素稀释曲线测定 将各种染料（如伊文思蓝、美蓝等），通过心导管注入循环系统的不同部位，然后测定指示剂在动脉或静脉血中稀释过程形成的浓度曲线变化，根据此曲线的变化可判断分流的方向和位置，进一步计算出心排血量和肺血容量等。

7. 磁共振成像 这是20世纪80年代初期应用于临床的一项非侵入性心脏检查技术，今后有可能代替心导管检查心内分流、定性和定量研究瓣膜反流、计算心室容量和射血分数等。电影磁共振成像也已用于临床。

根据以上的病史、体检及特殊检查得出的阳性体征，加以综合分析判断，以明确先天性心脏病的诊断。

第二节 房间隔缺损

一、疾病概述

房间隔缺损（atrial septal defect，ASD），简称房缺，是先天性心脏病中最常见的一种病变。房间隔缺损多发于女性，与男性发病率之比约为 2：1。房间隔缺损是左右心房之间的间隔发育不全，遗留缺损，造成血流可相通的先天性畸形。胚胎的第 4 周末，原始心腔开始分隔为四个房室腔。发育的过程是：原始心腔腹背两侧的中部向内突出生长增厚，形成心内膜垫。腹背两心内膜垫逐渐靠近，在中线互相融合，其两侧组织则形成房室瓣膜组成的一部分，在右侧为三尖瓣的隔瓣，左侧为二尖瓣的大瓣。此外，侧垫亦发育成瓣膜，共同组成三尖瓣和二尖瓣，将心房和心室隔开。与此同时，心房和心室由间隔自中线的两端向心内膜垫生长，将心分隔成为两个心房和两个心室（图 14-1）。

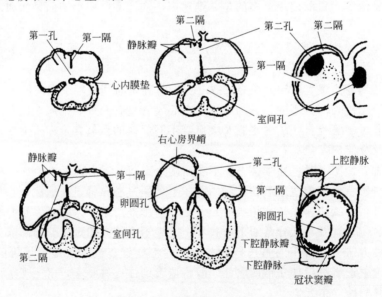

图 14-1 胚胎期心房间隔发育

心房间隔自后上壁中线开始，对向心内膜垫生长，下缘呈新月形，终于和心内膜垫融合，称为原发房间隔，将心房分隔为左、右两个腔隙。

如在发育的过程中，原发房间隔停止生长，不与心内膜垫融合而遗留间隙，即成为原发孔（或第一孔）缺损。在原发缺损病例中，往往有房室瓣膜甚至心内膜垫发育不全现象，如二尖瓣大瓣和三尖瓣隔瓣的分裂，以及腹背心内膜垫呈分裂状态而未融合，称为房室通道。有时还兼有室间隔缺损。

当原发房间隔向下生长而尚未和心内膜垫融合以前，其上部逐步被吸收，构成两侧心房的新通道，称为房间隔继发孔。在继发孔形成的同时，于原发房间隔的右侧，另有继发房间隔出现，其下缘的新月形开口并不对向心内膜垫，而是偏向后下方，对向下腔静脉入口生长。

为了维持胎儿左心的血循环，继发房间隔的下缘和原发房间隔的上缘虽然互相接触，但并不融合。原发房间隔如同瓣膜（卵圆孔瓣膜），只允许血液自右向左转流，而能防止自左向右的逆流。继发房间隔遗留的缺损呈卵圆形，称为卵圆孔。

婴儿出生后，开始呼吸，肺循环的血容量大为增加，但左、右心室肌肉的厚度和发育依然是相等的。随着婴儿的成长，主动脉瓣超过肺动脉时，左心室肌肉开始增生、肥厚，压力逐渐增大，影响左心房血液的排出。因而使左心房压力大于右心房，卵圆孔瓣膜紧贴继发房间隔，关闭卵圆孔。一般在第 8 个月或更长的时间，完全断绝左、右两心房间的血运。但有 20％～25％的正常人，卵圆孔瓣膜和房间隔并不全部融合，遗留着探针大小的小孔，称为卵圆孔未闭。这种小孔的存在，并不引起血液分流，在临床上并无重要意义。但在施行心脏导管术检查时，偶尔心导管可能通过卵圆孔进入左心房，这应该值得注意，以免与房间隔缺损混淆。

如原发房间隔被吸收过多，或继发房间隔发育障碍，则上下两边缘不能接触，遗留缺口，形成继发孔（或第二孔）缺损，这是临床上常见的一种。有时原发孔和继发孔缺损可同时存在。

二、疾病类型

房间隔缺损分类方法较多，各学者意见尚不一致。根据胚胎学和病理解剖，分为两大类，即原发孔型缺损和继发孔型缺损，继发孔型又分为上腔型、下腔型、中央型、混合型。

三、病理生理

继发孔型房间隔缺损由于正常左、右心房之间存在着压力阶差，左心房的氧合血经缺损分流至右心房，体循环血流量减少，可引起患儿发育迟缓，体力活动受到一定限制，部分患者亦可无明显症状。氧合血进入肺循环后可引起肺小血管内膜增生及中层肥厚等病变，导致肺动脉压及肺血管阻力升高，但其进程较缓慢，多出现在成人患者。

原发孔型房间隔缺损又称部分心内膜垫缺损或房室管畸形。在胚胎发育过程中心内膜垫发育缺陷所致。形成一个半月形的大型房间隔缺损，位在冠状静脉窦的前下方，缺损下缘邻近二尖瓣环，常伴有二尖瓣裂。

图 14-2 显示了有房间隔缺损的心脏，导致了左心房富氧血液与右心房缺氧血液的混合。

房间隔缺损的大小并不完全相同。小的房间隔缺损只会将一小部分血液渗漏到另一侧心房。很小的房间隔缺损不会影响心脏的正常工作，因此也没有必要进行特殊的治疗。很多较小的缺损随着孩子的发育甚至会自行闭合。而较大的缺损则会导致比较多的血液流入另一侧的心房，而且通常也不太可能自行闭合。

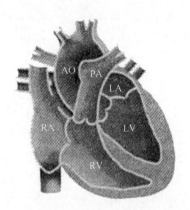

图 14-2　房间隔缺损

LA—左心房；LV—左心室；RA—右心房；RV—右心室；AO—主动脉；PA—肺动脉

据美国心肺与血液研究院统计，大约 50％的房间隔缺损可能会自行闭合或者很小而不必治疗，而另外 50％的缺损则需要心导管手术的治疗。

四、临床表现

1. 继发孔型房间隔缺损　活动后心悸、气短、疲劳是最常见的症状。但部分儿童可无明显症状。房性心律失常多见于成年患者。若有严重肺动脉高压引起右向左分流者，可出现发绀。

2. 原发孔型房间隔缺损　活动后感心悸、气短，易发生呼吸道感染。伴有严重二尖瓣关闭不全者，早期可出现心力衰竭及肺动脉高压等症状。患儿发育迟缓，心脏扩大，心前区隆起。

五、诊断检查

（一）胸部 X 线检查

左至右分流量大的病例，胸部 X 线检查显示心脏扩大，尤以右心房、右心室增大最为明显。肺动脉总干明显突出，两侧肺门区血管增大，搏动增强，在透视下有时可见到肺门舞蹈症、肺野血管纹理增粗、主动脉弓影缩小（图 14-3）。慢性充血性心力衰竭患者，由于极度扩大的肺部小血管压迫气管，可能显示间质性肺水肿、肺实变或肺不张等 X 线征象。

（二）心电图检查

典型的病例常显示右心室肥大，不完全性或完全性右束支传导阻滞，心电轴右偏，P 波增高或增大，P-R 间期延长，额面心向量图 QRS 环呈顺时针方向运行。30 岁以上的病例室上性心律失常逐渐多见，起初表现为阵发性心房颤动，以后持续存在。房间隔缺损成年人病例，呈现心房颤动者约占 20％。

（三）超声心动图检查

超声心动图检查显示右心室内径增大，左室面心室间隔肌部在收缩期与左室后

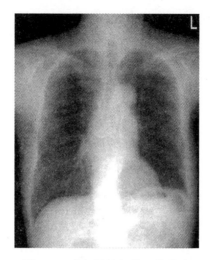

图 14-3 房间隔缺损的 X 线胸片

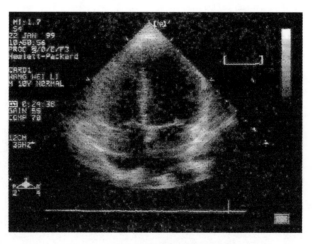

图 14-4 房间隔缺损的超声心动图

壁呈同向的向前运动，与正常者相反，称为室间隔矛盾运动（图 14-4）。双维超声心动图检查可直接显示房间隔缺损的部位和大小。

（四）心导管检查

右心导管检查是诊断心房间隔缺损的可靠方法。右心房、右心室和肺动脉的血液氧含量高于腔静脉的平均血液氧含量达 1.9％以上，说明心房水平有由左至右血液分流。

此外，心导管进入右心房后可能通过房间隔缺损进入左心房，从心导管在缺损区的上下活动幅度，尚可推测缺损的面积。从大隐静脉插入的心导管通过房间隔缺损进入左心房的机遇更多。

六、鉴别诊断

（一）本病体征不很明显的患者需与正常生理情况相鉴别

如仅在胸骨左缘第 2 肋间闻及 2 级吹风样、收缩期杂音、伴有第二心音分裂或亢进，则在正常儿童中亦常见到，此时如进行 X 线、心电图、超声心动图检查发现有本病的征象，才可考虑进一步做右心导管检查等确诊。

（二）较大的心室间隔缺损

因左至右的分流量大，其 X 线、心电图表现与本病可极为相似，体征方面亦可有肺动脉瓣区第二心音的亢进或分裂，因此可能造成鉴别诊断上的困难。但室间隔缺损杂音的位置较低，常在胸骨左缘第 3、第 4 肋间，且多伴震颤，左心室常有增大等可资鉴别。但在儿童患者，尤其是与第一孔未闭型的鉴别仍然不易，此时超声心动图、右心导管检查等有助于确立诊断。此外，左心室-右心房沟通（一种特殊类型的心室间隔缺损）的患者，其体征类似高位心室间隔缺损，右心导管检查结果类似房间隔缺损，也要注意鉴别。

（三）瓣膜型单纯肺动脉口狭窄

其体征、X 线和心电图的表现，与本病有许多相似之处，有时可造成鉴别上的困难。但瓣膜型肺动脉口狭窄时，杂音较响，常伴有震颤，而肺动脉瓣区第二心音减轻或听不见；X 线片示肺野清晰，肺纹稀少，可资鉴别。超声心动图见肺动脉瓣的异常，右心导管检查发现右心室与肺动脉间有收缩期压力阶差，而无分流的证据，则可确诊。

（四）原发性肺动脉高压

其体征和心电图表现，与本病颇为相似；X 线检查亦可发现肺动脉总干弧凸出，肺门血管影增粗，右心室和右心房增大；但肺野不充血或反而清晰，可资鉴别。右心导管检查可发现肺动脉压明显增高而无左至右分流的证据。

七、治疗方法

先天性心脏病治疗方法有两种：手术治疗与介入治疗。

（一）手术治疗

手术治疗为主要治疗方式。手术最佳治疗时间取决于多种因素，其中包括患儿的年龄及体重、全身发育及营养状态等。一般简单先天性心脏病，建议 1～5 岁，因为年龄过小，体重偏低，全身发育及营养状态较差，会增加手术风险；年龄过大，心脏会代偿性增大，有的甚至会出现肺动脉压力增高，同样会增加手术难度，术后恢复时间也较长。对于合并肺动脉高压、先天畸形严重且影响生长发育、畸形、威胁患儿生命、复杂畸形需分期手术者手术越早越好，不受年龄限制。

（二）介入治疗

1. 关于房间隔缺损的介入治疗发展过程　1976 年，King 及 Miller 应用双面伞封堵器关闭成人型房间隔缺损获得成功，但由于递送系统过于粗大，仅堵塞＜20mm 的房间隔缺损，难以临床推广。至 20 世纪 80 年代，Rashkind 等应用堵塞动脉导管未闭的双面伞关闭房间隔缺损，但仅用于＜10mm 的房间隔缺损；此后虽几经改进，但由于递送导管仍粗大、成功率不高、应用范围小，仍不能适应临床应用需要。但为以后进一步的材料研制及方法学的改进提供了不少有用的借鉴与依据。不少改进型及创新的堵塞装置不断推出，包括 Sideris 纽扣式堵塞装置、CardioSEAL 和 StarFlex 闭合器等，都经一些心血管中心临床应用，获得一定疗效，但在堵塞效果、使用范围及操作方法上都不能满足临床需求。直至 1997 年 Amplatzxr 房间隔封堵装置（图 14-5）由于其自膨性、自向心性、可回收再定位、操作简便、稳定、递送系统小、残余分流少、很快为临床所接受，使房间隔的介入治疗获得突破性进展。

手术治疗和介入治疗两者的区别主要在于，手术治疗适用范围较广，能根治各种简单、复杂先天性心脏病，但有一定的创伤，术后恢复时间较长，少数患者可能出现心律失常、胸腔积液、心腔积液等并发症，还会留下手术瘢痕影响美观。而介入治疗适用范围较窄，价格较高，但无创伤，术后恢复快，无手术瘢痕。

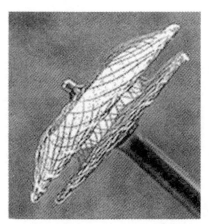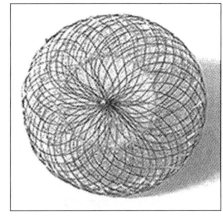

图 14-5　房间隔缺损封堵器

2. 房间隔介入治疗的适应证　继发孔型房间隔缺损，缺损边缘至冠状静脉窦、上下腔静脉及有上肺静脉的距离≥5mm，至房室瓣的距离≥7mm；房缺伸展径≥4mm，成人≤35mm，儿童通常≤30mm，其房间隔缺损长径应大于 ASD 伸展径14mm；年龄通常≥3 岁。外科修补术后残余分流；复杂先心病做 Fontan 等手术后留有房间隔通道，一旦血流动力学完成调整，经血流动力学检测后可堵塞房间隔通道；卵圆孔未闭合并脑卒中，尚需进一步研究。

3. 房间隔缺损介入治疗禁忌证　原发孔型房缺；静脉窦型房缺；需外科手术的心脏畸形；严重肺动脉高压伴双向或右向左分流；心内膜炎或出血性疾病；下腔静脉血栓形成，心腔内血栓形成；封堵术前 1 个月内有严重感染、败血症等。

目前我国采用进口 Ampatzxi 封堵器治疗房间隔缺损封堵术达 3500 余例，技术成功率 98.1%。严重并发症发生率为 0.9%（包括封堵器脱落 0.5%，心包堵塞 0.4%），死亡率仅 0.2%（图 14-6 为房间隔缺损封堵示意图）。

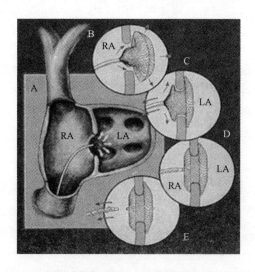

图 14-6　房间隔缺损封堵示意图
LA—左心房；RA—右心房

随着介入器材的不断改进、介入经验的积累和操作技术的提高，先天性心脏病介入治疗的范围将会日趋扩大，如先天性心脏病复合畸形的介入治疗、外科术后残余分流或残余狭窄的介入治疗、介入技术与外科手术联合治疗复杂先天性心脏病等。

不可否认，仍然有一部分先天性心脏病是无法通过介入技术治疗的，因此在治疗之前，应该进行全面的检查，严格区分介入治疗和外科手术治疗的适应证，权衡利弊，制定合理、可行的最佳方案。

4. 先天性心脏病介入治疗与外科手术相比的优点

（1）无需在胸背部切口，仅在腹股沟部留下一个针眼（3mm 左右）。由于创伤小，痛苦小，术后几天就能愈合，不留瘢痕；也无需打开胸腔，更不需切开心脏。

（2）治疗时无需实施全身外循环、深低温麻醉。患儿仅需不插管的基础麻醉就能配合，大龄患儿仅需局部麻醉。这样，可避免体外循环和麻醉意外的发生，也不会对儿童的大脑发育产生影响。

（3）由于介入治疗出血少，不需要输血，从而避免了输血可能引起的不良反应。

（4）相比外科手术，介入治疗手术时间较短，住院时间短，术后恢复快。一般在 30min～1h 左右就开始进饮，术后 20h 就可下床活动，住院 1～3d 可出院，局麻的患儿可在门诊完成。

目前，对合适做介入治疗的患儿，各种介入治疗的成功率在 98% 以上，术后并发症少于外科手术。而且它就像外科手术一样，可起到根治效果。

室间隔缺损

一、疾病概述

室间隔缺损（ventricular septal defect，VSD），简称室缺，指室间隔在胚胎发育不全，形成异常交通，在心室水平产生左向右分流，它可单独存在，也可是某种复杂心脏畸形的组成部分。室缺是最常见的先天性心脏病。

室间隔缺损约占先天性心脏病总数20%，可单独存在，也可与其他畸形并存。缺损在0.1～3cm间，位于膜部者则较大，肌部者则较小，后者又称Roger氏病。缺损若<0.5cm则分流量较小，多无临床症状。缺损小者以右心室增大为主，缺损大者左心室较右心室增大明显。

二、疾病类型

根据缺损的位置，可分为三型。

1. 斗部缺损 又分为干下型（室上幡上缺损）和幡内型缺损（室上幡下缺损）。干下型位于右心室流出道，室上幡上方和主、肺动脉瓣之下，少数病例合并主、肺动脉瓣关闭不全。幡内型缺损位于室间隔膜部，此型最多见，占60%～70%。

2. 膜局部缺损 又分为单纯膜部、膜周型和隔瓣后缺损，其中隔瓣后缺损位于右心室流入道，三尖瓣隔瓣后方，约占20%。

3. 肌部缺损 位于心尖部，为肌小梁缺损，收缩期时间隔心肌收缩使缺损变小，所以左向右分流量。

三、病理生理

室间隔缺损意味着隔离左右心室（心脏下部的两个腔室）的间隔出现了缺损。这种心脏缺损会导致左心室的富氧血液流入右心室而不是正常流入主动脉。而室间隔缺损导致了左心室富氧血液与右心室缺氧血液的混合。

VSD也是大小不一。较小的VSD临床表现不明显，甚至有可能自行闭合。而较大的VSD会导致大量的血液由左心室分流到右心室，肺循环的血流量可达到体循环的3～5倍，不但会导致左心室负荷过重，而且由于右心室血液过多，进而导致右侧心脏及肺部血压过高。随着病情的发展，由于肺循环量持续增加，并以相当高的压力冲向肺循环，致使肺动脉发生痉挛，产生动力性肺动脉高压。日久肺小动脉发生病理性变化，中层和内膜层增厚，使肺循环阻力增加，产生梗阻型肺动脉高压。此时左向右分流量显著减少，最后出现双向分流或反向分流而呈现发绀。当肺动脉高压显著时，产生右向左分流，即称为艾森曼格（Eisenmenger）综合征。

四、临床表现

在心室水平产生左至右的分流，分流量多少取决于缺损大小。缺损大者，肺循环血流量明显增多，流入左心房、左心室后，在心室水平通过缺损口又流入右心室，进入肺循环，因而左、右心室负荷增加，左、右心室增大，肺循环血流量增多导致肺动脉压增加，右心室收缩期负荷也增加，最终进入阻塞性肺动脉高压期，可出现双向或右至左分流。

缺损小者，可无症状。缺损大者，症状出现早且明显，以致影响发育，有心悸气喘、乏力和易肺部感染。严重时可发生心力衰竭。有明显肺动脉高压时，可出现发绀，本病易并发感染性心内膜炎。

心尖搏动增强并向左下移位，心界向左下扩大，典型体征为胸骨左缘Ⅲ～Ⅳ肋间有 4～5 级粗糙收缩期杂音，向心前区传导，伴收缩期细震颤。若分流量大时，心尖部可有功能性舒张期杂音。肺动脉瓣第二音亢进及分裂。严重的肺动脉高压，肺动脉瓣区有相对性肺动脉瓣关闭不全的舒张期杂音，原间隔缺损的收缩期杂音可减弱或消失。

五、诊断检查

（一）X 线检查

小型室间隔缺损心肺 X 线检查，无明显改变。中度以上缺损心影轻度到中度扩大，左心缘向左向下延长，肺动脉圆锥隆出，主动脉结变小，肺门充血。重度阻塞性肺动脉高压心影扩大反而不显著，右肺动脉粗大，远端突变小，分支呈鼠尾状，肺野外周纹理稀疏。室间隔缺损 X 线胸片见图 14-7。

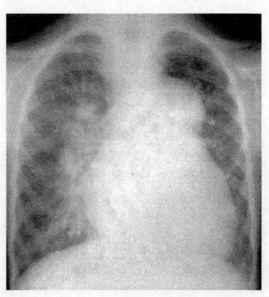

图 14-7　室间隔缺损 X 线胸片

（二）心电图检查

缺损小者，心电图示正常或电轴左偏。缺损较大者，随分流量和肺动脉压力增大而示左心室高电压、肥大或左右心室肥大。严重肺动脉高压者，则示右心肥大或伴劳损。

（三）超声心动图

左心房、左心室、右心室内径增大，室间隔回音有连续中断，室间隔活动正常，主动脉内径缩小（图14-8）。多普勒超声：由缺损右室面向缺孔和左室面追踪可深测到最大湍流，能直接见到分流的位置、方向和区别分流的大小。

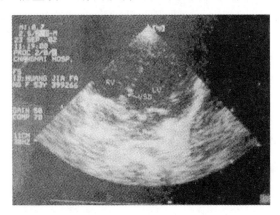

图14-8　室间隔缺损超声心动图

（四）心导管检查

右心室水平血氧含量高于右心房0.9%容积以上，小型缺损者增高不明显。大型缺损者，偶尔导管可通过缺损到达左心室。依分流量的多少，肺动脉或右心室压力有不同程度的增高，肺动脉阻力显著高于正常值。

六、并发症

室间隔缺损易并发支气管肺炎、充血性心力衰竭、肺水肿、亚急性感染性心内膜炎，干下型室间隔缺损未见自然闭合者，容易发生主动脉瓣脱垂。

1. 感染性心内膜炎　在1岁以下婴儿很少见。Corone等的一组患者中，以15～29岁的发生率最高。一般说来，生存时间愈长，并发感染性心内膜炎的机会愈大。根据文献统计，并发感染性心内膜炎的发生率达25%～40%。但从抗生素和化学疗法广泛应用以来，该发生率大为降低，为5%～6%。不过其患者年发生率仍为0.15%～0.3%。

2. 主动脉瓣关闭不全　室间隔缺损位于右心室流出道和室上嵴下方者，容易伴有主动脉瓣关闭不全。Nodas报告发生率为4.6%，Tatsuno报告为8.2%。造成关闭不全的原因有二：①缺损位于主动脉瓣环的紧下方，瓣环缺乏足够的支持。高速的分流自左向右喷射时，把主动脉瓣叶拉向下方，先使其延长，再产生脱垂，形成关闭不全。如不及时修补缺损，关闭不全将逐渐加重。②有些缺损边缘变厚，机化收缩，甚至形成纤维带，牵拉主动脉瓣，产生关闭不全。

七、鉴别诊断

（一）单纯肺动脉口狭窄

其体征、X 线和心电图的表现，与本病有许多相似之处，有时可造成鉴别上的困难。但瓣膜型肺动脉口狭窄时，杂音较响，常伴有震颤，而肺动脉瓣区第二心音减轻或听不见；X 线片示肺野清晰，肺纹稀少，可资鉴别。超声心动图见肺动脉瓣的异常，右心导管检查发现右心室与肺动脉间有收缩期压力阶差，而无分流的证据，则可确诊。

（二）主动脉窦瘤破裂

本病在我国并不罕见。临床表现与动脉导管未闭相似，可听到性质相同的连续性心杂音，只是部位和传导方向稍有差异；破入右心室者偏下偏外，向心尖传导；破入右心房者偏向右侧传导。如彩色多普勒超声心动图显示主动脉窦畸形以及其向室腔和肺动脉或房腔分流即可判明。再加上逆行性升主动脉造影更可确立诊断。

（三）动脉导管未闭

动脉导管未闭听诊杂音在胸骨左缘第 2～4 肋间隙，听诊为粗超响亮的连续的机器样杂音，彩色多普勒可清晰观察到动脉导管的位置、形态、长度及血流信号。

八、治疗方案

（一）外科治疗

1. 手术适应证 巨大的室间隔缺损，25%～50% 在 1 岁内因肺炎、心力衰竭而死亡。因此，心力衰竭反复发作婴儿应行缺损修补治疗；6 个月～2 岁的婴儿，虽然心力衰竭能控制，但肺动脉压力持续增高、大于体循环动脉压的 1/2，或者 2 岁以后肺循环量与体循环量之比大于 1/2，也应该及早行手术修补缺损。肌部和膜部的室间隔缺损（20%～50%）可能自行闭合，一般发生在 5 岁之前，尤其 1 岁以内。除并发细菌性心内膜炎外，室间隔缺损的患儿可观察到学龄前再考虑手术治疗。很小的缺损可终生不需手术。分流量超过 50% 或伴有肺动脉压力增高的婴幼儿应早日手术，以防肺高压持续上升。如已为严重阻塞性肺高压则为手术反指征。

2. 手术方法 在气管插管全身麻醉下，行正中胸骨切口，建立体外循环。阻断心脏循环后，切开右心室流出道前壁，虽可显露各类型室间隔缺损，但对心肌有一定损伤，影响右心功能和损伤右束支。目前多采用经右心房切开途径，这对膜部缺损显露更佳。高位缺损则以经肺动脉途径为宜。对边缘有纤维组织的较小缺损，可直接缝合，缺损＞1cm 者，则用涤纶织片缝补。传导束走经膜部缺损下缘，隔瓣后缺损缝补时容易误伤，应该避开，缝靠隔瓣根部为宜。

（二）介入治疗

1. 室间隔缺损介入封堵发展过程 多年来室间隔缺损封堵术一直是介入治疗的难点，其原因除缺损解剖部位特殊外，还缺少理想的封堵器，致使该技术发展缓慢。1988 年，Lock 率先采用 Rashkind 双伞封堵装置关闭 VSD 以来，后改良为蚌状双伞型闭合器（CardioSEAIL），多用于肌部 VSD 及外壳手术残余分流的 VSD 患者，但其有一定的缺点：由于双伞直径大，易损伤瓣膜组织，双伞连接点小、移动度大，易出现残余分流；此外，还可出现"伞臂断裂等并发症"。1994 年，Sideris 采用纽扣式补片法关闭 VSD，其输送管虽较双伞法小，但由于补片扣合不紧，残余分流多，且可损伤主动脉或影响主动脉瓣、房室瓣的功能。此外上述办法均未获广泛推广。1999 年美国 AGA 公司研制出 Amplatze 肌部 VSD 封堵装置；2002 年又开发研制出 Amplatzer 膜部 VSD 封堵装置，一种新型自膨胀非对称性双盘状膜部室间隔缺损封堵器，使 VSD 的介入治疗获得突破性进展，经过国内外近多年的临床应用，取得了满意的效果。Amplatzer 堵塞装置避免了以往双伞法及 Sideris 法的缺点，其腰部直径与缺损大小一致；此外由于自膨性特点，其递送管道较小。此外，专用的 Amplatzer 膜部 VSD 堵塞装置的研制，是根据膜部室间隔缺损的特点，采用非对称性设计，可避免对主动脉瓣及房室瓣的损伤，减少并发症。

2. 适应证

（1）膜周部 VSD：年龄≥3 岁；对心脏有血流动力学影响的单纯性 VSD；VSD 上缘距主动脉右冠瓣≥2mm，无主动脉右冠瓣脱入 VSD 及主动脉瓣反流。

（2）肌部室缺≥5mm。

（3）外科手术后残余分流。

（4）心肌梗死或外伤后室间隔缺损。

3. 禁忌证

（1）活动性心内膜炎，心内有赘生物或引起菌血症的其他感染。

（2）封堵器安置处有血栓存在，导管插入处有静脉血栓形成。

（3）缺损解剖位置不良，封堵器放置后影响主动脉瓣或房室瓣功能。

（4）重度肺动脉高压伴双向分流者。

4. 操作准备

（1）心导管术前常规化验检查，心电图、X 线胸片及超声心动图检查等。

（2）术前 1d 静脉注射抗生素 1 剂。术前 1d 口服阿司匹林，小儿 3～5mg/(kg·d)，成人 3mg/(kg·d)。

5. 操作程序

（1）左、右心导管及心血管造影检查。局麻或全麻下做股静脉及股动脉插管，常规给予肝素 100U/kg，先行右心导管检查，测量压力及血氧，检测肺动脉压力及肺循环/体循环血流（QP/Qs）。以猪尾巴导管进行主动脉及左心室测压，左心室长轴斜位造影，测量 VSD 大小及其距主动脉瓣的距离，随后作升主动脉造影观察有无主动脉瓣脱垂及反流。

（2）经胸或经食道超声检查。评价 VSD 位置、大小、数目、邻近结构、与瓣膜的关系，膜部 VSD 需测缺损边缘距主动脉瓣距离等。近心尖部肌部 VSD 周围解剖的检查有助于封堵器的选择。

6. 封堵方法

（1）膜周部 VSD Amplatzer 封堵法：应用右冠脉导管或其他导管经主动脉至左心室。导管头端经 VSD 入右心室。将 0.035 导丝经导管插入右心室并推送至肺动脉或上腔静脉。由股静脉经端孔导管插入圈套器套住肺动脉或上腔静脉的导丝，由股静脉拉出以建立股静脉-右心房-右心室-左心室-股动脉轨道。由股静脉端沿轨道插入合适的长鞘至右心室与右冠导管相接。将长鞘及扩张管一起沿导丝插至主动脉弓部，后撤长鞘内扩张管，然后缓缓回撤输送长鞘至左心室流出道。由动脉端推送交换导丝及右冠导管达左心室尖端。左心室内长鞘头端顺势指向心尖，然后动脉端换猪尾巴导管插至左心室，撤去交换导丝。选择合适大小的封堵器连接专用的输送导丝和递送导管使封堵器维持在不对称位。经长鞘插入输送系统将封堵器送达长鞘末端，在超声导引下结合 X 线透视回撤长鞘使左盘释放并与室间隔相贴，确定位置良好后，封堵器腰部嵌入 VSD 后撤长鞘，释放右盘。在超声监视下观察封堵器位置、有无分流和瓣膜反流，做左心室造影确认位置是否恰当及分流情况。作升主动脉造影观察有无主动脉瓣反流及主动脉瓣形态。在 X 线及超声检查效果满意后释放封堵器，撤去长鞘及导管后压迫止血。见图 14-9。

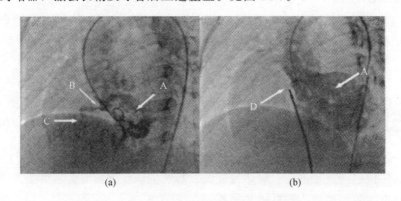

图 14-9　室间隔缺损封堵方法

（a）A—左心室；B—室间隔缺损；C—右心室；（b）A—左心室；D—室间隔缺损封堵器

（2）肌部室间隔缺损封堵方法：由于肌部 VSD 位于室间隔中部或接近心尖，建立经 VSD 的动静脉轨道在技术上与膜部 VSD 堵塞术不尽相同。通常建立左股动脉-主动脉-左心室-右心室-右颈内静脉（或右股静脉）的轨道。①顺向途径：长鞘经颈内静脉（或股静脉）插入右室，经 VSD 达左心室然后按常规放置封堵器。②逆向途径：当肌部 VSD 接近心尖，右心室面肌小梁多或右心室面缺损较小难以顺向途者。

（3）注意事项

① 术后常规平卧 12h，根据术中出血情况，静脉可以不进行沙袋压迫。

② 心电监护、血压监护 24h。

③ 注意心率、血压变化，有无胸闷、气短症状，体循环、肺循环栓塞迹象。

④ 观察局部穿刺处有无渗血、血肿及感染的征象，以及足背动脉搏动情况。

⑤ 术后低分子肝素皮下注射 2 次。

⑥ 口服阿司匹林，小儿 3～5mg/(kg·d)，成人 3mg/(kg·d)，应用 6 个月。

⑦ 预防性应用抗生素 3～5d。

⑧ 术后 24h，1、3、6 及 12 个月复查超声心动图、心电图及 X 线胸片。

（4）并发症及防治

除其他介入治疗常见的共同并发症外，本介入术中可能出现的并发症如下。

① 术后可能出现溶血，严重者可以导致急性肾功能衰竭。治疗措施：注意术后血尿常规检查，一旦发生需要积极给予透析治疗，严重者需取出封堵器。

② 术中或术后发生封堵器脱落。治疗措施：需用网篮抓捕器取出或开胸取出。

③ 残余分流，甚至需要再次封堵或开胸手术。治疗措施：尽量选择合适的封堵器，一旦发生，需要再次封堵或行开胸手术。

④ 心脏传导系统受累导致一过性或永久性房室传导阻滞，甚至需要安置永久起搏器。治疗措施：术后严密心电监护，一旦发生可以进行激素治疗，房室传导阻滞长期存在可以安置永久起搏器治疗。

⑤ 封堵器压迫周围组织导致左肺动脉及降主动脉狭窄，主动脉及房室瓣穿孔反流，主动脉-右房瘘等，对封堵器材料过敏等。治疗措施：严重者需开胸取出封堵器。

⑥ 由于封堵器脱落或所诱发的血栓导致冠状动脉栓塞、脑栓塞、脑出血、局部血栓形成及周围血管栓塞等。治疗措施：对症治疗。

目前国内采用此技术已完成室间隔缺损封堵术数千余例，成功率达 97.3%。由于技术要求高、操作复杂、初期开展缺乏经验，其并发症发生率相对较高，达2.7%，主要有封堵器脱落、溶血、房室传导阻滞、主动脉瓣或三尖瓣关闭不全等。因此，未经过严格培训的医师及不具备相当技术条件的医院不应盲目开展此技术。

第四节　动脉导管未闭

一、疾病概述

动脉导管未闭（patent ductus arteriosus，PDA）本系胎儿时期肺动脉与主动脉间的正常血流通道。由于该时肺不司呼吸功能，来自右心室的肺动脉血经导管进入降主动脉，而左心室的血液则进入升主动脉，故动脉导管为胚胎时期特殊循环方式所必需。出生后，肺膨胀并承担气体交换功能，肺循环和体循环各司其职，不久导管因废用即自行闭合。如持续不闭合，则构成病态，称为动脉导管未闭（图 14-10）。应施行手术，中断其血流。动脉导管未闭并存于肺血流减少的发绀型心脏病时，导管是其赖以存活的重要条件，当作别论。动脉导管未闭是一种较常见的先天性心血管畸形，占先天性心脏病总数的 12%～15%，女性约 2 倍于男性。约 10% 的病例并存其他心血管畸形。

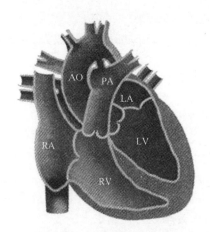

图 14-10　动脉导管未闭
LA—左心房；LV—左心室；RA—右心房；RV—右心室；AO—主动脉；PA—肺动脉

二、疾病类型

按动脉导管形态分五型：①漏斗型：导管的主动脉端粗大，肺动脉端偏小，呈漏斗状。②管型：导管呈管状，可有 1 处或多处狭窄；管型长短不一，长者 3cm，短者仅 3～5mm。③窗型：导管极短，主动脉侧漏斗浅。④哑铃型：导管中间细，两端粗大似哑铃状。⑤动脉瘤型：导管两端较细，中间呈瘤状膨大。漏斗型和管型为常见。

三、病理生理

动脉导管为位于左肺动脉基部与主动脉起始部之间的管道。胎儿时期，肺呈萎陷状态，肺血管的阻力较高，由右心室排至肺动脉的血液绝大多数通过动脉导管进入降主动脉。出生后，肺膨胀并随着呼吸而张缩，肺循环阻力随之下降，右心室排出的血液乃进入两侧肺内进行气体交换。当肺动脉压力与主动脉压力持平时，动脉导管即呈功能上的闭合。进而由于生理上的弃用、肺膨胀后导管所处位置角度的改变和某些尚未阐明的因素，导管逐渐产生组织学上的闭合，形成动脉韧带。据统计，88％的婴儿在出生后 2 个月内导管即闭合，98％在 8 个月内已闭合。如果在 1 周岁时导管仍开放，以后自行闭合的机会较少，即形成导管未闭（症）。

未闭动脉导管的直径与长度一般自数毫米至 2cm 不等，有时粗如其邻近的降主动脉，短至几无长度可测，造成主动脉与肺动脉壁之间直接沟通，即所谓穿形动脉导管未闭。

动脉导管未闭产生主动脉向肺动脉（左向右）血液分流，分流量的多寡取决于导管口径的粗细及主动脉和肺动脉之间的压力阶差。出生后不久，肺动脉的阻力仍较大、压力较高，因此左至右分流量较少，或仅在收缩期有分流。此后肺动脉阻力逐渐变小，压力明显低于主动脉，分流量亦随之增加。由于肺动脉同时接受右心室排出的和经导管分流来的血液，从肺静脉回至左心室的血量增加，加重左心室负荷，导致左心室扩大、肥厚以至功能衰竭。流经二尖瓣孔的血量过多时，会出现二尖瓣相对性狭窄。肺静脉血排流受阻、压力增高，可导致肺间质性水肿。由于流经升主动脉和主动脉弓的血量增多而使其管腔扩大；肺动脉血量增加亦呈同样反映。长期的肺血流量增加，可引起肺小动脉反射性痉挛，后期可发生肺小动脉管壁增厚、硬化，管腔变细，肺循环阻力增加，使原先由于肺血流量增加引起的肺动脉压力升高更严重，进一步加重右心室负担，出现左、右心室合并肥大，晚期时出现右心衰竭。随着肺循环阻力的增加和肺动脉高压的发展，左至右分流量逐渐减少，最终出现反向（右至左）分流，躯体下半部动脉血氧含量降低，趾端出现发绀。长期的血流冲撞，可使导管壁变薄、变脆，以至发生动脉瘤或钙化。并易感染，发生动脉内膜炎。近端肺动脉可因腔内压力增高呈现动脉瘤样扩大。

四、临床表现

动脉导管未闭的临床表现主要取决于主动脉至肺动脉分流血量的多寡以及是否产生继发肺动脉高压和其程度。轻者可无明显症状，重者可发生心力衰竭。常见的症状有劳累后心悸、气急、乏力，易患呼吸道感染和发育不良。抗生素广泛应用以来，细菌性动脉内膜炎已少见。晚期肺动脉高压严重，产生逆向分流对，出现下半身发绀。

体检时，典型的体征是胸骨左缘第 2 肋间听到响亮的连续性机器样杂音，伴有震颤。肺动脉瓣区第二心音亢进，但常被响亮的杂音所掩盖。分流量较大者，在心尖区尚可听到因二尖瓣相对性狭窄产生的舒张期杂音。测血压示收缩压多在正常范围，而舒张压降低，因而脉压增宽，四肢血管有水冲脉和枪击声。

婴幼儿可仅听到收缩期杂音。晚期出现肺动脉高压时，杂音变异较大，可仅有收缩期杂音，或收缩期杂音亦消失而代之以肺动脉瓣关闭不全的舒张期杂音（Graham Steell 杂音）。

五、诊断检查

1. 心电图检查　轻者可无明显异常变化，典型表现示电轴电偏、左心室高电压或左心室肥大。肺动脉高压明显者，示左、右心室均肥大。晚期则以右心室肥大为主，并有心肌损害表现。

2. 超声心动图检查　左心房和左心室内径增宽，主动脉内径增宽，左心房/主动脉根部内径＞1.2。扇形切面显示导管的位置和粗细。多普勒彩色血流显像可直接见到分流的方向和大小。

3. 胸部 X 线检查　示心影增大，早期为左心室增大，晚期时右心室亦增大，分流量较多者左心房亦扩大，升主动脉和主动脉弓阴影增宽，肺动脉段突出，肺动脉分支增粗，肺野充血（图 14-11）。有时透视下可见肺门"舞蹈征"。

4. 心导管检查　可行右心导管检查，可示肺动脉血氧含量高于右心室 0.5％以上，说明肺动脉部位由左向右分流。肺动脉和右心室压力可正常、轻度增高或显著升高。部分患者的心导管可通过未闭的动脉导管，由肺动脉进入降主动脉（图 14-12）。

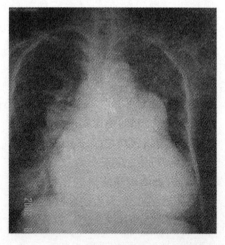

图 14-11　动脉导管未闭 X 线胸片

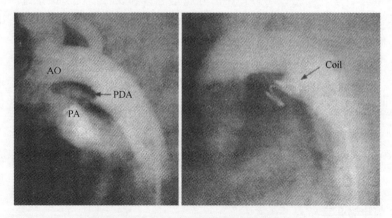

图 14-12　动脉导管未闭右心导管检查
AO—主动脉；PA—肺动脉；PDA—动脉导管未闭；Coil—心导管

5. 心血管造影　如插管通过动脉导管进入降主动脉更可确诊逆行性主动脉造影，可见对比剂经动脉导管进入肺动脉的情况位连续摄片示升主动脉和主动脉弓部增宽，降主动脉削狭，峡部内缘突出，造影剂经此处分流入肺动脉内，并显示出导管的外形、内径和长度。

六、鉴别诊断

有许多从左向右分流心内畸形在胸骨左缘可听到同样的连续性机器样杂音或接近连续的双期心杂音，难以辨识。在建立动脉导管未闭诊断进行治疗前必须予以鉴别，现将主要的畸形按发病顺序分别论述如下。

（一）高位室间隔缺损合并主动脉瓣脱垂

当高位室间隔缺损较大时，往往伴有主动脉瓣脱垂畸形，导致主动脉瓣关闭不全，并引起相应的体征。临床上在胸骨左缘听到双期杂音，舒张期为泼水样，不向上传导，但有时与连续性杂音相仿，难以区分。目前彩色超声心动图已列入心脏病常规检查，在本病可显示主动脉瓣脱垂畸形以及主动脉血流反流入左心室，同时通过室间隔缺损由左心室向右心室和肺动脉分流。为进一步明确诊断可施行逆行性升主动脉和左心室造影，前者可示升主动脉造影剂反流入左心室，后者则示左心室造影剂通过室间隔缺损分流入右心室和肺动脉。据此不难作出鉴别诊断。

（二）主动脉窦瘤破裂

本病在我国并不罕见。临床表现与动脉导管未闭相似，可听到性质相同的连续性心杂音，只是部位和传导方向稍有差异；破入右心室者偏下偏外，向心尖传导；破入右心房者偏向右侧传导。如彩色多普勒超声心动图显示主动脉窦畸形以及其向室腔和肺动脉或房腔分流即可判明。再加上逆行性升主动脉造影更可确立诊断。

（三）冠状动脉瘘

这种冠状动脉畸形并不多见，可听到与动脉导管未闭相同的连续性杂音伴震颤，但部位较低，且偏向内侧。多普勒彩超能显示动脉瘘口所在和其沟通的房室腔。逆行性升主动脉造影更能显示扩大的病变冠状动脉主支，或分支走向和瘘口。

（四）主动脉-肺动脉间隔缺损

非常少见。常与动脉导管未闭同时存在，且有相同的连续性杂音和周围血管特征，但杂音部位偏低偏内侧。仔细的超声心动图检查当能发现其分流部位在升主动脉根部。逆行性升主动脉造影更易证实。

（五）冠状动脉开口异位

右冠状动脉起源于肺动脉是比较罕见的先天性心脏病。其心杂音亦为连续性，但较轻，且较表浅。多普勒超声检查有助于鉴别诊断。逆行性升主动脉造影连续摄片显示冠状动脉异常开口和走向以及迂回曲张的侧支循环，当可明确诊断。

七、治疗方案

动脉导管未闭诊断确立后，治疗分为手术治疗和介入封堵治疗，特别是近十年介入材料及介入封堵技术的成熟，大部分 PDA 患者均可行封堵治疗。

（一）手术治疗

近年来，对早产儿因动脉导管未闭引起呼吸窘迫综合征者，亦多主张手术治疗，而较少采用促导管闭合药物（前列腺素合成酶抑制药-吲哚美辛）治疗，因后者用药剂量难以掌握，量少作用不明显，量大则有副反应，或停药后导管复通。

动脉导管闭合手术，一般在学龄前施行为宜。如分流量较大、症状较严重，则应提早手术。年龄过大、发生肺动脉高压后，手术危险性增大，且疗效差。患细菌性动脉内膜炎时，暂缓手术，但若药物控制感染不力，仍应争取手术，术后继续药物治疗，感染常很快得以控制。有下列情况之一者，应视为手术禁忌证：①并患肺血流减少的发绀型心血管畸形者，导致发绀的病变不能同期得到纠治时。②静止时或轻度活动后出现趾端发绀，或已出现杵状趾者。③动脉导管未闭的杂音已消失，代之以肺动脉高压所致肺动脉瓣关闭不全的舒张期杂音（Graham-Steell 杂音）者。④（股）动脉血氧测定，静止状态血氧饱和度低于 95％ 或活动后低于 90％者。⑤超声多普勒检查，示导管处呈逆向（右至左）分流，或双向分流以右至左为主者。⑥右心导管检查，测算肺总阻力已超过 10Wood 单位者。

手术一般采用左胸侧后切口，经第 4 肋间或骨衣内切除第 5 肋骨经肋床进入胸腔。以导管处为中心，纵向剪开降主动脉表面的纵隔胸膜，沿主动脉表面向前解剖，直至显露导管，左侧迷走神经、喉返神经和肺动脉端导管表面的心包返折处均被拉向前方，脱离导管本身，因而可免受损伤。以弯形直角钳（米氏钳）自导管下方沿着主动脉壁向导管后壁滑动，待导管全长游离后，参照导管的具体情况、器械条件和手术医师的技术能力和经验等，分别选用下列闭合导管的手术方式：单纯结扎法和加垫结扎法。手术的主要并发症为：①动脉导管破裂并大出血；②喉返神经的损伤；③假性动脉瘤的形成；④导管再通。因此手术时一定要熟悉局部解剖结构（动脉导管和周围的解剖关系见图 14-13）。

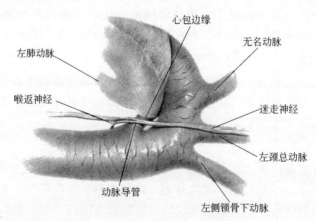

图 14-13　动脉导管和周围的解剖关系

（二）介入治疗

自从 1967 年 Portmann 采用泡沫塑料封堵先天性动脉导管未闭以来，先天性心脏病介入治疗走过了漫长的道路。包括后来相继研制成功的双盘堵塞装置（Rashkind）、蚌状双伞型闭合器、纽扣式双盘装置等，由于参与分流发生率高，递送导管粗，不便于操作，较难应用于小婴儿及过大的动脉导管，因此手术指征不广。直到 20 世纪 90 年代，经导管关闭动脉导管未闭于国内外均未获得广泛使用。至 1992 年，国外首先报道应用 Gianturco 弹簧圈（Cook Inc，USA）堵塞中小动脉导管未闭获得成功。1996 年，双盘 Duct-occlud 弹簧圈（pfm Inc，Germany）应用于临床。1995 年，国内报道应用此法堵塞小儿动脉导管未闭。由于操作简便、效果好、损伤小、可应用于婴儿，该法疗效获得一致肯定。但对于中等以上动脉导管未闭，仍无合适的堵塞装置，虽然可应用多个或改进型弹簧圈，但操作不便。直到 1998 年美国首先报道应用自膨性蘑菇伞堵塞器（AGA Corp）堵塞中、大型 PDA，获得良好经验。该法安全、有效、简便、残余分流少，目前为首选方法。应用自膨性蘑菇伞封堵器要点如下。

1. 适应证和禁忌证

（1）适应证：直径≥2mm 的单纯性动脉导管未闭；体重≥4kg；年龄≥6 个月；手术后有残余分流。需要提示的是，≥14mm 的 PDA，操作困难，成功率低，并发症多，因此要慎用此法。

（2）禁忌证：感染性心内膜炎，心脏瓣膜和导管内有赘生物；严重肺动脉高压出现右向左分流，肺总阻力＞14Woods；合并需要外科手术矫治的心内畸形；依赖 PDA 存活的患者；合并其他不宜手术和介入治疗疾病的患者。

2. 介入器材选择　主要介绍应用最为广泛自膨性蘑菇伞堵塞器（Amplatzer PDA 封堵器）及其递送系统。

封堵器由镍钛记忆合金编织，呈蘑菇形孔状结构，内有三层高分子聚酯纤维，具有自膨胀性能。Amplatzer 封堵器主动脉侧直径大于肺动脉侧 2mm，长度有 5mm、7mm 和 8mm 三种规格，肺动脉侧直径可分为 4～16mm 7 种型号。封堵器是由镍钛合金网丝制成的自膨胀装置，由于其形状呈蘑菇样，故常称为 Amplatzer 蘑菇伞封堵器。其内缝制有聚酯纤维补片，可以帮助封堵器内血栓的快速形成，以及封堵器表面的快速内皮化。

常用以下几个数字描述封堵器的形状大小（图 14-14）：A 代表主动脉侧蘑菇柄的直径、B 代表肺动脉侧蘑菇柄的直径、C 代表肺动脉侧伞的直径、D 代表封堵器的长径；封堵器的常用规格有 4/5mm、4/6mm、6/8mm、8/10mm、10/12mm、12/14mm 以及 14/16mm，前一数字代表肺动脉侧蘑菇柄的大小（即 B 值），后一数字代表主动脉侧蘑菇柄的大小（即 A 值）。

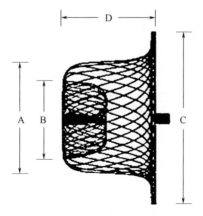

图 14-14　Amplatzer 蘑菇伞封堵器几何示意图

3. 操作方法

（1）术前准备：常规签写书面同意书，与患者及其家属或监护人交待介入治疗中可能发生的并发症，取得同意后方可进行手术。

Amplatzer 蘑菇伞封堵器的输送系统包括了输送鞘、扩张管、主控钢丝、以及装载鞘（图 14-15）。

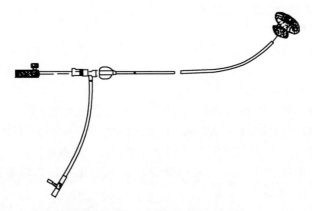

图 14-15　封堵器的输送系统

（2）操作过程

① 麻醉：婴幼儿采用全身麻醉，术前 5～6h 禁食水，同时给予一定比例添加钾、镁的等渗盐水和足够热量的葡萄糖静脉补液。成人和配合操作的大龄儿童可用局部麻醉。

② 常规穿刺股动、静脉，送入动静脉鞘管，6kg 以下婴幼儿动脉最好选用 4F 鞘管，以免损伤动脉。

③ 行心导管检查测量主动脉、肺动脉等部位压力。合并有肺动脉高压者必须计算体循环、肺循环血流量和肺循环阻力等，判断肺动脉高压程度与性质，必要时行堵闭实验。行主动脉弓降部造影了解 PDA 形状及大小，常规选择左侧位 90°造影。成人动脉导管由于钙化、短缩，在此位置不能清楚显示时可加大左侧位角度至 100°～110°或采用右前斜位 30°抬头 15°～20°来明确解剖形态。注入造影剂的总量 ≤5mL/kg。

④ 将端孔导管送入肺动脉经动脉导管至降主动脉，若 PDA 较细或异常而不能通过时，可从主动脉侧直接将端孔导管或用导丝通过 PDA 送至肺动脉，采用动脉侧封堵法封堵；或者用网套导管从肺动脉内套住交换导丝，拉出股静脉外建立输送轨道。

⑤ 经导管送入 260cm 加硬交换导丝至降主动脉后撤出端孔导管。

⑥ 沿交换导丝送入相适应的传送器（导管或长鞘管）至降主动脉后撤出内芯及交换导丝。

⑦ 蘑菇伞封堵法：选择比 PDA 最窄处内径大 3～6mm 的蘑菇伞封堵器，将其连接于输送杆前端，回拉输送杆，使封堵器进入装载鞘内，用生理盐水冲洗去除封

堵器及其装载鞘内气体。使用肝素盐水冲洗传送长鞘管，保证鞘管通畅而且无气体和血栓。从传送鞘管中送入封堵器至降主动脉，打开封堵器前端，将封堵器缓缓回撤至 PDA 主动脉侧，嵌在导管主动脉端，回撤传送鞘管，使封堵器腰部镶嵌在动脉导管内并出现明显腰征，观察 5~10min，重复主动脉弓降部造影，显示封堵器位置良好，无明显造影剂反流后可释放封堵器。

⑧ 撤除长鞘管及所有导管，局部压迫止血，包扎后返回病房。

（3）术后处理及随诊

① 术后局部压迫沙袋 4~6h，卧床 20h。静脉给予抗生素 3d。

② 术后 24h，1 个月、3 个月、6 个月至 1 年复查心电图、超声心动图，必要时复查心脏 X 线片。

随着病例的增加及经验的积累，操作技术日益成熟，在大型医疗单位介入治疗已成为治疗先天性心脏病的常规方法。国内近 50 所医院开展了此类手术。

第五节　法洛四联症

一、疾病概述

法洛四联症（tetralogy of Fallot，TOF）是由肺动脉狭窄、室间隔缺损、主动脉骑跨及右室肥厚四种畸形并存，其中以室间隔缺损、肺动脉口狭窄两者为主，是临床最常见的发绀型先天性心脏病。

二、病理生理

本病的室间隔缺损位于右心室间隔的膜部。肺动脉口狭窄可能为瓣膜、右心室漏斗部或肺动脉型，而以右心室漏斗部型居多。主动脉根部右移，骑跨在有缺损的心室间隔之上，故与左、右心室均直接相连。在 20%~25% 的患者，主动脉弓和降主动脉位于右侧。右心室壁显著肥厚。肺动脉口狭窄严重而致闭塞时，则形成假性动脉干永存。

由于肺动脉口狭窄造成血流入肺的障碍，右心室排出的血液大部分经由室间隔缺损进入骑跨的主动脉，肺部血流减少，而动静脉血在主动脉处混合被送达身体各部，造成动脉血氧饱和度显著降低，出现发绀并继发红细胞增多症。肺动脉口狭窄程度轻的患者，在心室水平可有双向性的分流。右心室压力增高，其收缩压与左心室和主动脉的收缩压相等，右心房压亦增高，肺动脉压则降低。

三、临床表现

症状主要是自幼出现进行性发绀和呼吸困难，哭闹时更甚，伴有杵状指（趾）和红细胞增多。患儿易感乏力，劳累后的呼吸困难与乏力常使患儿采取下蹲位休息，部分患儿由于严重的缺氧而引起昏厥发作，甚至有癫痫抽搐。其他并发症尚有心力衰竭、脑血管意外、感染性心内膜炎、肺部感染等。如不治疗，体力活动大受限制，且不易成长。

体征可见发育较差，胸前部可能隆起，有发绀与杵状指（趾）。胸骨左缘第二、三肋间有收缩期吹风样喷射型杂音，可伴有震颤。此杂音为肺动脉口狭窄所致，其响度与狭窄的程度呈反比例，因狭窄越重则右心室的血液进入骑跨的主动脉的越多，而进入肺动脉的越少。其与单纯性肺动脉口狭窄杂音的其他不同处尚有历时较短、高峰较早、吸入亚硝酸异戊酯后减轻而非增强、出现震颤的机会少等。肺动脉口狭窄严重者此杂音消失而可出现连续性杂音，为支气管血管与肺血管间的侧支循环或合并的未闭动脉导管所引起。非典型的法洛四联症和肺动脉口狭窄程度较轻而在心室水平仍有左至右分流者，还可在胸骨左缘第 3、4 肋间听到由心室隔缺损引起的收缩期杂音。肺动脉瓣区第二心音减弱并分裂，但亦可能呈单一而响亮的声音（由主动脉瓣区第二心音传导过来）。主动脉瓣区可听到收缩喷射音，并沿胸骨左缘向心尖部传导。心浊音界可无增大或略增大。心前区和中上腹可有抬举性搏动。

法洛四联症的病理生理见图 14-16。

四、诊断检查

1. X 线检查　肺野异常清晰，肺动脉总干弧不明显或凹入，右心室增大，心尖向上翘起，在后前位片上心脏阴影呈木鞋状（有如横置的长方形）。在近 1/4 的患者可见右位主动脉弓。

2. 心电图检查　心电图示右心室肥大和劳损，右侧心前区各导联的 R 波明显增高，T 波倒置。部分患者标准导联和右侧心前区导联中 p 波高而尖，示右心房肥大。心电轴右偏。

3. 超声心动图检查　见主动脉根部扩大，其位置前移并骑跨在心室间隔上，主动脉前壁与心室间隔间的连续性中断，该处室间隔回声失落，而主动脉后壁与二尖瓣则保持连续，右心室肥厚，其流出道、肺动脉瓣或肺动脉内径狭窄。超声造影法还可显示右心室到主动脉的右至左分流。

4. 磁共振电脑断层显像　显示扩大的升主动脉骑跨于室间隔之上，而室间隔缺损，肺动脉总干小，右心室漏斗部狭窄，肺动脉瓣环亦可见狭窄。

5. 心脏导管检查　右心导管检查可有下列发现。

① 肺动脉口狭窄引起的右心室与肺动脉间收缩压阶差，分析压力曲线的形态，可帮助判定狭窄的类型。

② 心导管可能由右心室直接进入主动脉，从而证实有骑跨的主动脉和室间隔缺损。

③ 动脉血氧饱和度降低至 89% 以下，说明有右至左分流，如同时有通过室间隔缺损的左至右分流，则右心室的血氧含量高于右心房。

④ 室间隔缺损较大而主动脉右位较明显的患者，主动脉、左心室与右心室的收缩压相等。

6. 选择性指示剂稀释曲线测定　通过右心导管分别向右心房、右心室和肺动脉

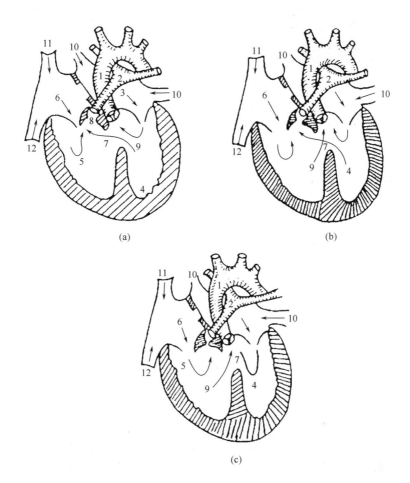

图 14-16　法洛四联症的病理生理

（a）轻度肺动脉狭窄的法洛四联症：经过室间隔缺损（7）的分流血液（9）以左向右为主。临床表现轻度发绀；（b）中-重度肺动脉狭窄的法洛四联症：经过室间隔缺损（7）的血液分流为双向的，左向右分流量可能多于右向左分流。临床表现中度发绀；（c）重度肺动脉狭窄的法洛四联症：经过室间隔缺损（7）的血液分流以右向左为主。临床表现发绀严重。1—主动脉；2—肺动脉；3—左心房；4—左心室；5—右心室；6—右心房；7—室间隔缺损；8—狭窄的右室流出道及肺动脉开口；9—经过室间隔缺损的血液分流方向；10—肺静脉；11—上腔静脉；12—下腔静脉

注射指示剂（染料或维生素 C 等），在周围动脉记录指示剂稀释曲线（用耳血氧计或 V 电极系统等），可见在右心室及其上游心腔注入指示剂时记录到出现时间短、曲线降支呈双峰的右至左分流曲线，而在肺总动脉及其下游注入指示剂时则记录到正常曲线，从而定出右至左分流的部位。

7. 选择性心血管造影　通过右心导管向右心室注射造影剂，可见主动脉与肺动脉同时显影，并可了解肺动脉口狭窄属瓣膜型、漏斗部型或肺动脉型，此外还有可能见到造影剂经心室间隔缺损进入左心室。

8. 血常规检查　红细胞计数、血红蛋白含量和红细胞比容均显著增高。

五、鉴别诊断

本病临床表现较具特征性，一般不难诊断，但需与其他有发绀的先天性心脏病相鉴别。

1. 肺动脉口狭窄　合并心房间隔缺损伴有右至左分流（法洛三联症），本病发绀出现较晚。胸骨左缘第 2 肋间的收缩期杂音较响，所占据时间较长，肺动脉瓣区第二心音减轻、分裂。X 线片上见心脏阴影增大较显著，肺动脉总干弧明显凸出。心电图中右心室劳损的表现较明显。右心导管检查、选择性指示剂稀释曲线测定或选择性心血管造影，发现肺动脉口狭窄属瓣膜型，右至左分流水平在心房部位，可以确立诊断。

2. 艾森曼格综合征　室间隔缺损、房间隔缺损、主动脉-肺动脉间隔缺损或动脉导管未闭的患者发生严重肺动脉高压时，使左至右分流转变为右至左分流，形成艾森曼格综合征。本综合征发绀出现晚；肺动脉瓣区有收缩喷射音和收缩期吹风样杂音，第二心音亢进并可分裂，可有吹风样舒张期杂音；X 线检查可见肺动脉总干弧明显凸出，肺门血管影粗大而肺野血管影细小；右心导管检查发现肺动脉显著高压等，可资鉴别。

3. 埃勃斯坦畸形和三尖瓣闭锁　埃勃斯坦畸形时，三尖瓣的隔瓣叶和后瓣叶下移至心室，右心房增大，右心室相对较小，常伴有心房间隔缺损而造成右至左分流。心前区常可听到 4 个心音；X 线示心影增大，常呈球形，右心房可甚大；心电图示右心房肥大和右束支传导阻滞；选择性右心房造影显示增大的右心房和畸形的三尖瓣，可以确立诊断。三尖瓣闭锁时三尖瓣口完全不通，右心房的血液通过未闭卵圆孔或房间隔缺损进入左心房，经二尖瓣入左心室，再经室间隔缺损或未闭动脉导管到肺循环。X 线检查可见右心室部位不明显，肺野清晰。心电图有左心室肥大表现。选择性右心房造影可确立诊断。

4. 大血管错位　完全性大血管错位时肺动脉源出自左心室，而主动脉源出自右心室，常伴有心房或心室间隔缺损或动脉导管未闭，心脏常显著增大，X 线片示肺部充血。选择性右心室造影可确立诊断，不完全性大血管错位中右心室双出口患者的主动脉和肺动脉均从右心室发出，常伴室间隔缺损，X 线片示心影显著增大、肺部充血、选择性右心室造影可确立诊断。如同时有肺动脉瓣口狭窄则鉴别诊断将甚困难。

5. 动脉干永存　只有一组半月瓣，跨于两心室之上，肺动脉和头臂动脉均由此动脉干发出，常伴有室间隔缺损。法洛四联症患者中如肺动脉口病变严重，形成肺动脉和肺动脉瓣闭锁时，其表现与动脉干永存类似称为假性动脉干永存。要注意两者的鉴别。对此，选择性右心室造影很有帮助。

六、治疗方法

本病的手术治疗有姑息性和纠治性两种。

1. 分流手术　在体循环与肺循环之间造成分流，以增加肺循环的血流量，使氧合血液得以增加。有锁骨下动脉与肺动脉的吻合、主动脉与肺动脉的吻合、腔静脉与右肺动脉的吻合等方法。本手术并不改变心脏本身的畸形，是姑息性手术，但可为将来行纠治性手术创造条件（图 14-17 为体-肺动脉转流术）。

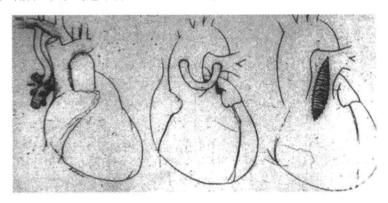

图 14-17　体-肺动脉转流术

2. 直视下手术　在体外循环的条件下切开心脏修补室间隔缺损，切开狭窄的肺动脉瓣或肺动脉，切除右心室漏斗部的狭窄，是彻底纠正本病畸形的方法（图 14-18 和图 14-19），疗效好，宜在 5～8 岁后施行，症状严重者 3 岁后亦可施行。

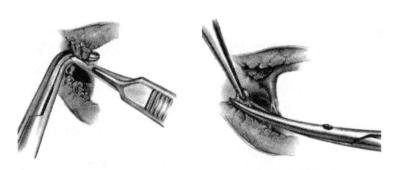

图 14-18　TOF 根治术：疏通右心室流出道肥厚的肌束

随着医疗水平的提高，近年来大龄儿童和成人的法洛四联症患者已经很少见，但是依然存在。大龄患者多存在心脏继发病变，如心肌肥厚、心肌纤维化等，但这类患者由于肺动脉和左心室发育较好，因此手术常可取得较好效果。成人患者即使到了 40 岁，只要没发生过心力衰竭，均可行根治手术。

近年来，法洛四联症根治术的死亡率已明显下降，婴幼儿与儿童死亡率仅为 3%～5%，成人为 1.3%～1.4%。一般而言，患者术后早期死亡的原因多为低心排血量综合征、灌注肺或肺水肿、肾衰竭、心包填塞、心律失常和感染等。绝大多数患者术后恢复很好，发绀、低氧血症等可立即消失，杵状指（趾）逐渐恢复正常，但多数患者仍可听到不同程度的心脏杂音。患者可正常工作学习、结婚、生

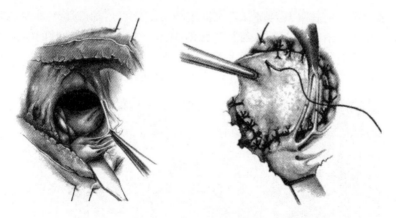

图 14-19 TOF 根治术：显露和修补室间隔缺损

子，不需长期用药。

七、并发症

最常见的并发症为脑血栓（系红细胞增多、血黏稠度增高、血流滞缓所致）、脑脓肿（细菌性血栓）及亚急性细菌性心内膜炎。而积极接受手术治疗的患儿，也会并发一些术后并发症。

1. 肺部并发症 TOF 主要病理变化是右心室流出道狭窄和高位巨大室间隔缺损导致右向左分流，肺血流减少，血液黏稠，氧运送障碍。TOF 影响治疗效果的主要因素是肺动脉发育状况，尤其是左右肺动脉分支乃至远侧分支细小者，疗效较差。术前贫血，肺血管及肺重度发育不良，血液黏稠和肺血少可致肺泡变性和肺毛细血管微血栓形成。术中肺血管因侧支过多而过度充盈，肺静脉回流不畅，形成灌注肺。右心室流出道疏通后，肺血流量大量增加，术后肺血灌注量明显升高，加上婴幼儿肺及支气管脆嫩，管腔狭小，分泌物多，管腔易阻塞，术后常出现肺部并发症，而成为法洛四联症术后早期死亡的主要原因之一。为防止肺部并发症，对肺内侧支循环较多者术中采用深低温低流量方法，保证左心引流通畅，以减少侧支循环对肺的灌注。严格控制输液（血）量和质，体外循环预充时红细胞比容不应低于20%，胶体渗透压不低于 113kPa，防止肺内渗出。降温及复温的温差不超过 10°，转流中持续静态膨肺及间歇正压膨肺，术后呼吸机 PEEP 0.15～1.13kPa，肺部体疗，雾化吸入，充分吸痰。有的患儿拔管后可能出现哮喘或喉头水肿，应及时给予持续雾化吸入及支气管扩张药，氨茶碱或喘定效果好。

2. 完全性房室传导阻滞 Ⅲ度房室传导阻滞是 TOF 根治术后的常见并发症，由于术中直接创伤、牵拉或缝线位置不当以及术中低温、缺氧缺血等，可导致完全性房室传导阻滞，但多为一过性，经复温及拔除腔静脉引流管即可恢复窦性心律，无效时可用异丙肾上腺素 5～10μg 静脉注射，可用暂时性心脏起搏和激素治疗。

3. 低心排血量综合征 低心排血量综合征多因畸形过度复杂，手术畸形纠正不满意，室间隔缺损有残余，或流出道及肺动脉狭窄解除不够充分，心室切口过大损伤右心室功能，主动脉阻断时间过长，术中心肌保护差，左心发育不全，常温下低血压等因素引起。预防方法是避免上述原因发生，术后严密观察，及早处理，在排除血容量不足或心包填塞等情况下，可应用硝普钠等扩张血管药，并辅以多巴胺、异丙肾上腺素等，以减轻心脏前后负荷，增强心肌收缩力，控制低心排血量。

4. 渗血出血　TOF 患者由于侧支循环丰富、凝血机制障碍和体外循环时间较长等致使术后渗血机会增加，除失血量多外还可引起心脏压塞，影响心功能，甚至危及生命。防治方法是尽量缩短体外循环时间，严密采用 ACT 监测，手术结束前仔细止血，术后保持引流管通畅，严密观察引流液量，必要时及早开胸止血。

5. 全身毛细血管渗漏综合征　新生儿及小婴儿体外循环后常发生渗漏现象，这可能与炎性介质释放，致毛细血管内皮损伤有关，临床表现为全身严重水肿，胸腹腔大量渗出，常需较大剂量的儿茶酚胺类药物和输入大量胶体液来维持血压，目前尚无有效的预防办法，应用激素可能增加毛细血管稳定性，但不能阻止渗漏发生，对这类患儿要随时测定血浆蛋白，使总蛋白维持在 7～8mmol/L，血红蛋白 12～14mg/L。

第六节　完全性大动脉转位

一、疾病概述

完全性大动脉转位（TGA）是新生儿期最常见的发绀型先天性心脏病，发病率为 2%～3%。占先天性心脏病总数的 5%～7%，居发绀型先天性心脏病的第二位，男女患病之比为（2～4）：1。患有糖尿病母体的发病率较正常母体高达 11.4 倍，妊娠初期使用过激素及抗惊厥药物的孕妇发病率较高，若不治疗，约 90% 的患者在 1 岁内死亡。正常情况下，肺动脉瓣下圆锥发育，肺动脉位于左前上方。主动脉瓣下圆锥萎缩，主动脉位于右后下方。大动脉转位时，主动脉瓣下圆锥发达，未被吸收，主动脉位于左前上方；肺动脉瓣下圆锥萎缩，肺动脉位于左后下方。这使肺动脉向后连接左心室，主动脉向前连接右心室，主动脉瓣下因有圆锥存在，与三尖瓣间呈肌性连接，肺动脉瓣下无圆锥结构存在，与二尖瓣呈纤维连接。常见的合并畸形有：房间隔缺损或卵圆孔未闭、室间隔缺损、动脉导管未闭、肺动脉狭窄等。

二、临床表现

1. 发绀　出现早，半数出生时即存在，绝大多数始于 1 个月内。随着年龄增长及活动量增加，发绀逐渐加重。发绀为全身性，若同时合并动脉导管未闭，则出现差异性发绀，上肢发绀较下肢重。

2. 充血性心力衰竭　出生后 3～4 周婴儿出现喂养困难、多汗、气促、肝大和肺部细湿啰音等进行性充血性心力衰竭等症状。患儿常发育不良。

3. 体检发现　早期出现杵状指（趾）。生后心脏可无明显杂音，但有单一的响亮的第 2 心音，是出自靠近胸壁的主动脉瓣关闭音，若伴有大的室间隔缺损或大的动脉导管或肺动脉狭窄等，则可听到相应畸形所产生杂音。如合并动脉导管未闭，可在胸骨左缘第 2 肋间听到连续性杂音，合并室间隔缺损，可在胸骨左缘第 3、4 肋间听到全收缩期杂音，合并肺动脉狭窄可在胸骨左缘上缘听到收缩期喷射性杂音。杂音较响时，常伴有震颤。一般伴有大型室间隔缺损者早期出现心力衰竭伴肺动脉高压，但伴有肺动脉狭窄者则发绀明显，而心力衰竭少见。

三、病理生理

完全性大动脉转位若不伴其他畸形，则形成两个并行循环。上、下腔静脉回流的静脉血通过右心射入转位的主动脉供应全身，而肺静脉回流的氧合血则通过左心射入转位的肺动脉到达肺部。患者必须依靠心内交通（卵圆孔未闭、房间隔缺损、室间隔缺损）或心外交通（动脉导管未闭、侧支血管）进行血流混合。本病血流动力学改变取决于是否伴同其他畸形、左右心血液沟通混合程度及肺动脉是否狭窄。根据是否合并室间隔缺损及肺动脉狭窄可将完全性大动脉转位分为三大类。

1. 完全性大动脉转位并室间隔完整　右心室负荷增加而扩大肥厚，随正常的肺血管阻力下降，左心室压力降低，室间隔常偏向左心室，两者仅依靠未闭的卵圆孔及动脉导管沟通混合，故发绀、缺氧严重。

2. 完全性大动脉转位合并室间隔缺损　完全性大动脉转位伴室间隔缺损可使左右心血液沟通混合较多，使发绀减轻、但肺血流量增加可导致心力衰竭。

3. 完全性的动脉转位合并室间隔缺损及肺动脉狭窄　血流动力学改变类似法洛四联症。

四、诊断检查

1. X 线检查　主要表现为：①由于主、肺动脉常呈前后位排列，因此正位片见大动脉阴影狭小，肺动脉略凹陷，心底部大血管影狭隘而心影呈"蛋形"；②心影进行性增大；③大多数患者肺纹理增多，若合并肺动脉狭窄者，肺纹理减少。

2. 心电图　新生儿期可无特殊改变。婴儿期示电轴右偏，右心室肥大，有时尚有右心房肥大。肺血流量明显增加时则可出现电轴正常或左偏，左右心室肥大等。合并房室通道型室间隔缺损时电轴左偏，双心室肥大。

3. 超声心动图　是诊断完全性大动脉转位的常用方法。若超声显示房室连接正常，心室大动脉连接不一致，则可建立诊断。主动脉常位于右前，发自右心室，肺动脉位于左后，发自左心室。彩色及多普勒超声检查有助于心内分流方向、大小的判定及合并畸形的检出。

4. 心导管检查　导管可从右心室直接插入主动脉，右心室压力与主动脉相等。也有可能通过卵圆孔或房间隔缺损到左心腔再入肺动脉，肺动脉血氧饱和度高于主动脉。

五、心血管造影

选择性左心室造影时可见主动脉发自右心室，左心室造影可见肺动脉发自左心室，选择性升主动脉造影可显示大动脉的位置关系，判断是否合并冠状动脉畸形。

六、治疗方案

诊断后首先纠正低氧血症和代谢性酸中毒等。

（一）姑息性治疗方法

1. 球囊房隔成形术（rashkind procedure）　缺氧严重而又不能进行根治手术时可行球囊房隔成形术或房间隔缺损扩大术，使血液在心房水平大量混合，提高动脉血氧饱和度，使患儿存活至适合根治手术。

2. 肺动脉环缩术　完全性大动脉转位伴大型室间隔缺损者，可在 6 个月内作肺动脉环缩术，预防充血性心力衰竭及肺动脉高压引起的肺血管病变。

（二）根治性手术

1. 生理纠治术（senning 或 mustard 手术）　可在出生后 1～12 个月内进行，即用心包膜及心房壁在心房内建成板障，将体循环的静脉血导向二尖瓣口而入左心室，并将肺经的回流血导向三尖瓣口而入右心室，形成房室连接不一致及心室大血管连接不一致。以达到生理上的纠正。

2. 大动脉调转手术（switch 手术）　可在出生后 4 周内进行，即主动脉与肺动脉互换及冠状动脉再植，达到解剖关系上的纠正。手术条件为：左/右心室压力比 >0.85，左心室射血分数 >0.45，左心室舒张末期容量 $>$ 正常的 90%，左心室后壁厚度 $>4\sim4.5$mm，室壁张力 <12000dyn/cm。

第十五章

心血管相关疾病

第一节 甲状腺功能亢进症与心血管疾病

甲状腺功能亢进症（hyperthyroidism，简称甲亢）是由于甲状腺激素分泌过多或各种原因引起体内甲状腺激素含量增多所致的一组疾病症候群。大多数甲状腺功能亢进症患者伴有明显的心脏症状，包括心悸、心动过速、运动耐力差、劳力性呼吸困难、脉压增大、心房颤动，这在老年患者中尤其明显。甲状腺激素对心血管系统的作用已日益明确，甲状腺疾病可引起多种心血管疾病或使原有的疾病进一步恶化，多种甲状腺疾病的临床表现都是甲状腺激素影响心血管系统的结果。

一、甲亢患者发生心血管疾病的流行病学

2011 年版美国甲状腺协会发布的《甲状腺功能亢进治疗指南》显示美国甲状腺功能亢进症发病率约为 1.2%，其中临床甲亢 0.5%，亚临床甲亢 0.7%。根据中国医科大学滕卫平教授 2010 年全国 10 个城市的流行病学调查显示，各种甲状腺疾病发病率中临床甲亢达 1.1%，亚临床甲亢达 2.6%。10%～25% 的甲亢患者有房颤，发病率随年龄递增（OR＝1.7/10 年增量；95%CI＝1.7～1.8）。Cappla 等在心血管健康研究数据中表明，剔除游离甲状腺素升高的患者，亚临床甲亢患者房颤的发生率明显升高（HR＝1.98），促甲状腺素（TSH）在 0.1～0.44mU/L 范围的亚组患者（HR＝1.85）患房颤的风险有所增加。另有 Sawin 等早在 1994 年研究中提到，TSH≤0.1mU/L 的患者发展为房颤的 RR 为 3.8，而 TSH 在 0.1～0.4mU/L 之间者 RR 仅仅 1.6。多项研究显示，不同年龄的甲亢患者发生房颤的风险相似。另有研究显示，在调整 TSH 在正常范围内、单纯的游离 T_4 水平升高也与房颤的发生独立相关，并呈现剂量依赖性反应。近年来，亚临床甲状腺功能异常与心血管疾病相关性也成为研究热点。针对甲亢、亚临床甲亢与冠心病心血管死亡及心血管事件相关性的研究结果不一致，1 项 meta 分析显示亚临床甲亢患者总死亡率风险增高（HR＝1.24），心血管病死亡率升高（HR＝1.29），心血管事件发生率升高（HR＝1.21）。总之，目前缺乏大规模前瞻性随机研究来观察甲亢、亚临床甲亢与心血管单一终点事件及死亡率的关系。

二、甲亢患者发生心血管疾病的病理生理机制

1. 甲亢时血流动力学变化　　甲亢患者的静息心率明显增加，这与甲状腺激素的正性心率作用有关，也与甲状腺激素刺激肾上腺素受体有关。甲亢特征是静息状态下的心率、血容量、每搏量、心肌收缩力、射血分数增加，心肌舒张功能改善及脉压增大。外周阻力下降导致了脉压的增大，原因可能是由于甲状腺激素使机体耗氧量增加及细胞代谢终产物增加使得动脉平滑肌松弛。外周血管舒张、肾血流减少导致肾素-血管紧张素系统激活，促进了水钠潴留增加。前负荷增加是心排血量增加的关键。

2. 甲亢对心脏功能的影响　　甲亢时通常会出现可逆性的左心室功能异常，这通常与（肾上腺素活性无关，而是由于过量的循环血液中的 T_3 对心肌的直接作用所致。甲亢时呼吸困难和运动能力降低最可能是由于心脏储备功能降低。甲亢患者心排血量不能随着体力活动而相应增加，因为患者在静息时所有参与运动的血流动力学反应的代偿机制已最大程度被激活（比如心率增快、心肌收缩力增强、前负荷增加、后负荷降低）。此外，长期甲亢可导致心肌肥厚，原因是甲状腺激素对心肌蛋白质合成的直接作用和增加心脏负担的间接作用。长期甲亢时左心室重量增加，使舒张期心室充盈和收缩期射血功能受损。

3. 甲亢时诱发心律失常　　甲状腺激素可直接兴奋腺苷酸环化酶，造成环磷酸腺苷（cAMP）增多，损害心肌细胞膜，使其通透性增大，细胞内钾丢失。甲状腺激素使细胞内线粒体释放钙离子并激活慢钙通道，造成细胞内钙增多，进而使得心肌细胞不应期缩短，兴奋性及自律性提高。甲状腺激素可作用于交感神经系统，通过儿茶酚胺间接作用于心脏，增加心脏对儿茶酚胺的敏感性，使心肌的自律性增强。而心房肌较心室肌的肾上腺素能受体密度更高，因此心房对甲状腺激素的作用较心室敏感。因甲亢患者易出现房颤，目前认为其主要的分子机制是电重塑导致心房不应期的缩短，而且甲状腺激素能激活异位的致心律失常灶，例如肺静脉心肌细胞异常的室上性去极化可作为异位起搏点（electrical triggers）（与甲亢房性心律失常的高发生率相比，室性心律失常很少见，且与普通人群中的发病率一致。甲亢引起缓慢性心律失常者少见，合并一度房室传导阻滞（AVB）者占 2%～30%，而发生二、三度房室传导阻滞者相对更少见，但文献报道甲亢伴严重传导阻滞者可发生阿-斯综合征，因此也需引起临床医生的警惕。

三、甲亢患者发生心血管疾病的危险因素

甲亢患者合并心血管病的危险因素包括传统的心血管疾病危险因素，如年龄、性别、高血压、高血脂（LDL 升高、HDL 下降）、糖尿病、吸烟、肥胖、绝经、体力活动减少、精神压力及心血管疾病（CVD）家族史等。男性、缺血性或瓣膜性心脏病者和充血性心力衰竭患者是心房颤动的高危人群，亚临床甲亢和临床甲亢都是房颤的危险因素。甲亢患者中房颤导致栓塞的危险性不是很确定；比起房颤，高龄显得更为重要；华法林抗凝导致出血的风险更高，对于甲亢房颤患者是否抗凝还有争议。

四、甲亢患者发生心血管疾病的诊断

1. 临床甲亢的诊断　①临床高代谢的症状和体征；②甲状腺体征：甲状腺肿和（或）甲状腺结节，少数病例无甲状腺体征；③血清激素：总四碘甲状腺原氨酸（TT$_4$）、游离四碘甲状腺原氨酸（FT$_4$）、总三碘甲状腺原氨酸（TT$_3$）和游离三碘甲状腺原氨酸（FT$_3$）增高，TSH 降低（一般<0.1mU/L）。T$_3$ 型甲亢时仅有 TT$_3$、FT$_3$ 升高。

2. 亚临床甲亢的诊断　如果检测 TSH 低于正常范围下限，TT$_3$ 和 TT$_4$ 正常者，首先要排除引起 TSH 降低的因素。并在 2～4 个月内再次复查，以确定 TSH 降低为持续性而非一过性。

3. 甲亢性心脏病的诊断

（1）确诊为甲亢者。

（2）心脏有以下 1 项或 1 项以上异常：①心律失常：阵发性或持续性房颤，阵发性室上性心动过速，频发室性期前收缩，房室或束支传导阻滞，窦房传导阻滞；②心脏扩大（一侧或双侧）；③心力衰竭（右心或全心）；④心绞痛或心肌梗死；⑤二尖瓣脱垂伴心脏病理性杂音。

（3）甲亢控制后上述心脏异常消失或明显好转。

（4）除外其他器质性心脏病。

不典型甲亢患者，可能仅有心血管疾病方面的表现，尤其是老年患者。因此，凡遇到以下情况应考虑甲亢性心脏病的可能，并进行相关检查，以减少漏诊、误诊：①原因不明的阵发性或持续性房颤，心室率快而不易被洋地黄药物控制；②原因不明的右心衰竭，或有循环时间不延长的心力衰竭，不伴有贫血、发热等，洋地黄疗效不佳；③无法解释的心动过速；④血压波动而脉压增大者；⑤患有器质性心脏病患者发生心力衰竭，常规治疗疗效欠佳者。

五、甲亢患者发生心血管疾病的治疗

1. 控制甲亢 ^{131}I 治疗，抗甲状腺药物（ATD）治疗，手术治疗。

2. 抗心律失常

（1）快速性心律失常的治疗：甲亢房颤的患者需应用药物控制房颤的心室率，并且尽早开始抗甲亢治疗。甲亢房颤常为快速性房颤，洋地黄制剂治疗效果差，盲目增大剂量易出现洋地黄中毒。个别房颤者予 β 受体阻滞药可发生传导阻滞，因此应注意监测患者的心率。有关房颤复律的问题，研究表明在甲状腺功能恢复正常后，房颤常常转复为窦性心律。是否抗凝治疗需评估出血的风险与系统栓塞的风险，因人而异。推荐在合并高血压、充血性心力衰竭、左房扩大或左室功能障碍或其他增加系统性栓塞危险的情况下，或长期房颤的患者中予以抗凝治疗。而对于年龄轻、无合并症或房颤持续时间短的患者可能不需要抗凝治疗。抗凝治疗时，需依国际标准化比值（INR）调整华法林的用量，使 INR 维持在 2.0～3.0 之间，直到甲状腺功能维持正常并恢复正常的窦性心律。甲亢患者凝血因子的清除率增加，药

物与血浆蛋白的结合率下降 50%，因此华法林抗凝作用的敏感性增加，而这些患者对应用维生素 K 纠正华法林导致的低凝血酶原血症并不敏感，需减少甲亢患者应用华法林的剂量，且随着甲状腺功能的变化，华法林的剂量可能也需要调整。同时应用抗心律失常药物时，需考虑到胺碘酮对甲状腺功能的影响。

（2）缓慢性心律失常的治疗：甲亢所致缓慢性心律失常，以治疗甲亢为主，随甲亢好转，绝大多数均可自愈。甲亢导致的传导阻滞，即便传导阻滞程度轻，也应慎用或不用心脏抑制药。病理性窦性心律基础上发生房颤者不直用洋地黄、普萘洛尔（心得安）等药物。心动过缓或者血流动力学障碍者应给予阿托品、山莨菪碱（654-2）、异丙肾上腺素等药物提高心率，改善传导。如发生晕厥，出现阿-斯综合征且药物治疗无效者，可考虑安装临时起搏器治疗。

3. 纠正心力衰竭包括强心、利尿、改善心肌重构等治疗。甲亢心力衰竭时伴有心肌肥大、左室重塑，故应联合应用 β 受体阻滞药、ACEI。

4. 心绞痛及心肌梗死治疗原则同普通心绞痛、心肌梗死。在治疗甲亢的同时可给予扩张冠状动脉的药物，如硝酸酯类药物、钙通道阻滞药等。

第二节　糖尿病与心血管疾病

糖尿病（diabetes mellitus，DM）是一组以高血糖为特征的代谢性疾病。高血糖则是由于胰岛素分泌缺陷或其生物作用受损，或两者兼有引起。糖尿病时长期存在的高血糖，导致各种组织，特别是眼、肾、心脏、血管、神经的慢性损害、功能障碍。本节重点叙述常见的 2 型糖尿病。

一、糖尿病与心血管疾病的流行病学

近 30 年来，我国糖尿病患病率显著增加，最近 10 年糖尿病流行情况更为严重。2007～2008 年，在中华医学会糖尿病学分会（CDS）的糖尿病流行病学调查估计我国 20 岁以上的成年人糖尿病患病率为 9.7%，中国成人糖尿病总数达 9240万，其中农村约 4310 万，城市约 4930 万。而我国最新数据调查显示，2010 年中国 18 岁及以上成人糖尿病患病率为 11.6%，约 1.139 亿人，其中男性患病率为12.1%，女性患病率为 11.1%；城市居民患病率为 14.3%，农村居民患病率为10.3%。此外，我国 18 岁及以上成人新诊断糖尿病患病率为 8.1%，其中男性新诊断患病率为 8.5%，女性新诊断患病率为 7.7%；城市居民新诊断患病率为8.8%，农村居民新诊断患病率为 7.8%。此外，本次研究还显示，中国成年人群中糖尿病前期（IGT）患病率为 50.1%。糖尿病与心血管疾病密切相关，"中国心脏调查"研究发现，糖尿病是冠心病的重要伴发疾病：①中国冠心病患者的糖代谢异常患病率（包括糖尿病前期和糖尿病）约为 80%，较西方人高；②中国冠心病人群负荷后高血糖的比例更高；③冠心病患者单纯检测空腹血糖会漏诊 75% 的糖尿病前期和糖尿病患者。

二、糖尿病患者发生心血管疾病的危险因素及病理生理机制

目前糖尿病并发心血管病的确切机制仍不清楚，目前公认的有如下几个机制：①高血糖：有研究结果显示，餐后血糖升高与大血管病变相关。②胰岛素抵抗：胰岛素抵抗状态不仅表现为外周组织胰岛素介导的葡萄糖摄取减少，同样也表现为胰岛素介导的内皮依赖和（或）非依赖的血管扩张异常。1995 年 Stern 提出了著名的"共同土壤"学说，认为 DM、高血压、冠心病是在胰岛素抵抗这个共同土壤中"生长"出来的，即胰岛素抵抗为这些疾病的共同发病因素。③血脂异常：许多研究表明，DM 血脂异常和高血糖及胰岛素抵抗共同参与，是加速动脉粥样硬化发生的重要因素。④蛋白激酶的激活：一方面，激活蛋白激酶（PKC）某些亚型可能加速生成动脉粥样硬化过程中的多种组成部分。另一方面，PKC 激活还能直接导致内皮功能紊乱。⑤肾素-血管紧张素-醛固酮系统（RAAS）的作用：高血糖可导致 p53 糖基化，后者与血管紧张素原的转换相关，从而导致局部组织 RAAS 中血管紧张素Ⅱ产生增加。血管紧张素Ⅱ主要通过作用于血管紧张素受体产生一系列危害效应，最终导致发生血管炎症反应，继而导致血管粥样硬化和氧化应激产生，同时也加速了细胞凋亡。除循环 RAAS 的作用，局部组织 RAAS 也已被明确证实具有心血管损伤作用。⑥血小板、凝血和纤溶过程：血小板和凝血酶原系统是大血管病变中的一个重要部分。⑦炎症：慢性轻度炎症在 2 型 DM 大血管病变发病机制中具有重要作用。校正血脂水平后，患者的生活方式和血糖控制的影响、高敏 C 反应蛋白（hs-CRP）增高是 DM 心血管并发症的独立危险因素。⑧内皮损伤和功能异常：DM 者体内前列环素和 NO 释放减少，同时伴慢性内皮 NO 合成活性异常，这一机制可部分解释 DM 患者动脉粥样硬化加速的原因。此外，遗传因素对 DM 心血管并发症的影响开始引起人们的注意。总之，DM 大血管病变的发生机制十分复杂，包括代谢异常、氧化应激、晚期糖基化终产物、多元醇异常、炎症因子及细胞因子、细胞黏附分子、蛋白激酶 C（PKC）、血管内皮功能改变、血小板激活及遗传因素等。

三、糖尿病的诊断

糖尿病的临床诊断应依据静脉血浆血糖值，而不是毛细血管血的血糖检测结果。血糖的正常值和糖代谢异常的诊断切点主要依据血糖值与糖尿病并发症的关系来确定。我国目前采用 WHO（1999 年）糖尿病诊断标准（表 15-1 和表 15-2）。

表 15-1　糖代谢分类

糖代谢分类	WHO 1999	
	FBG（mmol/L）	2h PBG（mmol/L）
正常血糖（NGR）	<6.1	<7.8
空腹血糖受损（IFG）	6.1～7.0	<7.8
糖耐量减低（IGT）	<7.0	7.8～11.1
糖尿病（DM）	≥7.0	≥11.1

注：IFG 或 IGT 统称为糖调节受损。FBG：空腹血糖；2h PBG：餐后 2h 血糖。

表 15-2　糖尿病的诊断标准

诊　　　断	静脉血浆葡萄糖水平 mmol/L(mg/dL)
糖尿病	≥11.1(200)
1. 糖尿病症状(典型症状包括多饮、多尿和不明原因的体重下降)加	
(1)随机血糖(指不考虑上次用餐时间,一天中任意时间的血糖)	
或	
(2)空腹血糖(空腹状态指至少>1h 没有进食热量)	≥7.0(120)
(3)葡萄糖负荷后 2h 血糖	≥11.1(200)
2. 无糖尿病症状者,需另日重复检查明确诊断	

注:随机血糖不能用来诊断 TG 或 IGT。

四、糖尿病的治疗

1. 糖尿病管理的基本原则　限于目前医学水平,糖尿病仍然是一种不可根治的疾病。糖尿病治疗的近期目标是控制糖尿病,防止出现急性代谢并发症,远期目标是通过良好的代谢控制而预防慢性并发症,提高糖尿病患者的生活质量和延长寿命。为了达到这一目标应建立较完善的糖尿病管理体系,包括糖尿病教育、自我血糖监测、饮食与运动治疗。强调为患者提供生活方式干预、药物治疗、设定血糖控制目标的个体化指导。

2. 关于糖尿病的血糖控制目标　糖化血红蛋白(HbAlc)是血糖控制的金标准,目前把 HbAlc 的控制标准定为<7.0%,其主要根据是:①与国际上主要的糖尿病指南保持一致;②多项大型循证医学研究(如 UKPDS、DCCT、Kumamoto 等)证明,HbAlc 降至 7.0%时糖尿病的微血管并发症已明显降低,HbAlc 进一步降低虽然可能对微血管病变有益处,但低血糖的风险增加;③新近完成的多项临床试验发现,在糖尿病病程较长、携带大血管病变危险因子较多或已发生大血管病变的 2型糖尿病患者中,更强化的血糖控制(HbAlc<7.0%)不但不能减少大血管病变和死亡发生的风险,还可能增加死亡发生的风险。但同时也强调糖尿病治疗需要个体化,指南中特别强调了在糖尿病早期阶段,胰岛功能相对较好、无严重并发症、应用无明显导致低血糖的药物以及血糖容易控制的患者应尽可能把血糖降低到正常水平,即 HbAlc<6.0%。对危重患者的血糖控制,《新英格兰医学杂志》发表的NICE-SUGAR研究发现对危重患者血糖的更严格控制与常规降糖相比,增加了重症患者的死亡风险。故目前国际上建议危重患者的血糖控制在 7.8~10.0mmol/L。

3. 2型糖尿病的手术治疗　肥胖是 2型糖尿病的常见合并症。肥胖与 2型糖尿病发病以及心血管病变发生的风险增加显著相关。2009 年美国糖尿病学会(ADA)在《2型糖尿病治疗指南》中正式将减肥手术(代谢手术)列为治疗肥胖伴 2型糖尿病的措施之一。2011 年,国际糖尿病联合会(ICF)也发表立场声明,正式承认代谢手术可作为治疗伴有肥胖的 2型糖尿病患者的方法。2011 年,CDS 和中华医学会外科学分会也就代谢手术治疗 2型糖尿病达成共识,认可代谢手术是治疗伴有肥胖的 2 型糖尿病的手段之一。

4. 2型糖尿病的综合治疗

（1）高血压：高血压是糖尿病的常见并发症或伴发病之一，占糖尿病患者的 30%～80%。血压的控制目的主要为最大限度地减少靶器官损害，降低心血管疾病和死亡的危险，具体控制目标为＜130/80mmHg。但过低的血压（如＜115/75mmHg）与糖尿病患者的心血管事件和死亡率增加相关。2013 年版《欧洲高血压管理指南》推荐糖尿病患者血压＜140/85mmHg。

（2）血脂异常：2 型糖尿病患者常见的血脂异常是三酰甘油（TG）增高及高密度脂蛋白胆固醇（HDL-C）降低。但是 HPS、ASCOT-LLA&CARDS 等研究证明他汀类药物通过降低总胆固醇水平（TC）和低密度脂蛋白胆固醇（LDL-C）水平可以显著降低糖尿病患者发生大血管病变和死亡的风险。在使用他汀类药物的基础上使用减低 TG 和升高 HDL-C 的措施是否能够进一步减少糖尿病患者发生心脑血管病变和死亡的风险目前尚无证据。

（3）2 型糖尿病患者的抗血小板治疗：糖尿病患者的高凝血状态是发生大血管病变的重要原因，一项大型的 meta 分析和多项临床试验证明，阿司匹林可以有效预防包括脑卒中、心肌梗死在内的心脑血管事件。氯吡格雷已被证实可降低糖尿病患者心血管事件的发生率，可作为急性冠状动脉综合征发生后第一年的辅助治疗，对于阿司匹林不能耐受的患者，也可考虑将氯吡格雷作为替代治疗。

五、糖尿病的急性并发症

（一）糖尿病酮症酸中毒（diabetic ketoacidosis, DKA）

DKA 是由于胰岛素不足和升糖激素不适当升高引起的糖、脂肪和蛋白质代谢严重紊乱综合征，临床以高血糖、高血酮和代谢性酸中毒为主要表现。1 型糖尿病有发生 DKA 的倾向；2 型糖尿病亦可发生。常见的诱因有急性感染、胰岛素不适当减量或突然中断治疗、饮食不当、胃肠疾病、脑卒中、心肌梗死、创伤、手术、妊娠、分娩、精神刺激等。

1. 临床表现 DKA 分为轻度、中度和重度。主要表现有多尿、烦渴多饮和乏力症状加重。失代偿阶段出现食欲减退、恶心、呕吐，常伴头痛、烦躁、嗜睡等症状，呼吸深快，呼气中有烂苹果味（丙酮气味）；病情进一步发展，出现严重失水现象、尿量减少、皮肤黏膜干燥、眼球下陷、脉快而弱、血压下降、四肢厥冷；到晚期，各种反射迟钝甚至消失，终至昏迷。

2. 诊断 对昏迷、酸中毒、失水、休克的患者，要想到 DKA 的可能性。如尿糖和酮体阳性伴血糖增高，血 pH 和（或）二氧化碳结合力降低，无论有无糖尿病病史，都可诊断为 DKA。

3. 治疗 DKA 治疗重点是纠正病理生理变化，补充液体及电解质，控制血糖。具体治疗方案根据病情轻重程度决定。

（二）高血糖高渗透压综合征（hyperosmolar hyperglycemic state, HHS）

HHS 是糖尿病的严重急性并发症之一，临床以严重高血糖而无明显酮症酸中毒、血浆渗透压显著升高、脱水和意识障碍为特征。HHS 的发生率低于 DKA，且多见于老年 2 型糖尿病患者。

1. 临床表现　HHS 起病常常比较隐匿。典型的 HHS 主要有严重失水和神经系统两组症状和体征。

2. 诊断　HHS 的实验室诊断参考标准是：①血糖≥33.3mmol/L；②有效血浆渗透压≥320mOsm/L；③血清碳酸氢根≥15mmol/L，或动脉血 pH 值≥7.30；④尿糖呈强阳性，而尿酮阴性或为弱阳性。

3. 治疗　主要包括积极补液，纠正脱水；小剂量胰岛素静脉输注控制血糖，纠正水、电解质和酸碱失衡以及去除诱因和治疗并发症。

4. 预后　HHS 的预后不良，死亡率为 DKA 的 10 倍以上，抢救失败的主要原因是高龄、严重感染、重度心力衰竭、肾衰竭、急性心肌梗死和脑梗死等。

（三）糖尿病乳酸酸中毒（lactic acidosis）

主要是体内无氧酵解的糖代谢产物乳酸大量堆积，导致高乳酸血症，进一步出现血 pH 值降低，即为乳酸酸中毒。糖尿病合并乳酸酸中毒的发生率较低，但死亡率很高。大多发生在伴有肝、肾功能不全或慢性心肺功能不全等缺氧性疾病患者，尤其见于服用苯乙双胍者。

1. 临床表现　疲乏无力，厌食、恶心或呕吐，呼吸深大，嗜睡等。大多数有服用双胍类药物史。

2. 实验室检查　明显酸中毒，但血、尿酮体不升高，血乳酸水平升高。

3. 治疗　应积极抢救。治疗包括补液、扩容、纠正脱水和休克。补碱应尽早且充分。必要时透析治疗，去除诱发因素。

六、糖尿病的慢性并发症

（一）糖尿病肾病

糖尿病肾病是导致肾衰竭的常见原因。早期糖尿病肾病的特征是尿中白蛋白排泄轻度增加（微量白蛋白尿），逐步进展至大量白蛋白尿和血清肌酐水平上升，最终发生肾衰竭，需要透析或肾移植。肾功能的逐渐减退与发生心血管疾病的风险增高显著相关。因此，微量白蛋白尿与严重肾病一样，都应视为心血管疾病和肾衰竭的危险因素。在糖尿病肾病的早期阶段通过严格控制血糖和血压，可防止或延缓糖尿病肾病的发展。

（二）糖尿病视网膜病变和失明

糖尿病视网膜病变的主要危险因素包括糖尿病病程、血糖控制不良、高血压及血脂紊乱，其他危险因素还包括妊娠和糖尿病肾病等。2 型糖尿病患者也是发生其他眼部疾病的高危人群，这些眼病包括白内障、青光眼、视网膜血管阻塞及缺血性视神经病变等。

（三）糖尿病神经病变

1. 糖尿病周围神经病变　根据不同的临床表现分为 4 型，最常见的分型如下：

①远端对称性多发性神经病变，是糖尿病周围神经病变最常见的类型；②局灶性单神经病变，或称为单神经病变，可累及单颅神经或脊神经；③非对称性多发局灶性神经病变，同时累及多个单神经的神经病变称为多灶性单神经病变（或非对称性多神经病变）；④多发神经根病变，最常见为腰段多发神经根病变，主要为 $L_{2\sim4}$ 等高腰段的神经根病变引起的一系列症状。

2. 糖尿病自主神经病变　是糖尿病常见的并发症，其可累及心血管系统、消化系统、呼吸系统、泌尿生殖系统等。

（四）糖尿病大血管病变

大血管并发症（冠心病、脑血管病和外周血管病）不是糖尿病的特异性并发症，但是，糖尿病使发生心血管疾病的危险性增加 2～4 倍，使大血管病变更严重、更广泛、预后更差、发病年龄更早。中华医学会糖尿病学分会慢性并发症调查组报告 2 型糖尿病并发症患病率分别为：高血压 34.2％，脑血管病 12.6％，心血管病 17.1％，下肢血管病 5.2％。在亚洲人群中，脑卒中是心血管疾病中最常见的形式。与欧洲人相比，亚洲人的血压和血糖之间的相关性更明显。空腹血糖和餐后 2h 血糖升高，即使未达到糖尿病诊断标准，发生心血管疾病的危险性也明显增加。

（五）糖尿病足

糖尿病足是糖尿病最严重和治疗费用最高的慢性并发症之一，严重者可以导致截肢。糖尿病患者下肢截肢的相对危险性是非糖尿病患者的 40 倍。大约85％的截肢是由于足溃疡引发的，15％左右的糖尿病患者会在其一生中发生足溃疡。预防和治疗足溃疡可以明显降低截肢率。糖尿病足的基本发病因素是神经病变、血管病变和感染。这些因素共同作用可导致组织的溃疡和坏疽。

第三节 嗜铬细胞瘤与心血管疾病

内分泌肿瘤是指一系列不仅有肿瘤特点而且有内分泌功能的双重特性肿瘤。根据其肿瘤学特点可分为良性与恶性；根据其内分泌功能可分为功能性和无功能性。所谓无功能性内分泌肿瘤，指肿瘤不伴有激素分泌过多的临床综合征，甚或可因肿瘤压迫、损伤周围正常细胞而出现功能减退的表现。

内分泌肿瘤的细胞来源具有高度异质性。首先，内分泌肿瘤不仅来源于经典的内分泌腺体如垂体、甲状腺和肾上腺等，也来源于分布在腺体的内分泌小岛如胰岛 B 细胞瘤，还可来源于分布在外分泌腺的散在内分泌细胞如消化道（即肠胰内分泌肿瘤）和呼吸道，较为少见的是来源于原不具有内分泌功能的组织或器官（即异位内分泌肿瘤）。内分泌肿瘤异质性大的另一重要表现是，一种或一类肿瘤可分泌多种激素，如甲状腺髓样癌除分泌降钙素外，至晚期还可分泌促肾上腺皮质激素（ACTH）引起库欣综合征，以及前列腺素、血管活性肠肽、缓激肽（通过激肽释放酶）等生物活性物质，与心血管系统疾病密切相关。以下重点介绍嗜铬细胞瘤与心血管疾病的相关性。

嗜铬细胞瘤（pheochromocytoma，PH）是一种起源于神经外胚层的内分泌肿瘤，来源于肾上腺髓质、交感神经节和其他部位的嗜铬组织，这种肿瘤持续或间断地释放大量儿茶酚胺，引起持续性或阵发性高血压、心肌病变、心律失常和多个器官功能和代谢的紊乱，其中以心血管系统的表现最为主要。

一、流行病学

本病以 20~50 岁发病最多见，男女发病率无明显差异。嗜铬细胞瘤位于肾上腺者占 80%~90%，并且多为一侧性；肾上腺外的嗜铬细胞瘤主要位于腹膜后、腹主动脉旁。该瘤多为良性，恶性者占 10%。与大部分肿瘤一样，散发型嗜铬细胞瘤的病因仍不清楚。家族型嗜铬细胞瘤则与遗传有关。

二、生化特征

肾上腺髓质的嗜铬细胞瘤可产生去甲肾上腺素和肾上腺素，以去甲肾上腺素为主，极少数尤其是家族性者，以产生肾上腺素为主。肾上腺外的嗜铬细胞瘤，除主动脉旁嗜铬体外，只产生去甲肾上腺素，不能合成肾上腺素。嗜铬细胞瘤能产生多种肽类激素，其中一部分可产生一些非典型症状，如面部潮红、便秘、腹泻、肉眼血尿、面色苍白、血管收缩、血细胞增多，甚至是低血压和休克。另外，该瘤还可释放嗜铬粒蛋白至血中，在血液中检测到高浓度该类物质，可以协助诊断嗜铬细胞瘤。

三、心血管表现

1. 高血压 高血压为本症的主要临床表现，可呈阵发性或持续性发作，持续性发作者亦可有阵发性加剧。

据文献报道约有一半 PH 患者表现为阵发性高血压。阵发性高血压为本病所具有的特征性表现，平时血压不高，发作时血压突然升高，可达（200~300）/（130~180）mmHg（以释放去甲肾上腺素为主者更明显），常伴剧烈头痛、面色苍白、全身大汗淋漓、心动过速（以释放肾上腺素为主者更明显）、心前区和上腹部紧迫感，焦虑、恐惧或有濒死感，皮肤苍白，恶心、呕吐，腹痛或胸痛，视物模糊、复视，其中头痛、心悸、大汗三联症对诊断有重要意义。特别严重者可发生急性左心衰竭或脑血管意外。发作终止后，可出现面颊部和皮肤潮红、全身发热、流涎、瞳孔缩小等迷走神经兴奋症状。

阵发性高血压发作主要是由于大量的儿茶酚胺间歇性地进入血循环所引起，亦有研究认为与循环儿茶酚胺增加与交感神经末梢儿茶酚胺的释放有关。常见的诱发因素是情绪激动、体位改变、创伤、大小便、扪压肿瘤、麻醉诱导期及应用相关药物（如组胺、胍乙啶、胰高血糖素、甲氧氯普胺等）。发作时间可为数秒、数分钟，长者可达 1~2h，极少数可长达 24h 以上，发作频率不一，可一日多次发作，亦可数月发作一次。但随病程进展，发作频率逐渐增加，持续时间逐渐延长，部分患者可发展为持续性高血压伴阵发性加剧。

持续性高血压型伴有阵发性加剧多由阵发型演变而来，容易诊断，但若无阵发性加剧则很可能误诊为原发性高血压，如果持续性高血压伴有以下特点，应考虑嗜铬细胞瘤可能：对常用降压药物效果不佳，但对α受体阻滞药、钙通道阻滞药、硝普钠治疗有效；伴有交感神经过度兴奋、高代谢、头痛、焦虑、烦躁、直立性低血压或血压波动大；尤其上述特点发生在年轻人或儿童，更应该考虑该病可能性。

2. 心肌病变　因长期的高血压水平和儿茶酚胺物质的毒性作用，嗜铬细胞瘤患者可出现心脏结构与功能异常，临床常表现为心肌顿抑、心肌梗死、心力衰竭、心肌炎、心肌病等。主要机制为儿茶酚胺通过钙超载、氧化应激、诱导心肌细胞凋亡、纤维化和激活肾素-血管紧张素-醛固酮系统的作用而产生直接的心肌损害。Meune 等应用组织多普勒应变率检查在常规超声心动图检查结果正常的患者中探测到了亚临床左心室收缩功能异常现象，提示对 PH 患者应使用更敏感的方法检测左心室功能。

根据尸检报道，50%～60%死于 PH 的患者有可有肾上腺素能心肌炎的表现，病理常为心肌局灶变性、心肌细胞收缩带坏死、炎性细胞浸润及纤维化，电子显微镜检查显示肌节过度收缩和线粒体内质网肿胀，与实验室中儿茶酚胺过量造成的心肌病理改变一致。临床上患者既可有红细胞沉降率、C 反应蛋白、心肌酶升高和心电图改变等心肌炎的表现，也可表现为扩张型心肌病和梗阻性肥厚型心肌病。

PH 患者亦可出现类似应激性心肌病的表现，多在 PH 危象时发生，临床表现为胸痛、呼吸困难、新发生的左心室功能障碍，伴心肌酶升高，心电图可为 ST 段抬高、ST 段压低和 T 波倒置等酷似急性心肌梗死的表现，但冠状动脉造影结果正常或几乎正常，超声心动图和心室造影等显示左心室弥漫性运动功能减低，并出现类似应激性心肌病的表现而得名。

3. 血管改变　动物实验显示儿茶酚胺对血管有直接的毒性作用，儿茶酚胺激活 α_{1A}、α_{1B} 和 α_{1D} 等受体，通过增加蛋白合成、胶原沉积、平滑肌细胞和成纤维细胞的增殖肥大与迁移而导致血管重构。有报道 PH 患者的颈动脉内中膜厚度大于同年龄、性别的原发性高血压患者。去甲肾上腺素可诱导内皮功能障碍，引发血管痉挛。PH 患者中有间歇性跛行、肢端坏疽、肠缺血坏死、短暂性脑缺血发作及脑梗死等的报道。极度血管收缩可造成肌溶解并在恶性高血压、肾血管收缩等因素共同作用下出现急性肾损伤。PH 导致的高血压增加脑出血、动脉夹层、动脉瘤破裂等风险，患者可出现血管内皮损伤、血小板功能异常，导致各脏器血栓栓塞。

4. 其他心血管表现　约 70%的 PH 患者可出现直立性低血压，与患者长期血管收缩造成容量不足、外周血管和心脏的肾上腺素能受体下调导致交感反射减弱、中枢交感兴奋抑制有关。少数 PH 患者可表现为低血压，甚至出现休克，可在分泌肾上腺素为主的患者中出现，可被去甲肾上腺素或α受体阻滞药缓解。肿瘤坏死或手术等造成儿茶酚胺分泌突然停止、肾上腺素能受体下调、心肌病变继发心源性休克等也可导致直立性低血压。极少数情况下患者可表现为周期性高血压与低血压，出现血压剧烈波动，可能与压力感受器反射有关。心律失常是 PH 患者常见的心电图变化，通常是窦性心动过速，可与阵发性高血压伴发。少数情况下，PH 患者可出现心动过缓，可能与心肌细胞复极储备异常有关。

PH 危象也称肾上腺素能危象或儿茶酚胺危象，PH 危象的心血管表现包括恶性高血压、心律失常、心肌病、心肌梗死、心力衰竭、心源性休克等。诱发 PH 危象最常见的原因是手术。最常发生于麻醉诱导阶段，气管插管本身和诱导麻醉时使用的阿片类镇静药、多巴胺受体拮抗类止吐药和增加交感张力的肌松药等可诱发 PH 危象。术中对肿瘤的刺激也常诱发血压的剧烈波动，并被证明与儿茶酚胺升高有关，也有腹腔镜手术气腹过程中诱发 PH 危象的报道。多种药物甚至食物也可诱发 PH 危象，如甲氧氯普胺等多巴胺 D2 受体拮抗药、β 受体阻滞药、糖皮质激素、三环类抗抑郁药与单胺氧化酶抑制药、动静脉造影剂等。

四、诊断

1. 血、尿儿茶酚胺及其代谢物测定　血、尿中儿茶酚胺、香草基杏仁酸（VMA）、甲氧基肾上腺素（MN）和甲氧基去甲肾上腺素（NMN）及其总和总甲氧基肾上腺素（TMN）均可升高，常在正常高限的 2 倍以上，其中 MN 的敏感性和特异性最高。血浆儿茶酚胺值在本病持续或阵发性发作时明显高于正常。但仅反映留取标本即时的血儿茶酚胺水平，故其诊断价值不比发作期 24h 尿中儿茶酚胺水平测定更有意义。

2. 药理试验　必要时可对持续性高血压或阵发性高血压患者在发作时行酚妥拉明试验，如血压明显下降有助于诊断。对于阵发性者，如果等不到发作，可考虑行胰高血糖素激发试验。

3. 影像学检查　应用 α 受体阻滞药控制血压后进行。有以下方法：①B 型超声：进行肾上腺及肾上腺外（如心脏等处）肿瘤定位检查，方法简易，无创伤，对直径 1cm 以上的肾上腺肿瘤阳性率高；②CT 扫描：90％以上的肿瘤可准确定位，无创，为首选的定位手段；③MRI：优点为不需注射造影剂，患者不暴露于射线，有助于鉴别嗜铬细胞瘤和肾上腺皮质肿瘤，可用于孕妇；④放射性核素标记的间碘苄胺（DI-BG）闪烁扫描：可显示儿茶酚胺的肿瘤，特别适用于转移性、复发性、肾上腺外肿瘤；⑤生长抑素受体表达和 PET 显像。

五、鉴别诊断

许多疾病都有类似嗜铬细胞瘤的表现，因此鉴别诊断很重要。

1. 原发性高血压　某些原发性高血压患者呈现高交感神经兴奋性，表现为心悸、多汗、焦虑。但患者的尿儿茶酚胺是正常的。

2. 颅内疾病　在颅内疾病合并高颅压时，可以出现类似嗜铬细胞瘤的剧烈头痛等症状。患者通常会有其他神经系统损害的体征来支持原发病。

3. 神经精神障碍　在焦虑发作，尤其是伴有过度通气时易与嗜铬细胞瘤发作相混淆。但是焦虑发作时通常血压是正常的。

4. 癫痫　癫痫发作时也类似嗜铬细胞瘤，有时血儿茶酚胺也可升高，但尿儿茶酚胺是正常的。抗癫痫治疗有效等有助于除外嗜铬细胞瘤。

5. 绝经综合征 处于绝经过渡期的妇女会出现多种雌激素缺乏导致的症状，如潮热、出汗等，通过了解月经史，进行性激素及儿茶酚胺的测定有助于鉴别。

6. 其他 甲亢时呈现高代谢症状，伴有高血压，但是儿茶酚胺不会增高。冠心病心绞痛发作、急性心肌梗死等均需与嗜铬细胞瘤鉴别。最关键的还是尿儿茶酚胺的测定。

六、治疗

嗜铬细胞瘤一旦确诊并定位后，应及时切除肿瘤，否则有肿瘤突然分泌大量儿茶酚胺、引起高血压危象的潜在危险。近年来，随着生化试验及显像技术的发展，嗜铬细胞瘤的定性和定位诊断技术大为提高，因此手术成功率得以提高。术前应采用 α 受体阻滞药使血压下降，减轻心脏负荷，并使原来缩减的血管容量扩大，以保证手术的成功。主要用药为长效 α 受体阻滞药，包括酚苄明和哌唑嗪。合并高血压急症时，可静脉给予酚妥拉明。如疗效不好可静脉输注硝普钠。

七、预后

大多数嗜铬细胞瘤为良性，可手术切除而得到根治。恶性嗜铬细胞瘤的治疗比较困难，一般对放疗和化疗不敏感，可用抗肾上腺素药物对症治疗。[131]I-MIBG 治疗可获得一定效果，已经发生转移的恶性嗜铬细胞瘤的预后不一，重者在数月内死亡，少数可存活 10 年以上，5 年内生存率约为 45%。

第四节 心源性脑栓塞

自 1993 年 Adams 等发布缺血性脑卒中 TOAST 分型以来，该标准得到广泛认可，全球范围内的临床研究大多采用该标准。TOAST 分型根据患者的临床表现、影像学检查、实验室资料以及既往病史、共患疾病情况，将缺血性卒中分为 5 个类型：大动脉粥样硬化性脑卒中（large-artery atherosclerosis，LA）、心源性脑栓塞（cardioembolism，CE）、腔隙性脑梗死（lacunar cerebral infarction）、其他原因型和不明原因型。CE 即心源性脑栓塞，指心源性疾病产生的栓子致脑部动脉闭塞引起的梗死。

传统的分型把主动脉和主动脉弓病变所致脑栓塞也称为 CE，因为该两处病变所产生的栓子亦可同时累及双侧颈内动脉系统和椎-基底动脉系统，仅仅依靠临床有时难以和心源性栓子相鉴别。近年来，有研究发现，二者在影像学上还是存在一定差别，心源性栓子所致病变更容易累及右侧半球和皮质-皮质下区域，而主动脉和主动脉弓源性的栓塞更多发生在左侧半球和软脑膜动脉供血区域。目前，基于治疗和二级预防策略方面的考虑，国际和国内的观点都倾向于将主动脉和主动脉弓病变导致的卒中归到 LA 里面。本节只讨论心源性栓子所致的脑栓塞。

一、CE 的流行病学

研究报道，CE 占缺血性卒中的比例为 $10.4\%\sim31\%$，美国 21%，智利 27%。在我国，CE 在所有脑梗死中所占比例与国外相似：成都 23.7%，南京 21.3%。国外的随访研究结果显示，大部分不明原因型脑卒中是 CE，我国近期的一项临床研究发现，不明原因型缺血性脑卒中组左房射血分数显著低于对照组 $[(61.13\pm11.42)\%$ 和 $(65.15\pm10.12)\%$，$P=0.043]$，左心房压高于对照组 $[(98.76\pm21.89)$ mmHg 和 (75.37 ± 26.98) mmHg，$P=0.0414]$，左心房中部血流流速低于对照组 $[(57.50\pm4.03)$ cm/s 和 (66.56 ± 10.59) cm/s，$P=0.035]$。由此我们有理由推测，目前 CE 的诊断率远远低于实际发病率，有学者估计 CE 至少占缺血性脑卒中的 1/3。

二、CE 的发病机制

大多数情况下，导致 CE 的是较大的血栓性栓子，但也可以是微小栓子，包括微血栓、脂肪颗粒、空气栓子、感染性栓子等。大的栓子常使脑血管主干或主要分支闭塞，导致流域性梗死；而微小栓子可以流到小的终末分支堆积，在血容量不足、心排血量下降等低血流动力学情况下，导致分水岭梗死。

三、CE 的临床特点

CE 多在活动中起病，病情进展迅速，常常在数秒内达到高峰，是包括脑出血在内的所有脑卒中类型中病情进展最快者。

CE 患者病情多较危重，常伴大脑皮质功能障碍，可表现为偏瘫、失语、视野缺损等，栓子进入皮质支还可导致癫痫发作，部分患者出现短暂意识丧失，严重者可出现昏迷。不伴皮质功能障碍的偏瘫、纯感觉性脑卒中以及感觉运动性脑卒中均不支持 CE。

大部分栓子进入前循环的大动脉主干及其皮质分支，小部分进入基底动脉尖或大脑后动脉，因此，双侧颈内动脉系统和椎-基底动脉系统可同时被累及，影像学检查可发现脑部多发缺血病灶，位于颅内动脉主干供血区域，包括大脑皮质，皮质-皮质下交界区域（非穿支供血区）。

经颅多普勒超声（transcranial doppler，TCD）可在双侧前循环或者前后循环同时发现微栓子信号，未能发现明确的病因者，高度提示 CE。

心脏的辅助检查包括：①胸部 X 线，可发现各种类型的心脏扩大；②心电图，可发现新发及陈旧心肌梗死、心律失常等；③24h-Holter，可发现短阵的心律失常，并可检测心律失常的性质、规律；④超声心动图，可检测心脏结构、功能以及显示血栓，是协助诊断 CE 的主要手段之一，包括经胸超声心动图（transthoracic echocardiography，TTE）和经食管超声心动图（transesophageal echocardiography，TEE）两种；⑤单光子发射计算机断层扫描，运用核素对心脏进行动态观察，可检测心功能、心肌病变、心壁的节段性运动情况。

关于实验室检测，目前还没有敏感性和特异性都很好的理想指标。Eikelboom等报道 CE 患者 CRP 水平较其他亚型脑卒中更高，并且持续到发病后 6 个月，但不能确定合适的界定值。Choi 等发现 CE 患者游离脂肪酸水平显著高于其他类型脑梗死患者，随访 25.4 个月发现游离脂肪酸水平升高还与 CE 复发相关。有很多报道关注血清脑钠肽水平、D-二聚体，但特异性均较差，因此其临床诊断价值尚有待进一步研究。

四、CE 的诊断

诊断标准如下。

（1）神经科临床症状及神经影像学表现和 LA 相似。

（2）病史中有多次及多个脑血管供血区的梗死和（或）短暂性脑缺血发作（transient ischemic attack，TIA），或其他部位栓塞。

（3）有引起心源性栓子的原因，至少存在一种心脏疾病。

同时，神经血管学检查，包括 TCD、颈动脉彩色超声、磁共振血管成像（MRA）、CT 血管成像（CTA）、数字减影血管造影（DSA）等，结果显示缺乏大血管病变的证据；实验室检查缺少脑卒中相关的阳性发现，包括高胆固醇血症、高血糖、真性红细胞增多症、高同型半胱氨酸血症、高纤维蛋白原血症、高尿酸血症等；病史中缺乏常见的脑卒中危险因素，如高血压病、糖尿病、高胆固醇血症、肥胖、吸烟、酗酒、睡眠呼吸暂停综合征、家族史等。

五、可引起 CE 的心脏疾病及预防策略

1. 心房颤动（AF） AF 是脑卒中的独立危险因素，合并二尖瓣狭窄和左心室功能不全的 AF 患者发生 CE 的风险最高。近年来，随着风湿性心脏病的减少和冠心病的增加，非瓣膜性 AF 所占比率不断增加。研究发现，非瓣膜性 AF 患者缺血性脑卒中的年发生率（约 5%）是非 AF 患者的 2～7 倍。同时，脑卒中也是 AF 患者最直接的死亡原因之一。

脑卒中患者并发 AF，2/3 为既往明确诊断，1/3 为脑卒中后发现。因此，对隐源性脑卒中患者，需要做更多的工作来筛查 AF。包括：①详细询问病史：患者既往以及本次脑卒中发作前有无阵发性心悸、心慌、心前区不适。②体格检查：每次查体均应进行心律检查，以帮助发现心律失常的证据。③辅助检查：常规心电图、连续心电监测以及 24h-Holter 心电检测，后两者对 AF 的检出率明显高于常规心电图，有助于提高 AF 的诊断率，近年来国外研究发现，延长的 Holter 检查（7～30 天）能进一步提高 AF 的检出率。2014 年圣地亚哥国际卒中会议报道可用植入式监测器监测隐源性脑卒中患者 AF 发生情况，监视器大小和 U 盘相似，可于门诊手术局麻后植入患者皮下，该设备可要有效地监测 AF 发生情况。目前对脑梗死和 TIA 患者、怀疑心律失常且未发现其他病因者，指南推荐行 24h-Holter（Ⅰ级推荐，A 类证据），无条件进行该项检查者，可多次重复常规心电图以提高 AF 的检出率。

关于 AF 筛查，建议对脑卒中患者进行分层，目前最广泛使用的是 STAF 评分，高于 5 分者，需要做进一步检查以求发现阵发性 AF，包括短期内多次心电图和 24h-Holter 监测。

AF 导致的脑卒中，其病死率和致残率都是最高的，因此，欧洲心脏病学会（ESC）的指南将抗凝治疗疗摆在 AF 三大治疗之首。研究证实，对 AF 患者，阿司匹林预防血栓栓塞性事件的作用远不如华法林可靠。有学者联合使用不同作用靶点的抗血小板药物，结果显示，脑卒中、心脏事件、血栓和血管性死亡等终点事件的发生率仍显著高于华法林组，但药物相关性出血并没有减少，因此，目前，不主张以任何抗血小板药物替代抗凝。抗凝治疗是 AF 患者预防 CE 无法撼动的基石，在病程的不同时期，有不同的使用原则，推荐如下。

（1）急性期：由于抗凝治疗增加严重颅内出血并发症的风险，而 CE 有最高的出血转化发生率，因此不建议在急性期将紧急抗凝用于预防复发性 CE、阻止神经症状恶化或改善结局（Ⅲ级推荐，A 类证据）。同时指出，目前，凝血酶抑制剂治疗急性缺血性脑卒中的有效性尚不明确（Ⅱb 级推荐，B 类证据）。这些药物应当在临床试验中使用。

（2）二级预防：对已经发生脑卒中的 AF 患者，无论 AF 是阵发性还是永久性的，目前 ESC、ACCP、美国心脏病协会（AHA）/美国卒中协会（ASA）的指南均建议使用口服抗凝剂。AHA/ASA《急性缺血性卒中的早期管理指南》推荐，对于有阵发性或持续性 AF 的缺血性脑卒中或 TA 患者，使用维生素 K 拮抗药进行抗凝治疗（AR 目标值 2.5，范围 2~3）（Ⅰ级推荐，A 类证据），对于不能口服抗凝药的患者，推荐单独使用阿司匹林（Ⅰ级推荐，A 类证据），也可予氯吡格雷联合阿司匹林联合治疗，在 AHA/ASA 刚刚更新的《2014 AHA/ASA 卒中和 TIA 二级预防指南》中，该联合抗血小板方案的证据级别从原来的ⅢB 升至ⅡB。

（3）一级预防：对无缺血性脑卒中或 TA 病史的 AF 患者，在确定是否适于进行抗凝治疗前应评估其获益风险比，只有预防血栓栓塞事件的获益明显超过出血性并发症的风险时方可启动抗凝治疗。AF 患者发生 CE 的风险与其基线特征密切相关，根据基线特征对患者进行风险分层是制订正确的抗凝治疗策略的基础。目前 $CHADS_2$ 评分系统是临床应用最为广泛的 AF 患者的脑卒中风险评估工具，其计分方法如表 15-3 所示。

表 15-3　$CHADS_2$ 评分方案

基线特征		分值
C	充血性心力衰竭	1
H	高血压	1
A	年龄≥75 岁	1
D	糖尿病	1
S	既往有脑卒中或 TIA 病史	2

ESC 指南中，把 CHADS$_2$ 评分系统改进为 CHA$_2$DS$_2$-VASc 评分系统。该系统增加了血管性疾病（1 分），年龄 65～74 岁（1 分）以及女性性别（1 分），并将年龄≥75 岁的分值提升为 2 分，总分增加到 9 分。该评分系统在高危风险组患者中确立抗凝治疗指征更具优势，同时也能更加准确地评估真正意义上的低风险患者。

只有对于 CHA$_2$DS$_2$-VASc 评分为 0 分的无卒中危险因素的低危患者（如年龄＜65 岁的孤立 AF 患者），不推荐抗栓治疗（Ⅰ级推荐，A 类证据）；对于 CHA$_2$DS$_2$-VASc 评分≥2 分的 AF 患者，除有禁忌证，推荐使用华法林或新型口服抗凝药物（达比加群酯、利伐沙班、阿哌沙班）抗凝治疗（Ⅰ级推荐，A 类证据）；对于 CHA$_2$DS$_2$-VASc 评分 1 分的患者，根据患者出血风险评估及自身选择，可考虑给予华法林或新型口服抗凝药物（Ⅱa 级推荐，A 类证据）。AHA 美国心脏病学会（ACC）、美国心律学会（HRS）最近更新的《心房颤动患者管理指南》中指出，许多临床试验结果显示，使用阿司匹林降低房颤患者的卒中风险，患者没有获益或者获益很少，但增加出血风险，因此，阿司匹林的地位进一步下降。

临床研究发现我国 AF 人群中，华法林的使用不足 10%，并且用药患者 INR 达标率很低。日本非瓣膜性 AF 患者，也仅 14.1% 在使用口服抗凝药。这与华法林的自身特点有关，其治疗窗窄，代谢容易受多种食物和药物影响，需长期监测 INR 等，使得医生和患者都有很大的顾虑。研究发现服用抗凝药物发生颅内出血风险高的人群有：亚裔、黑人、老年人、既往有脑卒中或 TIA 者、舒张压升高者、血小板计数降低、血白蛋白水平低，而心脏功能不全是保护性因素。目前开发了许多新型抗凝治疗药物，以达比加群为代表的凝血酶直接抑制药及以利伐沙班、阿哌沙班为代表的激活 X 因子抑制药均已逐渐应用于临床，大出血及颅内出血的发生率相对低，但价格昂贵，效果不一，应根据患者的病情、肝肾功能、药物间潜在的相互作用、个人意愿、经济情况进行个体化的选择。

2. 急性心肌梗死　心肌梗死急性期有 2%～3% 发生 CE，多于 3 个月内出现，尤其前 10 天多见。最常见于前壁心肌梗死，由于梗死后心室壁运动障碍、心内膜受损，病变部位易形成附壁血栓，栓子脱落造成 CE。同时，脑卒中是急性心肌梗死潜在的灾难性的并发症，有研究发现，冠心病患者接受经皮冠状动脉干预治疗术后出现脑卒中，与充血性心力衰竭、90 天时死亡、心源性休克的发生相关。

对大面积前壁梗死患者，或有室壁瘤形成者，可考虑预防性抗凝治疗。AHA/ASA 建议，缺血性脑卒中或 TIA 患者，出现急性前壁 ST 段抬高型心肌梗死，并有超声心动图或其他心脏影像检查证实前壁心尖部无运动/反向运动但无左心室附壁血栓形成，可予维生素 K 拮抗药口服抗凝治疗，使 INR 达标至 2.5（Ⅱb 级推荐，C 类证据）。脑卒中伴急性心肌梗死患者，如存在左心室附壁血栓形成、前壁/心尖部室壁运动异常、左室射血分数低于 40%，因非出血不良事件而不能耐受维生素 K 拮抗药时，可考虑给予低分子肝素、达比加群酯、利伐沙班或阿哌沙班治疗 3 个月替代维生素 K 拮抗药，用于预防脑卒中/TIA 复发（INR 目标值 2.5；范围 2.0～3.0）至少 3 个月（Ⅱb 级推荐；C 类证据）。

3. 心脏瓣膜疾病 风湿性心脏病中约有 20% 发生 CE，病理基础常常是二尖瓣狭窄或狭窄反流并存。二尖瓣狭窄的病史越长，出现 CE 的风险越大，合并 AF 者发生 CE 的风险是一般人群的 18 倍，二尖瓣狭窄的外科修复手术也增加 CE 的风险。二尖瓣反流还可出现在缺血性心脏病合并二尖瓣脱垂或乳头肌功能不全的病例，心房内膜的溃疡可致血栓形成，心律失常时诱发 CE。二尖瓣脱垂也是 CE 的危险因素之一，超声心动图及尸检资料都发现脱垂的二尖瓣小叶上附有血栓形成。系统性红斑狼疮也可导致心脏瓣膜疾病，最常累及二尖瓣和主动脉瓣。心磷脂抗体增高、恶性肿瘤等继发的高凝状态也会诱发心脏瓣膜赘生物形成，一旦脱落，导致CE。瓣膜置换也使 CE 风险增加，金属瓣膜危险性高于生物瓣膜，二尖瓣置换比主动脉瓣置换发生 CE 的风险高。

ASA 脑卒中二级预防建议：对于有风湿性二尖瓣疾病的缺血性脑卒中或 TIA 患者，不论是否存在房颤，长期口服华法林预防 CE 是合理的，INR 目标值为 2.5（范围 2.0～3.0）（Ⅱa 级推荐，C 类证据）。为避免额外出血风险，华法林不应常规联用抗血小板药物（Ⅲ级推荐，C 类证据）。非风湿性二尖瓣疾病而无房颤的缺血性脑卒中或 TIA 患者，抗血小板治疗可能是合理的（Ⅱb 级推荐，C 类证据）。对于有二尖瓣环钙化的缺血性脑卒中或 TIA 患者，可以考虑抗血小板治疗（Ⅱb级推荐，C 类证据）。对于有二尖瓣脱垂的缺血性脑卒中或 TIA 患者，可以考虑长期抗血小板治疗（Ⅱb 级推荐，C 类证据）。对于存在人工心脏瓣膜的缺血性脑卒中或 TIA 患者，推荐使用华法林，INR 目标值为 3.0（范围 2.5～3.5）（Ⅰ级推荐，B 类证据）。

4. 扩张型心肌病 各种原因引起的扩张型心肌病均有出现 CE 的潜在风险，心肌收缩力减弱容易导致血液滞留，尤其心尖部易发，尸检资料表明半数以上的扩张型心肌病患者有心室内血栓形成。当心律失常时，栓子脱落导致 CE，AF 时风险最高，因此，对合并 AF 的扩张型心肌病患者，建议华法林长期抗凝。而对窦性心律者，AHA/ASA 认为，即使既往曾发生过脑卒中或 TIA，出现表现为收缩功能下降（LVEF>30%）的心肌病，其应用华法林的获益也未得到证实（Ⅱb 类，B级证据）。

5. 感染性心内膜炎 感染性心内膜炎的感染方式在近几十年来变化较大。最早是在风湿性心脏病伴有二尖瓣病变的基础上由链球菌感染引起。以后，随着风湿性心脏病的发病率逐渐下降，正常瓣膜感染的发病率相对增加，如金黄色葡萄球菌。瓣膜上的赘生物脱落可导致包括 CE 在内的多种中枢神经系统并发症，需在抗凝基础上加强抗感染治疗。

6. 反常性栓塞 各种原因导致存在心脏右向左分流的情况，包括卵圆孔未闭（PFO）、房间隔缺损、房间隔动脉瘤、肺动静脉瘘等，均可能导致 CE。其发生机制是右心房压力高于左心房时，右心房内的栓子可通过上述异常结构直接进入左心房，进入体循环到达脑动脉。栓子可以是来自静脉系统的血栓，也可以是脂肪、空气等，房间隔动脉瘤还可能存在原位血栓形成。对存在心脏右向左分流的患者，还需要注意其他相关因素的识别，如下肢静脉血栓、长骨骨折、卧床、长时间坐飞机等。

TTE 是检测 PFO 最为安全快捷的方法，但敏感性低，阴性结果并不能排除诊断，也有学者使用超声心动图来诊断 PFO，可提高敏感性。TEE 是目前公认较为客观的检查手段，除可检测 PFO 外，还可检测房间隔动脉瘤以及局部栓子。但对评价 PFO 与脑卒中的相关性，TEE 提供的信息有局限性，因为在 PFO 患者，并非所有的栓子都会到达颅内，这受到颅内外血管的解剖变异的影响。心房内的栓子是否到达颅内常常受到颅内外血管的解剖变异的强化或削弱，因此，评价 PFO 与脑卒中的关系，TCD 发泡试验是最为可靠的方法，同时还可通过监测大脑中动脉内的微栓子数量来推测 PFO 的大小。2014 年圣地亚哥国际卒中会议上一项新的研究结果显示，对隐源性脑卒中患者，TCD 监测 PFO 优于 TEE，TCD 的敏感性更高，对于诊断和危险分级更有益，危险分级有助于指导治疗。

鉴于 PFO 与脑卒中的关系并不确定，目前对健康的 PFO 患者不必进行脑卒中一级预防治疗已达成共识。对于存在 PFO 的隐源性脑卒中患者的二级预防，PFO 封堵术的有效性目前并未得到充分证实，因此机械关闭 PFO 证据不足。药物治疗研究发现，阿司匹林和华法林对脑卒中复发和死亡风险的影响均无差异，但华法林的出血风险显著高于阿司匹林，因此，对不合并心房内血栓的患者，推荐使用阿司匹林。

六、CE 的预后

美国以社区人群为基础的研究和德国以医院为基础的多中心临床研究结果均显示心源性脑卒中 CE 患者入院时表现最重，发生出血转化的比率最大，6 个月时的残疾发生率和病死率最高，同时复发率高，未来发生心血管事件风险高。因此，CE 是所有类型脑梗死中预后最差的。患者入院时较低的 CRP 水平、舒张压水平和血糖水平与近期预后良好相关。与之相反，左室射血分数低与发病 90 天时的死亡率显著相关，预示结局不良。

综上，关于 CE，无论诊断还是治疗，对医生都是挑战。这是一组发病机制复杂的临床综合征，起病迅猛，病情危重，预后不良。现状是诊断不足，治疗不规范。因此，临床医生应高度重视 CE，在处理心脏疾病、管理血压时，需充分评价 CE 的风险，密切关注患者的意识水平和神经功能情况，尽量减少 CE 的发生。对未发现病因的缺血性脑卒中患者，应尽量完善 CE 相关的检查，以期尽早诊断，并遵循指南的原则积极治疗。

第五节　呼吸系统疾病与心血管疾病

呼吸系统与心血管系统是机体内关系最为密切的两大系统，系统之间的生理功能相互协调，病理状态也相互影响，例如，急性左心衰竭可引起肺水肿进而产生急性呼吸衰竭；慢性阻塞性肺疾病（chronic obstructive pulmonary disease，COPD）可引起肺动脉高压及肺源性心脏病；睡眠呼吸暂停低通气综合征（sleep apnea hypopnea syndrome，SAHS）可以引起继发性高血压等。下面就最常见的 COPD 和 SAHS 与相关心血管疾病进行简要介绍。

一、慢性阻塞性肺疾病与肺动脉高压、肺源性心脏病

慢性阻塞性肺疾病（COPD）是以气流受限为特征的肺部疾病，气流受限不完全可逆，呈进行性发展，多与肺部对有害的颗粒和气体的异常炎症反应有关。COPD 的特征性病变为气流受限，是小气道病变和肺实质破坏共同作用的结果。COPD 主要累及肺部，但也可以引起肺外各器官的损害。COPD 患者肺部病变使肺血管床减少，缺氧使肺血管收缩、血管重塑、继发性红细胞增多，导致肺循环阻力增加、肺动脉压升高，引起右心室肥厚扩大，最终发展为肺源性心脏病，发生右心功能不全。近年来，针对肺动脉高压的药物应用于临床，可以降低肺动脉高压，但根本治疗还是以控制 COPD 的发生发展为主，包括稳定期治疗和急性加重期治疗。稳定期应戒烟、脱离污染环境，给予支气管扩张药（可采用长效 β_2 受体激动药、抗胆碱能药、长效茶碱类）、祛痰药、吸入糖皮质激素（推荐采用长效 β_2 受体激动药和糖皮质激素联合制剂长期吸入）。此外，长期家庭氧疗以及中重度患者家庭无创机械通气也是稳定期治疗的重要手段。急性加重期最常见的原因是细菌或病毒感染，需根据病情严重程度决定门诊或住院治疗，在稳定期治疗的基础上按需要给予抗生素、静脉滴注糖皮质激素、持续低流量吸氧、扩血管、利尿、无创或有创机械通气等治疗。

二、睡眠呼吸暂停低通气综合征与心血管疾病

睡眠呼吸暂停低通气综合征（SAHS）是最常见的睡眠呼吸障碍性疾病，中国人的患病率超过 4%，随年龄和体重的增加，发病率上升。SAHS 可引起严重的间歇性低氧血症及睡眠紊乱，与高血压、心律失常、心肌缺血及脑卒中等疾病的发生密切相关，少数患者可夜间猝死。SAHS 由于其高发生率和对心脑血管系统的严重危害，日益受到国内外医学界的重视。SAHS 的主要临床表现是夜间睡眠过程中打鼾且鼾声不规律，反复出现呼吸暂停及觉醒，患者自觉憋气、夜尿增多、晨起头痛、口干、白天嗜睡明显、记忆力下降。根据睡眠中呼吸暂停发生的原因不同，分为阻塞性睡眠呼吸暂停（OSA）、中枢性睡眠呼吸暂停（CSA）、混合性睡眠呼吸暂停（MSA）三种。SAHS 患者睡眠中频发的呼吸暂停可引起严重的血气异常及睡眠紊乱，从而累及包括心血管系统在内的全身各个系统。同时，睡眠呼吸暂停引起的呼吸努力和反复觉醒可引起交感神经兴奋性增高和自主神经系统功能紊乱，也会对心血管系统造成严重损害。诊断 SAHS 的标准方法是应用多导睡眠图生理记录仪进行整夜（≥7h）睡眠呼吸监测。对伴有明显打鼾、嗜睡等症状者，呼吸暂停低通气指数（apnea hypopnea index，AHI）≥5 次/小时，就可诊断为 SAHS。

1. 睡眠呼吸暂停低通气综合征与高血压　阻塞性睡眠呼吸暂停低通气综合征

(obstructive sleep apnea hypopnea syndrome，OSAHS）是引起高血压的独立危险因素之一，是继发性高血压尤其是难治性高血压的第一位病因。流行病学调查显示，我国 OSAHS 人群的高血压患病率为 56.2%。OSAHS 可引起夜间血压急性升高，急性收缩压及舒张压升高出现在整个呼吸暂停过程中，在呼吸暂停末、通气刚恢复时达到高峰值。反复发生的夜间血压急性升高长期持续存在，最终可引起日间高血压。OSAHS 引起高血压的机制是多因素的，包括反复发作的间歇性低氧、交感神经系统过度兴奋、睡眠结构紊乱、胸内负压增高所致的机械效应、氧化应激和炎症反应等。OSAHS 不仅影响血压的绝对水平，而且可改变 24h 的血压节律，表现为夜间及晨起血压升高、24h 动态血压监测显示血压曲线为"非杓形"，甚至呈现"反杓形"。当高血压患者同时合并有 OSAHS 时即可诊断为阻塞性睡眠呼吸暂停相关性高血压。这一类型的高血压具有如下特点：发病年龄早、以舒张压升高为主、晨起血压升高明显。

OSAHS 相关性高血压的治疗策略包括针对 OSAHS 的治疗和针对高血压的药物治疗，尤其针对 OSAHS 的治疗非常重要，对于血压的控制起着"相辅相成"的作用。对 OSAHS 的治疗包括不良生活方式改变、病因治疗、无创持续气道正压通气（CPAP）、手术、口腔矫治器治疗等，其中无创 CPAP 治疗是目前对成人 OSAHS 最有效的治疗方法。具体治疗方案的选择应根据患者的不同情况，制订个体化治疗方案。针对高血压的药物治疗首选肾素-血管紧张素系统阻滞药类降压药物［ACEI 和（或）ARB］，ACEI 能明显降低患者 24h 收缩压和舒张压，在睡眠各阶段包括非快速眼动睡眠（NREM）和快速眼动睡眠（REM）均有降压作用，且有改善患者呼吸暂停及睡眠结构的作用，对纠正患者血压昼夜节律紊乱具有良好的效果。钙通道阻滞药（CCB）也可用于此类患者。是否选用 β 受体阻滞药和中枢性降压药可乐定，尚有争论，因为此类药物可能加重 OSAHS 患者的心动过缓和睡眠呼吸紊乱。此外，由于睡眠呼吸暂停相关性高血压患者血液黏稠度增高，应给予抗血小板治疗。

2. 睡眠呼吸暂停低通气综合征与动脉粥样硬化、冠心病 阻塞性睡眠呼吸暂停低通气综合征（OSAHS）及其严重程度与动脉粥样硬化和冠心病的发生进展密切相关。OSAHS 患者中冠心病的发生率为 20%～30%，重度 OSAHS 患者中更是达到 50%，远高于无 OSAHS 患者的发生率（5.4%）。另一方面，冠心病患者中有 30%～40%合并 OSAHS，合并 OSAHS 的冠心病患者 5 年死亡率较无 OSAHS 的对照组升高 62%，呼吸暂停低通气指数（AHI）是冠心病死亡的独立预测指标。近 30%的 OSAHS 患者在睡眠中出现心肌缺血，尤其是在 REM 睡眠时，心电图可出现心率加快、QRS 波幅降低和 ST 段下移等表现。OSAHS 对动脉血管的影响是即刻发生的，只需一晚的睡眠就可引起动脉硬度增加。

OSAHS 引起动脉粥样硬化和冠心病的机制可能与下列因素有关：反复呼吸暂停、频繁微觉醒所致的低氧血症和交感神经功能亢进；反复间歇性低氧及再氧合产生氧化应激及炎症反应；神经体液调节功能紊乱，儿茶酚胺分泌增多；血管内皮损伤，血小板聚集，内皮舒缩功能失调；内分泌及代谢异常，胰岛素抵抗；红细胞增多，血液呈高黏、高凝状态及纤溶异常；反复上气道阻塞、胸腔内压改变引起血流动力学改变。

由于 OSAHS 与动脉粥样硬化和冠心病密切相关，因此在冠心病的治疗过程中要密切关注患者的睡眠障碍，对夜间心绞痛发作、常规治疗不能改善的患者应注意 OSAHS 的存在。治疗方面除了降压、降脂、抗凝等冠心病的常规治疗外，抗氧化应激和选择性的抗感染治疗（如抗 C 反应蛋白、TNF-α 等）对防治 OSAHS 患者冠心病可能是有意义的。然而，更重要的是对 OSAHS 的早期有效治疗，这是预防和改善 OSAHS 合并的冠心病最重要的措施。对 OSAHS 的治疗首选无创持续气道正压通气（CPAP）治疗，经 CPAP 有效治疗后可使睡眠中 ST 段下移现象消失、改善血管内皮功能、减少炎症因子、降低交感神经活性、改善代谢紊乱和血液高凝状态，有效减低冠心病的发生和发展。

3. 睡眠呼吸暂停低通气综合征与心律失常　OSAHS 是夜间心律失常的原因之一，100% 的 OSAHS 患者睡眠时有较大的心率波动性。心率快慢交替是 OSAHS 患者睡眠时最典型的心电改变，一半以上的重度 OSAHS 患者会出现包括窦性停搏、二度房室传导阻滞、频发室性期前收缩及短暂阵发室性心动过速、心房颤动等各种心律失常。另一方面，心律失常患者中 OSAHS 的发生率也增加，例如房室传导阻滞患者中 68% 存在睡眠呼吸暂停。OSAHS 患者夜间心律失常的发生率随呼吸暂停低通气指数（AHI）的升高而升高，且与夜间最低血氧饱和度相关。轻度的 OSAHS 患者以偶发室性期前收缩为主，中重度患者则以频发室性期前收缩和复杂性心律失常为主。OSAHS 患者发生心律失常与心脏交感、副交感神经功能失衡，反复微觉醒、低氧血症的影响，心血管系统慢性损害，神经内分泌异常，炎症反应等因素有关。

OSAHS 患者睡眠时均有较大的心率变异性，可以利用动态心电图心率变异分析来初步筛查 OSAHS。对于 OSAHS 合并心律失常的患者，经 CPAP 治疗有效控制 OSAHS 病情后，能有效减少心律失常的发生率和严重程度，尤其对复杂性心律失常的控制最为理想。因此，对于此类患者，CPAP 可作为首选和最有效的治疗方法。由于 68% 的房室传导阻滞患者存在 OSAHS，针对 OSAHS 的治疗应成为缓慢性心律失常一线治疗的重要部分。对于拟进行心脏起搏治疗的缓慢性心律失常，特别是夜间心律失常为主者，建议可首先进行多导睡眠图检测或试验性 CPAP 治疗，部分患者可能因此而改变对起搏治疗的需求。鉴于 OSAHS 十分常见，且对心血管系统有巨大的潜在危害，因此对拟安装起搏器的患者进行睡眠呼吸暂停相关的系统评价十分必要。

4. 睡眠呼吸暂停低通气综合征与慢性充血性心力衰竭　慢性充血性心力衰竭（congestive heart failure，CHF）是以气短、疲劳、心功能下降为主要表现的一个复杂的临床综合征。CHF 患者中 40%～60% 合并睡眠呼吸障碍，主要为中枢性睡眠呼吸暂停（CSA），其中包括陈-施呼吸（CSR），少数合并阻塞性睡眠呼吸暂停（OSA）或混合性（MSA）睡眠呼吸暂停。患者主要表现为夜间频繁觉醒，阵发性呼吸困难，睡眠质量下降，白天出现疲乏、嗜睡等症状。目前 CHF 患者合并中枢性睡眠呼吸暂停的机制仍不十分清楚，可能与体内二氧化碳周期性波动、化学感受器敏感性改变、呼吸控制系统不稳定性增加等因素有关。由于睡眠呼吸暂停伴随的低氧血症进一步加重了心脏及中枢神经系统的损害，因此合并睡眠呼吸暂停的CHF患者病死率比无睡眠呼吸暂停的CHF患者更高。研究发现当 AHI≥30 次/小时，随后发生心源性死亡的危险性很高。

对合并睡眠呼吸暂停低通气综合征的 CHF 患者治疗分为药物和非药物治疗。药物治疗以改善心功能为主，可给予茶碱、肾素-血管紧张素系统阻滞药、利尿药、正性肌力药等，以对抗呼吸暂停引起的交感神经活性增高、降低心脏负荷、增加左室射血分数和心排血量，使睡眠时通气稳定性提高，减少睡眠呼吸暂停的发生。非药物治疗以氧疗和经鼻无创正压通气（NIPPV）治疗为主。经鼻无创正压通气治疗近年应用于合并睡眠呼吸暂停的 CHF 取得了突破性进展，可显著减少患者的睡眠呼吸暂停事件及血浆中去甲肾上腺素的含量，明显提高射血分数及夜间血氧饱和度，不仅改善了患者的症状，提高生存质量，而且改善了远期预后，降低了 CHF 患者的病死率。

第六节 消化系统疾病与心血管疾病

消化系统疾病与心血管疾病均是临床常见病，在临床工作中两个系统的某些疾病在发病基础上具有相关性，有些疾病可导致相似症状需要鉴别，消化系统疾病可有心血管系统表现，反之亦然。在治疗过程中，一些药物可以同时影响消化系统和心血管系统，引起相关副作用。从整合医学角度，我们需要关注消化系统疾病与心血管疾病的相关医学领域，提高临床诊治水平。

一、共同的发病基础：非酒精性脂肪性肝病与冠心病

非酒精性脂肪性肝病（non-alcoholic fatty liver disease，NAFLD）是代谢综合征在肝中的表现，可进展为非酒精性脂肪性肝炎及肝硬化。在组织学上表现为不同程度的肝细胞脂肪变、空泡样改变、炎症细胞的浸润以及纤维化。目前认为NAFLD 为与胰岛素抵抗及遗传易感性相关的应激性肝损害。胰岛素抵抗导致过量脂肪在肝内沉积，并通过脂质过氧化等一系列氧化应激作用引起肝脏炎症。

大量研究显示，NAFLD 与冠心病有密切联系。有研究认为，NAFLD 是不依赖于冠心病传统危险因素的独立预测因素。Ekstedt 等指出 NAFLD 患者冠心病死亡率增高。NAFLD 与冠心病有着共同的危险因素，胰岛素抵抗可能是其共同的发病基础。因此对于合并 NAFLD 的冠心病患者，应该更严格地控制冠心病其他危险因素，同时注重 NAFLD 的防治。

二、症状的鉴别

1. 食管源性胸痛与心源性胸痛的鉴别　食管黏膜有丰富的感觉神经纤维，肌肉

收缩加强、管腔的扩张以及酸碱物质的侵袭等均可引起疼痛。食管源性胸痛是临床最常见的非心源性胸痛，有流行病学资料显示 23%～80% 的胸痛与食管疾病有关。容易导致胸痛的食管疾病包括胃食管反流病（gastroesophageal reflux disease，GERD）、食管动力障碍性疾病等，其中 GERD 最为常见。

食管源性胸痛通常位于胸骨后或剑突下，表现为烧灼样、挤压样疼痛，可向肩背部放射，亦可由劳累、运动激发，部分患者服用硝酸盐类、钙通道阻滞药可缓解症状，疼痛性质类似于心绞痛，可导致误诊。但食管源性胸痛不似心绞痛突发突止，且疼痛时间较长，部分患者症状发生与吞咽动作、体位有关。由于胃食管反流发生时可诱发心绞痛发生，单纯通过症状往往难以鉴别，应结合病史、心电图等辅助检查动态观察、综合分析。

2. 急性腹痛 一些心血管疾病可以腹痛为首发症状，常常导致误诊。

（1）急性心肌梗死：少数急性心肌梗死（尤其是下壁梗死）的患者可单纯表现为上腹部急性疼痛，伴有恶心、呕吐，查体可见腹膜刺激征，类似于外科急腹症。临床上对于年龄较大，既往有高血压、高脂血症、冠心病等病史的患者，应警惕急性心肌梗死的可能性。

（2）急性心包炎：急性心包炎可以出现急性腹痛，常位于上腹部，有时位于下腹部或全腹，可伴有腹膜刺激征表现。原因可能为炎症侵犯膈肌，或心包积液压迫下腔静脉、肝静脉导致肝淤血肿大所致。详细的体格检查、心电图、B超、X线等有助于明确诊断。

（3）腹部血管疾病：腹主动脉瘤、主动脉夹层破裂等均可引起急性腹痛，应注意鉴别，腹部 B 超、CT 有助于明确诊断。

三、消化系统疾病的心血管系统表现

1. 肝硬化心肌病 肝硬化患者在静息状态下心排血量常常正常或增加，但心脏对生理、药物、手术等应激事件的反应能力减弱，称为肝硬化心肌病（cirrhotic cardiomyopathy）。主要临床表现为心脏收缩、舒张功能不全及心脏传导功能障碍，可导致心力衰竭，并参与肝肾综合征的发病。肝硬化心肌病与心肌 β 受体功能减弱及机体氧化应激损伤心肌等因素有关。本病缺乏特异性的治疗，以纠正心力衰竭为主，肝移植可使心功能获得好转。

2. Wilson 病的心脏损害 Wilson 病（Wilson's disease，WD）又称肝豆状核变性，是一种以原发性铜代谢障碍为特征的常染色体隐性遗传病，好发于青少年。病理生理学改变为胆道排铜障碍及铜蓝蛋白合成障碍，导致过量的铜沉积在肝细胞和其他部位，出现多系统损害。Wilson 病的心脏损害主要为心肌病变和心律失常。Hlubocka 等用超声心动图和动态心电图研究了 42 名 Wilson 病患者，发现其室间隔及左心室前壁的厚度显著高于正常对照组，左心室收缩功能下降，9 名患者出现左心室重构；10 名患者（23.8%）出现良性室上性心动过速或室上性期前收缩。

3. 乳糜泻的心肌损害 乳糜泻（celiac disease，CD）又称麦胶性肠病（glutenous enteropathy），是一种特殊的自身免疫性疾病。该病好发于婴幼儿及儿童，发病率

具有种族和地区差异性，在北美和欧洲的患病率可达 0.5%～1.5%，而在我国等亚洲国家相对少见。本病患者对含麸质的麦粉食物异常敏感，当食用含有麸质的食物后，引起机体的免疫应答，破坏小肠绒毛，引起小肠吸收不良综合征。

CD 典型表现为腹泻、腹痛、腹胀等消化系统症状，可有贫血、生长发育迟缓等胃肠道以外的表现。心脏是受累器官之一，主要病变为扩张型心肌病，但既往多为个案报道。近来瑞典的 Emilsson 等对 29071 名 CD 患者和 144429 名对照者进行了随访，发现 17 名 CD 患者（5.8/10 000）和 52 名对照者（3.6/10 000）发生了扩张型心肌病（HR＝1.73，95%CI＝1.00－3.00，P＝0.052），发病率在 CD 诊断的 1 年内最高。而亚临床心脏损害（主要为瓣膜反流和左室射血分数下降）更加常见，可达 21.7%，给予免麸质饮食后，心脏功能明显恢复。CD 引起心肌损害机制不明，建议对于 CD 患者应常规检测心脏功能。

四、心血管疾病的消化系统表现

1. 心源性肝硬化　心源性肝硬化又称淤血性肝硬化，是慢性充血性心力衰竭长期反复发作的结果，约占慢性心力衰竭患者的 10%。心力衰竭时肝细胞因供血不足而缺氧，肝小叶中央区肝细胞发生萎缩、变性、坏死，小叶中央区纤维化，同时肝小叶中央区静脉压上升，压迫中央区周围的肝细胞，小叶间结构被破坏，而形成肝硬化。心源性肝硬化的临床表现除了原有心脏疾病的症状和体征外，同时存在失代偿期肝硬化的表现，如腹水、门静脉侧支循环形成、脾大、脾功能亢进、肝功能减退等。

慢性充血性心力衰竭合并心源性肝硬化为心力衰竭终末期表现，无特异性治疗方法，治疗主要包括去除诱因、控制感染、降低容量负荷、纠正电解质紊乱、预防消化道出血等。非药物治疗包括心脏再同步化治疗或心脏移植，但因价格昂贵或远期预后不佳而应用受限。

2. 慢性心力衰竭的胃肠道改变　慢性心力衰竭患者胃肠道长期处于低灌注、缺血、缺氧状态，出现结构和功能的改变，肠道黏膜屏障功能受损，从而发生肠道细菌移位和肠源性内毒素血症。Sandek 等的研究发现慢性心力衰竭患者的肠壁明显水肿增厚，小肠黏膜和大肠黏膜通透性增加，小肠吸收能力下降，肠黏膜附着的细菌数量明显增加，血清内毒素水平显著升高，心力衰竭控制后血清内毒素水平可下降。肠源性内毒素激活体内细胞因子和炎性介质的释放，进一步引起肠道屏障功能障碍和心肌细胞损害，从而形成恶性循环，引起心力衰竭进展。对心力衰竭胃肠道发生的改变进行干预与治疗，对改善心力衰竭症状、阻止心力衰竭进展具有较好的效果。

五、常见药物相关副作用

1. 抗血小板药物的胃黏膜损伤　阿司匹林、氯吡格雷在冠心病的防治指南中已被列为必需药物。但其引起消化道出血的风险亦不能忽视。最新的中外专家共识意见指出：阿司匹林可使消化道损伤危险增加 3～4 倍，使消化道出血风险增加 1.37

倍。氯吡格雷（75mg/d）与阿司匹林（100mg/d）导致消化道出血的危险度相似，相对危险度分别为 2.7 和 2.8，两者合用比单用消化道出血风险增加 2～3 倍。阿司匹林通过局部作用和全身作用导致胃黏膜损伤，而氯吡格雷可阻碍已损伤黏膜的愈合。阿司匹林服药后 12 个月内为消化道损伤的高发期，3 个月内发病率更高。阿司匹林所致溃疡的特点为老年患者多见、多为无痛性、胃溃疡比十二指肠溃疡多见、易发生出血及穿孔。

阿司匹林出血风险随患者年龄和药物剂量的增加而显著增加。服用抗血小板药易导致消化道出血的高危因素包括：年龄大于 65 岁；有消化道出血、溃疡病史；有消化不良或胃食管反流症状；接受双联抗血小板治疗的患者；合用肝素、华法林等抗凝药物的患者；合用非甾体抗炎药或糖皮质激素的患者；幽门螺杆菌（helicobacter pylori，HP）感染；此外还有吸烟、饮酒等。

为减少抗血小板药物的消化道出血风险，应严格掌握抗血小板治疗尤其是双联抗血小板治疗的适应证。对必须服用抗血小板药物的患者，常规筛查并根除HP。对于出血高危患者，建议联用质子泵抑制剂（proton pump inhibitor，PPI）或 H_2 受体拮抗药（H_2 receptor antagonist，H_2RA），PPI 预防出血的效果优于H_2RA。发生消化道损伤后是否停用抗血小板药物取决于血栓和出血的风险权衡。对于阿司匹林导致的出血，不建议使用氯吡格雷替换阿司匹林，建议阿司匹林联合 PPI。

近年来氯吡格雷与 PPI 的相互作用受到广泛关注。药物代谢动力学研究提示PPI 可竞争性抑制肝 CYP2C19 酶的活性从而降低氯吡格雷的抗血小板效果。但目前尚无大规模的临床研究证实 PPI 能增加服用氯吡格雷的患者的心血管事件发生率和死亡率。2009 年至今，美国 FDA 和欧盟警示氯吡格雷不要与奥美拉唑或埃索美拉唑联用，但不包括其他 PPI。

总之，临床医师应严格掌握适应证，定期监测抗血小板药物的消化道损伤，对患者进行个体治疗。

2. 他汀类药物的肝损害 他汀类药物被广泛地应用于心脑血管疾病的防治，他汀类药物的肝损害问题也引起了人们的重视。最常见的副作用为血清转氨酶增高，且呈剂量依赖性，大量临床试验显示，一过性转氨酶增高在他汀类药物强化降脂治疗（80g/d）患者中的检出率高达 20％。一个大样本的上市后药物监测显示，他汀类药物相关的肝损害（定义为血清转氨酶＞5 倍正常上限，或血清碱性磷酸酶＞2倍正常上限）的发生率为 1.2/100000人，2 名患者死于急性肝衰竭，服用他汀类药物者重症肝炎和肝衰竭的发生率并不高于对照人群；大部分患者肝损害发生在开始他汀治疗后的 3～4 个月。

从预防心血管疾病死亡的获益来看，长期使用他汀类药物获益更多。为此，美国脂质协会他汀类药物肝安全性评估小组对他汀类药物的肝安全性进行了评估并达成共识：在考虑降血脂药物治疗前，建议常规检测血清转氨酶，随后治疗过程中定期监测血清转氨酶。治疗中一旦出现显著肝损伤或肝功能衰竭，均应立即停用他汀类药物。若出现无症状性单纯转氨酶轻度增高（＜3 倍正常上限）者无需中断他汀类药物，可酌情加用保肝药物。慢性肝炎但无肝功能不全征象及代偿期肝硬化患者可以安全使用他汀类药物，通常无需减少剂量和加强肝酶监测。

3. 胃肠动力药物的心脏毒性 西沙必利是一种作用于 5-HT4 受体的胃肠动力药，在上市后监测中发现它可能导致致命的心律失常事件（QT 间期延长及尖端扭转型室速），所以在 2000 年被美国和加拿大相继撤市。莫沙必利、依托必利致心律失常作用较轻微，可安全应用，但对于原有心律失常的患者应慎重使用。

多潘立酮是另一种广泛使用的胃动力药，主要作用于多巴胺受体。大量研究发现，多潘立酮能增加 QT 间期延长及心脏性猝死（sudden cardiac death，SCD）的风险，其机制可能与影响心脏复极化有关。一项病例对照研究纳入 1366 名服用多潘立酮的患者和 14114 名对照者，结果发现服用多潘立酮的患者 SCD 的风险升高 2.7 倍（OR＝3.72，95％CI＝1.72～8.08），服用多潘立酮剂量＞30mg/d 的患者 SCD 的风险显著升高（OR＝11.4，95％CI＝1.99～65.2）。另一项文献回顾研究指出，服用 30mg/d 的多潘立酮仅有安慰剂效应，却使 SCD 的风险增加（OR＝2.8，95％CI＝1.53～6.21），当剂量＞30mg/d 时，SCD 风险显著增加。

目前多潘立酮临床应用广泛，临床医师应注意其心血管风险，严格掌握适应证，不要超剂量用药，避免合用其他能使 QT 间期延长的药物。

第七节 慢性肾病与心血管疾病

慢性肾病（chronic kidney disease，CKD）定义为间隔至少 3 个月 2 次以上的肾功能异常或尿蛋白升高，用估算的肾小球滤过率（estimate glomerular filtration rate，eGFR）评估肾功能，较好计算 eGFR 的公式是慢性肾病流行病学合作研究（CKD-EPI）公式，考虑了年龄、性别、种族和血清肌酐的影响。蛋白尿用尿白蛋白/肌酐比来评估，根据 eGFR 值将慢性肾病分为 5 期，1 期、2 期、3 期（又分 3A 期和 3B 期）、4 期和 5 期，根据尿蛋白量分为 3 期（1 期、2 期和 3 期），分期越高疾病越重，我国 CKD 的发病率达 10.8％。eGFR 降低和尿白蛋白升高与心血管疾病密切相关，CKD 患者心血管疾病的发生率和死亡率明显增高。

一、慢性肾病患者发生心血管疾病的流行病学

CKD 人群中心血管疾病（cardiovascular disease，CVD）的发生率明显增加，缺血性心脏病如心绞痛、心肌梗死、心力衰竭、猝死、脑血管病及外周血管病常见，HOPE 研究显示血肌酐≥1.4mg/dL 的患者，CVD 的发生率为 10.6％；CCP 研究显示血肌酐≥1.5mg/dL 的患者，CVD 的发生率为 36.7％；CARE 研究显示内生肌酐清除率≤75mL/min 的人群，CVD 的发生率为 41.1％。CKD 患者中因 CVD 引起的死亡是肾功能正常人群的 10～30 倍，在维持性血液透析患者因 CVD 导致的死亡率高达 50％以上。加拿大（949119 例）和中国台湾（515648 例）两个普通人群的大样本队列中分析 CKD 患者心血管事件的绝对风险，在加拿大队列

组，与正常肾功能人群相比，30 岁的患者若处于 CKD 3B 期或 4 期，其预期寿命减少大约 17 年或 25 年；与尿蛋白正常的人相比，30 岁尿蛋白 2 期（30～299 mg/g）或 3 期（>300m/g）的患者预期寿命分别缩短 10 年或 18 年。台湾队列研究的结果相同，而有糖尿病或高血压的中年患者预期寿命分别减少约 8 年或 2～3 年。随着 eGFR 的下降，因心血管疾病死亡的比例相应增加。加拿大队列研究中，矫正了年龄和性别因素后，肾功能正常的个体因心血管疾病的死亡占 27.5%，而肾衰竭者为 58.0%；台湾队列研究中，结果分别为 22.0% 和 71.0%。矫正了性别变量后，发现与 30 岁肾功能正常的人相比，30 岁处于 CKD 3A 期、3B 期、4 期和 5 期的患者，其预期寿命分别减少 1～3 年、7.0 年、12.5 年和 16.7 年；在台湾队列研究中预期寿命分别减少 2.1 年、8.8 年、17.8 年和 21.3 年。与没有白蛋白尿的人相比，有 2 期或 3 期白蛋白尿的患者预期寿命也同样缩短，加拿大组缩短 2.3 年和 10.2 年，台湾组缩短 2.9 年和 11.0 年。慢性肾病（CKD 3A 和 3B）的患者，心血管事件死亡的风险高于肾衰竭的发生，CKD 患者真正的负担是心血管疾病风险的增加，这超越了肾衰竭需要进行肾脏替代治疗的风险，只有在严重肾功能损伤（CKD 4 期）的患者肾衰竭的风险才超过心血管事件。

二、慢性肾病患者发生心血管疾病的病理生理机制

高血压是导致慢性肾病的重要危险因素，高血压增加了慢性肾病患者发生心血管事件的风险。当 eGFR<30mL/（min·1.73m^2）时约 50% 的患者发生左心室肥厚，表现为心肌纤维化、收缩功能受损和冠状动脉储备功能下降。左心室肥厚与心律失常有关，慢性肾病患者心脏性猝死发病率增高，普通人群中每 1000 人年中约有 1 人发生心脏性猝死，占总死亡率的 6%～13%，但在肾衰竭的患者中每 1000 人年中有 59 人发生心脏性猝死，占总死亡率的 26%。除了左心室肥厚和电解质紊乱，冠状动脉疾病的高发生率也是决定慢性肾病患者心脏性猝死的决定因素。

在肾功能受损及高蛋白尿的患者，因 HDL 胆固醇功能缺陷和 LDL 胆固醇的过度氧化，脂质轮廓发生改变。慢性肾病患者血脂异常与炎症因子的增加、氧化应激、毒素积蓄、肾素-血管紧张素-醛固酮系统（renin-angiotensin-aldosterone system，RAAS）活性增加和交感神经激活等有关。血管紧张素刺激产生超氧化物、白细胞介素 6 和其他细胞因子；内皮一氧化氮合酶表达下调引起冠状动脉内皮功能紊乱、血小板聚集及白细胞在内皮黏附。白蛋白尿不仅是内皮损伤的标志，也是引起内皮损伤的因素。影响内皮功能的另一个关键因子是非对称二甲基精氨酸，非对称二甲基精氨酸抑制一氧化氮的产生，减少心排血量，增加系统性血管阻力和血压，肾功能下降时其浓度增加。维生素 D 参与心脏结构和功能的改变，肾功能受损的患者活性维生素 D 缺乏，与心血管事件风险增加有关。肾衰竭患者常有动脉粥样硬化和心脏瓣膜疾病，钙化抑制药（如胎球蛋白 A 和基质 Gla 蛋白）、促进钙化的因素（如高磷血症）、钙磷乘积、甲状旁腺激素和瘦素等均参与钙磷的调节。

三、慢性肾病患者发生心血管疾病的相关危险因素

CKD 患者存在两方面 CVD 的危险因素：即传统的危险因素和非传统的危险因

素。传统危险因素包括：年龄、性别、高血压、高血脂（LDL 升高及 HDL 下降）、糖尿病、吸烟、肥胖、绝经、体力活动减少、精神压力及 CVD 家族史等。非传统危险因素包括：肾小球滤过率降低、微量白蛋白尿、RAAS 活性增强、贫血、营养不良、高凝状态、容量负荷增加、脂代谢紊乱、钙磷代谢紊乱、血管钙化、高同型半胱氨酸血症、氧化应激和微炎症状态等。微量白蛋白尿（microalbuminuria，MAU）是反映心脏和肾脏小血管病变的标志，是糖尿病患者 CVD 预后的危险指标，降低 MAU 有助于减少心血管不良事件的发生，eGFR 下降是 CVD 和各种因素导致死亡的独立预测因子。

四、慢性肾病患者心血管疾病的诊断、预防和治疗

（一）诊断

CKD 患者发生急性冠状动脉综合征症状不典型，部分患者出现心绞痛、水肿、呼吸困难或晕厥，但多数无疼痛或肾上腺兴奋的表现。合并糖尿病的患者有内脏神经病变，特别容易出现无症状性缺血性心脏病，CKD 3～5 期的患者传导异常及前壁心肌梗死高发，预后更差，心电图常表现不特异，由于肾清除率降低，磷酸肌酸激酶同工酶（CK-MB）、心脏肌钙蛋白（cTnI 和 cTnT）作为急性冠状动脉综合征的生物标志物在 CKD 患者中的敏感性下降。因为碘造影剂的肾毒性，CKD 3～5 期患者冠状动脉造影的接受率低，使冠状动脉粥样硬化病变容易漏诊，经皮冠状动脉干预或冠状动脉旁路移植术治疗率很低，心肌梗死的溶栓治疗在 CKD 患者中也很少应用。

（二）预防

控制好传统心血管疾病的危险因素很重要。CKD 者在二级预防方面，他汀类药物、β 受体阻滞药和抗血小板药物应用很少，甚至很少接受戒烟、减肥、运动和心脏康复的指导，随着肾功能的下降，心血管疾病的风险进行性增加，减慢或阻止肾功能丧失不仅可以延缓患者进入透析或移植，也可降低心血管疾病的风险。低钠饮食有助于控制血压，增强 RAAS 阻滞药，减少蛋白尿及延缓肾病的进展，每日钠的摄入量限制在 2g（90mmol，相当于 5g 氯化钠），注意容量控制。减肥可以减少超重或肥胖患者的蛋白尿，且独立于血压的下降，推荐 CKD 患者体重指数控制在 20～25kg/m² ，并控制腰围。涉及 1494 例患者随机试验的 meta 分析表明，低蛋白饮食可使患者肾衰竭和死亡的发生率降低 39%，高蛋白质摄入与心血管事件风险增加有关，CKD 患者应避免过多摄入蛋白质，eGFR＜30mL/(min·1.73m²)或进展性 CKD 患者，推荐蛋白质摄入量为 0.8g/(kg·d)，要降低血尿酸水平，根据心血管耐受情况鼓励患者适当进行体育运动，每周 5 次，每次至少 30min。

（三）药物治疗

1. 降压治疗 降压治疗可以减少透析患者心血管事件的全因死亡，多数 CKD 患者需要几种降压药物联合才能使血压控制达标。ACEI/ARB 类药物有独特的降低肾小球内高压、高滤过，减轻蛋白尿及改善心肌重构的作用，但对"肾小球低滤

过"（如明显血容量不足、肾动脉狭窄、左心衰竭或同时应用 NSAID 等收缩肾内血管药物等）的患者，则可造成肾功能的损伤，在这些情况下应慎用。对于肾功能明显受损，如血肌酐≥3.0mg/dL 或 GFR＜60mL/（min·1.73m²）的 CKD 患者，应用 ACEI/ARB 类药物可能导致高钾血症及肾功能的恶化。CKD 患者常有容量负荷，需要利尿治疗，如果肾功能下降，通常选择袢利尿药，而不是噻嗪类利尿药来控制液体潴留及伴随的高血压，利尿药可以增加 RAAS 抑制药降低蛋白尿的疗效，有额外的肾脏保护作用。控制高血压需强调个体化治疗，为阻止心血管疾病将目标血压值定为 140/90mmHg 以下，理想的肾保护血压值低于 130/80mmHg，尤其是 CKD 伴大量蛋白尿或糖尿病肾病的患者，在这些患者，降压药物特别是 RAAS 阻滞药用滴定法逐步加量，直到达到目标血压和使蛋白尿减少至少 50%。对于老年患者血压控制的靶目标则需要视患者的耐受程度和重要脏器的灌注水平进行细微调节。

2. 降脂治疗　大多数 CKD 患者有血脂异常，针对 CKD 患者的降脂治疗，共有 3 项大型、前瞻、随机、双盲、对照试验。2005 年的 4D 研究和 2009 年的 AURO-RA 研究，分别纳入 1255 例糖尿病透析患者和 2776 例透析患者，两项研究结果均显示，使用他汀类药物并不减少患者因脑卒中和心肌梗死引起的死亡。2011 年一项纳入 9270 例 CKD 患者（包括 3023 例透析患者）的更大规模的研究表明，辛伐他汀联合依折麦布可使血管粥样硬化事件（包括心肌梗死、非出血性脑卒中及心血管重建）减少 17%。《肾脏疾病转归质量控制指南》建议将低密度脂蛋白胆固醇水平降到 2.6mmol/L（100mg/dL）以下。他汀类药物的心血管保护作用随肾功能下降而下降，对未达到透析临界值的 CKD 患者，他汀类降脂药物可明显降低心血管疾病的风险，并降低死亡率。终末期肾病或已开始透析的患者无论有或无糖尿病，他汀类药物可显著降低 LDL-C 水平，但心血管事件发生率没有显著下降，此类患者是否需要服用他汀类药物有待进一步研究。在 CKD 患者进行的亚组分析显示，贝特类降脂药物可以显著降低三酰甘油、胆固醇水平，并升高 HDL-C 水平，在 eGFR 30～60mL/（min·1.73m²）的患者，使用贝特类降脂药物可以减少 30% 左右的心血管事件，使蛋白尿水平降低 14%，但对全因死亡却没有明显影响。目前证据支持对于中度肾功能受损的患者应用贝特类降脂药物，以达到心血管获益，但没有数据表明降脂治疗可以影响肾病的进展速度。

3. 血糖控制　理想的血糖控制会延缓微血管并发症的进展，但对心血管疾病或死亡率的影响证据很少，严格血糖控制有可能防止糖尿病肾病的发生，并且推迟从微量白蛋白尿进展为蛋白尿，但在晚期 CKD 患者还没有随机试验评估血糖控制对疾病进展的影响。慢性肾病后期，肾的清除率降低，因有低血糖的风险，二甲双胍和一些长效降糖药物应禁用。目前新型口服降糖药，如胰高血糖素样肽（GLP）-1 类似物和二肽基肽酶 1 抑制药已在临床应用，但对心血管系统和肾的长期作用还不明确。推荐有并发症、预期寿命有限或有低血糖风险的患者，糖化血红蛋白靶目标控制到 7.0%，有低血糖高风险的患者，糖化血红蛋白不应低于 7.0%。

4. 抗血小板和抗凝治疗　心血管系统可从抗血小板治疗中获益，但 CKD 患者血小板功能异常，抗血小板治疗会增加出血的风险。一项 meta 分析发现，有稳定或没有心血管疾病的 CKD 患者用抗血小板药物可预防心肌梗死的发生，但是否减少死亡率并不明确，且有增加轻微出血的风险；同样对急性冠状动脉综合征的患者，抗血小板药物对全因死亡的作用很小或根本没有作用，且增加出血的风险。另一发现是，CKD 合并房颤的患者，华法林治疗可能增加而不是减少脑卒中的危险，可能的解释是华法林加重血管和瓣膜的钙化，增加缺血性脑卒中的风险。因会增加出血的风险，对 CKD 患者应用抗血小板或抗凝治疗进行一级和二级预防是否会带来益处还不肯定。

5. 纠正贫血 促红细胞生成素合成不足、铁缺乏、失血和红细胞半衰期缩短，是 CKD 贫血的主要原因。低血红蛋白浓度与心血管事件有关，根据贫血的程度、对铁剂的反应、合并症及耐受性，个体化调整促红细胞生成素的剂量。在 CKD 3 期或 4 期患者，血红蛋白高于 120g/L 没有任何益处，却增加脑卒中的风险，较高的血红蛋白水平可增加心血管事件和因充血性心力衰竭的死亡危险。促红细胞生成素可使 CKD 晚期的患者输血需求减少，减轻左心室肥大。补充铁剂确保转铁蛋白饱和度在 20%～50% 及铁蛋白水平在 100～800ng/mL。

6. 纠正电解质和酸碱平衡紊乱 由于肾氨的合成减少，可滴定酸（磷酸盐）的排泄减少，有机酸潴留，代谢性酸中毒增加，在 CKD 4 期和尿毒症患者常见，口服碳酸氢钠可改善患者的营养状态，延缓 CKD 的进展，纠正高钾血症可减少心律失常的发生。

（四）CKD 和 CVD 危险因素的防治

CKD 患者防治心血管疾病需要积极避免危险因素、采取健康的生活方式、养成良好的饮食习惯、规律运动及药物治疗各方面相互配合；低盐低脂饮食、戒烟、戒酒、不熬夜、不乱吃药和定期随诊；控制腰围、臀围、体重、血压、血糖和血脂；积极治疗 CKD 并发症如贫血、酸中毒和钙磷代谢紊乱等。蛋白尿是影响 CKD 进展和 CVD 预后的重要危险因素，随着蛋白尿的增多，发展为终末期肾病（ESRD）的相对风险增加，蛋白尿水平越高，心血管终点事件及心力衰竭的发生率越高，降低尿蛋白可以减少 CKD 患者心血管事件的风险，对高血压或糖尿病引起的蛋白尿主要以血管紧张素转化酶抑制药或血管紧张素受体拮抗药治疗为主。目前迫切需要明确有关 CKD 患者心血管疾病风险增加的生物学机制及对其治疗反应的临床数据。

第八节 风湿免疫病与心血管疾病

风湿免疫病是一大类主要累及关节、肌肉、皮肤、血管以及结缔组织的全身性疾病，临床上最为常见的风湿性疾病有四大类，分别为弥漫性结缔组织病、脊柱关节病、骨关节炎和晶体性关节炎。风湿性疾病常有多系统受累，近年研究发现心血管疾病逐渐成为风湿性疾病，如类风湿关节炎、系统性红斑狼疮、系统性硬化、系统性血管炎等死亡的主要原因之一。风湿性疾病患者的心血管疾病高发，与免疫炎性反应导致的血管壁炎症以及在此基础上的多种因素导致的早发动脉粥样硬化有关。

一、系统性红斑狼疮

系统性红斑狼疮（systemic lupus erythematosus，SLE）是一种常见的、弥漫性、全身性自身免疫病，主要发生于育龄期女性，男女比例约为 1∶9。随着治疗手段的进步，因 SLE 病情活动导致的病死率已经大幅下降，而感染和心血管事件导致的死亡率增加。大于 50％的 SLE 患者在疾病过程中会出现心血管受累的表现。

各种心脏病的临床表现均可在 SLE 患者中出现，其中最常见的是心包炎，发生率为 6％～45％，患者的典型表现为胸骨后或心前区的疼痛，活动后加重，严重时症状可以持续几周，可伴或不伴心包摩擦音。尽管心电图可以有 T 波改变，但超声心动图检查是最好的检测手段。多数患者可以有小到中等量的心包积液，积液为稻草黄色或血红色，多为渗出性积液，经离心沉淀后可见狼疮细胞（吞噬现象）。缩窄性心包炎及心脏压塞均很少见。

低于 10％的 SLE 患者会出现心肌受累，可以有发热、呼吸困难、心悸、心脏杂音、窦性心动过速、室性心律失常、传导异常或充血性心力衰竭。经皮的心内膜心肌活检有助于诊断。主动脉关闭不全是常见的瓣膜病变，在 SLE 中是多因素作用的结果，包括类纤维蛋白样变性、瓣膜的纤维化导致的畸形、瓣膜炎、细菌性心内膜炎、动脉炎以及 Libman-Sacks 心内膜炎。Libman-Sacks 非典型疣状心内膜炎是 SLE 典型的心脏损伤，是由直径 1～4mm 的疣状赘生物构成的，最初报道在三尖瓣和二尖瓣中可见。

目前，在 SLE 患者中，动脉粥样硬化得到了广泛的关注，是 SLE 患病和死亡的重要因素。SLE 患者死于心肌梗死的概率是相同年龄和性别的正常人群的近 10 倍。尸检研究提示，近 40％的 SLE 患者可出现严重的冠状动脉硬化，而普通人群仅有 2％。研究提示除了高血脂、高血压、狼疮病情活动及冠状动脉炎是冠状动脉病变的危险因素以外，长期使用糖皮质激素治疗，以及部分 SLE 患者存在抗心磷脂抗体导致动脉血栓形成，可能是冠状动脉病变的另两个主要因素。抗疟药（如羟氯喹）可以降低血中胆固醇、LDL 和极低密度脂蛋白（VLDL）的含量。SLE 患者中冠状动脉炎少见，常与动脉硬化性心脏病伴随。6％～12％的 SLE 患者表现为心绞痛和心肌梗死。

肺动脉高压（pulmonary arterial hypertension，PAH）在 SLE 的发生率为 27％～40％，较 20 世纪 80 年代增长了 50％。SLE-PAH 可分为原发性和继发性两种，前者主要病理表现为肺血管的局部炎症细胞浸润，免疫复合物、补体沉积，纤维素样坏死，血管内膜增厚等弥漫性肺血管炎；后者则是继发于心脏瓣膜疾病、肺栓塞、肺间质病变等。

二、类风湿关节炎

类风湿关节炎（rheumatoid arthritis，RA）是一种慢性进行性以关节病变为主的全身性自身免疫病，对称性、进行性及侵蚀性的关节炎为其主要临床表现，关节外表现可累及全身各系统，包括心血管系统。近年来，RA 患者心血管事件发生率增加引起了普遍的关注，35%～50%的 RA 患者死于心血管疾病，为 RA 患者死亡的首要原因。

RA 最常见的心脏受累表现为心包炎，几乎 50%的 RA 患者超声心动图显示存在心包积液或其他心包异常，但疼痛或心脏血流动力学变化等症状很少见。尽管心包炎可发生于 RA 的任何病程阶段，但多见于伴发血管炎、类风湿因子（rheumatoid factor，RF）阳性、类风湿结节及疾病活动时出现。偶有 RA 进展为慢性缩窄性心包炎。心包积液检查可见 RF 阳性，糖水平降低，中性粒细胞及红细胞渗出，胆固醇浓度升高。

RA 患者心肌和瓣膜上可出现类似于类风湿结节的炎性病变，临床表现包括瓣膜功能不全、栓塞表现、心脏传导阻滞和心肌病。尸检可发现心肌内类风湿结节、梗死、血管炎、炎性细胞浸润及淀粉样变。非特异性心瓣膜炎以主动脉瓣受累最为常见，其次为二尖瓣。主动脉段或整个主动脉受累表现为主动脉根部扩张所致的主动脉瓣关闭不全和动脉瘤破裂。合并有活动性血管炎的 RA 患者可出现冠状动脉炎，严重者可导致心肌梗死，但很少见。

RA 患者早发动脉粥样硬化和冠心病的发生率增高，并不能完全用传统的心血管危险因素来解释，RA 本身的免疫失调和炎症可能在早期动脉粥样硬化的发展中发挥重要的作用，是早发动脉粥样硬化和冠心病的独立危险因素。

RA 患者动脉粥样硬化机制可能与以下因素有关。

（1）传统心血管危险因素：公认的传统心血管危险因素包括年龄、性别、吸烟、血脂异常、糖尿病、高血压、高尿酸和高同型半胱氨酸血症等。研究表明，吸烟本身是促进 RA 病情进展的危险因素，其机制包括诱导产生 RF 等；此外，RA 慢性炎症可增加吸烟对动脉粥样硬化的影响，两者具有协同作用。因此，吸烟是 RA 患者早期动脉粥样硬化加重的重要因素。

（2）RA 药物治疗因素：RA 的治疗药物对动脉粥样硬化的影响非常复杂。糖皮质激素可通过对血脂、糖代谢、血压等传统危险因素的不利影响而增加动脉粥样硬化的风险，被认为是心脑血管疾病的独立危险因素；但另一方面它可通过控制炎症来抵消动脉粥样硬化的风险，因此糖皮质激素实际的治疗效应是多因素相互作用的结果，中小剂量的糖皮质激素对 RA 动脉粥样硬化的影响如何需进一步研究。

（3）RA 免疫炎症因素：RA 炎症和免疫机制在动脉粥样硬化的初始和进展方面所起的作用与以下机制相关：免疫复合物和炎症引起的血管内皮细胞损伤；急性时相反应物，如 C 反应蛋白（CRP）和血清淀粉样蛋白 A（SAA）；炎性细胞因子，如肿瘤坏死因子-α（TNF-α）等；促凝因素，如血小板、纤维蛋白原升高等。

三、强直性脊柱炎

强直性脊柱炎（ankylosing spondylitis，AS）是一种以骶髂关节及脊柱中轴关节病变为主的慢性进行性炎症性疾病。临床上表现为骶髂关节炎、脊柱和外周关节炎，部分患者可伴有不同程度的眼、肺、心血管、肾、神经系统等脏器损害。

3.5%～10%的 AS 患者可出现心血管病变，表现为升主动脉炎、主动脉瓣关闭不全、心脏扩大及传导障碍，偶有心包炎及心肌炎。临床表现可出现胸闷、憋气等症状。偶尔可因完全性心脏传导阻滞出现阿-斯综合征。极少数患者会出现二尖瓣脱垂和关闭不全。组织学检查表现为主动脉壁和瓣环四周有淋巴细胞和血细胞浸润，可导致主动脉瓣叶缩短、增厚以及主动脉根部扩张。大动脉炎和动脉扩张是主动脉瓣关闭不全的主要原因，少数情况下，大动脉炎可发生于 AS 其他症状之前。

AS 患者心血管病变的发生均和病程有关。病史 15 年以及 30 年的 AS 患者发生主动脉瓣关闭不全的发病率分别为 3.5% 和 10%；心脏传导障碍在 15 年病史者发病率为 2.7%，30 年病史者中发病率为 8.5%。有外周关节受累的患者，其主动脉瓣关闭不全和心脏传导障碍的发病率均是普通 AS 患者的 2 倍。

四、系统性硬化病

系统性硬化病（systemic sclerosis，SSc）是一种全身性结缔组织病，临床上以皮肤增厚和纤维化以及内脏器官（包括心、肺、肾和消化道等）受累为特征。

SSc 患者的心脏损害常累及心包和心肌。心包受累常表现为心包炎，伴或不伴少量心包积液，心脏压塞和缩窄性心包炎较少见。心肌受累不易发现，虽然病理检查 80% 的患者有片状心肌纤维化，但临床心肌炎不多见。SSc 患者也可合并不同程度的传导阻滞或心律失常，约 50% 的患者心电图有异常表现，包括房性、室性心律不齐和传导阻滞。临床表现为气短、胸闷、水肿、心悸、心绞痛及心律失常，严重者可致左心或全心衰竭（亦可因肺部损害导致肺源性心脏病引起右心衰竭），甚至发生心脏性猝死。与没有并发症的硬皮病患者相比，CREST 综合征（SSc 的一种亚型）患者出现心脏并发症（特别是心包炎）的风险更大。

目前，PAH 为 SSc 最严重的并发症及首要死亡原因，其在 SSc 患者中的发病率高达 10%～30%，2 年生存率仅为 40%～55%。SSc 合并 PAH 从发病机制和临床特点上可分为两类，一类是继发于肺间质纤维化的 PAH；一类是不合并肺间质纤维化的孤立性 PAH。孤立性 PAH 主要在局限皮肤型 SSc 患者中出现，特别是 CREST 综合征患者；而 SSc 继发性 PAH 在弥漫皮肤型和局限皮肤型的 SSc 患者中均可存在。其发病机制主要包括血管内皮损伤导致血管收缩、动脉壁重塑、原位血栓形成引起的肺血管阻力增加；肺间质纤维化一方面可减少肺内小动脉的数量，另一方面影响气体交换，导致低氧血症，这两方面的原因均可导致肺动脉压力的升高；此外，自身抗体的产生对 PAH 也有一定的影响，具体机制有待研究。

PAH 一般定义为平均肺动脉压持续升高，在休息时超过 25mmHg，在运动时超过 30mmHg。SSc 合并 PAH 患者在发病初期可无症状，严重时表现为劳力性呼吸困难、心律失常、心绞痛、晕厥等症状。随着肺动脉压力的增加，患者逐渐出现右心衰竭。近年来，随着多种辅助检查手段和临床评价方法（如临床表现、6min步行试验、纽约心功能分级、心电图、肺功能检查、胸部 X 线片、胸部 CT、超声心动图、肺动脉导管等）的应用，对 SSc 合并 PAH 患者进行科学的评估分级，使治疗更具有针对性，对扭转病程的发展具有一定的促进作用。

五、多发性肌炎和皮肌炎

多发性肌炎（polymyositis，PM）和皮肌炎（dermatomyositis，DM）均为累及横纹肌的特发性炎性肌病（idiopathic inflammatory myopathies，IIM），且为IIM 中最常见的两种类型。临床上以对称性四肢近端肌痛、肌无力为主要表现，DM 尚伴有特征性皮疹；病理上以横纹肌肌纤维变性和间质炎症为特点。作为系统性肌病，PM/DM 常累及多脏器，伴发肿瘤和其他结缔组织病。

PM/DM 可累及心脏，但有明显临床症状者较少见。引起 PM/DM 患者心脏受累的原因可源于疾病本身，也可由糖皮质激素相关的高血压造成。PM/DM 病情严重者可伴有心肌炎，表现为心悸、气短、胸闷或心前区不适，心电图呈 ST-T 段改变。此外，还可出现各种程度的房室传导阻滞、心包积液、心脏扩大、心律失常、扩张型心肌病等。晚期 PM/DM 患者可出现充血性心力衰竭和严重的心律失常，为 PM/DM 患者死亡的危险因素之一。

值得注意的是，PM/DM 患者血清学检查 CK-MB 升高并不一定提示心肌受累，因再生的骨骼肌纤维亦可释放 CK-MB。当 CK-MB/总 CK 比值升高超过 3%，可作为判断心肌损伤的临界值。此外，可结合更为特异的血清肌钙蛋白 I（cTnI）等以资鉴别。

六、系统性血管炎

1. 大动脉炎 大动脉炎（Takayasu arteritis，TA），又称为无脉症，是主要累及主动脉及其主要分支的慢性进行性非特异性炎性疾病，多见于年轻女性。临床根据病变部位可分为四种类型：头臂动脉型（主动脉弓综合征）、胸腹主动脉型、广泛型和肺动脉型。

高血压是 TA 重要的临床表现，尤其是舒张压升高明显。高血压可引起左心室肥厚或扩张，导致心力衰竭。对于年轻患者，尤其是女性患者，当患者血压明显升高时，应高度怀疑肾动脉狭窄引起的肾血管性高血压。少数 TA 患者若出现典型心绞痛症状提示心肌梗死，应注意病变累及胸主动脉及冠状动脉。患者出现心慌、气短或心功能不全等症状时还应注意肺动脉有无狭窄。

血管杂音为本病的另一常见特征，约 1/4 患者于背部脊柱两侧或胸骨旁可闻及收缩期血管杂音，约 80% 患者于上腹部可闻及 2 级以上高调的收缩期血管杂音。合并主动脉瓣关闭不全者，可于主动脉瓣区闻及舒张期杂音。

2. 巨细胞动脉炎 巨细胞动脉炎（giant cell arteritis，GCA），又称颞动脉炎，是一种累及大动脉和中等动脉的慢性坏死性血管炎。GCA 主要发生于 50 岁以上的患者，主要累及发自主动脉弓的脑动脉分支，尤其是脑外分支。GCA 最严重的并发症为不可逆的视觉丧失。该病躯体大血管受累占 10%～15%，可累及锁骨下动脉、冠状动脉、股动脉等。冠状动脉病变可导致心肌梗死、充血性心力衰竭、心肌炎、心包炎等，但较为少见。

3. 结节性多动脉炎 结节性多动脉炎（polyarteritis nodosa，PAN）是以中小肌性动脉受累为特征的全身性坏死性血管炎。可累及全身多个器官系统，如皮肤、心脏、肾脏、神经系统等。其血管病变多见，一旦累及重要脏器的动脉，可造成器官缺血导致死亡或致残。

PAN 心血管受累率占 36%～65%，以青壮年男性多见，是引起死亡的主要原因之一，一般无明显心绞痛症状和心电图典型表现。PAN 可引起冠状动脉炎、高血压（最常见）、与体温不对称的窦性心动过速、充血性心力衰竭、心脏扩大、心包摩擦音和心律失常。冠状动脉病变包括狭窄、扩张、广泛冠状动脉瘤、急性冠状动脉剥离和破裂，部分患者会出现血管痉挛。充血性心力衰竭是心脏受累的主要表现。心包炎约占 4%，严重者可出现大量心包积液和心脏压塞。

4. 抗中性粒细胞胞浆抗体相关性小血管炎 抗中性粒细胞胞浆抗体相关性小血管炎（ANCA-associated vasculitis）是一组以毛细血管、小动脉和小静脉受累为主的系统性血管炎，血清中存在抗中性粒细胞胞浆抗体（antineutrophil cytoplasmic antibody，ANCA），包括肉芽肿性多血管炎、显微镜下多血管炎和变应性肉芽肿性血管炎。

肉芽肿性多血管炎（granulomatosis with polyangiitis，GPA），既往称为韦格纳肉芽肿（Wegener granulomatosis，WG），典型表现为上呼吸道、下呼吸道及肾脏病变三联征，还可累及耳、眼、关节肌肉、皮肤、心脏、神经系统等。诊断主要是依据临床症状和组织病理学证实存在坏死性肉芽肿性血管炎。6%～12% 的 GPA 患者可有心脏受累，心包炎为其最常见的心脏表现，约占 GPA 患者组织学确定的心脏疾病的 50%。当伴有晚期肾病时，需与尿毒症或感染引起的心包炎相鉴别。心脏压塞少见。其他心脏表现可有冠状动脉血管炎引起的心肌梗死、心肌炎、心内膜炎、心脏瓣膜疾病等。

显微镜下多血管炎（microscopic polyangiitis，MPA）是一种主要累及小血管的系统性坏死性血管炎，可侵犯肾、皮肤和肺等脏器的微小动脉、微小静脉和毛细血管，其病理特征为小血管的节段性纤维素样坏死，很少或无免疫复合物沉积。常表现为坏死性肾小球肾炎和肺毛细血管炎。MPA 患者可有胸痛和心力衰竭症状，临床可见高血压、心肌梗死以及心包炎。

变应性肉芽肿血管炎又称 Churg-Strauss 综合征（Churg-Strauss syndrome，CSS），是一种主要累及中、小动脉和静脉的系统性坏死性血管炎，病理特征为受累组织有大量嗜酸性粒细胞浸润和血管外肉芽肿形成及坏死性血管炎。心脏是 CSS 的主要靶器官之一，是由嗜酸性粒细胞浸润心肌及冠状动脉血管炎引起，主要病变为嗜酸性粒细胞性心肌炎、限制型心肌病、急性心包炎、缩窄性心包炎和心律失常，严重者可出现心力衰竭和心肌梗死，如不及时治疗，常是 CSS 的主要死亡原因。

5. 白塞综合征 白塞综合征（behcet syndrome）是一种以无菌性血管炎为病理基础，以口、眼、生殖器病变为临床特点的慢性自身免疫性疾病。主要表现为复发性口腔和生殖器溃疡、眼炎及皮肤损害，也可累及心血管、神经、消化道、关节、肺、肾等组织和器官，为系统性疾病。

BD 的心脏并发症包括动静脉血栓形成、动脉瘤形成、心肌梗死及心包炎等。患者动脉壁的弹力纤维破坏及动脉管壁内膜纤维增生，是造成动脉局部狭窄、扩张或形成动脉瘤的主要原因。动脉瘤形成以主动脉最常见，约 7％的患者升主动脉根部扩张，表现为头晕、头痛、晕厥、无脉，主动脉弓及其分支上的动脉瘤有破裂的高度危险性。静脉系统受累较动脉系统多见，25％左右患者发生浅表或深部的血栓性静脉炎及静脉血栓形成，造成狭窄与栓塞。心脏全层均可受累，瓣膜病变发生率较高，约 10％的患者有瓣膜脱垂和穿孔。心脏局部血管炎偶可导致心肌梗死。BD 的心脏表现，无论是闭塞性病变或动脉瘤，推测均与滋养血管的血管炎有关，后者导致血管壁中膜增厚和弹力纤维断裂。

七、其他风湿性疾病

1. 干燥综合征　干燥综合征（Sjögren syndrome，SS）是一种主要累及外分泌腺体的慢性炎症性自身免疫性疾病，属于弥漫性结缔组织病。SS 可以累及全身各个脏器，但在心血管系统方面的表现多为亚临床型，常无任何临床症状。

心包积液和 PAH 为 SS 患者最常合并的心脏病变。文献报道，SS 患者心脏彩色超声心包积液的发生率高达 33％，继发性 SS 患者心包积液发生率明显高于原发性 SS 患者。SS 患者 PAH 发病率为 37％，其发生可能与 SS 患者肺间质纤维化有关。

2. 混合性结缔组织病　混合性结缔组织病（mixed connective tissue disease，MCTD）是一种血清中有极高滴度的斑点型抗核抗体（antinuclear antibody，ANA）和抗提取抗核糖核蛋白（U1-ribonuclear protien，U1-RNP）抗体，临床上有 SLE、SSc、PM/DM 及 RA 等疾病特征而不能单独诊断为其中某一疾病的临床综合征。

约有 20％的 MCTD 患者心电图异常，最常见的心电图改变为右心室肥厚、右心房增大和室内传导阻滞。心包炎为 MCTD 最常见的心脏表现，其发生率为 10％～30％，但心脏压塞罕见。心肌受累越来越受到重视，常继发于 PAH。PAH 是 MCTD 最严重的心血管病变，早期检测有无 PAH 有助于早期治疗。与 SSc 合并 PAH 常继发于肺间质纤维化不同，MCTD 患者 PAH 通常由于缓慢的肺动脉内膜增生及肺动脉中膜肥厚引起。

3. 痛风　痛风是由于嘌呤代谢紊乱和（或）尿酸排泄减少所引起的一种晶体性关节炎，临床表现为高尿酸血症（hyperuricemia，HUA）和尿酸盐结晶沉积所致的特征性急性关节炎、痛风石形成、痛风石性慢性关节炎，并可发生尿酸盐肾病、尿酸性尿路结石等，严重者可出现关节畸形、肾功能不全等。

痛风常与中心性肥胖、高脂血症、糖尿病、高血压以及心脑血管病伴发。目前越来越多的研究显示，HUA 是冠心病的独立危险因素，其作用机制为尿酸沉积于血管内皮细胞直接损伤血管内膜，或通过诱发炎症反应，产生氧自由基而损伤血管内膜。HUA 还可以抑制内皮一氧化氮的释放，引起血管收缩，进而导致血压升高。

第九节　其他先天性心血管病

一、肺动脉口狭窄

（一）概述

肺动脉口狭窄（pulmonic stenosis，PS）包括肺动脉瓣、肺动脉漏斗部和肺动脉总干及其分支狭窄。发病率占先心病的 4%～10%，男女比例大体相等。

1. 病理解剖　瓣膜型 PS 最多见，约占 75%。常由于胎生中、晚期瓣膜融合所致。肺动脉瓣的三叶瓣膜融合成圆锥状，向肺动脉内鼓出，中心留一小孔，直径2～10mm 不等，最小者 1～3mm。儿童瓣膜柔软菲薄，随着年龄增大，瓣膜增厚。

漏斗狭窄约占 15%，可位于右室流出道的上、中、下部。可为肌肉型，即整个漏斗部肌肉增厚，形成窄而长的通道；亦可为隔膜型，即在漏斗部一处形成局部的纤维性隔膜，呈环状狭窄，将漏斗部或漏斗部的一部分与右心室隔开，形成双腔右心室。漏斗部狭窄如同时并有瓣膜型狭窄，称为混合型狭窄，约占 10%。

肺动脉狭窄可累及肺总动脉的一部或全部，亦可伸展到左右肺动脉分支处。狭窄后的肺动脉壁常较薄而扩张，称为狭窄后扩张，多见于瓣膜型狭窄，而在漏斗部型狭窄中较少见。

2. 病理生理　由于肺动脉口狭窄，右室收缩期过度负荷，右心室收缩压增高，造成右心室与肺动脉之间出现压力阶差。右心室最大收缩压在 10.0～13.3kPa（75～100mmHg）间提示为中度狭窄；低于或超过这一范围，则为轻度或重度狭窄。中度以上狭窄患者随着年龄增长，狭窄程度愈加明显，瓣膜纤维增厚，右心室流出道进行性增厚，致漏斗部继发狭窄。如右心室失代偿，舒张压亦增高，右心房压亦增高，如合并有房间隔缺损则会在心房水平发生右向左分流而出现发绀，称为法洛三联症。晚期则发生心力衰竭。

（二）临床诊断

1. 临床表现

（1）症状：PS 愈明显，临床症状愈严重。可有发绀、低氧血症等。轻症病例可无症状。中至重度狭窄病例可有劳累后气急、乏力、心悸、甚至晕厥。如并发心房水平右向左分流则出现发绀、杵状指等，后期可有右心衰竭表现。

（2）体征：轻、中度病例发育不受影响，重度狭窄病例发育较差，心前区隆起，抬举感。肺动脉瓣区或扪及震颤，心浊音界多不明显扩大。听诊在胸骨左缘第二肋间可闻及粗糙的收缩期喷射样杂音，向左锁骨下、左腋下或左肩背传导。重度狭窄如伴三尖瓣关闭不全可闻及全收缩期反流性杂音，其响度甚至超过肺动脉瓣区收缩期杂音。

2. 辅助检查

（1）X 线检查：轻型病例 X 线检查可能正常。中、重型病例 X 线示肺血管细小，肺野清晰，尤以外 1/3 带为甚。瓣膜型者由于狭窄后扩张显示肺动脉段突出，并可延及左肺动脉。而漏斗型或混合型则肺动脉段平直，甚至凹陷。心影呈球形，右室增大，如伴心房水平分流，心房亦大。

（2）心电图检查：心电图变化与右心室内压力相关。轻者心电图可正常，中、重度者有不完全性右束支传导阻滞，右心室肥大或伴心肌劳损，部分有右心房肥大。

（3）超声心动图检查：瓣膜型狭窄者二维超声可见瓣膜增厚，并向肺动脉内呈圆顶状凸出，肺动脉总干及分支有狭窄后扩张。如为瓣膜发育不良，则瓣膜增厚僵硬，伴瓣环发育障碍而无狭窄后扩张。脉冲多普勒和多普勒彩超显示肺动脉内有收缩期湍流，流速增快。

（4）右心导管检查：检查目的是明确诊断和排除其他畸形。测压可见右心室压力增高、肺动脉压力正常或降低，右心室与肺动脉之间有收缩压差。

（5）心血管造影：选择性右心室造影显示瓣膜狭窄、右室流出道狭窄或第三心室的形态。亦可显示肺动脉或其分支狭窄，或狭窄后扩张等。

3. 诊断与鉴别诊断 肺动脉瓣区有粗糙的收缩期杂音，P_2 减弱或消失，右心室肥大的 X 线摄片或心电图改变等可提示诊断线索，超声心动图可明确诊断。但需与房间隔缺损、室间隔缺损、原发性肺动脉扩张等相鉴别。与房间隔缺损、室间隔缺损的鉴别已在前节叙述。原发性肺动脉扩张除肺动脉扩大外，收缩期杂音轻，多无震颤，P_2 正常，心导管测压与血氧分析等正常。

（三）治疗及预后

目前，经皮腔内球囊瓣膜成形术是瓣膜型肺动脉狭窄的首选治疗方法。若症状明显，狭窄严重，婴幼儿期即应治疗。术后如遗有残余狭窄尚可再行球囊瓣膜成形术。漏斗型和瓣膜发育不良的肺动脉口狭窄应采用外科手术治疗。

一般轻度狭窄的病例，预后良好。中度瓣膜型狭窄病例，多数经过良好。随着生长发育，压力阶差也逐渐增加，部分病例发生瓣下漏斗部肌性增厚，从而进一步加重狭窄。如 PS 严重，又未处理，则预后极差，可引起心力衰竭或心律失常而死亡。

二、先天性主动脉口狭窄

（一）概述

先天性主动脉口狭窄（congenital aortic stenosis，CAS）包括瓣膜型、瓣膜下型与瓣膜上型狭窄，其发生率分别占动脉口狭窄的 70%、25%～30% 与 5% 以下。男女比例为（2 : 1）～（4 : 1）。

1. 病理解剖 瓣膜型狭窄半数以上为二叶性主动脉瓣。其次为瓣叶粘连、增厚或融合成圆锥形，中央留一小孔，直径 2～4mm。常伴有主动脉缩窄或动脉导管未闭。成人 CAS 由于血流冲击，最终都可引起瓣叶增厚及钙化。

瓣下型狭窄可分为局限性主动脉瓣下狭窄与肥厚性瓣下狭窄。局限性瓣下狭窄系心球退化不全引起左室流出道瓣下 0.5～1.0cm 处有纤维环或窄而长的纤维肌肉组织引起狭窄。

瓣上型狭窄有 3 种形态，最常见的是局限型也称沙漏型（hourglass type），系主动脉中层明显增厚、结构紊乱，在主脉窦上缘形成一个缩窄的环状嵴；其次是隔膜型，系由纤维或纤肌肉组织形成的半环状隔膜，伸向主动脉腔内；全部型系升主动脉全部发育不良。

2. 病理生理　由于左心室排出受阻，心室内收缩压增高，严重者左心室收缩压高达 $26.7\sim33.3$kPa（$200\sim250$mmHg）。左心室收缩时间延长，室壁增厚。由于冠状动脉开口部可能亦有狭窄，或舒张期冠状动脉灌流时间相对缩短，以及收缩期通过狭窄瓣口的急速血流造成的抽吸现象的影响，而使冠状动脉供血不全。

（二）临床诊断

1. 临床表现

（1）症状：瓣膜、瓣下与瓣上三型狭窄的临床表现基本相同。多数病例儿童期无症状，或仅有活动后气急、心悸、乏力等。重症者可有发育延迟，心绞痛或晕厥，甚至突然死亡。

（2）体征：脉搏细弱、血压和脉压一般在正常范围内或偏低。心浊音界增大。听诊胸骨右缘第二肋间有粗糙的收缩期喷射样杂音，向颈部、胸骨上窝等处传导。A_2 减弱和逆分裂。主动脉瓣区可触及震颤，常并有传导。

2. 辅助检查

（1）X 线检查：多数瓣膜型狭窄病儿心影正常或轻度增大。瓣膜型狭窄和部分瓣下型狭窄患者有升主动脉扩张。升主动脉和主动脉弓可正常或较小。

（2）心电图检查：一般可有电轴左偏、左心室肥大、心肌劳损。近 1/4 病例心电图正常。

（3）超声心动图检查：是诊断主动脉瓣狭窄的"金标准"，二维和多普勒超声检查可显示狭窄的部位，并能测量压力阶差和瓣膜面积以及评估钙化程度等。

（4）心导管检查和左室造影：左心室压力增高，左心室收缩压与主动脉收缩压间有压力阶差。选择性左心造影可显示狭窄的部位和形态。

（三）治疗及预后

静息状态下最大收缩压差>6.67kPa（50mmHg）或有效瓣口面积<0.5cm^2/m^2 体表面积的瓣膜型狭窄可施行球囊扩张术。不宜行球囊扩张术者应行外科治疗。

本病各型均呈进行性改变。即使轻度狭窄病儿随着身体发育成长，心输出量增加，主动脉口的狭窄程度也会逐渐加重。左心室与主动脉间收缩压差>6.67kPa（50mmHg）者有发生严重室性心律失常及猝死的危险。如并发感染性心内膜炎，则极易发生栓塞、主动脉瓣关闭不全、心力衰竭和死亡。

三、主动脉缩窄

（一）概述

主动脉缩窄（coarctation of aorta，COA）是主动脉局限性狭窄或闭塞的先天性血管畸形。国内较少见。多见于男性，男女比例为(4∶1)～(5∶1)。

1. 病理解剖 COA可分为导管前型和导管后型。导管前型，缩窄部位在左锁骨下动脉至动脉导管入口处一段中，占据主动脉弓的后半或后1/3。通常合并PDA。导管后型COA的部位多在动脉导管交接处的远端，不合并PDA。左心室肥厚，缩窄段前的主动脉常扩大或形成动脉瘤。

2. 病理生理 COA明显增加左心室后负荷，导致室壁张力增加，代偿性左心室肥厚，左心室心功能不全，同时左心血流至缩窄段血流受阻，使缩窄上部血压升高，头部及上肢供血正常或增加，而下肢血压降低，血流供应减少。在缩窄段的周围出现侧支循环，锁骨下动脉与降主动脉分支间产物吻合。

婴儿型COA常伴PDA，其降主动脉的血流主要由肺动脉经未闭导管分流而来的未氧合血流所供应，多无侧支循环或较不明显。

（二）临床诊断

1. 临床表现

（1）症状：本病主要有3组症状：①由于颈部及上肢血压高产生的症状，如头痛、头晕、耳鸣、失眠、鼻出血等。严重者可有脑血管意外和心力衰竭；②由于下肢血流供应不足而产生的症状，如下肢无力、发冷、酸痛、麻木，甚至间歇性跛行等；③由于侧支循环而增粗的动脉压迫附近器官产生的症状，如压迫脊髓而下肢瘫痪，压迫臂神经丛引起上肢麻木与瘫痪等。这些症状均在疾病发展到严重程度时方才出现。一般轻型病例可无症状。

（2）体征：由于锁骨下动脉增粗而在锁骨上窝可见明显搏动。在肩胛骨附近、腋窝、胸骨旁和中上腹部可见到持续性杂音或触到震颤。

2. 辅助检查

（1）X线检查：肺血管阴影正常，左心室扩大，升主动脉扩张并略向右凸出。肋骨后段的下缘，可见切迹，多在12岁以后出现。

（2）心电图检查：心电图可正常，或出现左心室肥大及劳损。幼儿病例电轴右偏，右心室肥厚。

（3）超声心动图检查：二维超声可直接探及主动脉缩窄征象；多普勒超声于缩窄部位可见高速喷射的湍流。

（4）CT和磁共振显像：可见COA的部位、长度和形态。尚可显示扩张的侧支循环血管。

（5）左心导管检查：将导管自肘部或股动脉逆行送至缩窄段主动脉的上下方记录压力曲线，可见缩窄段上方主动脉内压力增高。缩窄段内或缩窄段以下主动脉压力降低。

（6）心血管造影：将造影剂注入缩窄段上方主动脉内进行选择性造影，可使缩窄段主动脉显影，以了解缩窄段的部位、长度、缩窄的程度等。

3. 诊断与鉴别诊断 本病的临床表现及各项检查均有一定的特征性改变，诊断一般无困难。

首先应与高血压病，及多发性大动脉炎相鉴别。凡年轻患者患高血压病均应考虑本病的可能性，应检查下肢动脉搏动，测量下肢血压，听诊心脏等等以寻找诊断线索。

（三）治疗及预后

轻型病例不必治疗，但多数患者需处理。内科治疗：主要是控制感染性心内膜炎，纠正心力衰竭及预防感染和血压突然升高。外科治疗：手术年龄 10～30 岁最为合适。如症状严重，则在儿童期即应施行手术。介入治疗：应用球囊扩张和带膜支架植入术。

严重病例婴儿期即可因心力衰竭而死亡。未经治疗病例约半数在 30 岁前死亡，75％在 50 岁内死亡。主要死因是脑血管意外、高血压脑病、感染性心内膜炎和心力衰竭。

四、肺动-静脉瘘

肺动-静脉瘘（pulmonary arterio-venous fistula，PAVF）为先天性肺动、静脉间有异常交通，可单发或多发。部分肺动脉的血未经肺换气氧合，又经肺动-静脉间的异常交通流入体循环，从而形成右向左分流。

临床表现视分流量的大小而定。分流量小者不引起血流动力学改变，可无症状。分流量大者由于右向左分流量大可引起发绀、气促、胸痛、咯血、头晕、晕厥等症状。查体可见有杵状指（趾）、于动-静脉瘘所在部位可闻及连续性血管杂音。皮肤或黏膜可能有血管瘤。因流经肺动-静脉瘘的压力与阻力均较低，肺动脉压往往正常，故心脏多不增大，心电图一般正常。X 线检查显示：肺野内有圆形或结节状搏动性阴影，与肺血管影相连。选择性肺动脉造影或 CTA 可显示动-静脉瘘。

肺动-静脉瘘容易引起咯血、脑脓肿、肾脓肿，以及动脉瘤破裂等、故应积极采用介入治疗或外科手术治疗。

五、肺静脉异位引流

肺静脉异位引流（anomalous pulmonary venous connection，APVC）是指肺静脉的氧合血完全或部分地流入上腔静脉或右心房。全部肺静脉异位引流入右心房，如未经矫治，一般多死于幼儿期。部分肺静脉异位引流约占整个肺静脉异位引流的病例的 2/3。成人主要是部分性肺静脉异位引流。男女发病率大致相等。

本病可单独发生，亦合并 ASD、TOF、三尖瓣闭锁或单心房等。右肺静脉异位引流多流入上腔静脉，其次是由上腔静脉流入右心房。右肺静脉异位引流较左侧多 2 倍。

部分 APVC 的血流动力学改变与单纯性 ASD 相同，故临床表现与 ASD 相似。分流量少者可无症状，分流量超过肺静脉总流量 50％以上者，成年后会发生心力衰竭。体检发现与 ASD 相似。X 线显示心影正常或轻度扩大，肺血管阴影增强。如右肺静脉异位引流入下腔静脉，则右侧肺门呈向下的镰刀状血管影。心导管检查有时可从右房直接送入肺静脉，异位引流部位的血氧饱和度增高。心血管造影检查将造影剂注入肺静脉内，可明确异位引流部位；或注入肺动脉内以观察肺静脉显影时的变化。

单纯性部分肺静脉异位引流病例，心影不大且无症状者可不治疗。手术适应证与房间隔缺损相同。右肺静脉异位引流入右心房同时伴房间隔缺损者，可在直视下修补房间隔缺损，将异位引流的肺静脉开口改道缝于左心房侧。

六、冠状动脉瘘

当冠状动脉血流直接流入右心房、右心室、左心房、左心室、肺动脉或冠状静脉窦者称为冠状动脉瘘（coronary arteriovenous fistula，CAVF）。约 50% 发生于右冠状动脉，40% 见于左冠状动脉，10% 见于畸形冠状动脉。约半数以上病例瘘入右心室。

患者常无症状，多于体检时被发现。在胸前区可听到连续性杂音，视分流部位的不同杂音的舒张期部分可较收缩期响。杂音位置低表浅。X 线检查可能有肺血管影增加。二维和多普勒超声心动图显示冠状动脉扩大，有时在分流的入口部位可见收缩期与舒张期连续性血流。分流量大者，右心导管检查可发生左向右分流。逆行主动脉造影，或选择性冠状动脉造影可明确诊断。

本病预后良好。少量分流者，不需要治疗。存在明显分流者，可经导管施行栓塞或外科手术结扎或修补动静脉瘘。

七、主动脉窦瘤及破裂

本病为很少见的大血管畸形。男性比女性多 3 倍。窦瘤多发生在右冠状窦，发生于后窦少见，累及左冠状窦者最少。窦瘤如破裂，多破入右心室或右心房。

本病病变属先天性主动脉壁中层发育缺陷。由于动脉壁薄弱部位的动脉瘤形成系逐渐发生，故在婴儿和儿童中均很少发现，直至 30～40 岁窦瘤破裂时才发现本病存在。

窦瘤破裂往往骤然发生，引起胸痛。窦瘤内血流向破裂的心腔分流，导致心室过度负荷而发生心力衰竭。此外，在窦瘤边缘或破裂处血流喷射损伤的右心室面，容易发生感染性心内膜炎。

临床检查患者有新近突发的胸痛史，心悸，脉搏洪大，胸骨左缘或右缘下方触及震颤，听诊胸骨左缘有浅表性连续性杂音，舒张期增强。二维及多普勒超声心动图可探及窦瘤及腔内血流湍流或破裂的部位；经食管超声心动图可获得更准确的资料。心导管检查在右心室或右心房水平存在左向右分流。逆行主动脉造影可确诊。

治疗应针对心力衰竭、心律失常或感染性心内膜炎予以相应处理。对破裂口小的患者，可采用介入治疗，应用室缺封堵器或动脉导管未闭封堵器封堵漏口。如无介入治疗的适应证，应选择外科手术治疗。

八、矫正性大血管错位

本病主动脉与肺动脉虽错位，但分别从相应的心室发出，故无生理功能异常，亦即主动脉从位于左侧的右心室发出，通过三尖瓣接受来自左心房与肺静脉的血流；而肺动脉从右侧的左心室发出，通过二尖瓣接受来自右心房与腔静脉的血流。本病大血管虽然错位，但由于心室位置亦转换，故动静脉血流方向仍属正常，故称为矫正性大血管错位。

本病常并发其他心内畸形，故临床表现取决于合并畸形的种类及其严重程度。常见的合并畸形有肺动脉口狭窄、室间隔缺损、单心室、左侧房室瓣异常、主动脉瓣狭窄以及动脉导管未闭等。

本病预后与治疗视合并的心内畸形而定。如无合并畸形，可长期生存而不需治疗。如合并其他畸形则应针对心力衰竭、心律失常予以治疗。伴重度肺动脉高压或心力衰竭者宜尽早施行肺动脉紧缩术或心内缺损修补术。